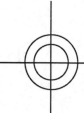

新世纪全国中医药高职高专规划教材

实用美容药物学

（供医疗美容技术专业用）

主 编　张景云　（辽宁中医药大学职业技术学院）
副主编　杨　彤　（大连医科大学）
　　　　杨红梅　（河南职工医学院）
　　　　高慧琴　（甘肃中医学院）
　　　　吕燕萍　（江西宜春职业技术学院）
　　　　蒋　筱　（广西中医学院）

U0288313

中国中医药出版社
·北 京·

图书在版编目（CIP）数据

实用美容药物学/张景云主编. —北京：中国中医药出版社,2006.7(2020.9重印)

新世纪全国中医药高职高专规划教材

ISBN 978-7-80231-028-5

Ⅰ. 实… Ⅱ. 张… Ⅲ. 美容-药物学-高等学校：技术学校-教材 Ⅳ. R986

中国版本图书馆 CIP 数据核字(2005)第 061241 号

中 国 中 医 药 出 版 社 出 版

北京经济技术开发区科创十三街 31 号院二区 8 号楼

邮政编码 100176

传真：64405750

廊坊市祥丰印刷有限公司印刷

各地新华书店经销

*

开本：787×1092 1/16 印张：24.75 字数：461 千字

2006 年 7 月第 1 版 2020 年 9 月第 7 次印刷

书号 ISBN 978-7-80231-028-5

*

定价：69.00 元

网址 www.cptcm.com

前　言

随着我国经济和社会的迅速发展，人民生活水平的普遍提高，对中医药的需求也不断增长，社会需要更多的实用技术型中医药人才。因此，适应社会需求的中医药高职高专教育在全国蓬勃开展，并呈不断扩大之势，专业的划分也越来越细。但到目前为止，还没有一套真正适应中医药高职高专教育的系列教材。因此，全国各开展中医药高职高专教育的院校对组织编写中医药高职高专规划教材的呼声愈来愈强烈。规划教材是推动中医药高职高专教育发展的重要因素和保证教学质量的基础已成为大家的共识。

"新世纪全国中医药高职高专规划教材"正是在上述背景下，依据国务院《关于大力推进职业教育改革与发展的决定》要求："积极推进课程和教材改革，开发和编写反映新知识、新技术、新工艺和新方法，具有职业教育特色的课程和教材"，在国家中医药管理局的规划指导下，采用了"政府指导、学会主办、院校联办、出版社协办"的运作机制，由全国中医药高等教育学会组织、全国开展中医药高职高专教育的院校联合编写、中国中医药出版社出版的中医药高职高专系列第一套国家级规划教材。

本系列教材立足改革，更新观念，以教育部《全国高职高专指导性专业目录》以及目前全国中医药高职高专教育的实际情况为依据，注重体现中医药高职高专教育的特色。

在对全国开展中医药高职高专教育的院校进行大量细致的调研工作的基础上，国家中医药管理局科教司委托全国高等中医药教材建设研究会于2004年6月在北京召开了"全国中医药高职高专教育与教材建设研讨会"，该会议确定了"新世纪全国中医药高职高专规划教材"所涉及的中医、西医两个基础以及10个专业共计100门课程的教材目录。会后全国各有关院校积极踊跃地参与了主编、副主编、编委申报、推荐工作。最后由国家中医药管理局组织全国高等中医药教材建设专家指导委员会确定了10个专业共90门课程教材的主编。并在教材的组织编写过程中引入了竞争机制，实行主编负责制，以保证教材的质量。

本系列教材编写实施"精品战略"，从教材规划到教材编写、专家审稿、编辑加工、出版，都有计划、有步骤地实施，层层把关，步步强化，使"精品意识"、"质量意识"始终贯穿全过程。每种教材的教学大纲、编写大纲、样稿、全稿都经专家指导委员会审定，都经历了编写启动会、审稿会、定稿会的反复论证，不断完善，重点提高内在质量。并根据中医药高职高专教育的特点，在理论与实践、继承与创新等方面进行了重点论证；在写作方法上，大胆创新，使教材内容更为科学化、合理化，更便于实际教学，注重学生实际工作能力的培养，充分体现职业教育的特色，为学生知识、能力、素质协调发展创造条件。

在出版方面，出版社严格树立"精品意识"、"质量意识"，从编辑加工、版面设计、装帧等各个环节都精心组织、严格把关，力争出版高水平的精品教材，使中医药高职高专教材的出版质量上一个新台阶。

在"新世纪全国中医药高职高专规划教材"的组织编写工作中，始终得到了国家中医药管理局的具体精心指导，并得到全国各开展中医药高职高专教育院校的大力支持，各门教材主编、副主编以及所有参编人员均为保证教材的质量付出了辛勤的努力，在此一并表示诚挚的谢意！同时，我们要对全国高等中医药教材建设专家指导委员会的所有专家对本套教材的关心和指导表示衷心的感谢！

由于"新世纪全国中医药高职高专规划教材"是我国第一套针对中医药高职高专教育的系统全面的规划教材，涉及面较广，是一项全新的、复杂的系统工程，有相当一部分课程是创新和探索，因此难免有不足甚至错漏之处，敬请各教学单位、各位教学人员在使用中发现问题，及时提出宝贵意见，以便重印或再版时予以修改，使教材质量不断提高，并真正地促进我国中医药高职高专教育的持续发展。

全国中医药高等教育学会
全国高等中医药教材建设研究会

编 写 说 明

《实用美容药物学》是供医疗美容技术专业高职（高专）使用的全国规划教材。本教材以医疗美容技术专业高职（高专）教育的培养目标为依据，坚持高职（高专）教育的"基本理论知识必需、够用，强调技能"和科学性、思想性的原则，充分体现实用性、趣味性、创新性。

本教材简明扼要，重点介绍美容药物药理作用、临床应用、不良反应和制剂用法。全书分二十六章，其中第一至第五章是美容药物的基础知识部分，重点介绍皮肤的结构、生理功能、经皮给药的特殊方法、外用美容药物的透皮吸收及其药代动力学和透皮促进剂等；第六章至第二十一章是美容西药部分，重点介绍临床广泛应用的护肤、养颜、抗衰老和防治有碍美容的常见病、多发病的治疗药物；第二十二章是美容中草药部分；第二十三章至第二十六章重点介绍美容制剂的基本理论、调配、制备的基本技术。

本教材编写采用集体讨论、分工编写、主编负责统稿的方法。其中张景云编写第一、第二章、附录一至附录三，并负责全稿统稿工作；韩国柱编写第三、四章；杨彤编写第五、第十一、第十二章；杨红梅编写第七、第十、第十五章；高慧琴编写第二十二、第二十六章；吕燕萍编写第六、第十四章；蒋筱编写第二十三、二十五章；杭晓东编写二十、二十一章；赵润英编写第十七、十八章；叶宁编写第十三章；鞠薇编写第八、第九章；宋江涛编写第十六章；李文宏编写第二十四章；唐凤祯编写第十九章。

本教材适用于医学美容专业高职（高专）教学所用，也可作为从事医学美容的医师、护士以及从事美容药物、护肤化妆品的研制、生产和销售的工作者的参考书。

本教材在编写过程中，参阅了有关书刊、文献，在此，谨向有关作者表示感谢。

　　本教材的编写由于时间短、内容新，相关的参考资料极少，且编者水平有限，疏漏及不足之处在所难免，恳请广大读者批评指正。

张景云

2006 年 5 月

目 录

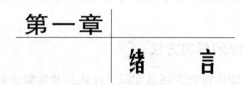

第一节 美容药物学概述

一、美容药物学研究的对象、任务

药物（drug）是指用于治疗、预防和诊断疾病的化学物质。美容药物（cosmeceutical）是为达到美容目的而应用的药物。可用于患有损害美容疾病的病人，但更多的是用于求美的健康人。如减肥药、防光剂、延缓皮肤衰老药、脱毛药等。美容药物与化妆品的区别是美容药物与一般的药物一样，要和机体相互作用，从而产生药剂学、药物代谢动力学、药物效应动力学和治疗学变化的四个过程。化妆品是用于人体清洁和美化人的面部、皮肤及毛发等处的日常用品即只起到装饰性作用的物质。

美容药物学（cosmeceutics）是研究美容药物和机体相互作用的规律和机制，包括美容药物对机体的作用和作用机制（药物效应动力学），也包括机体对药物的作用（药物代谢动力学）、药物治疗学和药剂学知识。

美容药物学的任务是指导临床合理应用美容药物，尽可能减少不良反应的发生，为临床合理用药提供科学依据；阐明美容药物作用及作用机制，进一步了解机体功能的生理、生化及病理过程的本质；为美容新药开发与研究、新药药效与安全性评价、剂型评价和改造提供实验资料。

二、美容药物学的地位

美容药物学是基础医学、药学与美容医学之间的桥梁学科，通过运用解剖学、组织学、生理学、药理学、药剂学、微生物学和免疫学等基础理论知识，阐明美容药物的作用和作用机制，从而为临床合理用药奠定理论基础。随着人们生活水平的提高，医学美容事业如雨后春笋般迅猛发展起来。美容药物学作为一门新兴的学科，已相继在医学美容及其相关专业开设，学习美容药物学的知识以便正确地应用美容药物，对从事医学美容技术专业的学生、医师和美容师是十分重要的。

三、美容药物学的学习方法

学习美容药物学应注重理论联系实际，在熟悉和掌握美容药物基本作用规律以后，熟悉美容药物按药理作用的分类，各类药物的共性，个别药物的特点。对重点药物要求全面掌握并通过比较、鉴别、了解其药物各自的特性。再通过自学、查阅文献、阅读参考书、组织课堂讨论等多种学习方法，为学生今后继续学习，更好地掌握美容药物的新进展及新药知识打下基础。在实验方面要求掌握美容药物制剂基本技术，代表性美容药物制剂的制备过程以及掌握常用动物的整体实验，对实验数据进行正确的统计学分析，逐步提高分析问题和解决问题的能力。

第二节　美容药物学的发展史

爱美是人类的天性。中华民族历史悠久，是世界的文明古国之一，有着传统的爱美习俗。我们的祖先，在长期生活和生产实践中，创造和积累了许多美容健身药物和方法，为后人留下了宝贵财富。

早在公元 1 世纪左右，世界上第一部药物学著作《神农本草经》，即系统地总结了我国劳动人民积累的大量药物知识，收集中药 365 种，其中 160 余种涉及美容作用，其中桃仁、白芷、兰草、白僵蚕等都是后世常用的美容香身之药。另外此书还提出了"面脂"、"浴汤"等独特的美容剂型。《史记》中的《山海经》收载药物 173 种，其中有多种涉及美容作用，并明确提出了"美人色、祛疣赘、疗痤疮"等作用的药物。明代李时珍所著的《本草纲目》不仅是闻名世界的药物学巨著，也是一部中医药美容大全，书中收载中药 1892 种，与美容有关数百种，详细叙述了疮、黯及白发、脱发等的病因病机，同时系统地介绍了面部皮肤护理、增白、去皱、去斑、去疤痕及点疣、去痣、乌发、生眉、落发、狐臭的治疗。其治法之多，内容之广，一直沿用至今，特别是中医医疗美容、中药美容，内服外用相结合的治疗方法，推动了美容中药学的发展。

总之，美容药物的历史源远流长，历代医药学家通过长期的实践，积累了宝贵的美容经验，在世界美容医药史的发展中起着重要作用，并且为美化人民生活作出了巨大贡献。

随着生命科学、药物学、材料科学的发展，现代美容药物得到了更加迅猛的发展，新的美容药物层出不穷。如维 A 酸可防治和治疗皮肤的光老化的作用，可使局部小的皱纹消退，使点状色斑和皮肤的粗糙程度明显改善，是当今世界上比较流行的光老化治疗产品。胶原蛋白和胶原酶的应用，显著地提高了除皱的疗效。伴随人类进入 21 世纪，生物技术也进入了高科技时代，生物美容药物的开发和发展也得到了飞速发展，如细胞因子、核酸等。

美容药物的研究工作主要分两大块，即临床研究和实验研究。临床研究侧重于痤疮、黄褐斑、扁平疣、过敏性皮炎、脱发等损容性疾病的研究，实验研究侧重于药物的化学成分、药理、药效等方面的研究。

20 世纪 90 年代初，全国先后有近 50 所中专、大专和本科医学院校设置了美容医学和医疗美容技术专业，有关美容药物的论文和著作日渐增多，美容药物的研制也取得了丰硕的成果。

【思考与实践】

《神农本草经》中收载了具有美容保健和治疗作用的中药有多少味？上网查找出其中有代表性的 20 味中药。

第二章

皮肤的生物学知识

第一节   皮肤的组织结构

皮肤是人体最大器官，覆盖于全身表面。主要由表皮、真皮、皮下组织、皮肤附属器（即毛发、甲、皮脂腺、顶泌汗腺、小汗腺）构成（图2-1）。

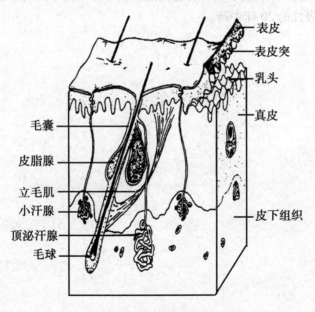

表皮
表皮突
乳头
真皮
毛囊
皮脂腺
立毛肌
小汗腺
顶泌汗腺
毛球
皮下组织

图2-1   皮肤组织结构示意图

成人皮肤的面积约 1.2~2.0m²，厚度（不包括皮下组织）为 0.5~4.0mm，眼睑、耳后最薄约 0.5mm，掌跖部最厚约 2~5mm。表皮与真皮的重量约占体重的 5%，若包括皮下组织可达体重的 16%。

皮肤内含有丰富的血管、淋巴、神经及肌肉。皮肤表面有许多肉眼可见的细小沟纹称皮沟（skin groove），深浅走向不一，颜面、掌跖、阴囊及关节处较深。皮沟将皮面划分成许多三角形、菱形或多角形的皮嵴（skin ridge），皮嵴上有许多小凹点为小汗腺开口。由表情肌运动形成的垂直于表情肌收缩方向的面部表情线、皱褶和由于伸屈运动而在颈部、躯干、四肢形成的皮肤松弛线属于皮肤最小张力线，美容手术切口顺其方向，痊愈后皮肤瘢痕较小。指（跖）末端屈皮嵴平行排列的细嵴与浅沟亦称指（跖）纹，由遗传因素决定，其形态因人不同，终生不变。

一、表皮

表皮（epidermis）是皮肤最外层，由外胚层分化而来，属角化复层鳞状上皮，借助于真皮与皮下组织相连。表皮细胞由角质形成细胞和树枝状细胞两大类细胞组成。表皮从基底到表面共分五层，依次为基底细胞层、棘细胞层、颗粒细胞层、透明细胞层及角质层。（图2-2）

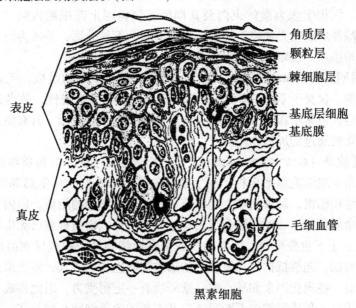

角质层
颗粒层
棘细胞层
基底层细胞
基底膜
毛细血管
黑素细胞
表皮
真皮

图2-2　皮肤组织模式图

1. 基底层（stratum basal）　即基底细胞层，是表皮最底层。细胞呈单层圆柱形，其长轴与表皮和真皮之间的交界线垂直，与邻近的角质形成细胞以桥粒连接，与真皮以半桥粒连接。基底细胞层含有黑素细胞，黑素细胞可合成黑素颗粒，并输送到周围角质形成细胞，黑素能遮挡和反射光线，保护深部组织免受辐射。日光照射可促进黑素的生成。皮肤丧失黑素，可出现白化病、白癜风等色素减退皮肤病；黑素增多时，则出现黄褐斑等色素沉着。

基底细胞层又称为生发层，此层细胞具有分裂、增殖并向浅层推移，以补充衰老脱落角质形成细胞。

正常表皮从基底细胞层演变成棘层、颗粒层、透明层和角质层最后脱落所需的时间为28天，此即角质形成细胞的更替时间（turnover time）。基底细胞层pH为6.8～6.9，呈弱酸性。

2. **棘层**（stratum spinosum）　位于基底层之上，由4～8层多角细胞组成，细胞间以桥粒相连。棘细胞层亦有分裂的能力，参与损伤后的修复。细胞间含有外被多糖，亲水性，具有粘合作用，并含有糖结合物、糖皮质激素、肾上腺素及其它内分泌受体、HLA－DR抗原和表皮生长因子受体等。棘细胞层pH为7.3～7.5，呈弱碱性。

3. **颗粒层**（stratum granulosum）　一般为2～4层梭形细胞。细胞核已渐趋退化，胞浆内含强嗜碱性透明角质颗粒，故称颗粒层。这些颗粒由核糖核蛋白聚合而成，沉积于张力微丝束内及其周围。颗粒层上部细胞内的"膜被颗粒"向细胞间隙释放磷脂类物质，使邻近细胞间粘合不易分离，并成为防水屏障，使体表水不易渗入，也阻止体内水外渗。

4. **透明层**（stratum lucidum）　由2～3层扁平细胞组成，无胞核，是角质层的前期，仅见于掌跖部。HE染色呈嗜酸性，有强折光性，故名透明层。细胞界限不清，但紧密相连，胞浆内含有疏水性蛋白结合磷脂，具有防止水、电解质与化学物质通过的屏障作用。

5. **角质层**（stratum corneum）　是体表的最外层，由角质细胞和角层脂质组成。角质层细胞扁平无核，在多数部位是5～15层，而掌跖部可达40～50层。细胞结构模糊，胞膜增厚，胞间充填膜被颗粒形成的脂质，胞内充满张力细丝与透明角质颗粒形成的丝聚合蛋白构成的角蛋白。角质细胞已无生物活性，含水约10％，上下重叠排列，紧密结合成垂直形细胞柱，相嵌排列组成板层状结构，非常坚韧，能够抵抗外界摩擦，防御致病微生物的侵入，阻止水分与电解质的通过，对一些理化因素如酸、碱、紫外线有一定耐受力，因此构成人体很重要的天然保护层。角质层细胞不断脱落，并有新的角质细胞相继补充，这种新陈代谢使表皮厚度保持相对稳定状态。角质层pH为5.6～6.2，呈弱酸性。

二、真皮

真皮（dermis）由中胚层分化而来，由纤维、基质和细胞组成。

胶原纤维韧性大、抗拉力强，赋予皮肤张力和韧性，对外界机械性损伤有防护作用；弹力纤维在真皮乳头层与表皮表面呈垂直排列，拉长延伸后可恢复原状，赋予皮肤弹性；网状纤维是未成熟的胶原纤维，在创伤愈合中或肉芽肿处增多。纤维超常增生形成瘢痕；纤维组织减少，皮肤萎缩、变薄。

基质由无定形的物质如黏多糖、血浆蛋白以及水、电解质等组成。基质亲水性，是各种水溶性物质与电解质等交换代谢的场所，同时参与细胞的形态变化、增殖、分化及迁移等生物学作用。

真皮中含有成纤维细胞（fibroblast）、肥大细胞、组织细胞、淋巴细胞及少量真皮树状细胞、嗜黑素细胞、郎格汉氏细胞。成纤维细胞能产生胶原纤维、弹力纤维、网状纤维和基质，同时在皮肤组织深层损伤后使组织细胞修复。

三、皮下组织

皮下组织（subcutaneous tissue）又称皮下脂肪层，来源于中胚层，由疏松结缔组织和脂肪小叶构成，位于真皮下方，与真皮之间无明显界限，深部与肌膜等组织相连。脂肪小叶中含有脂肪细胞，胞浆透明，含大量脂质。纤维间隔中有较大的血管、淋巴管、神经。皮下组织的厚度随性别、年龄、营养及所在部位而异，并受内分泌调节。皮下组织是热的绝缘体、能量储备、缓冲外力冲击并参与脂肪代谢。适度的皮下脂肪可使人显得丰满，皮肤细腻、柔嫩、富有弹性，显示出人的形体美。

四、皮肤附属器

皮肤附属器包括皮脂腺、小汗腺、顶泌汗腺、毛发、指（趾）甲等（图2－3），均来自外胚层。

1. 皮脂腺（sebaceous glands）是全浆分泌腺，合成和分泌皮脂。人体除手掌、足跖外，皮脂腺分布全身，以头面部、胸背部分布较多，称脂溢区。皮脂腺位于真皮内立毛肌和毛囊的夹角之间，开口于毛囊上部，故立毛肌收缩可促进皮脂排泄。皮脂有润滑、保护皮肤和毛发的功能，也有杀菌作用。头部长期皮脂腺分泌旺盛可损伤毛囊，致使头发脱落，形成脂溢性脱发。反之，皮脂分泌过少，引起头发干燥易折，失去光泽。青春

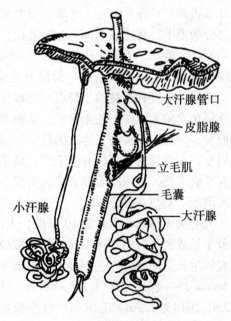

图2－3　小汗腺、大汗腺皮脂与毛囊关系

期由于雄激素分泌增多，皮脂腺分泌也增多。若面部等处皮脂分泌过多，毛囊口堵塞，皮脂排泄不畅，淤积毛囊内，形成皮脂栓，则称为粉刺，影响美观。

2. 小汗腺（eccrine glands） 是局部分泌腺，合成和分泌汗液。人体约有 300 万~500 万个小汗腺，除唇红、鼓膜、甲床、乳头、龟头、包皮内板、阴蒂和小阴唇外，其它部位均有小汗腺，而以掌跖、腋窝、前额等处较多，其次为头皮、躯干和四肢。小汗腺腺体位于真皮深层及皮下组织，通过汗腺的分泌除可散热和调节体温外，还有排泄废物的作用。

3. 顶泌汗腺（apocrine sweat glands） 又称顶浆分泌腺，也称为大汗腺，由分泌部和导管组成，能合成和分泌乳样液。主要分布于腋窝、乳晕、脐周、肛门、包皮、阴囊、小阴唇、会阴等处。顶泌汗腺位于皮下组织，大小约为小汗腺腺体的 10 倍。顶泌汗腺的分泌受性激素影响，青春期分泌旺盛，至老年期大汗腺萎缩退化。分泌物为一种无菌较黏稠的乳样液，除水分外，含有蛋白质、糖类、脂肪酸和色原（如吲哚酚），在皮面分解后可产生汗臭味。有些遗传性臭汗症患者，其顶泌汗腺分泌液具有一种特殊臭味，俗称狐臭。

4. 毛发（hair）与毛囊（hair follicle） 人体唇红、掌跖、指（趾）末节伸侧、乳头、龟头、包皮内板、阴蒂及阴唇内侧无毛外，其余均为有毛皮肤。毛发由角化的上皮细胞构成，分为长毛、短毛、毳毛等；短毛如眉毛、睫毛、鼻毛及外耳道的毛；毳毛细软、色淡，分布于面、颈、躯干及四肢。毛发露出皮面以上部分为毛干，在皮肤内的部分为毛根，表皮下陷包裹毛根称为毛囊。毛根下端略膨大，为毛球。毛乳头位于毛球下端的凹入部分，包含结缔组织、神经末梢及毛细血管，给毛球提供营养；如果毛乳头被破坏和退化，毛发即停止生长并脱落。毛球是毛发和毛囊的生长点。毛球含有毛母质细胞，毛母质细胞间的黑素细胞能将色素输入至新生的毛根上，从而形成了毛发的颜色。毛发的颜色因人种不同而异，黑种人及黄种人为黑褐色发，白种人多为金黄发。毛发与皮肤成一定的倾斜度，在毛囊的稍下段有立毛肌，属平滑肌，受交感神经支配，立毛肌下端附着在毛囊下部，上端附着在真皮乳头层，精神紧张及寒冷可引起立毛肌的收缩，即所谓起"鸡皮疙瘩"。

人的头皮部位约有头发 10 万根，人的头发和其它部位的毛发并非同时或按季节生长或脱落，而是在不同时期分散地脱落或再生，不同部位毛发长短不一。毛发的生长呈周期性，包括生长期、退行期、休止期。头发每日生长约 0.27~0.4mm，3~4 年可生长至 50~60cm，然后脱落再长新发，国外报道最长头发 3.2m，国内为 1.7m。毛发周期性生长的调控机制尚不清楚，可能与遗传及健康、营养、气候、激素等因素有关，如雄激素可促进胡须、腋毛、阴毛的生长。

5. 指（趾）甲 指（趾）甲位于手指、足趾远端伸侧，由多层紧密的角化细胞构成，外露部分称为甲板，伸入近端皮肤部分称甲根。甲板下组织是甲床；甲根之下和周围的上皮是甲母，是甲的生长区。甲的生长呈持续性，成人指甲每日生长 0.1mm，指甲生长速度为其 1/3 ~ 2/3. 健康美丽的指（趾）甲呈平滑、亮泽、半透明。

五、皮肤的血管

表皮内无血管，真皮及皮下组织中有大量血管网丛，通过皮下组织和真皮，直达真皮乳头层，途中互相吻合，形成三个主要血管丛。

1. 皮下血管丛 位于皮下组织深层，动脉多而静脉少，水平走向，分支营养该层各种组织的血流。

2. 真皮下部血管丛 位于皮下组织的上部，分支供给腺体、毛囊、神经和肌肉的血管。

3. 乳头下血管丛 位于乳头下部，水平走向，分支供给表皮内营养物质。

某些致病因素引起皮肤毛细血管扩张，可致局部红斑或红肿，在面部则有损美容。血管壁破裂性病变可使红细胞等外渗，出现瘀斑、紫癜性皮疹。

六、皮肤的神经

皮肤含有丰富的感觉（传入）神经和运动（传出）神经。感觉神经来自脑脊神经，运动神经来自交感神经的节后纤维。

（一）感觉神经

1. 末端变细的游离神经末梢 分布于皮肤浅层和毛囊周围，感觉功能的专一性较差，既能感觉痛觉，也能感觉温觉、触觉和振动觉。

2. 末端膨大的游离神经末梢 如表皮下能感觉触觉的麦克尔触盘。

3. 有被囊的神经末梢 种类很多，大小不一，但末梢外面均有结缔组织的被囊包裹。如麦氏小体（触觉小体）、环层小体（压觉小体）、克劳泽小体（冷觉小体）和梭状小体等。

（二）运动神经

面神经支配面部横纹肌，交感神经的肾上腺能纤维支配立毛肌、血管、血管球和大、小汗腺的肌上皮。小汗腺分泌细胞受胆碱能纤维支配，肌上皮受肾上腺素能纤维支配。

第二节　皮肤及其附属器的生理功能

一、保护和免疫功能

人体皮肤完整地覆盖于身体的表面，既可防止水分、营养物质和电解质的丧失，又能防止外界机械性、物理性、化学性及生物性的损害，阻止外界物质的入侵。皮肤的屏障主要靠表皮的角质层，它质地柔韧而致密，能有效地防护机械性损伤。皮肤真皮中有胶原纤维和弹性纤维，表皮各层细胞紧密相连、皮下组织疏松，使皮肤有一定的弹性和伸展性，抗拉能力增强。皮肤脂肪具有软垫缓冲作用，能抵抗冲击和挤压，减少皮肤和深部器官的损伤。

皮肤角质层含水量少，电阻大，对电压、电流有一定的阻抗能力。干燥皮肤不易导电，若皮肤潮湿则电阻变小而易导电。

皮肤对光线有反射和吸收作用，其中黑素细胞对紫外线的吸收作用最强，受紫外线照射后可产生更多黑素，并传递给角质形成细胞，增强皮肤对紫外线照射的防护能力。所以，有色人种对日光照射的耐受性比白种人高。

角质层有完整的脂质膜，胞浆富含角蛋白，细胞间有丰富的酸性糖胺聚糖，具有抗弱酸、弱碱作用。正常皮肤表面偏酸性，pH5.5～7.0。当皮肤受到损伤，如发生糜烂、溃疡，皮肤屏障功能减弱或丧失，对外用化学药物如水杨酸、、磺胺等吸收加强，甚至引起药物中毒。

在皮肤上含有许多免疫相关的细胞，外来抗原通过皮肤进入机体，首先在皮肤上产生免疫反应。皮肤为免疫细胞的分化，提供了良好的场所，并对免疫反应起调节作用。因此皮肤被看成是一个具有特定免疫功能的单位，即皮肤免疫系统。

二、调节体温功能

人体正常体温恒定在37℃左右，为了保持正常的体温，皮肤起重要的调节作用。当体温升高时，人体除通过肺呼吸和大小便散热外，主要靠皮肤散热。皮肤散热主要通过皮肤血管扩张、血流加快、流经皮肤血量增多，同时汗腺分泌增多，使散热增加。防止体温低下时皮肤血管收缩、血流减慢、流经皮肤的血量减少，汗腺分泌减少，使散热减少。皮肤散热方式主要有辐射、对流、蒸发和传导。

三、分泌和排泄功能

皮肤通过汗腺和皮脂腺分泌汗液和排泄皮脂。人体有小汗腺 200 万～500 万。当气温升高时，汗腺分泌增加，排汗增多，从而散发一定热量，起到降温作用。大汗腺在人类已退化，与体温调节无关。

拓展小看板

汗液是不透明的液体，比重为 1.001～1.006，呈酸性（pH4.5～5.5）。汗液主要成分为 99.0%～99.5% 的水，0.5%～1.0% 为无机盐与有机物质，无机盐以氯化钠为主，此外还有钙、镁、磷、锌和钾等，有机物中一半为尿素，还有乳酸、肌酐、尿酸等。这与肾的排泄产物相似，因此，汗腺可部分代替肾功能。汗液排出后与皮脂混合，形成乳状脂膜，对皮肤有一定的保护作用。

四、吸收功能

皮肤的吸收一般是指外界物质如药物、化妆品等化学物质接触皮肤进入体内的过程。皮肤的吸收功能在外用药物治疗作用上有着重要意义。皮肤吸收作用主要有三条途径：①角质层细胞；②角质层细胞间隙和毛囊；③皮脂腺和汗腺管口。如果角质层丧失，物质可通过真皮吸收。

影响皮肤吸收的主要因素有三：

1. **皮肤的结构和部位** 皮肤角质层越薄，吸收能力越强。婴儿皮肤角质层较薄，作用强于成人，因此婴儿在应用外用药时应减量。当有皮肤角质层损伤时，其屏障作用降低而吸收能力增强，外用药物时应加以注意。皮肤吸收能力依次为阴囊＞前额＞大腿屈面＞上臂屈面＞前臂＞掌跖。

2. **皮肤角质层的水合状态** 角质层水合程度越高，吸收作用越强。外用软膏和塑料薄膜以及闭合性湿敷，比搽药吸收系数高 100 倍。当皮肤浸渍时，药物吸收增加，其疗效与副作用也增大。

3. **物质的理化性质** 水溶性物质如维生素 C、维生素 B、葡萄糖、蔗糖等不易被皮肤吸收。脂溶性物质如维生素 A、维生素 D、维生素 K、羊毛脂、凡士林、植物油、液状石蜡容易被皮肤吸收。

某些大分子物质和一些营养性或药物性化妆品，按普通方法应用，不易被皮肤吸收，但如果加入促渗剂或采用特殊方法，如直流电药物离子导入，则可增加药物的吸收量。

五、感觉功能

皮肤的感觉分为两大类：一类是单一感觉，如触觉、压觉、痛觉、冷觉和温觉；另一类是复合感觉，如干、湿、光滑、粗糙、硬、软等感觉。这些感觉经大脑分析，作出有益于机体的反应。如手碰到烫物的回缩反应，免除机体进一步受到伤害。借助皮肤感觉作用，人类能积极地参与各项生产劳动。

六、再生功能

正常情况下，表皮细胞的增殖、角化直至死亡和脱落，皮肤附属器的周期性生长变化，以及真皮组织成分的更新等称为生理性再生。皮肤受损后的再生和修复称为病理性再生。小而浅的损伤，由于表皮细胞的迁移和增殖，数天就愈合，不留瘢痕。如损伤已涉及真皮及真皮乳头层或皮下组织时，表皮再生能力丧失或减弱，则再生修复慢，创面由深部结缔组织修复，有瘢痕形成。

七、毛发和指甲的生理功能

毛发具有保护皮肤、保温和防御机械性损伤的作用；同时也有排泄汞的功能；鼻毛和眼毛具有阻挡灰尘等异物进入呼吸道或眼内；眉毛可阻挡汗液流入眼内。头发有保护头皮的作用，防止紫外线过多照射，也可减轻头部碰撞伤。

甲板坚硬，能保护指、趾末端，帮助手指完成各种精细动作。健康人的甲光洁发亮、白里透红，给人以美感。当甲受到真菌感染时，可变得肥厚、松脆和混浊。

【思考与实践】

1. 影响皮肤吸收的因素有哪些？
2. 哪些因素可以促进汗腺的排泄？

第三章

外用美容药物的透皮吸收及其在皮肤中的代谢

第一节 外用美容药物的透皮吸收

一、外用美容药物透皮吸收的概念

外用美容药物的透皮吸收是指美容药物制剂涂于皮肤后，其中的美容药物成分经释放、透入皮肤并到达皮肤组织深部从而发挥药物作用的过程。

对于美容目的，此处的吸收与一般药理学上的吸收略有不同，即仅希望药物被吸收至皮肤组织深部，产生局部效应，而不希望它们吸收进入体循环，以免降低疗效或/和产生全身性不良反应。这方面的例子有氢化可的松治疗皮炎，过氧苯甲酰治疗痤疮，磺胺、抗生素预防和治疗皮肤感染，酮糠唑治疗真菌感染等。

二、外用美容药物透皮吸收的意义

外用美容药物主要有两类，一类是护肤养颜化妆品，另一类则是对有损美容的皮肤病如雀斑、黄褐斑、痤疮以及癣病等具有医疗防治作用的皮肤科外用药物制剂。对以上两类药物特别是后一类药物不仅要考虑它们对皮肤表面的局部作用，而且要考虑它们的透皮吸收作用。

透皮吸收历来都是护肤养颜产品的技术难点，再好的护肤品，只要解决不了透皮吸收问题，亦难发挥其养颜功效；对皮肤科外用药物则更是如此，因这类皮肤病往往位于皮肤深部，药物必须到达病灶方能收到疗效。特别是对于某些皮肤感染性疾病，药物还必须能够透入细胞内以杀灭或抑制致病微生物，因有些致病菌和病毒寄生于细胞内，如药物不能到达细胞内则难以发挥作用。

皮肤病药物治疗历来存在着以下两个重要问题：① 皮肤病多数病变局限于皮肤，全身给药后经体内转运、分布和代谢，到达皮肤局部的药物浓度极其有限，而要使局部达到理想治疗浓度，势必引起全身性毒副作用；② 有些药物如灰黄霉素等全身给药疗效很好，一旦改用皮肤局部给药，由于透皮吸收性能差对局部病变疗效甚小，甚至无效。研究一个透皮吸收性能很好的外用药物制剂是解决上述问题的关键。

透皮吸收的研究对美容外用药物作用机制的阐明和新药开发具有重要意义。曲酸霜是一个典型的例子。本品是目前集祛斑治疗与护肤为一体的较为理想的增白美容护肤品，含2%曲酸，并加有高级脂肪醇和保湿剂配制而成。研究表明该霜有很好的透皮吸收性能，透入皮肤后作用于黑素细胞，对酪氨酸转化为多巴色素过程中的多巴氧化酶具有较强的抑制作用，从而减少黑素的形成。该药采用透皮吸收给药系统，长期使用无毒副作用。

三、外用美容药物透皮吸收的途径

皮肤是一种高度组织化的、异质性和多层性组织。它形成了一种有效保护层和屏障。从外到内由表皮、真皮和皮下组织三层组成。表皮在形态学上又可分为数层，最外层为角质层，其下层称为活性表皮层。表皮是阻止物质透入的屏障，其角质层由死亡的角化细胞组成，结构致密，其功能主要为防止水分的蒸散及外来物质的侵入。

药物透皮吸收主要有两种途径，其一为直接由表皮透入到真皮或皮下组织，此即所谓的表皮途径，这是药物透皮吸收的最主要途径。二是经皮肤附属器（毛囊、汗腺和皮脂腺）透入到真皮或皮下组织。

1. 药物经表皮直接透入吸收 一般认为完整的表皮具有类脂膜特性，允许脂溶性药物以不解离形式透入皮肤，解离型药物难以透入。药物透入表皮吸收的主要阻力来自角质层，药物透过角质层又分为两种可能的方式，一是药物渗入角质细胞的半透明膜扩散，二是通过角质层细胞间的空隙扩散而透入皮肤。通常，脂溶性药物通过富含类脂的细胞膜途径，极性药物主要通过第二种方式。

2. 药物经皮肤附属器透入吸收

（1）毛－皮脂腺系统：毛发根部被毛囊包被，毛囊开口于皮面，开口处呈漏斗状凹陷，称为毛孔。皮脂腺除少数经导管直接开口于皮面，大部分开口于毛囊。毛孔内充满角质鳞屑和皮脂，所以脂溶性药物可自毛孔渗入到毛囊和皮脂腺，进而可透过毛囊的外毛根鞘或皮脂腺的腺细胞进入真皮层及皮下组织并被吸收。对于水和简单的电解质来说，毛－皮脂腺系统的扩散常数大于完整的角质层。

（2）汗腺：大汗腺开口于毛囊，药物经大汗腺透入皮内者微乎其微。外泌汗腺经导管开口于皮面，水溶性药物可经此孔渗入真皮，但其量亦甚微。

　　药物通过表皮途径的渗透速度虽然比胃肠道吸收速度慢，但对于高脂溶性药物仍较快。某些物质可能只通过表皮途径吸收，但大多数化合物同时通过两种途径吸收，而通过表皮途径是主要的，因表皮比附属器官的表面积大 100～1000倍。但在离子透入过程中，皮肤附属器是离子型药物透入皮肤的主要通道。

四、外用美容药物透皮吸收过程

　　从动力学角度看，药物透皮吸收可分为以下几个主要过程（图 3 - 1）：

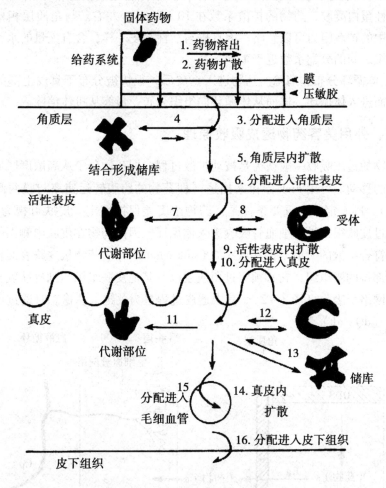

图 3 - 1　药物在皮肤内的渗透性

　1. 药物由基质向角质层的分配　这一过程依赖于药物从透皮吸收系统中的释放，由于所采用的基质以及工艺技术的不同等因素，药物在系统中的状态不同，其释药速率也不同。

2．药物通过角质层的转运　当药物分配进入角质层后，通过在角质层的扩散过程可能与角质层的成分发生结合形成贮库，游离的药物扩散达到角质层与活性表皮的界面。药物在该层中的扩散很慢，扩散系数在 $10^{-9} \sim 10^{-13} \text{cm}^2/\text{s}$ 之间。

3．从亲脂的角质层分配至更为水性的活性表皮　对于脂溶性大的药物该分配过程是缓慢的，且该过程可能成为经皮吸收的限速步骤，并有可能会滞留在这个界面上。

4．通过活性表皮/真皮的转运并伴有皮肤微管结构的摄取　活性表皮可以看作水性蛋白凝胶，药物的扩散系数在 $10^{-7} \text{cm}^2/\text{s}$ 左右。与角质层相比，药物在该层中的扩散阻力可以忽略。因真皮与活性表皮一样，含有大量的水，因此这二个组织之间的分配系数近于1。

5．体循环分布和消除　药物进入真皮后，很快被分布于真皮上部的毛细血管吸收而进入体循环，进而从体循环向组织分布，最终从机体消除。

五、外用美容药物透皮吸收原理

药物的透皮吸收一般认为是被动扩散过程，即药物分子从高浓度区域向低浓度区域的移动。可用 Fick 定律来描述（即药物的跨膜转运速率与膜两侧浓度差成正比），Fick 定律的重要条件是：药物浓度差保持恒定。皮肤可视为均质膜，药物透过皮肤很快被毛细血管吸收进入体循环，因而药物在皮肤内侧面的浓度很低，即符合扩散的所谓"漏槽状态"（sink condition）。药物从皮肤表面转运到远离给药部位的靶组织，它必须穿过角质层以及其他皮肤组织达到皮肤乳头层被毛细血管网络所吸收（图3-2）。其中透皮过程最为关键，达稳态时透过皮肤的渗透速率（dQ／dt）为：

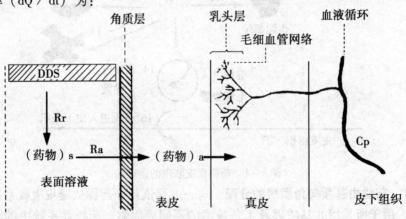

图 3-2　药物透皮吸收示意图

$$\frac{dQ}{dt} = K_p (C_d - C_r) \tag{3-1}$$

Cd 和 Cr 分别表示供给室（即角质层表面）和接受室（即体内）的药物浓度。Kp 为药物通过皮肤的渗透系数，用以表示药物在皮肤内渗透特征，其定义如下：

$$K_p = \frac{K \cdot D}{h} \tag{3-2}$$

h 为皮肤的厚度，K 为药物在透皮给药系统和皮肤间的分配系数，D 为药物在皮肤中的扩散系数。当保持角质层面的药物浓度 C_d 恒定并远大于接受室浓度 Cr 时，则方程式 3-3 可简化为：

$$\frac{dQ}{dt} = K_p C_d \tag{3-3}$$

即药物恒速渗透。为维持 Cd 值不变，关键是药物的释放速度（R_r）总要大于透皮转运速度（Ra）。这样，皮肤表面的药物浓度要大大地超过药物在角质层中的平衡（或饱和）溶解度的水平（C_s），则其皮肤最大渗透速度为：

$$\left(\frac{dQ}{dt}\right)_m = K_p C_s^e \tag{3-4}$$

值得注意的是，皮肤在离体条件下，真皮组织动力学活性丧失，当药物到达真皮后不能经由毛细血管循环移走，从而使脂溶性药物在活性表皮与真皮内的扩散阻力增大，所以离体实验测得的渗透系数小于在体实验值。

六、皮肤药物浓度

外用药物制剂的局部疗效取决于皮肤内的药物浓度。通常皮肤给药后，药物起初迅速扩散入完整角质层并极快形成贮库。由于屏障作用，药物移入表皮很慢，约 5～6 小时达峰。进一步向真皮的扩散更慢，并取决于药物在表皮内的浓度。由于真皮乳头层微血管紧靠表皮基膜，易于吸收到达真皮。药物从皮肤进入血液的同时也移入了真皮深层。

如果所给药物不过多地与皮肤不溶性蛋白结合，则从皮肤消除过程约需 24 小时。因此，给药后活性药物浓度一般可持续 2～3 小时至 8～12 小时。

多数药物如维 A 酸类的皮肤分布呈陡峭的浓度梯度，表皮及毛囊可维持高药物浓度，真皮药物浓度低。

第二节 影响外用美容药物透皮吸收的因素

影响美容药物释放、穿透和吸收的因素均可影响药物的透皮吸收。

一、药物的化学结构与理化性质

1. 药物的化学结构 这一因素决定了药物的理化性质，成为影响药物经角质层吸收的关键因素。如甾体类药物的渗透常数随结构中羟基数的增加而渗透性降低，孕酮＞羟基孕酮＞去氧皮质酮＞去氧可的松。在 23 种倍他米松酯类中，17 - 戊酸酯具有最高的局部活性，又如近年美容药物开发的一个热点是将其通过衍生化制成酯型前体药物（prodrug）从而提高脂溶性，增强透皮性能。

2. 药物的油/水分配系数和溶解性 皮肤的角质层具有类脂膜性质，因而脂溶性大的药物易于通过角质层，药物穿过角质层后需分配进入活性表皮继而被吸收进入体循环。因为活性表皮是个水性组织，油/水分配系数适中的药物有较好的透皮渗透系数。这就是说，药物必须具有一定的脂溶性以保证关键性的药物在角质层的分配和转运的实现，而脂溶性过强又会抑制药物从角质层进入水性活性表皮。通常，药物分子既含有疏水基团又含有亲水基团，往往具有较强的渗透作用。若药物在油、水中均难溶，则很难透皮吸收。

药物透皮吸收与药物理化性质的关系中研究得最多的为渗透系数（Kp）与药物油/水分配系数（K）即脂溶性的关系，普遍认为两者之间可能是抛物线形相关关系，即将药物的 logKp 为纵坐标，logK 为横坐标作图应为一条抛物线，其回归方程应符合 $y = ax^2 + bx + c$（y = logKp，x = logK），初期 Kp 随 K 增加而增加，但 K 增加至某一点（即抛物线顶点）后 Kp 反而减小。抛物线的顶点表示该油/水分配系数下可获得最大的渗透系数，抛物线顶点对应的 X 轴数值即为最适 logK。油/水分配系数过小表明极性大，油/水分配系数过大表明脂溶性大，均不理想。不同药物各有其最适 logK。如对氨基苯甲酸酯类化合物的研究表明：氨基苯甲酸甲酯、乙酯、丙酯、丁酯、戊酯、己酯、庚酯和辛酯的分配系数 K 随烃链的增长而增大，它们与通过大鼠皮肤的渗透系数 Kp 有如图 3 - 3 所示的抛物线关系。

3. 药物的解离状态 非解离型药物分子易于吸收，而解离型药物分子难以吸收。药物的解离状态又取决于药物本身的 pKa 和介质的 pH。如介质的 pH 有利于药物成为非解离状态，则有利于药物透皮吸收。这种特点及其影响可用 Handerson - Hasselbalch 公式描述：

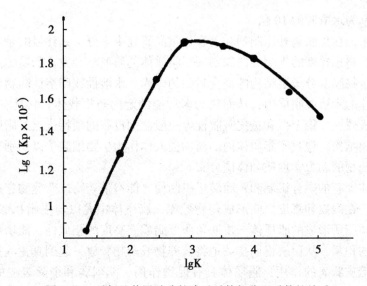

图 3 - 3　对氨基苯甲酸酯的渗透系数与分配系数的关系

对于弱酸性药物（HA）：$pH - pKa = Log \dfrac{[A^-]}{[HA]}$　　　　　（3 - 5）

对于弱碱性药物（B）：$pKa - pH = Log \dfrac{[BH^+]}{[B]}$　　　　　（3 - 6）

　　pKa 为解离常数的负对数值，[A -] 和 [HA] 分别为弱酸性药物解离型和非解离型药物的克分子浓度，[BH$^+$] 和 [B] 分别为弱碱性药物解离型和非解离型的克分子浓度。从上式可知，降低介质 pH 有利于弱酸性药物成为非解离形式，但不利于弱碱性药物成为非解离形式。

　　4. 药物分子大小　分子小的药物易于透皮吸收，若分子量大于 3000 则难以透皮吸收。有报道透皮吸收速率与分子量之间存在反比关系。

二、美容药物的给药系统

　　1. 剂型的影响　剂型能很大程度地影响药物的释放性能和靶向性。药物从制剂中越容易释放，则越有利于药物的透皮吸收。比较 1% 盐酸四环素在微乳剂、凝胶和霜剂中通过皮肤的渗透性，结果表明在微乳剂中的透皮速率最大。

　　微乳作为药物载体，近年来备受重视，这是由水相、油相、表面活性剂与助表面活性剂以适当比例自发形成的透明或半透明的低黏度的且热力学稳定的油水混合系统，作为透皮给药制剂优于一般乳剂、洗剂、凝胶等。微乳可使难溶性药物在制剂中含量显著增大，还可使活性物质的透皮吸收系数增加，吸收明显加快。已发现微乳为载体，利多卡因的透皮速率为传统乳剂的 4 倍，盐酸丙胺卡因的透皮速率为水凝胶的 10 倍。

近年来，在皮肤病外用制剂和美容化妆品研究中十分引人注目的是高度生物靶向性和严格选择性的生物导向制剂——脂质体的研究与开发。脂质体是人工形成的类似生物膜双分子层结构的完全封闭的微囊。水溶性或脂溶性药物可分别包封在脂质体的水层或脂层内，从而成为多功能的定向药物载体。它具有仿生性、靶向性、长效性、稳定性和透皮吸收性等一般制剂没有的独特优点。脂质体具有磷脂双层膜结构，包封于脂质体内的药物被人体作为生物细胞予以识别，从而改变被包封药物的动力学性质和体内分布。

脂质体固有的融合机制和跨膜转运机制使之能携带药物或营养物穿过角质层直达真皮，在表皮和真皮之间形成药物贮库，脂质体中尤以与皮脂相似的类脂，如神经鞘磷脂所形成的脂质体与皮肤角质层脂质有高度的相似性，能增加药物在皮肤局部的积累，从而缓慢而持续地将营养物或药物释放，起到真正的护肤养颜作用和防治皮肤病的作用；脂质体具有促透作用，能削弱和消除表皮的屏障功能，完整的脂质体不仅能通过角质层，而且能穿透皮肤深层，并可携药进入细胞，从而达到胞内治疗效果。由于药物进入靶区前被包封于脂质体内，因而可免受机体酶和免疫系统的分解，又由于脂质体使药物较少被吸收进入体循环，从而大大提高了药物的治疗指数。

近年，不少化妆品采用了脂质体技术，增强了营养素如 β 胡萝卜素、维生素 E 以及胶原蛋白等的皮肤吸收，从而增强这些化妆品的护肤养颜作用。

近年的研究还表明，高分子量物质如多糖、蛋白多肽可以脂质体为载体穿透皮肤进入皮下组织。脂质体包封的肝素对幼猪进行的透皮吸收研究表明，肝素在表皮和真皮的浓度较对照组高 3 倍，皮下脂肪组织高 10 倍。

晚近，用类脂纳米囊以及传递体（transfersomes）作为透皮给药的载体的研究已经取得重大进展，展现了良好的苗头和应用前景。这些新型的给药载体可以促进生物大分子药物成功地通过渗透屏障。所谓类脂纳米囊是一类由天然高分子物质或合成高分子物质制成的粒径为纳米的圆体颗粒，可有效穿过与之大小相似的其他纳米粒不能穿过的孔隙和屏障。传递体亦称柔性纳米脂质体，系指能以渗透压差为驱动力，通过其本身的高度自身形变，高效地穿过比其自身小数倍的皮肤孔道的类脂聚集体。采用这种新型经皮给药载体可使蛋白多肽类生物大分子药物通过渗透屏障。目前，所研究的生物大分子传递体主要有：胰岛素传递体、牛血清白蛋白传递体、白介素 2、干扰素 α 传递体和皮质激素传递体等。

2. **基质的影响** 药物在基质中的溶解状态对药物的透皮吸收有很大影响。通常，药物在基质中以完全溶解状态释放比部分存在未溶固体颗粒释放快。体内外试验证明，选择那些对穿透分子亲和力低并恰好能够溶解药量的基质有利于药物的释放。

多数人认为在乳剂型基质中药物释放、穿透、吸收最快，在动物豚脂、羊毛脂中次之，植物油中又次之，烃类基质最差。

基质的 pH 因能影响有机酸和有机碱类药物的解离，从而影响药物的透皮吸收。

3. 透皮促进剂的影响 目前广泛使用透皮促进剂以增加药物通过皮肤的渗透性。常用的透皮促进剂有二甲亚砜（DMSO）为最早使用的促进剂，美国 FDA 现已禁止在制剂中使用 DMSO，目前多使用月桂氮草酮、尿素、吐温﹣80 等表面活性剂，脂肪酸（如油酸）及其酯、醇（如丙二醇）等，其中以月桂氮草酮应用最为广泛。透皮吸收促进剂单独使用有时效果不太理想，故经常联合使用，一般由一种亲水性和一种亲油性促透剂共同组成，称为两组分体系，如丙二醇/月桂氮草酮，油酸/月桂氮草酮为较理想的两组分体系。近年发现许多中草药及其成分亦具有很好的透皮促进作用，如薄荷（醇）、冰片等。

三、皮肤的条件

1. 皮肤的水合作用 皮肤尤其是角质层的水合程度是影响药物穿透的主要因素。皮肤外层角蛋白或其降解产物具有与水结合的能力，此称水合作用。水合作用是由于水分子扩散至较低的表皮层，以及涂敷封闭性赋形剂或覆盖密封皮肤表面，促使汗积蓄造成。可使角质层的含水量从正常的 10% 增加至 50% 以上，药物的渗透性大大提高（可增加 5～10 倍）。水合作用引起角质层细胞膨胀，使紧密结构形成多孔性，并增加皮肤表面湿度及皮肤的有效面积，从而促进了药物的透皮吸收，通常对水溶性强的药物的促进作用较脂溶性药物显著。

2. 皮肤状态 疾病或皮肤损伤可致角质层丧失屏障作用，从而使药物透皮吸收的速度和程度大大增加。一般溃疡皮肤对许多物质的渗透性超过正常皮肤的 3～5 倍或更多，如报道给犬或家兔涂敷 0.1% 14C 哈西奈德（halcinonidum）软膏 1g/只，在狗的完整皮肤上吸收约 0.4%～0.5%，经破损皮肤吸收约 4%～10%；在兔的完好皮肤吸收约 6%～16%，经破损皮肤吸收约 14%～23%。有些药物对溃疡皮肤可引起疼痛、过敏及中毒等副作用，应予以注意。如大面积烧伤涂用 10% 盐酸磺胺米隆冷霜后有发生酸中毒的危险，这时涂布范围宜小，采用其醋酸盐较妥。

3. 皮肤的用药部位 通常人的头皮、腋下、额和颌角对药物的吸收比手臂、手掌、背部、踝部要好。掌跖部因角质层和透明层较厚，又缺乏毛﹣皮脂腺结构，所以透皮吸收能力较差，臂屈侧皮肤较薄嫩，故透皮吸收能力较强。通常，身体各部位皮肤渗透性的大小为阴囊＞耳后＞腋窝区＞头皮＞手臂＞腿部＞

胸部。

4. 皮肤的储库作用　亲水性和亲脂性药物在透皮吸收过程中都可能由于与角质层有较强的结合或由于很小的扩散系数而蓄积在角质层，然后再缓慢扩散而形成储库。储库效应可显著影响药物透皮吸收动力学，有利于皮肤疾病的治疗。例如，人应用二醋酸二氟拉松霜剂，24小时后37.5%的药物进入皮肤，仅有1.1%的药物随尿排泄，22天后角质层仍残存药物。

某些理化因素能影响这种储库效应，如用月桂硫酸钠预处理皮肤，能增加东莨菪碱的经皮吸收速度。增加角质层上方的湿度和温度亦会增强储库效应。某些介质能提高药物透皮生物利用度，亦会增加该药在皮肤内的储库效应，如DMSO能促进某些激素的经皮吸收及增加它们的储库效应。

第三节　外用美容药物在皮肤的代谢

现已普遍承认，皮肤作为一个器官具有多种代谢异物的功能，包括激素、致癌物、药物和环境化学物质等。这是因为皮肤含有代谢异物所需要的酶，任何用于皮肤表面的化合物在穿透过程中都将暴露于皮肤中存在的生物转化系统，故皮肤作为外源性化合物的代谢器官具有相当重要的意义。美容药物应用于皮肤后还可能受到皮肤表面寄生的微生物的代谢以及暴露于日光所受到的光化学代谢。

一、皮肤酶催化的代谢转化

1. 皮肤酶的代谢反应

皮肤对药物的代谢反应包括第一相的氧化、还原和水解反应，以及第二相的结合反应，这些酶的活性较肝脏中的相应酶明显低，分别为0.1%～2.8%和0.6%～5%。根据其机制又分为"主动"（active）代谢和"被动"（passive）代谢。前者又称为辅因子依赖性代谢（Cofactor－dependent metabolism），其特征为需要利用外界来源的高能辅因子以激活代谢系统；后者又称为辅因子非依赖性代谢（Non－cofactor－dependent metabolism），不需要高能辅因子的激活，仅需要酶的催化。

拓展小看板

被动转运又名"下山"或"顺流转运"，系药物依赖于膜两侧的浓度差从高浓度一侧通过物理扩散经生物膜向低浓度一侧转运的过程。该过程不消耗细胞的能量，无饱和现象，不被其他转运物质所抑制。主动转运又称"上山"或"逆流转运"，它是指药物从低浓度一侧经生物膜向高浓度一侧的转运过程。该过程需要载体，消耗细胞能量，有饱和现象，可被其他转运物质抑制。

（1）辅因子依赖性代谢：皮肤是类固醇激素的生理和药理作用的靶器官，不少临床病症如湿疹、多毛症以及睾丸型女性化等被认为与内源性类固醇物质的皮肤代谢异常有关，皮质类固醇药物的局部治疗是许多皮肤病的常用治疗方法，皮肤能够代谢类固醇化合物，包括维生素 D。

（2）辅因子非依赖性代谢：已知皮肤含有非特异性酶（如酯酶），能够介导酯的水解，该反应不依赖辅因子的存在，不要求皮肤中存在功能性氧化还原循环或 ATP 产生系统。

辅因子非依赖性代谢的例子有：苯甲酰过氧化物的水解、硝酸甘油的代谢、苯芐芘代谢中间体的水解、芳香氧化物谷胱甘肽结合物的水解等。酮洛芬（Ketoprofen，KP）衍生物酮洛芬异丙酯（KDP－02）在皮肤匀浆代谢实验性中已证实可被皮肤中脂酶代谢为 KP，且在表皮角质形成细胞匀浆中代谢比在真皮成纤维细胞匀浆中强，说明皮肤中存在可代谢 KPD－02 的酯酶系统。

皮肤酶对药物的代谢能够使药物到达体循环前经受皮肤"首关效应"，影响药物透皮吸收的生物利用度。蛋白和多肽类药物的最有前途的给药方式之一是透皮吸收，但它们能被皮肤中的氨基肽酶等代谢分解，致使借助离子导入和电穿孔方法透过角质层的蛋白质和多肽类药物的临床可应用性大为降低。但人们已巧妙地利用皮肤酶对药物的代谢作用这一特性于皮肤科外用制剂前体药物的设计和开发。

2. 皮肤酶的定位

皮肤酶的确切定位和解剖学上的分布仍不十分清楚，但有资料表明，不同部位的皮肤酶活性可有很大差异。如阴囊皮肤中睾酮 5α－还原酶水平很高，可引起明显的睾酮皮肤首过代谢，而在腹部、胸部、腿部和手臂部皮肤则无明显的皮肤首过代谢现象。

皮肤中的非特异性酯酶和儿茶酚氧位甲基转移酶主要位于表皮，苯芐芘羟化酶主要位于真皮。大量研究证明，在哺乳动物皮肤中药物代谢活性主要集中在表皮，但这种结论是基于微粒体蛋白含量加以比较的，当依据湿组织重量，则全皮、真皮及表皮的酶活性几乎相同，然而当以皮肤的单位面积比较，则真皮而不是表皮为皮肤内代谢活性的主要部位，由于在给定的皮肤面积时，真皮的质量大于表皮，故有人主张，真皮对皮肤总代谢活性的贡献大于皮肤的其他部位。

另外还发现，皮脂腺对类固醇具有较高的酶代谢活性，毛囊也表明能够代谢类固醇和多环碳氢化合物，因而毛囊已成为一个有用的试验系统用于检查遗传因素决定的药物代谢差异。

3. 影响皮肤酶活性的因素

皮肤酶的代谢活性受生理因素和病理因素以及外源性因素的影响：年龄、性别、种族，不同个体及同一个体的不同部位均可影响皮肤酶的活性，疾病可使皮肤酶代谢活性减弱或增强，如寻常痤疮皮肤中睾酮的分解比正常人高 2～20 倍，而银屑病患者的病变皮肤芳香烃羟化酶的活性比正常皮肤低得多。患有睾丸女性化综合征的患者，皮肤内睾酮 5α - 还原酶活性下降，不能将睾酮转化为去氢睾酮，但对黄体酮的 5α - 氢化过程仍正常。另外皮肤微粒酶（细胞色素 P_{450} 依赖性酶）可被诱导和抑制，并具有多形性。

4. 皮肤酶的代谢转化与外用前体药物设计

药物代谢酶的代谢转化作用已广泛应用于前体药物（prodrug）的设计，当药物存在不良的理化性质和药代动力学性质时，常可通过前体药物的设计加以改善。同样，在透皮吸收中，如药物渗透性差，可通过衍生化方法制成渗透率大的前体药物，透入皮肤后被皮肤酶代谢转化成具有治疗作用的母体药物。典型的例子有：

（1）5 - 氟尿嘧啶（5 - Fu）衍生物　当 5 - Fu 用于治疗上皮细胞癌变、角质细胞增生以及银屑病时，它必须能够透入皮肤深层发挥作用，但其为极性药物，难以透过皮肤角质层，故已合成出两种亲脂性前体药物：1 - 丁酰氧甲基 - 氟尿嘧啶和 1 - 特戊酰氧甲基 - 氟尿嘧啶，它们易透过角质层进入活性表皮，在皮肤酶作用下迅即水解生成 5 - Fu 起作用。

（2）阿糖腺苷（Ara - A）衍生物　Ara - A 用于治疗疱疹病毒感染时，其很难透过角质层，局部皮肤给药无效，将其制成亲脂性前体药物 Ara - A - 5 戊酸酯后易于透过角质层，并在活性表皮内受酶水解成 Ara - A 而发挥疗效。

（3）甲硝唑衍生物　该药广泛用于真菌感染的治疗。由于穿透角质层的能力差，故外用对深层真菌感染疗效不佳，利用甲硝唑分子中含有的羟基合成了一系列的酯型衍生物，如乙酸酯、丙酸酯、丁酸酯、戊酸酯，其透皮速率均有增加，以丙酸酯和丁酸酯最大。另还发现这些酯的降解速率随酯链的延长而增大，如乙酸酯的降解半衰期为 74 小时，丙酸酯为 11 小时，而丁酸酯为 1 小时。

（4）皮质类固醇　该类药物多数衍生化为酯类，以增强其脂溶性和渗透能力，从而改善其透皮吸收性能。事实上，局部应用的皮质类固醇的酯类已被认为是现代皮肤病治疗学中的一种最重要类型的药物。

（5）其他有关药物　其他前体药物还有曲酸酯化物、萘啶酸衍生物，茶碱衍生物，炔诺孕酮衍生物等。

前体药物的设计通常是利用亲水性药物分子中的羟基或羧基经化学修饰形成有机酸酯，制成脂溶性大的酯型前体药物，从而增加在角质层的溶解度。对于强脂性药物则引入亲水性基团有利于从角质层向水性的活性皮肤组织的分配。和透皮渗透促进剂相比，制成的前体药物不会引起皮肤的刺激或损伤。设计前体药物时既要考虑透皮速率，又要考虑前体药物在皮肤内的生物转化速率，理想的透皮吸收前体药物的这两种速率应相同。

二、皮肤微生物介导的代谢转化

皮肤表面到处寄生有微生物，它们能够对局部应用的化学物质产生代谢反应，如局部应用苯甲酰过氧化物代谢为苯甲酸被认为几乎是完全由皮肤微生物介导的；另外如癸酰诺龙、硝酸甘油、倍他米松－17－戊酸酯等都报道皮肤局部应用后经受到皮肤微生物的代谢。对于这方面的报道不很多，有关皮肤微生物在局部应用美容药物透皮吸收命运中的贡献仍有待确定。

三、皮肤的光化学代谢

某些药物的化学及光化学性质不稳定，皮肤给药后暴露于日光和空气中易产生化学分解，甚至立体异构化反应，如全反式维 A 酸对光敏感，外用后在皮肤表面易发生同分异构变化，部分转变为 13－顺维 A 酸（异维 A 酸）；反之，13－顺维 A 酸光敏下亦易异构化成全反式维 A 酸，提示这两种化合物倾向于构成同一种几何异构体的转换形式，其转换率与制剂类型有关。

又如维生素 A 的化学和光化学性质均不稳定，皮肤应用后受光照和空气中氧的影响，大部分被代谢，仅小部分药物以原形进入皮肤。

【思考与实践】

1. 试述美容药物的透皮吸收过程。
2. 试述哪些因素可影响外用美容药物的透皮吸收？
3. 美容药物在皮肤中将可能经受哪些代谢转化？
4. 举例说明皮肤酶的代谢转化与外用美容前体药物的设计。

第四章

透皮促进剂

透皮促进剂（transdermal enhancers）是指能够促进药物制剂中的主药更快或更多地透入皮肤内或透过皮肤进入循环系统从而发挥局部或全身治疗作用的一大类物质。近年，这一领域的研究取得很大进展，得到广泛重视。理想的促进剂应具有生物相容性好，理化性质稳定，促透效果快，持续时间长等特点。目前，LPP 理论被广泛接受用于解释透皮促进剂作用机制：常见的透皮促进剂包括：月桂氮䓬酮及其类似物、二甲基亚砜及其类似物、萜烯类化合物、表面活性剂以及其他有关类型的化合物，如脂肪酸类、脂类、醇类、烷类以及角质保湿剂等。从中草药中寻找天然透皮促进剂已成为当今透皮促进剂的研究热点。

第一节　透皮促进剂应具备的特点和作用机制

由于药物透皮吸收避免了口服后肝脏和肠道对药物的首过效应，以及其他许多优点，透皮吸收制剂近年备受重视。自上世纪 80 年代初，已有多种透皮吸收制剂问世，但许多药物因皮肤角质层的屏障作用而不易进入皮肤，人们采用了多种方法以促进药物透皮渗透，这些方法主要包括：透皮促进剂法，超声波渗透法以及直流电药物离子导入法等化学、物理方法，其中，以前一种方法最为方便而有效，故该方法得到了最为广泛的研究与应用。近年来无论在透皮促进剂的理论研究还是在新型透皮促进剂的开发方面均取得了令人瞩目的进展。

一、透皮促进剂应具备的特点

外用美容制剂中加入透皮促进剂可增强美容药物的透皮性能从而增强其对皮肤的滋润、活化等美容效果以及对皮肤局部病灶的治疗作用。理想的透皮促进剂应具备以下主要特点：

1. 优良的生物相容性。例如对皮肤无损害、无刺激性、无过敏反应、无药理活性。

2. 稳定的理化性质。例如化学反应惰性，在制剂中不降解等。

3. 促透效果快，持续时间长，并适合于多种药物。

4. 撤去透皮促进剂后，角质层的屏障功能应迅速而完全地恢复。

5. 在透皮促进剂影响下皮肤的屏障功能只单向降低，内源性物质不能通过皮肤扩散损失。

6. 无色、无臭、无味且价廉。

完全符合上述要求的促进剂几乎不存在。由于药物化学结构和物理化学性质的多样性，使得许多药物的透皮吸收研究都必须选择有针对性的透皮促进剂。促进剂本身作为一种化学物质以及作为人体的化学异物不可避免地存在药理学及制剂学方面的不足，目前应用的每一种促进剂都各有其优缺点，不经仔细选择和研究的滥用不仅达不到预想目的反而有时增加毒副反应。

二、透皮促进剂作用机制

（一）目前公认的透皮促进剂作用机制理论

透皮促进剂作用机制复杂，普遍公认有以下三种主要作用方式：破坏高度有序的细胞间类脂结构，与角质层蛋白相互作用和改变药物在载体与皮肤间的分配系数，此即所谓的 LPP 理论（Lipid，Protein，Partitioning）。

1. 破坏高度有序排列的皮肤角质层细胞间类脂结构 透皮促进剂通过这种作用增加角质层类脂骨架的无序性以及角质层间细胞质的流动性，从而增加皮肤的非均匀性以打开新的渗透途径，促进药物的渗透。

药物主要通过皮肤角质层细胞间和细胞内通道进入皮肤，极性药物分子可以经由角质层细胞间水合区渗透，非极性药物分子可以由细胞间脂质区渗透。细胞间微结构实质上是类脂分子形成的脂质双分子层，类脂分子的亲水部分由亲水性基团组成，亲水性基团自身整齐排列成亲水性的极性头区（A 区），同时结合水分子形成水性区（B 区），而类脂分子的碳氢链形成疏水区（C 区）。透皮促进剂分子可能与这些区域中的基团发生相互作用，从而改变药物的渗透性。促进剂与 A 区的相互作用能够改变脂质分子极性基团之间的氢键和离子键作用力，使极性头基之间的整齐排列趋于无序状态，从而增加脂质的流动性，有助于极性药物的扩散，此种相互作用可促进较多水分子进入组织，产生溶胀效应，从而促进极性药物分子的渗透。促进剂与 B 区的作用能改变水性区对药物分子的增溶能力，提高药物在皮肤中的分配系数；促进剂与 C 区的相互作用能改变疏水链的有序状态，增加脂质的流动性，从而有利于脂性药物分子的扩散，脂质疏水区排列的改变进而可影响极性头基的规整性，故也可促进一些极性分子的渗透。

2. **与角蛋白的相互作用** 促进剂与角蛋白或角质纤维的作用可改变它们的构象，松弛它们之间的结合力以致形成微细孔道，从而提高极性分子对细胞内通道的渗透性。

3. **提高药物在基质与皮肤间的分配** 某些促进剂在透皮制剂中具有溶解药物和使各成分均匀混合的作用，能够增强药物在角质层的溶解性和分配性，从而对药物的经皮渗透产生促进作用。

（二）复合促进剂作用机制

单个透皮促进剂的效果往往不够理想，故常联合使用两种不同的透皮促进剂，以产生协同作用。最常采用的氮酮与丙二醇的二元复合促进剂。氮酮等极性较小、水溶性较低的促进剂与丙二醇等极性溶剂合用时可产生明显的促进效果。一方面，前者的存在能增加极性溶剂进入 C 区的数量，另一方面后者可增加前者到达脂质双分子层 A 区的数量。丙二醇等极性溶媒本身可提高脂质双分子层 B 区的增溶能力，使水不溶性的氮酮等除了在 C 区有较多插入外，还以其微弱的极性基团插入 A 区，于是显著增加了脂质双分子层排列的无序性即紊乱程度。

第二节 常见的透皮促进剂

一、月桂氮䓬酮及其类似物

这是一类 N – 烃基氮杂环酮类化合物，分子中含有一个弱极性结构的氮杂环和非极性结构的长链烷烃或烯烃。可看作为一种非离子型表面活性剂，这两部分为促渗作用所必需，这两部分的适当修改可得到一系列化合物，从而成为开发新促渗剂的一种方法。

该类化合物的典型代表为氮酮，其它还包括：α – 吡咯酮（NP）、N – 甲基吡咯酮（1 – NMP）、甲基吡咯酮（5 – NMP）、1, 5 – 二甲基吡咯酮、N – 乙基吡咯酮（1 – NEP）、5 – 羧基吡咯酮（5 – NCP）等。

月桂氮䓬酮

月桂氮䓬酮（laurocapram）即氮酮（azone），系从一系列 N – 烃基氮杂环酮类化合物中开发出来的一种新型高效、安全的透皮促进剂，问世以来应用十分广泛，已成为透皮促进剂的一个典型代表。本品为无臭、无味、无色或微黄澄明的油状液，不溶于水，能与多数有机溶剂混溶，性质稳定，但遇强酸易分解。

【药理作用及应用】

1. 透皮促进作用　本品为一种高效无毒且皮肤刺激性低的非极性新型透皮促进剂，通常认为该化合物主要能影响表皮角质层中扁平角化细胞的有序结构。主要作用于细胞间脂质双分子层，使其致密性改变，增加脂质流动性，从而增加药物的通透性，本品对细胞内蛋白质无作用，也很少进入细胞内。本品促渗作用有以下特点：

（1）本品对多种药物具有促渗作用，且促渗作用强：能促进5-Fu、皮质激素、红霉素、林可霉素、灰黄霉素、吲哚美辛、黄体酮、雌二醇、氢醌等药物的透皮吸收。对5-Fu、黄体酮、雌二醇、吲哚美辛和氢化可的松的增渗倍数分别达100、5.96、20.17、14.49和61.30。1%氮酮的促渗作用超过50% DMSO。

（2）对亲水性药物和亲脂性药物均有促渗作用：对前者的作用强于后者，如对阿糖胞苷的促进作用达100倍以上，但对甾体激素醋酸氟羟泼尼松龙仅2~5倍。

（3）促渗作用具浓度依赖性：产生最佳促渗作用的浓度通常在2%~6%左右，因药而异，但对有些药物提高本品浓度并不能继续扩大促渗效果，甚至反能降低，例如，对5-Fu的最佳浓度为4.1%，超过5%时促渗作用下降。

（4）起效缓慢：药物透过皮肤的时滞（从施用于皮肤至发挥促渗作用所需时间）从2小时到10小时不等，但一旦发生作用，则能持续多日，这可能是本品自身能在角质层中贮积的结果。

（5）与其他促渗剂合用常可获得协同性促渗效果：如丙二醇与本品合用，丙二醇可促进本品在角质层的转运和分配，从而产生更强的促渗效果，使药物渗透量增加，时滞缩短。

（6）其他：本品不仅可促进许多药物的透皮吸收，也可促进口腔和直肠黏膜对药物的吸收。

本品已广泛用于配制霜剂、软膏、搽剂、乳剂和栓剂等外用制剂，可增强疗效2~8倍，也可减少主药用量，减轻不良反应。

2. 消炎、止痛和止痒作用　可用于治疗某些急、慢性皮肤病

【不良反应及其防治】本品毒性极低，对皮肤无刺激性和致敏性。本品不宜与强酸或凡士林配伍，强酸可使氮酮分解，凡士林与氮酮有较强的亲和性，从而削弱了氮酮的促渗作用。

二、二甲基亚砜及其类似物

该类透皮促进剂是最早应用的透皮促进剂之一，由于其极性较大，故又称极性类透皮促进剂。它们包括二甲基亚砜（dimethyl sulfoxide，DMSO）、二甲基甲

酰胺（dimethyl formamide，DMF）、二甲基乙酰胺（dimethyl acetamide，DMA）和癸基甲基亚砜（decylmethyl sulfoxide，DCMS）等。

本品为无色透明的液体，奇臭，味微苦，吸湿性强，可吸收相当于本身重量的70%的水分，与水形成氢键，具脂溶性和水溶性，除不能与石蜡和松节油混合外，能与水、乙醇、丙酮以及许多有机溶剂任意混合，故有万能溶媒之称。

【药理作用及应用】

1. 促进药物透皮吸收　本品具有高度的穿透性与运载能力，以^{3}H标记的DMSO少量敷贴于皮肤上，5~10分钟即可于血液中可检出，2~6小时达峰值。DMSO与皮肤角质层脂质的相互作用和对药物的增溶性质是其主要促渗机理。DMSO常作为药物穿透皮肤屏障的转运载体，促进某些药物的透皮吸收，并能使药物在皮肤内以贮库的形式存在，缓慢进入血液循环，从而使药物在皮肤局部更好地发挥作用，达到皮肤美容或治疗某些皮肤病的目的。

药剂学上，本品多作为溶剂与有关药物配成搽剂等外用制剂，促进某些药物的透皮吸收，如促进氢化可的松、地塞米松、氟氢松（肤轻松）、睾酮、维生素类、肝素、胰岛素和水杨酸等药物的吸收。5%以下浓度的溶液无透皮作用，5%以上浓度时，则随浓度增加而透皮作用增强，常用其30%~50%的水溶液。由于安全性问题，本品主要用于外用制剂。

2. 消炎、止痛、止痒、促进伤口愈合　溶液剂外搽有消炎、止痛、止痒作用，并能促进伤口愈合。可用于急、慢性皮肤病、烧伤和冻疮等。

【不良反应及其防治】DMSO的缺点是恶臭和皮肤刺激性。高浓度DMSO可致皮肤实质性损害，皮肤结构改变。有报道高于70%浓度的DMSO可产生局部刺激，引起烧灼感、瘙痒、红斑，偶可致瘢痕或刺激性皮炎。大面积使用可引起溶血。鉴于DMSO的不安全性，美国食品与药品管理局（FDA）已经不允许在药品中使用，但作为一种强效透皮促进剂，它已广泛用于促进剂作用机制的研究以及作为新促进剂研究的对照品。

癸基甲基亚砜

癸基甲基亚砜（DCMS）是新近开发的亚砜类促渗剂，已获美国FDA批准。

【药理作用及应用】其结构中具有被延长了的烷链，使之在一定程度上具有非离子表面活性剂的性质和特点，作用机制与效果也与DMSO有明显不同。DCMS不能够分配进入角质层脂质结构，而是与角质蛋白发生某种程度的相互作用，从而增加脂质的流动性。DCMS在低浓度即有促进作用，常用量为1.4%，对极性药物的促进作用大于非极性药物，如用含15%DCMS的丙酮溶液作溶剂可使甘露醇通过人离体皮肤的渗透速率提高260倍，使氢化可的松提高8.6倍。对极少数药物的经皮渗透反有抑制作用，可能与选用的溶剂有关。

DCMS 具有较好性能，低浓度即有透皮促进作用，常用浓度为 1% ~4%，刺激性、毒性和不适臭味均较 DMSO 小。

【不良反应及其防治】DCMS 对皮肤有轻度的刺激性和较弱的臭味。其毒性亦较低。

三、萜烯类化合物

萜烯类化合物是芳香油中含有的一种成分，而芳香油往往存在于中草药中。从天然中草药中寻找透皮吸收促进剂正日益引起人们的重视。这类促进剂对亲水性和亲脂性药物均有较好的促渗作用，且具有起效快、效果好、副作用小等优点。

研究较多的有薄荷醇、柠檬烯、冰片等单萜化合物以及桉叶油、薄荷油、冬青油、藏茴香油、丁香油和松节油等精油，它们穿透力强，能与角质层中脂质发生相互作用，使细胞间微孔增加，促进药物的扩散从而具有较好的促渗作用。

拓展小看板

近年，从中草药中寻找天然高效透皮促进剂已成为当今透皮促进剂研究之热点，已发现不少挥发油成分、生物碱和内酯具有良好的透皮促进作用。挥发油广泛分布于植物中，其中可作为透皮促进剂的是萜类化合物。按其结构又分为单萜类化合物（如薄荷油、桉叶油和枫香油）和倍半萜类（如 α - 甜没药萜醇）。它们对 5 - 氟尿嘧啶具有极好的透皮促进作用，其促透作用强于氮酮，从而展示了广阔的应用前景。从中药黄连中提得的 3 种生物碱（小檗碱、黄连碱和巴马亭）以及黄连的甲醇提取物均能有效地促进 5 - 氟尿嘧啶的透皮吸收。川芎醚提取物中的藁本内酯、新蛇床内酯、丁 - 叉基内酯以及川芎的醚、醇提取物均能显著增加安息香酸的透皮吸收。我们应充分重视我国传统中医理论中关于透皮吸收的宝贵经验，从中草药中研发更多更好的透皮促进剂。

薄荷醇

薄荷醇（menthol）为含氧单萜化合物，由薄荷油冷却凝集而得。为无色结晶，香如薄荷，能溶于醇、醚、氯仿、石油精、冰醋酸、液状石蜡、脂肪油及挥发油，微溶于水。本品为萜烯类促透剂中应用最广泛者，它以其出众的安全性被 FDA 称为 GRAS 化合物（Generally Regarded as Safe by the FDA）。正是由于这种特点使萜烯类受到更多关注。

【药理作用及应用】

1. 本品具有较好的促渗作用，能增大吲哚美辛、山梨醇、可的松的经皮渗透系数。以含乙醇20%的磷酸盐缓冲生理盐水作介质，加入1%薄荷醇后，山梨醇、吲哚美辛及可的松通过无毛小鼠皮肤的渗透系数分别增加63、140和10倍。有人比较香芹酚、沉香醇、d−柠檬烯和薄荷醇对普萘洛尔的促渗效果，表明四者随浓度升高都不同程度加速普萘洛尔透皮吸收，以薄荷醇对普萘洛尔的促渗效果最好。另外，薄荷醇对水杨酸、抗生素、5−氟尿嘧啶、双氯芬酸、对乙酰氨基酚、甲硝唑等多种药物有显著促渗作用，其效果有认为与氮酮相似，且时滞明显缩短。其促渗浓度为1%～12%，8%薄荷醇促渗效果最好。

2. 在药剂学上可作为防腐剂，亦可作为化妆品中的香料以及在食品中用于生产糖果。

【不良反应及其防治】 不良反应轻微，外用对皮肤有轻度的刺激。

冰 片

冰片（龙脑，borneol）为多种挥发油所含有的成分，亦可用普通樟脑经初生态氢还原而得。本品为白色半透明块，香如樟脑而味辛灼。能溶于醇及醚，极微溶于水。本品为一种小分子脂溶性单萜类物质。

【药理作用及应用】

1. 本品有较强的促渗作用，我国古代不少外用贴膏中加有冰片用以增强药物的透皮吸收。冰片对水杨酸、双氯芬酸等多种药物具有透皮促进作用。冰片本身穿透能力很强，如冰片制成滴眼剂，易透入眼内组织，并与视网膜、脉络膜等神经组织有特殊亲和力。冰片还可促进与之同用的其他药物的透皮吸收；冰片与水杨酸形成低共熔物后透皮吸收量明显增加，不仅能促进透皮吸收，也可促进药物经其他途径的吸收和体内分布，如华佗再造丸中加有冰片能促进当归、川芎中所含阿魏酸、川芎嗪等有效成分透过血−脑脊液屏障，冰片可促进磺胺嘧啶和伊文思兰在脑内的分布，这些均与中医称冰片有"芳香走窜，引药上行"的作用相一致。

2. 本品具有抑菌、抗炎、抗生育，提高耐缺氧能力等药理作用。

3. 本草纲目记载冰片具"通诸窍"、"散郁火"之功效，历代医学常用以主治中风口噤、热盛神昏、气闭耳聋、喉痹、口疮等症，能回苏开窍，清热止痛。

【不良反应及其防治】 本品对皮肤有轻微刺激性。

四、表面活性剂

某些表面活剂除用作乳化剂外，尚有透皮促进剂作用，如在软膏中加入适宜表面活性剂后不但增加了基质的吸水性、易洗性，促进药物分散和释放，而且由于其乳化皮脂作用，从而促进药物的穿透和吸收，例如5%白降汞凡士林软膏涂搽皮肤后，半小时内证明无吸收现象，但加入表面活性剂，15分钟内即可渗入毛囊1mm，1小时后则达3mm。

表面活性剂的促渗效果是其自身与皮肤的相互作用以及药物从胶团中释放快慢这两种因素的综合效果，表面活性剂可渗入皮肤并与角质层中的角蛋白作用，损害角质层的完整性，破坏皮肤的屏障作用，从而有利于药物的通透。

表面活性剂的促透作用与其浓度密切相关，低浓度时往往使药物的吸收速率和程度增加，但高浓度时往往相反，使药物通过生物膜的速率降低，这与表面活性剂胶团的形成有关，只有游离于胶团以外的药物分子才可能转运通过生物膜。当表面活性剂浓度超过临界胶团浓度（CMC）时，药物进入形成的胶团中，水相中的游离药物减少，从而降低渗透性，故有利于胶团形成或有利于药物进入胶团的因素均阻止药物向皮肤的渗透，低浓度的表面活性剂能干扰角质层的结构，增加药物的渗透速率。药物与胶团及药物与细胞膜这两种产生相反效应的相互作用的结果，使表面活性剂浓度与药物渗透速率的关系变得较为复杂，应用时应予注意。

表面活性剂按化学结构分为阴离子型、阳离子型和非离子型三种，其对皮肤的渗透能力和对药物的促渗作用依次为阴离子型＞阳离子型＞非离子型。通常表面活性剂的促渗作用较弱，对极性药物的促渗作用相对较强，在上述三种表面活性剂中以阴离子表面活性剂对皮肤的刺激性小，阳离子表面活性剂的刺激性大于阴离子表面活性剂。

阴离子表面活性剂的代表为十二烷基硫酸钠、十四烷基硫酸钠，阳离子表面活性剂代表为十六烷基三甲胺，非离子型表面活性剂的代表为：吐温、司盘等。

十四烷基硫酸钠

十四烷基硫酸钠（sodium tetradecyl sulphate）为白色无臭的蜡状固体，可溶于水，乙醇和乙醚。5%的水溶液澄明无色，pH6.5～9.0。

本品属阴离子表面活性剂。

【**药理作用及应用**】

1. 本品具有透皮促进作用，在药物制剂中主要用作透皮促进剂。

2. 本品具有抗菌作用，用于配制外用制剂，如乳膏剂、搽剂、贴布剂等。

3. 改善皮肤的血液供应，促进毛发生长　用于配制生发搽剂，治疗秃发。

【**不良反应及其防治**】本品无毒、安全、对皮肤黏膜无刺激性。偶致过敏反应，有过敏史者慎用。

五、脂肪酸类

该类促渗剂中应用较多的有油酸、亚油酸和月桂酸及其酯类，其中研究较多的是油酸。该类化合物的促透作用与碳链长度和双键数目有关，十二个碳原子的脂肪酸具有最大的促透作用，增加双键，促透作用增强。

油　酸

油酸（oleic acid）即十八烯酸，为无色油状液体，露置空气中色渐变深。易溶于醇、醚、氯仿、苯、石油精、挥发油及脂肪油；仅微溶于水。本品是目前公认的较理想的脂肪酸类透皮促进剂。

【药理作用及应用】 油酸与皮肤中脂肪酸结构很类似，能影响角质层脂质结构，使之发生结构变化，增加脂质流动性，从而促进药物的渗透。油酸的促渗作用比较持久，能选择性促进经脂质途径渗透的药物的透皮吸收。与月桂氮䓬酮类似，合并使用丙二醇常可收到协同效果，这两种极性不同的化合物合用组成复合促进剂能显著地促进极性与非极性药物的透皮吸收。

油酸对荷电阳离子药物具有独特的促进效果，这是由于油酸能与阳离子药物形成离子对复合物，后者对角质层有较好的渗透作用，进入体内后，该离子对复合物在体液 pH 下又可解离出药物和油酸。已报道油酸能促进萘呋唑啉、水杨酸、咖啡因、阿昔洛韦、氢化可的松、甘露醇、尼卡地平等药物的透皮吸收。

【不良反应及其防治】 不良反应轻微，对皮肤几乎无刺激，因是天然脂肪酸，无毒而安全。

月桂酸

月桂酸（lauric acid）亦称十二烷酸，系由月桂油、椰子油水解而得。为白色针状结晶或白色粉末，溶于乙醇、氯仿和丙酮，易溶于乙醚、苯和矿物油，几乎不溶于水。

【药理作用及应用】 本品有良好的透皮促进作用，也可用作药物基质，制备软膏、油膏、洗剂等。在日化工业中用于制备霜剂、香波等化妆品和洗涤剂，也用作食品添加剂。

【不良反应及其防治】 本品是天然脂肪酸，无毒，对皮肤和黏膜几乎无刺激性。

六、醇类

这类化合物在透皮制剂中常用作溶媒或载体，对药物或其他促渗剂起到溶解与均匀混合作用。常用者为丙二醇，其次有丙三醇和聚乙二醇。以丙二醇促渗作用较强。单独使用促渗效果有限，但如与其他促渗剂合用可获得更好的促渗效果，特别是与月桂氮䓬酮、油酸、DCMS 等促渗剂混合应用时更佳。

丙二醇能使角质层中角蛋白溶剂化，占据角蛋白的氢链结合部位，减少药物与组织结合而促渗。当与月桂氮䓬酮合用时，大量丙二醇进入角质层并使药物在细胞内扩散，丙二醇/月桂氮䓬酮这两种极性不同的物质通过相互影响水溶性和脂溶性通道使得药物的渗透作用增强。

丙三醇又称甘油，其促渗作用较丙二醇弱，丙三醇对药物有增溶作用，可提高药物的浓度梯度，从而具有一定的促渗作用，但在较高浓度时，它将阻滞药物的释放，从而对药物的渗透产生不利影响。

聚乙二醇促渗作用较上述两种醇类的促渗作用更弱，甚至抑制药物渗透，聚乙二醇分子量越大，药物渗透率越小。据认为，聚乙二醇分子中含大量醚氧原子，能与药物产生氢键结合，从而降低药物的热力学活性。另外，聚乙二醇能增加微环境黏度，抑制角质层的水合，且由于高渗作用使角质层脱水，故其促渗效果差。

除以上三种醇类外，乙醇也用作促进剂，例如在雌二醇的透皮吸收制剂中加有乙醇作溶媒，以加速雌二醇的透皮渗透。

七、烷类

鲨烷（cosbiol，spinacane）是该类促进剂中的典型代表，系由鲨烯氢化而得到的饱和烃类化合物，为透明油状液体，几乎无味。可溶于油类、乙醚、石油醚、氯仿，微溶于无水乙醇、甲醇、丙酮和冰乙酸，不溶于水。

本品有透皮促进作用，促进药物透过皮肤，也有润滑作用。用作透皮促进剂、溶剂和软膏基质。本品的优点是与人的皮脂相溶性极佳，无毒，对皮肤黏膜也无刺激性。

八、角质保湿剂

正常皮肤能保持恒定的含湿量，其原因是皮肤含有称为天然湿润因子的化合物，其主要组分有非酯化脂肪酸、尿素等。尿素为常用的角质保湿剂，已广泛用于外用软膏制剂中。

尿素能增加角质层的水合作用，使皮肤柔软，30% ~40% 的尿素是强烈的角质溶解剂，对角化过度的皲裂有效，同时有抗菌和止痒作用。制剂中用作渗透促进剂的尿素一般浓度较低（通常为10%），这与其水合作用有关。近年研究还表明尿素能增加角质层类脂的流动性。

【思考与实践】

1. 什么是透皮促进剂？理想的透皮促进剂应具有哪些主要特点？

2. 试述透皮促进剂作用机制的 LPP 理论。

3. 常见的透皮促进剂有哪些？其主要特点是什么？

第五章

美容药物经皮给药的特殊方法

美容药物给药方法多是局部应用。如涂搽、湿敷、撒粉、喷雾、洗涤或滴入等；也有全身用药。本章介绍特殊的经皮给药方法，如直流电药物离子导入和超声波药物导入。

第一节　直流电药物离子导入

直流电药物离子导入（iontophoresis）是应用电离子导入仪器在皮肤上产生适当的直流电而增加离子型药物透皮吸收，达到治疗目的。

近年来该项技术的应用越来越广泛，并且随着蛋白多肽类等大分子药物的研制，该技术逐渐成为一种重要的给药方式。中药电离子导入更是我国首创。

【作用】

直流电药物离子导入系统由3个基本部分组成，它们是电源、药物储库系统和回流储库系统。当两个电极与皮肤接触，电源的电子流到达药物储库系统，使离子型药物形成离子流，离子流透过皮肤，在皮肤下面转向回流系统，回到皮肤进入回流系统，再转变成电子流（图5-1）。

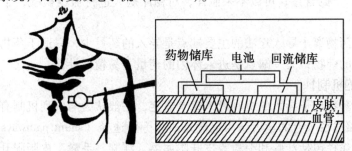

图5-1　直流电药物离子导入系统示意图

某些无机和有机化合物属于电解质者，在溶液中解离为带不同电荷的离子。在直流电场的作用下，离子向异性电极移动，叫做离子迁移。非离子型药物通过形成水合离子（即非电解质与水分子或离子结合）被转运。例如，Nacl 正、负离子都结合水分子，数目与离子周围的水化壳的大小成正比。离子与它捕获的周围水分子一起在电场内移动，而水分子又携带着非电解质也在电场内移动，此谓"堆移效应"（mass transport effect），最终使非电解质的药物被导入皮肤。某些大分子有机化合物在溶液中呈胶体微粒状态，可因自身或基团解离或吸附溶液中的离子而呈带电状态。在直流电场的作用下，这些带电的胶体微粒也向异性电极方向移动，谓之电泳。通过离子迁移、堆移效应和电泳，可使药物透皮吸收。

直流电药物离子导入疗法的主要优点有：

1. **皮肤内保持较高的药物浓度，使疗效增强**　放射性核素的实验结果表明直流电离子导入的药物离子进入体内的深度较浅，主要分布在皮肤层。其中一部分离子可失去原来的电荷变为药物分子。药物离子和分子均可产生药理作用。故此种给药方法使皮肤内保持较高的药物浓度，特别适合于皮肤、黏膜等较浅病灶的治疗。

2. **药物作用的持续时间较长**　用直流电导入机体的药物，在体内保留的时间较长，因而，作用的持续时间也延长。

3. **不良反应少**　直流电药物离子导入法无疼痛，不损伤皮肤，不易产生全身不良反应。

4. **蛋白多肽类药物的适宜给药方法**　蛋白多肽类药物口服给药易在消化道破坏，只能注射给药。然而，由于其半衰期短，必须反复注射给药，这就给患者带来不便和痛苦。这种无损伤的电离子导入给药法目前是该类药物的适宜方法。

5. **方便的、无痛苦的临床诊断和临床检验的方法**　电离子导入是一个双向过程，不但能使离子进入皮肤，也能使离子移出体外。由此，可以从体内获得化学信息，进行临床诊断和临床检验。例如，可用这种方法检测炎症皮肤的前列腺素 E_2（PGE_2）的含量；可以不采血样，对糖尿病人进行血糖检验，十分方便而且无痛苦。

直流电药物离子导入疗法的主要缺点是导入的药量少，只适于药物效价强度和效能均高的药物；另一缺点是进入体内的药量不易精确计算。

【导入的机制】

直流电药物离子导入的机制尚未完全肯定，一般认为与下列机制有关：

1. **旁路途径**　有的学者认为电流是通过旁路途径（shunt pathways）穿过皮肤的。旁路途径包括汗腺和毛囊等皮肤附属器。汗腺、毛囊、皮脂腺开口直径为 0.048～0.5mm，足够允许一般的药物离子通过；加上他们的电阻小，有利于电流通过，可使药物透皮吸收。大多数情况下，旁路途径转运最为重要。

2. 孔道形成 加在皮肤角质层上的电位差可能引起 α – 螺旋角蛋白多肽分子重新平行排列及邻近的偶极之间相互排斥的结果，相邻的角质螺旋之间形成孔道，使皮肤的通透性增加，亲水性药物可通过这些孔道透皮转运。

3. 电斥作用 在电场中，电斥作用（electrorepulsion）是离子化药物透皮转运的驱动力。由于同性相斥，通电后，带电荷的药物离子就会向反方向移动而进入体内。因此，阳离子药物只能从阳极导入，阴离子药物只能从阴极导入。

4. 电渗作用 电离子导入过程中也存在电渗作用（electroosmosis）。电渗作用是在电压作用下，皮肤两侧的液体产生定向流动，形成电渗流，带动水合的药物离子移动。皮肤在生理 pH 下，相当于一个带负电荷的多孔膜。膜两侧的液体定向流动的方向决定于电极的极性与皮肤的电荷。当介质的 pH 大于皮肤中角蛋白的等电点 pH3 ~ 4 时，皮肤带负电荷。水分子从阳极通过皮肤流向阴极。这个过程增强了阳离子型药物的经皮渗透，也增强了溶液中非离子型药物的经皮渗透。当介质的 pH 小于皮肤的等电点时，皮肤带正电荷，电渗的方向则相反。

【临床应用】

1. 应用方法

（1）衬垫法：该法是把与作用电极面积相同的滤纸或纱布用药液浸湿后，放在治疗部位的皮肤上，其上面再放衬垫和电极；非作用电极下的滤纸或纱布用普通温水浸湿即可，导入的极性要正确。注意事项主要是：①尽量减少作用电极上的竞争离子。药物溶剂一般用蒸馏水、酒精或葡萄糖溶液；每个衬垫（包括纱布）最好只供一种药物使用。②有的药物为防止被电解产物所破坏，需采用非极化电极，即在用药液浸湿的纱布上面依次放置衬垫、缓冲液浸湿的滤纸、衬垫和铝片。③易过敏的药物导入前要做皮肤过敏试验。

（2）电水浴法：将药液放在水槽内，一般用炭质电极，治疗部位浸入槽内；非作用极用衬垫电极置于身体相应部位。也可将四肢远端分别浸入四个水槽内，根据导入药液性质分别连阴极或阳极，称为四槽浴直流电药物导入法。

（3）创面离子导入法：该法可使药物在伤口内的浓度增高，并达到较深层组织，且有直流电的协同作用，疗效比其他给药法好。治疗时，先将创面分泌物除去，然后用抗生素或其他药物浸湿的无菌纱布敷于创面或填入窦道内，再放置电极。非作用极置于创口对侧。例如，用庆大霉素治疗铜绿假单胞菌感染的创面，用锌离子导入法治疗营养不良性溃疡等。

（4）穴位导入法：将直径 2 ~ 3cm 圆形电极放在穴位上，非作用极放在颈部或腰部。

2. 常用药物

本法给药主要是将药物导入真皮、皮下组织、肌腱和软骨组织等，以进行局部治疗，也可将药物导入血液中，以进行全身治疗。美国 FDA 批准的可进行电离子导入的 7 种药物是东莨菪碱、硝酸甘油、可乐定、雌二醇、芬太尼、nimotone 和睾酮。其他可进行电离子导入治疗的药物有：①肽类和蛋白类：降钙素基因相关肽、血管活性肠肽、干扰素 $\alpha-2_a$、干扰素 $\alpha-2_b$、人生长激素、人胰岛素（DNA 重组）、凝血因子Ⅷ、组织纤维蛋白溶酶原激活剂、单克隆抗体和透明质酸酶等；②抗胆碱药：吡咯糖；③收敛剂：三氯化铝；④微量元素：硫酸锌；⑤局麻药：利多卡因等；⑥抗肿瘤药：博莱霉素和顺铂等；⑦其他：维 A 酸、雌三醇、曲尼斯特和氯离子等。

3. 临床应用举例

（1）瘢痕：利用 0.025% 的维 A 酸凝胶离子导入法导入萎缩性痤疮瘢痕中，每周 2 次，每次 15 分钟，治疗 3 个月为 1 个疗程。治疗 6 周后，瘢痕明显变平，10 周后皮肤变得更有弹性，湿润度增加，疗效持久，无复发。女性患者还可用 0.3% 雌三醇离子导入疗法治疗痤疮瘢痕，有明显的疗效。曲尼斯特离子导入疗法治疗瘢痕疙瘩和增生性瘢痕，比口服疗效好。透明质酸酶 50~100 单位，离子导入可治疗瘢痕、软组织和关节创伤后血肿、水肿、营养不良性溃疡等。负电极导入氯离子可治疗瘢痕、表浅部位慢性炎症等。

（2）脂溢性皮肤病：直流电导入硫酸锌治疗寻常痤疮、脂溢性皮炎和脂溢性脱发，疗效明显优于口服给药。可使前二者的皮损完全消退或减轻，皮脂分泌减少；使后者毳毛生长良好。这是由于直流电导入给药，使皮损区的药物浓度显著高于口服给药，使药物的作用增强且维持时间延长。加上直流电本身的治疗作用，包括改善局部血液循环，促进皮损区新陈代谢，阳极能使细胞失水，作用区组织干燥。药物和直流电的协同作用，使疗效明显增强，疗程缩短，并避免由于口服药物所引起的消化道的不良反应。

（3）手足多汗症：采用抗胆碱药与三氯化铝联合先后导入疗法治疗本病，非常安全有效。如可先导入 0.01% 的吡咯糖，然后导入 2% 的三氯化铝，每天 1 次，4 天后即可完全控制症状；平均有效维持时间是 32 天。二者合用的理由是吡咯糖的抗胆碱作用，既可以抑制汗腺的分泌，起到治疗作用，又可增加三氯化铝的吸收；后者可引起汗腺导管结构的改变。因此，可增强抑制出汗的作用。

由于吡咯糖的浓度较低，不产生明显的不良反应。为了减轻离子导入疗法的不良反应，又不降低疗效，可以把离子导入疗法中使用的直流电改成直流电与交流电交互使用，疗效相似，平均 11 次可以完全控制病情；但后者未出现任何皮肤刺激症状和不适感。也可用脉冲式直流电代替传统的直流电治疗本病，可以减轻不良反应。

（4）局部麻醉：局部麻醉通常采用皮下注射的方法给药，可引起明显的疼痛。若将局麻药，例如4%的利多卡因，或4%利多卡因与1:50000肾上腺素离子导入，可产生良好的局麻效果。作用的持续时间，利多卡因为平均14分钟，而合用肾上腺素为平均56分钟。本方法的不足之处是生效时间较皮下注射要长，平均需要12分钟生效；而其优点是不引起组织变形，并且由于它是非侵入性的，没有潜在继发感染的危险。

该法对表皮或真皮上部范围内的手术最有效。可进行皮损削除术、激光治疗及电灼术等，有效率是80%～100%。但对真皮深部的手术，其麻醉效果不如皮下注射。也可治疗带状疱疹后遗神经痛。

（5）检测过敏原：电离子导入抗原分子，如花粉，可检测过敏原。与皮肤针刺试验检测过敏原相比较，二者的符合率达90%以上。电离子导入法由于可以对被测试抗原进行半定量，故比皮肤针刺试验更可靠。与传统的斑贴试验相比，本法90%在48小时内出现阳性反应，阳性率比斑贴试验高出20%。应该注意的是皮肤的阳性反应要和离子导入引起的一过性红斑相鉴别。后者于30分钟内可消退，这是由于其产生是离子导入本身引起的非特异性血管扩张和（或）组胺释放所致。

（6）肿瘤：电离子导入抗恶性肿瘤药治疗某些皮肤恶性肿瘤。由于病变局部药物浓度提高，可产生良好疗效；又可不留瘢痕，达到美观的目的。而且，血药浓度和正常组织内的药物浓度均比全身给药低，故可减轻不良反应。根据需要可导入博莱霉素和顺铂等药物。由于本法治疗具有安全、简便、无明显不适感，易被患者接受。

（7）其他：用脉冲式直流电进行自来水离子导入疗法可以治疗手部湿疹等疾病。电离子导入降钙素基因相关肽和血管活性肠肽，可以治疗静脉溃疡。

【影响因素】影响电离子导入量的主要因素有如下几方面：

1. 电学因素　电离子导入仪是导入技术的核心。利用仪器产生的脉冲电流（PDC），并选择适当的波形、频率，可消除皮肤原有的极化现象，产生良好的药物导入效果。然而，若应用连续的直流电（DC），则能引起皮肤极化，降低药物导入的效果。如果选用合适的频率，当皮肤内的极化完全消除后，再重新给予电场，会产生良好的导入效果。一般采用50kHz方波脉冲电流，能降低皮肤阻抗优于直流电；还能升高深部组织温度，以上均利于药物导入。电极下皮肤无明显刺痛感，克服了直流电药物离子导入的缺点。脉冲频率的选择随药物种类、电压、电流强度而变化。通常，电流强度越大，通电时间越长，导入的药量也越多。然而，电流强度在0.5mA/cm^{2}以上时，就没有临床实用价值。通电的持续时间也有一定限度，一般不超过 30 分钟。若通电的时间太长，导入的药量不仅不随时间的延长而增多，反而会相对减少。电流过强，通电时间过长，导入的药量不呈正比增多，反而减少。其原因主要是由于在电极下产生了极化电位，即溶液中的 H^+ 和 OH^- 分别在负极、正极下聚积。这种极化电位与直流电位的极性相反，当极化电位达到一定强度后，就影响药物离子向异性电极移动，使导入的药量减少。极化电位过高，还可能造成皮肤损伤。所以，直流电离子导入的电流强度一般为 $0.05 \sim 0.2 mA/cm^2$，儿童酌减。通电时间一般为 15 ~ 30 分钟，多采用 15 ~ 20 分钟。理想的方法是电离子导入仪与生物传感器连接，实现生物自体反馈信号的程序化透皮给药。

2. 药物因素

（1）药物的浓度和分子量 电离子导入时，药物透皮转运的速率，在一定的药物浓度范围内，随浓度的增加而加快，导入的药量也增多。但是不能盲目追求高浓度。例如，毒性大的药液浓度过高，导入的量多，易产生不良反应；刺激性大的药物，浓度过高可致皮肤损伤。高浓度药液的酸、碱性太强时，易造成皮肤的化学性损伤。

临床应用的药液浓度一般为 1% ~ 10%。

电离子导入的效率与药物的分子量成反比。

（2）药液的 pH 值 药物导入的效率与药物所带的电荷成正比。弱酸性药物在 pH 值高的溶液中，解离度高，所带的电荷多，则导入的量也多。同理，弱碱性药物在 pH 值低的溶液中，导入的量增加。例如，多肽或蛋白类药物，在药液的 pH 值是等电点时，导入的效果最差；在低于等电点时，则效果最佳，在高于等电点时，效果次之。

3. 竞争离子的影响

在同一电极衬垫上与导入的药物离子极性相同的离子称为竞争离子，也称寄生离子。竞争离子的存在对药物离子的透过量有负性影响。例如，在阳极离子导入给药中，存在于电解质溶液中的 Na^+ 和 H^+ 等小离子可有效地与阳离子药物竞争向皮肤的渗透。这是由于竞争离子对电流的竞争作用，使药物离子分配到的电流减少，因而，减少了药物的导入量。如果竞争离子在电场中的移动速度快，则这种影响更大。Na^+、H^+ 或 Cl^- 等离子比药物离子更易向皮肤渗透，可影响氨基酸和三肽类等移动性差的大分子药物的离子导入给药。因此，除非某些药物必须用缓冲液配制或某些混合麻醉剂经临床证明确有良好疗效外，一般不宜应用两种以上的药液混合进行直流电导入。

4. 皮肤

皮肤角质层是离子导入的主要屏障。因此，对皮肤用促渗剂进行恰当的预处理，可明显地提高离子导入的效率。例如，用乙醇事先擦拭皮肤，可使某些药物的透皮转运量明显增加。用醇处理可能与醇提取了皮肤中的脂类，使皮肤的电阻抗降低有关。用油酸和月桂氮䓬酮预处理皮肤，然后进行离子导入，也可明显增加某些药物的透皮转运量。

【不良反应及其防治】操作不当可能引起不良反应。

1. 皮肤灼伤　操作不当或局部角质层的缺失均容易引起皮肤灼伤。

2. 一过性红斑　治疗处一过性红斑是较多见的不良反应。

3. 感觉不适　可能引起轻度刺痛感或牵拉感，尤其是在刚启动电流或电流加大过快时容易发生，1~2分钟内消失。极少数患者感到金属味。

不良反应与个体敏感性高、电流大、治疗时间长和水被电解成 H^+ 有关。事先将阳极浸泡在 $NaHCO_3$ 溶液中，并且治疗中每10分钟重复浸泡，可防止或减轻因水电解引起的不良反应。此外，治疗时应逐渐加大电流，以免产生感觉不适或皮肤灼伤。皮肤破损处事先用凡士林涂抹，以阻止电流从该处通过。

【禁忌证】有心律失常或电子装置植入史的患者禁用。

第二节　超声波导入

超声波导入（sonophoresis）是在超声波的作用下，皮肤的通透性增强，促使药物透过皮肤或黏膜的过程。这是一种经皮肤和黏膜给药的物理促渗方法。

【作用】

超声波导入可促进药物的透皮转运。其主要优点是：①使常规涂搽时难以通过被动转运的药物可以透皮转运。②能透过的药物种类较多，不局限于水溶性和电离的药物。

【导入机制】

1. 空化作用　空化作用（cativation effect）是指超声波在组织中传播时，引起介质和细胞内气体分子、气泡的振动，气泡随之受到破坏而形成空隙或空囊。实验证明空化可发生在角化细胞中，推测由于空囊的振动导致角质细胞的细胞膜的脂质双层发生改变，形成亲水性通道，可促进药物的渗透，对亲水性药物更为有效。空化作用是超声导入作用的最重要机制。

2. 机械作用　机械作用（mechanical effect）是指介质或其他粒子在吸收超声能量的同时，产生辐射压力，对气体粒子和细胞起着"推"或"拉"的作用，从而把药物分子"推"或"拉"入组织内。

3. 对流运输　对流运输（convective velocity）是在超声波作用下，引起扩散体系内气泡不断振动，进而导致气泡周围的微粒旋转和液体环流，由此而引起体系内溶剂流动，有助于药物以对流运输扩散进入皮肤，特别是以附属器为通道的对流运输更明显。

4. **热效应**　热效应（heating effect）是药物、介质、皮肤和皮下组织吸收超声波产生的机械能可连续地转化为热能，因此，增加药物和皮肤细胞膜内糖类、脂质和蛋白质分子的动能，使皮肤温度升高，皮肤附属器的口径扩大，有利于药物经皮肤吸收。

【影响因素】影响超声导入的因素较多。

1. **超声波**

（1）频率：超声频率越高，空化效应越大，促进药物经皮吸收越明显。局麻药利多卡因和普鲁卡因，角质溶解药水杨酸均是如此。

（2）开关比：不同开关比（1∶2、1∶4、1∶9）的脉冲超声波导入（频率为1MHz）对吲哚美辛经皮吸收影响的结果表明开关比为 1∶2 对药物经皮吸收的促进作用最大。

（3）超声强度：胰岛素的超声波经皮导入吸收与超声强度有密切关系，强度越高，血糖浓度愈低。

（4）导入时间：体外研究表明，超声导入时间亦与药物经皮吸收有一定的比例关系。导入时间增加有利于药物的经皮吸收。而且导入时间长短影响超声波导入的作用程度，如在 10~16 MHz 的频率下，导入时间超过 20 分钟后，空化效应加强，使皮肤角质层类脂结构改变明显，因此，更易促进药物的吸收。

2. **药物**

（1）药物的理化性质：药物分子量和极性大小直接影响其经皮吸收率。实验和理论模型均显示在 1MHz 的频率下超声波导入对被动扩散系数越小的药物促渗作用越大，反之亦然。

（2）剂型因素：药物的剂型，特别是药物制剂中的一些辅加剂往往影响药物的经皮超声波导入，频率为 1MHz 的超声波导入对吡罗昔康水溶液的促渗作用比其乳膏大。这是由于在凝胶或乳膏中超声波导入很难形成对流运输，因此在47kHz 的超声波导入能促进水溶液剂利多卡因的经皮吸收但不能促进其乳膏或凝胶中药物的吸收。另外在扩散体系中，由于大量药物粒子及其他粒子的存在，超声波得不到有效传播，超声能量衰竭，影响了超声波导入的促渗作用。

（3）化学促渗剂与超声波导入的协同作用：一项二性霉素 B 的透皮吸收研究表明，二甲亚砜和超声波导入联合使用对药物经皮吸收具有协同作用。

3. **皮肤**

局部皮肤的结构特点和机能状态均可影响超声波导入的药量。超声波导入药物之前，对皮肤预先做某些处理，使局部皮肤湿润、水化，或做某些治疗，如短时间直流电疗、微波照射或透明质酸酶液湿敷等，均可增强透入区皮肤的通透性。

【临床应用】

1. 临床评价和应用方法　超声波导入法用于难以透皮吸收的药物的经皮给药。其优点是能透过的药物种类多；而且，药物浓度也不受解离度限制；药物一般也不被超声作用或电解产物破坏。应用时，将透入的药物按其特性分别加至相应的耦合剂中，搅拌均匀即可。如脂溶性药物加入羊毛脂中，配成冷霜或油膏，水溶性药物溶于水中；中草药可制成浸液或煎剂等。

2. 超声波导入的药物　主要有：①皮肤增色药：补骨脂素；②细胞因子：干扰素；③酶类：番木瓜酶；④维生素类：烟酸酯类、维生素 C；⑤蛋白类药：降血糖药胰岛素；⑥激素类：氢化可的松、氟可龙；⑦局部刺激药：斑蝥素、松节油；⑧拟胆碱药：乙酰胆碱；⑨解热镇痛抗炎药：布洛芬、水杨酸钠；⑩局部麻醉药：利多卡因、布比卡因；⑪抗菌药：抗生素、磺胺、呋喃西林；⑫抗肿瘤药：沙可来新、环磷酰胺、长春新碱等；⑬中草药：丹参、赤芍、红花、益母草、跌打膏等；⑭其他：肝素、瘢痕膏等。

3. 临床应用举例

（1）瘢痕：将治疗瘢痕的药物如瘢痕膏或丹参霜用超声波透入治疗，可获得良好的疗效。其方法是脉冲与连续波交替使用，连续 15 分钟，超声头与皮肤直接接触，均匀移动。治疗剂量的强度以 0.5~1.25W/cm 为宜。每天治疗 1 次，10 天为 1 个疗程，中间休息 7~10 天，再进行第二个疗程；依此进行 3~5 个疗程。

（2）黄褐斑：将治疗黄褐斑的药物，如维生素 C 等，涂于患处皮肤并用超声波导入，可获得较好的疗效。治疗方式是选择输出频率为 3.2MHz，输出波形为连续波，将安全绝缘面直接接触面部黄褐斑，进行面部移动法操作 15 分钟。每周 1 次，4 次为 1 个疗程。

拓展小看板

电穿孔给药——美容药物经皮给药新的特殊方法

所谓电穿孔现象就是在适当高压短脉冲电场下，细胞膜能发生可逆性电穿孔，膜通透性瞬时增大，并在一定时间内恢复。电穿孔发生在数毫秒的时间内，形成直径为纳米级的小孔，在一段时间后，由于类脂分子的重新排列形成有序结构，小孔自动消失。上个世纪 80 年代以来，以电穿孔为基础的细胞电融合和基因导入技术在生物医学和遗传工程等领域得到日益广泛的应用。1992 年电穿孔技术应用于透皮递送活性物质的研究。在透皮递送物质时，电穿孔作用发生在角质层细胞间的类脂双分子层，产生暂时性水孔，显示出很好的应用前景。电穿孔技术可用于日益增多且日益重要的多肽类活性物质的透皮传递，也可用于小分子活性物质的透皮传递，特别是与离子导入方法的合用还可缩短活性物质分子导入的时间，可能形成一种新的经皮的药物传递途径。

【思考与实践】

1. 上网查找直流电药物离子导入疗法的主要优点。
2. 找出直流电药物离子导入的临床应用方法。
3. 超声波导入药物的主要优点有哪些？

第六章

维生素类

　　维生素是维持机体正常代谢和生理功能所必需的活性物质。它是人体六大营养要素（糖、脂肪、蛋白质、盐类、维生素和水）之一，除少数由人体内合成或由肠道细菌合成外，大多数必须从食物中获得。人体每日对维生素的需求量甚微，但缺乏时，能引起身体新陈代谢的障碍，从而造成皮肤的损害，如皮肤粗糙、衰老、斑印、甚至出现皮肤病。维生素作为化妆品的一种特殊添加剂，目前用途日益增多，在化妆品及治疗用化妆品中配入一定量的维生素，可达到防治皮肤粗糙、防治粉刺、消除头屑以及生发、养发的功效。维生素按其溶解性可分为脂溶性维生素（如维生素 A、维生素 D、维生素 E、维生素 K 等）和水溶性维生素（如维生素 B 族、维生素 C、维生素 PP、叶酸等）两大类，各种维生素在美容护肤方面都有其独特的功效。

第一节　脂溶性维生素

　　脂溶性维生素不溶于水，在食物中常与脂类共存，脂类吸收不良时其吸收亦减少，甚至发生缺乏症。常用的脂溶性维生素有：维生素 A、维生素 D、维生素 E、维生素 F、维生素 K 等。

维生素 A（vitamin A）

　　天然维生素 A 仅存在于动物性食物中，如鱼肝油、蛋黄、奶油、肝、鱼类等。蔬菜类如西红柿、胡萝卜、橘柑和南瓜等也含有较丰富的维生素 A 原（胡萝卜素），胡萝卜素在体内可转变为维生素 A。目前作为药品广泛应用的是人工合成品。

　　【药动学特点】维生素 A 纯品为黄色结晶，不溶于水，可迅速由肠道吸收。口服后 4 小时在血中达高峰，吸收的维生素 A 大部分贮存于肝脏星形细胞中，按机体需要向血中释放。体内维生素 A 全部以代谢产物形式由尿及粪便中排出，仅哺乳妇女乳汁中有部分原形分泌。

【药理作用】

1. 能促进上皮组织合成黏多糖，抑制角蛋白的合成，维护上皮组织正常功能和结构的完整性。缺乏时黏多糖合成受阻，角蛋白的合成增加，可导致黏膜角化、增生及干燥。尤以眼上皮敏感，可产生眼干燥症，严重时可发生角膜角化增厚、发炎、软化、穿孔，皮脂腺、汗腺萎缩、皮肤干燥、表皮肥厚、毛孔角化、毛囊丘疹、毛发干燥、折断、脱落；消化道、呼吸道、泌尿道上皮组织异常角化，而易受感染。

2. 参与视紫红质的合成，保持杆细胞对弱光的敏感性。缺乏时视紫红质的合成减少，可发生暗适应不佳甚至"夜盲症"。

3. 参与黏多糖、蛋白质、糖蛋白及类固醇的合成，促进生长发育。维生素A缺乏时，生殖功能减退，骨骼生长不良，胚胎及幼儿生长发育受阻。

4. 通过多种机制抑制肿瘤的形成，还能增强抗癌药效应。

5. 增强机体免疫反应，提高机体抵抗力。

【临床应用】

1. 治疗各种皮肤干燥或粗糙症、角化性皮肤病，如毛周角化症、鳞状毛囊角化、汗孔角化、毛发红糠疹、鱼鳞病、小棘苔藓等。

2. 治疗痤疮、银屑病（尤对小儿银屑病有效）、扁平苔藓、扁平疣、红皮病、皮肤色素沉着、少年白发等。大剂量对囊肿性痤疮有良效。

3. 促进溃疡愈合，滋润毛发和指甲，防止毛发干燥、折断和脱落，防止指甲凹凸不平及破碎。

4. 防止烧伤化脓感染，治疗婴儿呛奶。

5. 治疗维生素A缺乏症。

6. 预防上皮癌、食管癌。

【不良反应及其防治】 一般剂量无毒性反应，但一次剂量过大（成人>100万U；儿童>30万U）可致急性中毒。无论成人或小儿每日10万U，连用6个月以上可致慢性中毒。口服避孕药可显著升高本品的血浓度，妊娠期大剂量应用可致畸胎。

急性中毒表现：颅内高压、手足水肿、消化系统症状、皮肤潮红、脱发、脱毛、口角炎，眼充血、瞳孔散大、视神经乳头水肿、视力模糊、复视、烦躁、易激动、动脉硬化等。

慢性中毒表现：早期可有疲倦、乏力、精神萎靡、嗜睡、烦躁、食欲不振、呕吐腹泻、低热多汗、感觉异常、眼球震颤、复视、皮肤瘙痒、脱发等，后期可影响全身多系统功能。

血中维生素 A 浓度每 100ml 大于 100μg 时可认为中毒，应立即停药，给予维生素 C、硫胺素、糖皮质激素等有利于缓解症状。液状石蜡、红霉素可减少本品吸收。

维生素 D（vitamin D）

维生素 D 为类固醇衍生物，种类很多，较重要的为 D_2（骨化醇，calciferol）和 D_3（胆骨化醇，cholecalciferol）。D_2 的前体（前维生素 D_2）为麦角固醇，D_3 的前体为 7 - 脱氢胆固醇。牛奶、鱼肝油、牛肝、蛋黄、金枪鱼中维生素 D_3 含量丰富；另外酵母、香菇、麦角所含麦角固醇和皮肤内脱氢胆固醇也是维生素 D 的来源。D_2 和 D_3 作用相同，需经体内代谢转化后才能成为有活性的维生素 D。

【**药动学特点**】维生素 D 注射、口服或经皮肤给药均易吸收，在血浆中与具特异性维生素 D 结合蛋白结合。肌肉及脂肪为其主要贮存组织，外源性或皮肤内合成的维生素 D 需在肝、肾内活化而产生作用，原形及代谢产物主要由胆汁排泄，少量可由尿及乳汁中排泄。

【**药理作用**】体内维生素 D 首先在肝内转化为 25 - 羟维生素 D_3，后者在肾脏进一步转化为 1，25 - $(OH)_2 - D_3$，作用于相应受体而发挥作用。

1. 扩张血管、改善皮肤血液循环、增强汗液和皮脂分泌，促进毛发生长及皮肤的含水量正常化。

2. 调节钙、磷代谢，促进骨、牙组织钙化。

3. 拮抗组胺及胆碱酯酶作用。

4. 能增强维生素 A 的作用，并具有免疫调节作用。

5. 体内缺乏时可引起：①骨质疏松、发育障碍、佝偻病、骨软化症、婴儿手足抽搐症；②皮肤、黏膜出现渗出性变化、湿疹、过敏性皮炎、皮肤溃疡等。

【**临床应用**】

1. 维生素 D 缺乏所致的佝偻病、骨软化症、婴儿抽搐症。

2. 与维生素 A 合用于角化性皮肤病、干燥性湿疹、红斑、丘疹性湿疹及皮肤干燥、皲裂等。

3. 湿疹、过敏性皮炎、局限性皮肤结核、斑秃、聚合性痤疮、斑片状副银屑病及伴低血钙的银屑病、冻疮等。

【**不良反应及其防治**】一般剂量无不良反应，大量久用可引起高钙血症，表现包括神经系统、消化系统、心血管系统、肾脏等多方面不良反应，并伴有皮肤、黏膜干燥、脱发等症状。

中毒后的解救：立即停药，采取相应措施及药物，减少钙的摄入并加速其排出，如低钙饮食、多饮水、应用糖皮质激素、排钙利尿剂、适当补充 K^+、Na^+、Mg^{2+} 等。

维生素 E（vitamin E，生育酚）

维生素 E 为苯骈二氢吡喃的衍生物，广泛存在于动、植物组织中。分两大类共 8 种，其中 a - 生育酚含量最高（90%），活性最强，通常以其为维生素 E 的代表物。维生素 E 是透明、淡黄色至黄褐色油状液体，主要来源于麦胚油、棉子油、葵花子、杏仁、鳕鱼子及芦笋、绿叶蔬菜、金谷物、奶油和蛋黄等。

【药动学特点】本品肠道吸收，需有胆盐存在，吸收率与用量成反比。血浓度个体差异较大，儿童低于成年人，因其不易通过胎盘，新生儿最低。体内分布广泛，以垂体、肾上腺、睾丸含量最高，心、肾、肺、胃中较高，胸腺及子宫中含量低。主要以代谢产物经胆汁排泄，极少量以原形或活性代谢产物形式经尿液排出。

【药理作用】参与机体多方面的代谢，作用广泛而复杂。

1. 抗氧化作用。阻止不饱和脂肪酸的过氧化脂质生成，维护各种生物膜的正常功能，修复变性的胶原纤维和弹力纤维，起到抗衰老作用。

2. 增加皮肤毛细血管的血流量，维持毛细血管的正常通透性，增强皮肤的抗寒能力。

3. 抑制分解代谢酶的活动，影响线粒体内细胞色素的含量，起到防护紫外线损伤和减缓色素或脂褐质沉积等作用。

4. 改善组织供氧、降低组织氧耗，提高机体耐缺氧能力及氧利用率。维生素 E 缺乏时组织细胞线粒体耗氧量增加，ATP 生成减少。

【临床应用】维生素 E 抗氧化、调节代谢过程，调节垂体、生殖腺、肾上腺皮质功能，改善血管弹性，改善微循环等多方面作用，其在临床应用非常广泛，可用于神经系统、心血管系统、消化系统、血液系统，妇产科疾病、肿瘤等众多疾病及抗衰老的主要或辅助治疗。在此重点介绍其在美容、皮肤科疾病及皮肤保健方面的应用。

1. 治疗末梢血管功能障碍性疾病。如冻疮、下肢溃疡、过敏性紫癜、系统性硬皮病等。通过改善末梢血管血液循环，促使伤口愈合，减少疤痕形成。

2. 治疗角化性皮肤病。与维生素 A 合用于毛囊角化病、毛周角化病、鱼鳞病、毛发红糠疹等。

3. 治疗结缔组织病。大剂量应用对硬皮病、皮肌炎有效，与维生素 B_5 合用对红斑狼疮有明显疗效。

4. 对单纯型及营养不良型大疱性表皮松解症有效，可使水疱消退，毛发生长。

5. 防治银屑病、扁平苔藓、带状疱疹后遗神经痛、斑秃、化疗脱发、加速灼伤康复等。

6. 治疗环状肉芽肿、类脂质渐进性坏死、弹力纤维假黄瘤等。

7. 用于化妆品有润肤、防紫外线、延缓细胞老化，保持皮肤弹性、减少皮肤皱纹、生发养发。

8. 治疗黄褐斑、炎症后色素沉着斑，老年斑、外阴瘙痒症、更年期皮炎等。

【不良反应及其防治】 一般剂量不良反应少见，大剂量长期应用维生素E，可引起皮肤皲裂、唇炎、口角炎、免疫功能低下、呕吐、眩晕、视力模糊、血栓性静脉炎，肺栓塞等。少儿可致脱水，妇女可致月经紊乱。

维生素E的主要代谢产物生育醌具有抗维生素K的作用，可使凝血时间延长，故与口服抗凝剂合用，可增强其抗凝作用。无机铁（硫酸亚铁）会破坏维生素E，不能同时服用。

维生素 F （vitaminF）

维生素F系人体和动物体内不能合成的不饱和脂肪酸（必须脂肪酸），如亚麻二烯酸、亚麻三烯酸和花生烯酸。主要来源于植物性油（由麦芽、亚麻种子、向日葵、红花、大豆、花生等榨取的油）、花生、葵花子、胡桃、美洲胡桃、核桃等。目前国内已开始利用微生物发酵和生物工程技术合成、生产。涂于皮肤约经20分钟吸收，进入血液循环，参与体内代谢。

【药理作用及临床应用】

1. 对胆固醇的作用：本品有降胆固醇的作用，其促进胆固醇的利用，主要在于使胆固醇能转化饱和脂肪酸，并参与糖类代谢，降低血糖、增强胆固醇的亲脂性，使之流动通畅，防止动脉中胆固醇的沉积。减轻动脉硬化，可帮助减肥和治疗心脏病。

2. 对皮肤和毛发的作用：本品能活化维生素的作用，增强表皮再生能力和脂质分解活性，改善局部血液和淋巴循环，助长健康的皮肤和毛发。

3. 能影响机体免疫过程，增强机体对某些感染的抵抗力．缺乏时，可导致皮肤干燥、粗糙，并可发生脱发、湿疹、粉刺及一些老年性疾病。

4. 治疗儿童多动症（注意缺陷障碍）有效。

【不良反应】 没有关于副作用的报道，摄取过量时易肥胖。

维生素 K （vitamin K）

维生素K为甲萘醌类物质。广泛存在于自然界中的为K_1、K_2，属脂溶性，人工合成品为K_3和K_4，属水溶性。主要来源于蛋黄、鱼肝油、绿叶蔬菜、卷心菜、红花油、葵花子油。

【药动学特点】

天然维生素 K 需要胆汁协助吸收，人工合成品则不需要胆汁协助吸收。机体对其生物转化量极少，大部分以原形经胆汁及尿排出。

【药理作用】 主要作用为参与肝脏凝血因子的合成。K_1 与肾上腺皮质激素有协同作用；K_3 有吗啡样镇痛作用；K_3、K_4 能调节自主神经功能；K_4 还可兴奋 β 受体，使细胞内 cAMP 浓度升高，促进细胞分化，抑制细胞异常增殖，用于治疗寻常性银屑病。维生素 K 还具有刺激结缔组织细胞生长，促使受损血管抵抗力和渗透压正常，加速伤口及溃疡愈合的作用。

【临床应用】 临床上主要用于治疗出血性疾病，也可用于慢性荨麻疹、渗出性皮炎、湿疹及寻常性银屑病的辅助治疗，并可促进烧伤、冻伤及慢性溃疡的愈合。

【不良反应及其防治】 治疗剂量口服极少有不良反应，但 K_1 静注过快可出现严重不良反应，甚至死亡；肌注局部可有过敏反应，偶有过敏性休克。

第二节　水溶性维生素

常用的水溶性维生素有：维生素 B_1、维生素 B_2、维生素 B_3、维生素 B_5、维生素 B_9、维生素 B_{12}、维生素 C、维生素 H、维生素 P 等。

维生素 B_1（vitaminB$_1$，硫胺素）

维生素 B_1 广泛存在于动、植物食品中，主要来源于谷物、鲜蔬菜、水果、牛乳、蛋黄、瘦肉、肝、酵母、糠麸，药用为人工合成品。

【药动学特点】 口服易吸收，与食物同服可增加吸收量。体内分布以肝、脑、心、肾组织中较多。肝内活化为焦磷酸硫胺素发挥作用。血中游离浓度每100ml 小于 0.5μg 视为缺乏。

【药理作用】 维生素 B_1 为糖代谢辅酶，参与 a－酮酸氧化脱羧反应。维生素 B_1 缺乏时可发生脚气病，出现神经系统、心血管系统、消化系统等反应。也可抑制胆碱酯酶活性，减轻皮肤炎症反应，并提高机体抗菌能力。

【临床应用】

1. 防治维生素 B_1 缺乏所致的脚气病。

2. 多种皮肤疾病的辅助治疗，如带状疱疹后遗神经痛、扁平苔藓、皮炎、光化性皮肤病。加入化妆品中，可防治脂溢性皮炎及湿疹。

3. 局部封闭可治疗神经性皮炎、斑秃等，应与普鲁卡因合用。

4. 防治酒精中毒。

【不良反应及其防治】 不良反应少见，偶有头晕、眼花、焦虑不安、恶心等。肌内注射偶见过敏性休克，注射前需做皮肤过敏试验，不宜静注。

维生素 B_2（vitaminB_2，核黄酸）

维生素 B_2 广泛存在于肝、肾、蛋黄、肉类、乳品、豆类及酵母中。为橙黄色结晶，磷酸盐易溶于水，酸性溶液中稳定，易受紫外线破坏，药用为人工合成品。

【药动学特点】 口服、肌注均易吸收，体内分布广泛，储存量低，易发生缺乏，主要以原形经肾排泄。每日尿中排出低于 $100\mu g$ 或血浓度每 $100ml$ 小于 $10\mu g$ 视为缺乏。

【药理作用】

1. 本品是黄素酶的辅基，参与细胞的氧化还原反应。
2. 参与糖、蛋白质、脂肪的代谢，促进人体生长。
3. 维持视网膜的正常功能。
4. 参与血红蛋白的合成。

【临床应用】 本品缺乏时可引起：①组织呼吸减弱、物质代谢障碍，生长旺盛的皮肤、黏膜发生病变，如角膜炎、结膜炎、口角炎、舌炎、脂溢性皮炎、阴囊皮炎、阴道炎；②皮脂分泌异常的皮肤病，如痤疮、酒渣鼻、口周皮炎、脂溢性皮炎、脂溢性脱发等；③光感性皮炎、脱屑性红皮病、口腔溃疡等。

维生素 B_2 主要用于维生素 B_2 缺乏症，化妆品中加入可保护皮肤、防治脂溢性皮炎。

【不良反应及其防治】 几乎无毒性反应，宜饭后服用，尿液呈黄绿色，避光贮存。

维生素 B_3（vitamin B_3，尼克酸，维生素 pp）

维生素 B_3 为 B 族维生素之一，它包括烟酸及其衍生物烟酰胺，与人体的 40 多种生化反应有关。在体内可由烟酸转变而成，也可由色氨酸合成烟酰胺；烟酸和烟酰胺具有类似的生物活性。对热、光、空气、酸、碱均稳定。广泛存在于自然界中，以米糠、麦麸、豆类、肉、鱼类中含量丰富，因玉米中维生素 B_3 以结合形式存在，难以被人体吸收，故以玉米为主食地区易发生缺乏。

【药动学特点】 口服、注射均易吸收，体内广泛分布，大部分转变为 N－甲基烟酰胺由尿中排出，每日尿中排泄量小于 $4mg$ 为缺乏。

【药理作用】 烟酰胺为辅酶Ⅰ、辅酶Ⅱ的组成部分，在生物氧化中起递氢作用，可促进生物氧化过程和组织新陈代谢，对维持正常组织，尤其是皮肤、消化道、神经系统的完整性具有重要作用，缺乏可致糙皮病。

烟酸有扩张血管的作用，常被用来治疗脑血管痉挛；还可抑制磷酸二酯酶及抗原-IgE抗体诱发的组胺释放，具有抗过敏和止痒作用；可降低皮肤对光线的敏感性；并有降低血清胆固醇的作用。

【临床应用】

1. 临床主要用于防治烟酸缺乏症、糙皮病、口炎、舌炎、顽固性腹泻、感觉异常等。

2. 防治过敏性瘙痒性皮肤病、夏季痒疹、光敏性皮炎、痤疮等。

3. 用于心血管疾病及多种皮肤病的辅助治疗。

4. 化妆品中应用可防止皮肤粗糙。

【不良反应及其防治】

烟酸不良反应较烟酰胺多且严重，可有过敏反应，长期应用可有皮肤发红、血管扩张、皮肤干燥、色素沉着，尤以颜面部为重；还可致肝损害、维生素 B_1、维生素 B_2 及胆碱缺乏等；烟酰胺则相对不良反应少且轻。应注意本类药物在妊娠初期过量应用有致畸作用。

拓展小看板

烟酰胺因其可防治"派拉格"，而得名维生素PP（PreventPellagra）。"派拉格"又叫糙皮病、癞皮病或烟酸缺乏病。偏食玉米、营养缺乏、长期酗酒、服异烟肼等是其常见病因。该病症状极为复杂多样：在皮肤上表现为手背或面部的黑红色晒斑；在肠胃表现为急腹症或慢性顽固性腹胀、便秘或二者交替，并有红舌、镜舌、地图舌等黏膜改变；在神经系统，从轻度的神经精神症状到严重的癫痫、精神分裂症、昏迷等都可发生。烟酰胺对本病有特效。

维生素 B_5（vitaminB$_5$，泛酸）

维生素 B_5 是维持皮肤健康所必需的抗皮炎因子，广泛存在于生物界。在动物肾脏与心脏、鸡肉、未精制的谷类制品、麦芽与麦麸、绿叶蔬菜中富含泛酸。

【药动学特点】 泛酸口服后可迅速由胃肠道吸收，分布于全身各组织中，在体内不被代谢，摄入量与排出量几乎相等，70%以原形随尿排出，30%随粪便排出。

【药理作用】 维生素 B_5 为许多重要酶系的辅酶，是脂肪和糖类转变成能量时不可缺少的物质，可抑制皮脂腺的代谢。同时维持肾上腺的正常机能和促进人体利用胆碱和对氨基苯甲酸。它能增加抗体，抵抗传染病，并有助于伤口的愈合。

【临床应用】

1. 治疗播散性红斑狼疮、手术后肠绞痛、周围神经炎。在治疗播散性红斑狼疮时，常与维生素 C 合用。

2. 治疗早年白发、斑秃、脂溢性脱发、湿疹、唇炎、玫瑰糠疹等。维生素 B_5 有益于毛发生长和保持毛发颜色，与对氨基苯甲酸、叶酸合用，有助于灰（白）发恢复原色。

3. 预防和治疗泛酸钙缺乏：如吸收不良综合征、热带口炎性腹泻、乳糜泻、局限性肠炎等。

4. 维持肾上腺、消化系统的正常功能。

5. 其它：促进铜离子利用、皮肤萎缩及维生素 B 缺乏症的辅助治疗。

【不良反应及其防治】 本品无明显不良反应，水溶性泛酸钙盐在肾功能正常时，几乎没有毒性；罕见有过敏性反应、肠蠕动过强、腹泻、延长出血时间，偶可引起水潴留和面部水肿。

维生素 B_6（vitaminB$_6$）

维生素 B_6 为吡多醇（pyidoxine）、吡多醛（pyidoxal）、吡多胺（pyidoxamine）的总称。三种形式有相同的生物功能，可以互相转换，自然界以低浓度广泛分布于动、植物组织中，肠道细菌亦可合成，缺乏者少见。在动物性及植物性食物中含量均微，酵母粉含量最多，米糠或白米含量亦不少，其次是来源于肉类、家禽、鱼、马铃薯、甜薯、蔬菜中。维生素 B_6 性质不稳定，煮沸、碱性环境和紫外线照射均易破坏。

【药动学特点】 口服易吸收，易进入肝、红细胞、脑及胎盘组织细胞中。吡多胺、吡多醇在体内转化为吡多醛，后者大部分在肝内氧化为 4 - 吡多酸随尿排出，每日尿排泄小于 0.5mg 示缺乏。

【药理作用】 维生素 B_6 为多种转氨酶、转硫酶、脱氨酶、脱羧酶和辅基。参与体内氨基酸、脂肪代谢，并影响体内 γ - 氨基丁酸、儿茶酚胺、5 - HT、组胺等多种神经递质及活性物质的合成转化过程。可降低毛细血管壁通透性及透明质酸酶活性，降低过敏反应、炎症反应，具有促进上皮细胞生长、抑制皮脂腺分泌，并具有镇静止痒、止呕作用。缺乏时可致智力障碍、抑郁、食欲不振、呕吐、眼、鼻、及口周皮脂溢出、唇炎、舌炎、口炎、结膜炎、动脉粥样硬化、婴幼儿生长发育停滞、贫血等。

【临床应用】

1. 维生素 B_6 缺乏症。

2. 皮脂分泌异常的皮肤病：面部油腻、痤疮、酒渣鼻、脂溢性皮炎、斑秃等。

3. 用于神经性皮炎、湿疹、荨麻疹、光敏性皮炎、皮肤瘙痒症、妊娠痒疹及其他妊娠皮肤病、唇炎。

4. 对口腔溃疡、动脉硬化、银屑病、神经障碍等亦有一定疗效。

【不良反应及其防治】 大剂量应用可致谷丙转氨酶升高，长期大量应用有致畸作用。注射给药有过敏反应。

维生素 B_9（叶酸，vitaminB$_9$）

维生素 B_9 是人体所必需的一种重要元素，每日最低需求量为 $50\mu g$，主要来源是从食物中摄取，如谷物、鲜蔬菜、水果、牛乳、蛋黄、瘦肉、肝、酵母、胚芽、糠麸、深绿叶蔬菜、橘汁、牡蛎、鲑鱼、金枪鱼等。

【药动学特点】 口服吸收良好，主要在小肠上部吸收，1 小时后血中浓度达高峰，随血液分布到全身各组织，在肝内还原成四氢叶酸，具有生物活性。肝脏贮存量占总量 1/2。口服治疗量，90% 从尿中排出，大部分保持原形，小部分为甲酰四氢叶酸。本品不宜与抗惊厥药及抗结核药合用。

【药理作用】 叶酸本身无活性，在体内转变为甲酰四氢叶酸，参与氨基酸、核酸的合成，并与维生素 B_{12} 共同促进红细胞的生成，维持组织细胞的结构和功能，增进神经和皮肤健康，有助于保持和恢复毛发颜色，其缺乏时可发生症状。

【临床应用】

1. 治疗银屑病、皮炎、湿疹及早年性白发。

2. 治疗贫血：如妊娠期、婴儿型及巨幼红细胞性贫血；恶性贫血（与维生素 B_{12} 合用）铅、苯及其他化学物质中毒引起的贫血。

【不良反应及其防治】 无明显不良反应。曾有报告大剂量叶酸引起各种胃肠道与神经系统不良反应，但并未肯定。有报道，缺铁性贫血患者大剂量使用时，发生低血钾而致死，故应补钾。

可导致叶酸缺乏的药物有酒精、苯妥英钠、口服避孕药、甲氨蝶呤、乙胺嘧啶、甲氧苄啶、考来烯胺等。

维生素 B_1、维生素 B_2 及维生素 C 均能使本品破坏失效，故注射剂不应混合同注，本品不可静注。

维生素 B$_{12}$（氰钴胺，vitaminB$_{12}$）

维生素 B$_{12}$广泛存在于牛乳、肝、肉类、蛋黄中。

【药动学特点】维生素 B$_{12}$与胃黏膜壁细胞分泌的"内因子"结合才能免受胃液消化而进入空肠，"内因子"缺乏者，维生素 B$_{12}$口服不能吸收、需注射给药。肌注后很快进入血液，1 小时达高峰，与 2 分子的运钴胺蛋白结合，50% ~ 90%贮存于肝脏内，从胆管排泄，其中 2/3 量又与"内因子"结合而被吸收，形成肝肠循环，主要从粪、尿排出。

【药理作用】为细胞合成核酸的重要辅酶，参与蛋白质、脂肪和糖代谢，能维持中枢及周围有髓神经纤维功能的完整；并能促进红细胞的发育与成熟，缺乏时可产生手、足背皮肤深褐色或褐黑色色素沉着；为皮肤、毛发和指甲健康所必需。

【临床应用】带状疱疹、水痘、扁平疣、慢性荨麻疹、慢性皮炎、湿疹、银屑病、日光性皮炎、扁平苔癣、脂溢性皮炎、红皮病、剥脱性舌炎、斑秃、角质剥脱松解症。

【不良反应及其防治】偶可发生过敏反应，如荨麻疹、发疹型药疹、甚至过敏性休克。大剂量时，可出现低血钾、血栓栓塞、甚至造成死亡。心脏病禁用，痛风病患者慎用。

维生素 C（抗坏血酸，vitamin C）

本品具有强还原性，广泛存在于新鲜水果及绿叶蔬菜中，天然品或不纯合成制剂在空气及日光中易氧化变色，保存时应遮光、避热，并避免与金属和荧光物接触。

【药动学特点】口服吸收快而完全，小肠吸收量可大大超过人体需要量。胃酸缺乏者服后易被破坏，腹泻时吸收减少。体内广泛分布，但组织浓度有差异，认为与不同组织中代谢强度不同有关。维生素 C 的半衰期约为 16 天。体内贮存时间约 100 天。体内代谢的主要途径是转变为尿中草酸盐而排出。健康人血浆中维生素 C 平均浓度为 1.4mg%，低于 0.15mg%可出现维生素 C 缺乏病（坏血病）症状。

【药理作用】维生素 C 在体内有氧化、还原两种形式，构成体内重要的氧化 - 还原系统，参与多种氧化还原反应。

1. 促进胶原、类固醇激素、5 - 羟色胺、去甲肾上腺素等物质的合成；促进各种有机药物、毒物、叶酸生物转化；促进组胺分解。

2. 抑制多巴胺的氧化、减少黑色素的形成，对皮肤中已合成的黑色素还原为无色物质。

3. 降低毛细血管通透性，具有抗组胺、抗过敏作用。

4. 增加皮肤结缔组织、尤其是胶原纤维的合成。

5. 调节皮脂腺功能、防止皮肤干燥，延缓颜面皱纹的出现。

6. 增加铁的吸收、促进四氢叶酸合成和稳定维生素B_{12}，间接促进血红蛋白合成，改善血色，达到美容皮肤的功效。

【临床应用】目前临床应用十分广泛，除治疗坏血病外，在抗过敏、皮肤美容祛斑，重金属中毒解救及抗炎方面均有重要辅助治疗作用。美容皮肤科常用于：

1. 治疗黄褐斑、各种美容手术或创伤后色素沉着斑，但对雀斑效果较差。

2. 预防晒斑、晒伤。由于维生素 C 能增强皮肤对紫外线的耐受性。

3. 治疗多种过敏性皮肤病：如皮炎、湿疹、药疹、过敏性紫癜。由于维生素 C 能降低皮肤的敏感性，并可抑制过快增生的细胞，对银屑病也有效。

4. 保持皮肤弹性，增加皮肤光泽度，防止头发折断。

【不良反应及其防治】过量可引起一过性腹泻、尿热、皮肤瘙痒及血液系统、糖尿病等方面不良反应；还可妨碍肠道内铜、锌吸收，造成铜、锌缺乏。偶见过敏反应，大剂量静脉注射维生素 C 时，有引起血栓形成而致突然死亡的危险。

维生素 H（生物素，vitaminH）

维生素 H 为带有一个噻吩环脲的衍生物，属于维生素 B 族。是许多酶必需的一种羧化辅酶成分。也是合成维生素 C 及脂肪和蛋白质正常代谢不可缺少的物质。呈无色针状结晶，微溶于水，能溶于乙醇，对酸、碱、热稳定。

维生素 H 广泛分布于动物及植物组织中，在牛奶、牛肝、蛋黄、动物肾脏、水果、糙米、蛋黄、酵母、花生中含量较高，人肠道细菌可大量合成。成人每天需摄取量为$100 \sim 300 \mu g$，长期口服广谱抗菌药、肠切除术后等可造成缺乏。机体缺乏本品时，可出现脂溢性皮炎、结膜炎、舌乳头萎缩、皮肤干燥、脱屑、脱发、呕吐、食欲不振、贫血、乏力、肌痛等症状。

【药动学特点】胃肠道对维生素 H 吸收迅速。血浆蛋白结合率较低，游离型约占81%，余有12%以共价键与蛋白结合，可逆性结合仅7%。维生素 H 在体内广泛分布，主要以原形经肾脏排泄。

【药理作用】维生素 H 是体内羟化酶的辅酶，参与多项羧化反应。直接影响糖、蛋白质、脂肪代谢，为维持生长生育，包括皮肤、毛发正常所必需的维生素。具有防止白发和脱发，保持皮肤健康、抗炎、抗皮脂溢出等作用。

【临床应用】

1. 有助于防止毛发脱落，皱纹过早形成和皮肤干燥、脱屑。

2. 用于脱屑性红皮病、寻常痤疮、干性皮脂溢出及脂溢性皮炎的治疗。

3. 参与调节循环系统的功能，并协助糖类释放能量，用于心血管疾病及脂肪代谢障碍的辅助治疗。

维生素 P（芦丁，vitaminP）

维生素 P 并非单一的化合物，而是多种具有类似结构和活性物质的总称。维生素 P 广泛存在于自然界中，其化学结构各不相同，但多数是以糖苷的形式存在。是一种脱氢黄素酮的糖苷。它与维生素 C 共存于柑橘、葡萄、山楂、番茄等鲜果蔬菜中，常吃鲜果蔬菜的人不需要另外补充。

【药动学特点】口服自肠道吸收极少、或完全不吸收，因此疗效不肯定。

【药理作用】维生素 P 是一种氢的传递体，参与体内氧化还原反应，促进维生素 C 在体内的蓄积。其主要药理作用是减少血管脆性，降低血管通透性，增强维生素 C 的活性，预防脑出血、视网膜出血、紫癜等疾病。此外，尚有利尿、镇咳、降血脂、保护溃疡面、抗炎和抗过敏的作用。缺乏时，易致皮下出血（紫癜）。

【临床应用】临床主要用于防治出血性紫癜、视网膜出血、高血压脑病、急性出血性肾炎等。皮肤科主要用于毛细血管脆性增加有关的皮肤病，如过敏性紫癜、色素性、紫癜性皮肤病。

第三节 维生素之间的相互作用

维生素之间既有协同及相互促进作用，又有拮抗作用。

1. **维生素 A 与维生素 K** 口服维生素 A 类制剂可减少维生素 K 在肠道的吸收。维生素 A 能直接抑制肝脏合成凝血因子（需维生素 K 参与合成）；抑制肠道细菌合成维生素 K，可引起低凝血酶原血症。

2. **维生素 A 与维生素 E** 维生素 E 可促进维生素 A 的吸收、利用和肝脏贮存，疗效增强，防止各种原因引起的维生素 A 过多症。食物中维生素 A、硒或含硫氨基酸不足时，则维生素 E 需要量增加。当膳食中多价不饱和脂肪酸含量增加时，维生素 E 的供给量也要相应增加。但大剂量维生素 E 对抗维生素 A 有拮抗作用，易引起视力模糊。

3. **维生素 A 与维生素 C** 维生素 C 对维生素 A 的毒性有拮抗作用，维生素

A 中毒时，应立即停药，给服维生素 C、维生素 B_1 等缓解症状。慢性维生素 A 过多症的病人，维生素 C 代谢加快，需要量增加，应予及时补充。

4. 维生素 E 和维生素 K

（1）治疗肝脏疾病时，两药合用可产生协同作用。

（2）大剂量维生素 E 可减少肠道对维生素 K 的吸收，导致凝血酶原和各种血浆凝血因子的减少而出血。因此大剂量维生素 E 可减弱维生素 K 的止血作用。

5. 维生素 C 和维生素 K_3　两者不能并用口服，亦不能配伍滴注，因两药极性较大，均溶于水，在体液中相遇后便发生氧化还原反应。维生素 C 失去电子被氧化成去氢抗坏血酸；维生素 K_3 得到电子被还原成甲萘二酚；由于结构的改变，两药的作用减低或消失。

6. 维生素 C 和维生素 E　两者合用可使其抗癌作用增加。

7. 维生素 C 和 B 族维生素

（1）维生素 C 可破坏血清及体内贮存的维生素 B_{12}，也可破坏食物中或同时内服的维生素 B_{12}，引起维生素 B_{12} 缺乏症。

（2）维生素 B_1 不宜与维生素 C 配伍静脉注射，因二者合用作用减低。

（3）维生素 C 具有较强的还原性，在碱性溶液中易氧化失效；维生素 B_2 为两性化合物，其氧化性大于还原性；两药在同一溶液中混合可产生氧化还原反应，维生素 C 使维生素 B_2 变成还原型维生素 B_2（二氢核黄素）而失效，故合用可互相减效。

（4）维生素 C 与叶酸两药不能合用，不论是两种注射液相混合，还是同服其片剂，均易发生氧化还原反应，叶酸被还原裂解生成 6 - 甲基蝶啶和 N - 对氨基苯甲酰谷氨酸，特别是在酸性环境中分解更快，从而导致两药疗效均降低。

（5）维生素 C 与维生素 B_5 及维生素 B_6 合用，能纠正过敏反应。

（6）维生素 C 与维生素 B_6 合用可防结石的形成；维生素 C 是体内草酸代谢的前体物质，不需要酶参与即可转化成草酸，而后与钙、镁离子形成草酸盐结晶；而维生素 B_6 可预防以草酸盐为主要成分的尿道结石，故每日服维生素 C 1.0g 以上者，可酌量加服维生素 B_6（一般为 $50 \sim 100$mg/d）以防结石的形成。

（7）维生素 B_3 在溶液中与维生素 C、维生素 B_2、维生素 B_9 等形成复合物，溶解度增加，并有加速维生素 B_1 分解的作用。

8. 维生素 P 与维生素 C　维生素 P 在体内可增强维生素 C 的作用、促进维生素 C 在体内的蓄积；两者合用于治疗出血性疾病有协同作用，可增强疗效。

9. B 族维生素之间

（1）维生素 B_6 与维生素 B_{12} 合用可改善胃肠道对药物的耐受性。维生素 B_6 与 B_3 合用可治疗糙皮病。

（2）维生素 B_3 可致维生素 B_1、维生素 B_2 及胆碱缺乏。

（3）维生素 B_6 与维生素 B_{12} 合用可促进维生素 B_{12} 的吸收，这可能与维生素 B_6 能促进"内因子"分泌有关。但有报告两者合用时易致寻常痤疮恶化或使痤疮皮疹糜烂。

（4）维生素 B_1 注射液除可与其他 B 族维生素及维生素 C 注射液混合注射外，一般不宜与其他药物的注射液、特别呈碱性药物的注射液混合注射。

（5）治疗维生素 B 缺乏症，在给予维生素 B 同时给予泛酸可提高疗效。

总之，维生素 A 与 D，B 与 C 分别有协同作用；而 A 与 B 或 C 则有拮抗作用。如维生素 A 与 D 合用，比单用更能增强机体对感染的抵抗力；维生素 B 与 C 合用比分别单用效果更为明显。维生素 A 过多时，给予复合维生素 B，中毒现象可减轻，若再并用维生素 C 则效果更佳；维生素 B 缺乏症时，给予维生素 A 和 D，则症状更加恶化。

【思考与实践】

1. 维生素 A、B、C、E 与皮肤健美有什么关系？缺乏时可引起哪些症状？
2. 简述维生素之间的相互作用。

第七章

维A酸类

第一节 概 述

维A酸类药物是天然存在的或人工合成的具有维生素A活性的视黄醇（retinol）衍生物，其基本的化学结构一般由三部分组成，即环己烯环（亲脂基）、多烯侧链（烯键）和极性终末基团（羧酸基），改变其中任何一部分即可获得不同的衍生物。维A酸类药物按其发展过程和化学结构特征可分为三代，第一代非芳香维A酸类（分子结构中不含芳香基团，如维A酸、异维A酸、维胺酯等）；第二代单芳香维A酸类（分子结构中含有单个芳香基团，如依曲替酯、依曲替酸、乙基氨甲维A酸等）；第三代多芳香维A酸类（分子结构中含有多个芳香基团，如芳香甲乙酯、阿达帕林、乙炔维A酸乙酯等）。此三代维A酸类药物的疗效顺序为：依曲替酯＞异维A酸＞维A酸；抗乳头瘤作用顺序为：芳香甲乙酯＞依曲替酯＞维A酸＞异维A酸；不良反应顺序为：异维A酸＞维A酸＞依曲替酯＞芳香甲乙酯；治疗指数以维A酸最低，只有0.2；依曲替酯、依曲替酸、芳香甲乙酯、乙炔维A酸乙酯的治疗指数均为2，故系统用药时要警惕它们的毒性和副作用。

一、维A酸类药物共同的药理作用和作用机制

维A酸类药物最早用于肿瘤特别是白血病的治疗，后经研究发现其具有多种生物学活性，如调节表皮增殖、诱导细胞分化、抑制皮肤的角化、抑制皮脂的分泌、维持正常组织生理形态、影响胚胎发育和器官形成、预防和逆转鳞状上皮化生等。下面仅介绍其在皮肤病治疗学和美容药物学方面的作用机制和临床应用。

维A酸类药物的作用是通过胞浆中存在的维A酸（RA）结合蛋白（cellular retinoic acid binding protein，CRABP）和细胞核内一系列维A酸的核受体介导的。

角质形成细胞和成纤维细胞中主要为 CRABP - Ⅱ，黑素细胞和角质形成细胞中存在 CRABP - Ⅰ。维 A 酸的核受体有两大类，即维 A 酸受体（RARs）和维 A 酸 X 受体（RXRs），每类又有不同基因编码的 α、β、γ 三个亚型，RARs 可以与全反式维 A 酸和 9 - 顺维 A 酸结合，而 RXRs 仅与 9 - 顺维 A 酸结合。RARα 分布广泛，几乎见于所有组织，RARβ 主要见于真皮成纤维细胞，RARγ 在人类表皮中表达最多（见于表皮全层、毛囊外毛根鞘、小汗腺和皮脂腺等）。

维 A 酸通过单纯弥散作用进入细胞，与胞浆维 A 酸结合蛋白（CRABP）结合而被运至胞核，与核内 RARs 和 RXRs 结合，RAR 及 RXR 以二聚体形式（异二聚体 RAR/RXR 或同二聚体 RXR/RXR）作为转录调节因子，与靶基因 DNA 上游的 DNA 反应元件（DNA - response element）（RARE/RXRE）结合，从而调控基因的转录和表达，发挥一系列的生物学效应：

1. 调节角质形成细胞的增殖与分化，抑制角化过程 对细胞增殖的影响表现为：细胞增殖的标志物表皮生长因子及其受体（EGF/EGFR）和 AP - 1 转录因子的下调等；对细胞分化的影响表现为：转谷酰胺酶（TGnase - 1）和转移抑制相关因子蛋白（MRP - 8）等的下调。

2. 抗增生、抗肿瘤作用 可抑制肿瘤增生的特征性酶——鸟氨酸脱羧酶的活性，从而起到抗肿瘤、抗增生作用。此作用以他扎罗汀最强，其次为全反式维 A 酸，再其次为阿达帕林、异维 A 酸、依曲替酸。

3. 免疫调节作用 具有辅助抗体产生、抑制淋巴细胞增殖，增加皮肤郎格汉斯细胞数目等细胞和体液免疫调节作用。

4. 抑制皮脂分泌 维 A 酸类药物通过延长皮脂腺基底细胞的成熟过程，而使皮脂腺缩小，皮脂分泌减少。

5. 抗炎作用 通过抑制中性粒细胞和单核细胞的游走、趋化作用以及干扰花生四烯酸的代谢减少炎症介质的产生而发挥抗炎作用。

6. 增白作用 通过减少黑素体输入角质形成细胞和抑制黑素细胞内酪氨酸酶活性而减少黑素的形成，起到增白作用。

7. 角质剥脱作用 可减弱表皮细胞及毛囊漏斗部角质形成细胞间的粘聚力，促进细胞的脱落，同时促进基底细胞的增生。

二、临床应用

1. 银屑病 单独或与其他疗法联合用于治疗各型银屑病，均取得了较好疗效，已成为临床上治疗银屑病不可缺少的治疗药物，口服治疗药物主要有依曲替酯和依曲替酸，外用药主要为他扎罗汀（0.05% ~0.1% 凝胶）和全反式维 A 酸（0.05% ~0.1% 凝胶、霜）。临床疗效一般出现于用药后 2 周，用药 6 ~12 周后皮损可明显消退，联合中效皮质类固醇激素可增强疗效，同时减轻药物的刺激性。

拓展小看板

银屑病俗称牛皮癣，是一种常见的慢性炎症性皮肤病，具有顽固性和复发性的特点。银屑病病理生理的一个重要特点是基底层角质形成细胞进入增生池的较正常明显增多，且细胞增殖加速，由于角质形成细胞过快的通过表皮，使它来不及完全成熟，在组织学上出现角化不全，颗粒层消失。临床上可分为四型：寻常型银屑病、红皮病型银屑病、脓疱型银屑病、关节炎型银屑病。

2. 痤疮 维 A 酸类药物兼有溶解角质、抑制毛囊－皮脂腺导管角化、抑制皮脂分泌、抑制痤疮丙酸杆菌生长和抗炎作用，因此对痤疮有良好的治疗效果。口服维 A 酸类药物适用于各型痤疮，特别是严重的结节、囊肿型痤疮，外用对寻常型痤疮疗效较好。一般外用维 A 酸类药物可在用药的 6 周内减少粉刺形成和减轻炎症反应，其最大效应发生在用药后 3 ~ 4 月，与抗菌药联合应用（一般维 A 酸类药物晚上用 1 次，抗菌药物白天用 1 次）可提高疗效。

3. 角化异常性皮肤病 维 A 酸类药物已广泛用于治疗各种角化异常性皮肤病，如毛囊角化症、鱼鳞病、毛发红糠疹、掌跖角化症等，并均取得了较好的治疗效果。对于掌跖部位的皮损、过度角化的皮损选用药物的浓度可较高，或与皮质类固醇激素、维生素 D 等联合应用，可加强药物的疗效，减少药物的不良反应。

4. 光老化性皮肤病 光损伤引起皮肤组织学明显改变，包括表皮发育不良，真皮弹力纤维退行性变等，维 A 酸类药物是目前唯一能部分改进皮肤光老化症状的药物。外用全反式维 A 酸后引起真皮、表皮以及微血管系统趋于正常，使表皮分化正常以及合成新的结缔组织，最佳疗效需用药 10 个月以上，高浓度作用明显优于低浓度，若与保湿剂和遮光剂合用，效果更佳。使用全反式维 A 酸时，应先从低浓度开始（0.0025%），根据患者的治疗反应情况，过渡到较高浓度（0.05%或0.1%），霜剂刺激性小，使用后皮肤不干燥；凝胶和溶液剂更适合于油性皮肤和生活在较潮湿环境中的患者。方法为每日 1 次，持续8 ~ 12个月，以后可每周用药 2 ~ 3 次，维持疗效。

5. 色素沉着性皮肤病 黄褐斑、日光性黑子、表浅的炎症后色素沉着斑对外用全反式维 A 酸反应好，多选用 0.0025% ~ 0.05%的霜剂或凝胶剂，单用或与氢醌霜、氢化可的松霜合用均可，白天要用宽谱的遮光剂。0.1%阿达帕林、0.05%他扎罗汀和0.3%维胺酯乳膏对治疗黄褐斑和炎症后色素沉着有效。

6. 皮肤肿瘤及癌前病变 维 A 酸类药物可用来预防和治疗多种皮肤恶性肿

瘤，并可使癌前病变消退或逆转，如皮肤鳞状细胞癌、基底细胞癌、皮肤淋巴瘤、皮肤黏膜白斑、日光性角化病和汗管瘤等。

7. 其他 维A酸类药物还可用于治疗斑秃、脂溢性皮炎、酒渣鼻、神经性皮炎等，并有加速创面愈合的作用。

三、不良反应及其防治

1. 口服给药的不良反应及防治

（1）致畸性和胚胎毒性：致畸性和胚胎毒性是维A酸类药物最严重的不良反应，主要影响头部神经嵴和内脏的发育，胚胎毒性表现为流产和死胎，因此服用维A酸类药物的育龄期妇女在治疗前、治疗期间和治疗后的一段时间内应严格避孕，孕妇禁用。

（2）皮肤黏膜反应：皮肤黏膜反应是维A酸类药物最常见的不良反应，主要表现为：皮肤黏膜干燥、瘙痒、唇炎、结膜炎、甲沟炎、脱发等，其发生率和严重程度呈剂量依赖性，停药后上述症状可完全恢复，外用遮光剂、保湿剂或糖皮质激素可缓解上述症状。

（3）肌肉-骨骼系统症状：维A酸类药物大量应用可引起肌肉酸痛、大关节酸痛、僵硬、骨质脱钙、肌肉韧带的异位钙化，对于儿童则致骨骺的过早闭合，影响生长发育，因此儿童及青少年长期应用维A酸类药物时应定时检测身高和脊柱、踝关节等易受累部位的X线检查，13岁以下的青少年最好不口服给药。

（4）肝功能异常：维A酸类药物可使转氨酶（AST、ALT）升高，一般发生在治疗开始后的2~8周，严重持续的肝损害少见，因此用药期间应监测肝功能，肝酶轻度升高可持续用药，当肝酶大于正常上限水平3倍以上时，须立即停药，直至肝酶恢复正常时才可在监护下使用小剂量的维A酸类药物。

（5）血脂升高：维A酸类药物可使血清三酰甘油、胆固醇升高，极低密度脂蛋白（VLDL）、低密度脂蛋白（LDL）含量升高以及高密度脂蛋白（HDL）含量降低。血脂的变化可逆，随着药物剂量的减少和停药，血脂浓度可恢复正常。

（6）其它：维A酸类药物还可引起血小板、白细胞减少，贫血、消化道症状、头痛、头晕等。

2. 外用给药的不良反应及防治

在动物试验中，未发现外用维A酸类药物有致畸性、致突变性和致癌性，在妊娠动物中也未观察到该类药对胎儿的影响，至今为止，对外用维A酸类药物的致畸性如何，尚无确切的定论。即使如此，外用维A酸类药物也应慎重，较公认的方法是：在妊娠的前 3 个月，应严格禁用维 A 酸类药物，在德国外用维 A 酸类药物可以不需要避孕，但在妊娠的过程中均不能外用维 A 酸类药物，在美国，在外用维 A 酸类药物的过程中要严格避孕。

外用维 A 酸类药物特征性的不良反应为局部刺激症状，表现为红斑、脱屑、干燥、瘙痒、烧灼感、刺痛等，严重程度与外用药物浓度、剂量呈正相关，多发生在外用的第一个月，此后逐渐减轻。为减轻局部刺激，可先采用低浓度、小面积治疗，等机体适应后再采用高浓度治疗，并扩大治疗面积，若刺激反应较重，外用糖皮质激素可快速缓解症状，外用保湿剂可使皮肤干燥、脱屑等症状得到缓解；外用时尽量避光，以晚上用较为合适.

四、外用维 A 酸类药物的注意事项

外用维 A 酸类药物时应注意以下几点：①将药物薄薄地涂于受损区，眼、鼻、唇沟和口周禁用，不可一天多次过量使用；②治疗期间要避免在阳光下过多暴露；③涂药后不要用衣物或绷带包扎皮损处；④在清洗干燥后用药（最好在洗澡或洗脸后）。

其它注意事项：妊娠、哺乳期妇女、肝肾功能受损及不可避免要接受强烈日晒的人，均不宜用此类药；切勿与化妆品同用；少用其它药物以免刺激过强；不宜应用于急性皮炎、湿疹等疾病；本类药物的霜剂、凝胶剂应密闭、避光、防潮保存。

第二节　第一代非芳香维 A 酸类

通过改变维 A 酸基本结构中的极性基团（羧酸基）而形成的化合物，其结构中不含芳香基团，称为第一代非芳香维 A 酸类，常用药物有：维 A 酸和异维 A 酸。

维 A 酸

维 A 酸（retinoic acid，RA）即视黄酸，又称全反式维 A 酸（all－trans－retinoic acid，atRA），商品名为：tretinoin。

维 A 酸为维生素 A 在体内的代谢产物，其分子中双键和单键结构的变化，使其极易与多种维 A 酸受体结合，而缺少选择性，故在产生广泛药理作用的同时，不良反应亦较多。

维 A 酸不稳定，易受光、空气、酸碱和氧化剂的影响而发生同分异构变，

部分转变为异维A酸；反之，异维A酸在光作用下亦可部分异构为全反式维A酸，提示这两种化合物倾向于构成同一种几何异构体的转换模式。

【药代动力学】维A酸口服后在小肠吸收，肝内代谢为9－顺维A酸（9－cis RA）和13－顺维A酸（13－cis RA）等，然后与葡萄糖醛酸结合从胆汁排泄，部分从胆汁排泄的代谢产物可被重吸收，形成肝－肠循环。正常人口服50mg后，血药浓度1.5～2.1小时达峰浓度（88～163ng/ml），然后以半衰期1.0～1.8小时的速率直线下降，12小时内恢复到生理浓度。连续服用超过一个月者，药物在机体深部组织有大量潴留。

维A酸外用有少量被皮肤吸收，大面积或长期外用时吸收量增加，维A酸透皮吸收取决于制剂所用的基质，开始迅速弥散入角质层，几分钟后形成储库，再弥散至表皮，缓慢进入真皮，而呈现表皮高浓度，真皮浓度相对较低的陡峭浓度变化梯度。维A酸外用在表皮内部被异构化为9－顺维A酸和13－顺维A酸，也可被细胞色素 P_{450} RA－4氢氧化酶羟化为无活性的4－羟基维A酸。

【药理作用】维A酸可直接与RARs结合，也可在体内被转化为9－顺维A酸后与RXRs结合，而发挥广泛的生物学效应：

1. 调节角质形成细胞的分化过程，抑制过度角化　维A酸能抑制角质形成细胞的终末分化过程，使分化的相关基因表达减少，包括基底角蛋白 K_1 和 K_{10}、loricrin（角细胞壁的主要成分）和filaggrin（它涉及角蛋白丝聚集成巨纤丝的作用）。在活体内用2A处理的皮肤，其最明显的组织学改变为表皮明显增厚，主要是棘细胞和颗粒细胞层数增加，此乃基底细胞增殖增加的结果，也可能是生长因子活性的直接或间接的影响。

2. 增白作用　维A酸可抑制酪氨酸酶活性，减少黑素形成，并抑制黑素小体向角质形成细胞的输入，因此有助于改善雀斑、黄褐斑和光损伤导致的色素过度沉着。

3. 抑制皮脂分泌　维A酸可直接抑制皮脂分泌，并减少皮脂腺大小而影响皮脂腺的活性。

4. 免疫调节作用　维A酸通过作用于机体免疫系统的B、T淋巴细胞、巨噬细胞等而发挥免疫调节作用。

5. 抗炎作用　维A酸可抑制真皮中多形核白细胞的游走、趋化以及干扰花生四烯酸的代谢，减少炎症介质的产生而发挥抗炎作用。

6. 角质剥脱作用　维A酸能减弱角质层的粘聚力，从而损伤了角质层的屏障功能，使皮肤失水增多、脆性增加，造成角质细胞的松解、剥落。随后逐渐恢复出现正常的角质形成细胞、细胞内张力细丝，细胞间桥粒和角化小粒也恢复正常。

7．抗增生作用 维 A 酸能抑制鸟氨酸脱羧酶的活性（此酶在快速增殖正常细胞或肿瘤细胞中活性增强）。公认维 A 酸能诱导急性早幼粒细胞白血病的细胞分化成形态学和功能上均成熟的粒细胞。因此维 A 酸治疗此病能收到非常高的完全缓解率。

【临床应用】

延缓皮肤衰老，防治光老化。慢性日光照射加速了皮肤自然老化的过程。光老化皮肤的临床表现为粗皱纹（coarse wrinkles）、粗糙（roughness）、斑驳状色素沉着（mottle），其组织学改变为真皮含有较多的退变的、结构破坏的弹力纤维，蛋白多糖、氨基葡聚糖增多，胶原纤维减少，表皮棘层增厚或萎缩，角质形成细胞异形及发育不良，黑素细胞增多，郎格罕斯细胞数目减少。用维 A 酸霜治疗能改善临床与病理变化，并可起到预防作用。外用维 A 酸于面部 5～6 年后组织学所见：表皮萎缩和不典型性得到纠正，基底层黑素体密度减低，一个新的胶原带在表皮下将退变的弹性纤维物质推向下方，使氨基葡聚糖减少，新的网状纤维形成。

拓展小看板

维 A 酸治疗痤疮的用法为：先洗面部，15～30 分钟后再涂药。注意避免接触鼻、眼角与黏膜处以减少刺痛。用温和的肥皂洗面，每日不超过 2～3 次。对白而干的皮肤，以及轻症痤疮患者用 0.05% 霜，对白而油皮肤的中症痤疮用 0.01% 胶，对油性皮肤重症患者用 0.025% 胶。治疗头几周可出现红斑与脱屑，必要时可暂停，如果较严重可隔日给药，用药 3～6 周有时突然出现新疹，但至 8～12 周后损害会痊愈。

2．痤疮 维 A 酸是第一个外用治疗痤疮的维 A 酸类药物，其治疗痤疮通过三方面发挥作用：①抑制皮脂分泌；②降低毛囊－皮脂腺导管部角质形成细胞间的粘聚力，促进过度角化细胞的脱落，加速粉刺的溶解和减少新粉刺的形成；③减少或清除皮肤表面与痤疮发生有关的致病菌，减轻病变部位的炎症反应。

3．角化异常性皮肤病 维 A 酸对银屑病、鱼鳞病、毛囊角化症、掌跖角化病等有一定疗效。

另外，维 A 酸对黄褐斑、雀斑、炎症后色素沉着等色素沉着性皮肤病也有一定疗效，与遮光剂或脱色剂（壬二酸、氢醌等）合用可起到协同作用。

【不良反应及其防治】

1．口服给药毒副作用大，表现为头痛、头晕、皮肤黏膜干燥等，可减少剂量或同服谷维素、维生素 B_1、B_6 等以减轻不良反应，另外还可以引起肝功能障碍，因此肝、肾功能不全者慎用。

2．外用给药主要的不良反应为局部刺激症状，如红斑、蜕皮、烧灼感、刺痛等，多发生在用药的第一个月，继续用药可减轻，此反应与外用维A酸的浓度、剂量有关，因此，外用时宜从低浓度开始，最高浓度不超过0.3%，因维A酸有光敏性，外用时应尽量避光，以晚上用为宜。

3．维A酸不宜用于急性皮炎、急性湿疹等疾病。

异维A酸

异维A酸（isotretinoin）即13–顺维A酸（13–cis–retinoic acid，13–cisRA），商品名：Accutane，系维A酸的异构体，为第一代维A酸类药物中疗效较好的药物，其治疗指数为0.5，是维A酸的2.5倍。

【药代动力学】异维A酸口服有明显的首过效应，生物利用度约为25%。口服吸收快，30分钟血中即可测得，2~3小时血药浓度达峰值，消除半衰期为10~20小时，由于存在肝肠循环，血药浓度呈双峰现象，在肝脏氧化代谢，主要代谢产物从尿和胆汁中全部排泄。

异维A酸在血中几乎100%与白蛋白结合，且在肝脏中无蓄积。

【药理作用】

1．抗增生、抗角化作用 异维A酸的抗增生、抗角化作用主要表现为：①调节角质形成细胞的终末分化阶段，使角质形成细胞平均体积减小，而发挥抗角化作用；②降低角质层细胞间的粘聚力，促进过厚的老化角质层的剥脱，促进角质形成细胞的正常角化过程；③减少皮肤多胺的含量，而发挥抗增生作用。

2．抑制皮脂分泌 抑制程度与药物剂量呈正相关，此外停药半年后，皮脂抑制率仍可维持在治疗前的40%~50%。抑制皮脂分泌的机制为：延长皮脂腺基底细胞的成熟过程，使皮脂腺细胞数目减少，皮脂分泌减少。

3．抗炎作用 异维A酸可抑制真皮中中性粒细胞的游走、趋化，并干扰花生四烯酸的代谢，减少炎症介质的产生而减轻炎症反应。

4．免疫调节作用 异维A酸对细胞免疫和体液免疫均有调节作用，能辅助抗体的产生，增强同种异体移植的排斥反应。

【临床应用】异维A酸是临床上治疗痤疮的首选药物，尤其适用于其他疗法无效的重度结节、囊肿型和聚合型痤疮，一般炎症性皮损的消退较粉刺快，脓疱较丘疹、结节消退快，面部较躯干部的皮损消退快。最佳有效剂量为0.5~1.0mg/kg/d，一般治疗6周时皮损开始消退，3~4月疗效更显著，复发率低。但对于躯干部受累的患者，一般较顽固，可用较高剂量（1~2mg/kg/d）的异维A酸治疗。

另外异维A酸对酒渣鼻、革兰阴性菌毛囊炎、角化异常性皮肤病、毛发红糠疹、银屑病等均有一定疗效。

【不良反应及其防治】

1. 皮肤黏膜反应 这是口服异维 A 酸最常见的不良反应，口服剂量越大，发生率越高，此反应出现早且发生率高，但一般停药后可消退。以唇炎最为常见，发生率为 100%，表现为口唇黏膜干燥、皲裂、蜕皮、出血，类似剥脱性皮炎；近 30% ~50% 患者鼻腔黏膜干燥，出血；也可表现为：皮肤黏膜干燥、瘙痒、结膜炎、眼干燥等，尤以过敏体质和干燥症患者明显，戴隐形眼镜者不宜食用或应用本品期间不宜戴隐形眼镜。

2. 肝功能损害及高脂血症 20% 患者可出现肝转氨酶（ALT、AST）升高，1% 可表现为严重的肝损害、脂肪肝等，另外在用药后 2 ~3 月还可引起血三酰甘油、胆固醇的升高，一般可逆，随着药物的减量或停药可恢复正常。因此，在治疗前及治疗期间应监测肝功能和血脂变化，严重的高脂血症、肝、肾功能障碍者禁用。

3. 骨骼系统的变化 异维 A 酸长期口服可致骨质疏松、骨膜与肌腱的异位钙化等，在儿童则可引起骨骺的早期闭锁、骨生长迟缓等，发生率为 20% 左右，因此儿童和青少年应用时应定时监测身高及脊柱、踝关节等部位的 X 线检查。

4. 致畸性和胚胎毒性 这是异维 A 酸最严重的不良反应，致畸作用主要发生在脊椎系统、中枢神经系统和内脏等；胚胎毒性表现为流产和死胎。致畸率高达 25.6%，因此育龄期妇女在治疗期间和停药后 3 ~6 个月应严格避孕，孕妇禁用。

【药物相互作用】

1. 与维生素 A 合用易引起维生素 A 过多综合征。

2. 与四环素合用易出现所谓的"假脑瘤"，表现为颅内压升高、头痛、头晕、视觉障碍等，停药后可恢复。

第三节 第二代单芳香维 A 酸类

第二代单芳香维 A 酸类分子结构中含有单个芳香基团，系改变维 A 酸类化合物中的环己烯环结构而得，代表药物有依曲替酯、依曲替酸、乙基氨甲维 A 酸等。

依曲替酯

依曲替酯（etretinate）即三甲基甲氧苯维 A 酸乙酯，又称阿维 A 酯、银屑灵（中国商品名），英文商品名：tigason，为人工合成的第一个芳香性维 A 酸，目前被认为是单一治疗银屑病的最佳药物之一。

【药代动力学】 依曲替酯吸收较快，1 小时后血浆中即可检出，2 ~ 4 小时血药浓度达峰值，口服生物利用率个体差异较大，约 30% ~ 70%。依曲替酯在体内被酯解为活性代谢产物依曲替酸，二者与血浆蛋白高度结合，结合率高达 98%，前者主要与脂蛋白结合，后者主要与白蛋白结合。

依曲替酯具有高度的亲脂性，易蓄积于脂肪组织，然后以低浓度缓慢释放，单次给药半衰期为 6 ~ 13 小时，长期服用时半衰期很长，可达 80 ~ 120 天，以致在停药后 6 ~ 12 月血中仍可检出，因此重复给药易产生蓄积，发生中毒。

【药理作用】

1. 抗角化作用 依曲替酯的活性代谢产物依曲替酸可抑制皮肤颗粒层葡萄糖 6 - 磷酸脱氢酶活性而调节表皮分化的后期阶段，使角质形成细胞体积变小，而发挥抗角化作用。

2. 免疫调节作用 一般认为依曲替酯低剂量有免疫刺激作用，高剂量有免疫抑制作用。

3. 抗肿瘤作用

【临床应用】

1. 银屑病 各种维 A 酸对银屑病均有效，但以依曲替酯应用最广泛、疗效最佳，为脓疱型和红皮型银屑病的首选药物，特别是脓疱型银屑病对依曲替酯的疗效最好，对于脓疱型银屑病一般先采用较大剂量（0.5 ~ 0.6mg/kg·d），数天内即可见效，数周后皮疹可完全消退，然后给以维持量；对于红皮型银屑病，大剂量依曲替酯所引起的皮肤黏膜不良反应，可能会加重病情，故开始治疗时可从小剂量开始，随着病人耐受力的增加，再逐渐加量；但对于寻常型银屑病疗效往往较差，常与其他疗法如 PUVA、外用糖皮质激素、蒽林等联合应用，以提高疗效，降低毒副作用。

2. 角化异常性皮肤病 依曲替酯对痤疮、鱼鳞病、毛囊角化症、扁平苔癣等均有一定疗效。

3. 其他 依曲替酯还可用于多种皮肤黏膜癌及癌前病变的治疗，如皮肤鳞状细胞癌、基底细胞癌及癌前病变：黏膜白斑、日光性角化症等。

【不良反应及其防治】

依曲替酯的不良反应以皮肤黏膜反应最为常见，部分患者可出现脱发、血脂升高、转氨酶升高、暗视觉减退等。

依曲替酯最严重的不良反应为致畸性和胚胎毒性，加上长期应用消除半衰期长，因此育龄妇女用药期间及停药后 1 年内应绝对严格避孕，孕妇及哺乳期妇女禁用。

依曲替酸

依曲替酸（Etretin Acitritin）即三甲基甲氧苯维 A 酸，又称阿维 A，商品名：veotigason，系依曲替酯在体内的活性代谢产物。

【药代动力学】依曲替酯是依曲替酸的前体药物，依曲替酸是依曲替酯在体内的活性代谢产物，依曲替酸在体内不稳定，可互变为 13－顺依曲替酸。

依曲替酸口服生物利用度个体差异显著，约 20%～90%，与食物同服能改善口服的生物利用率，依曲替酸在血浆中主要与白蛋白结合，与依曲替酯相比，其主要特点为：消除迅速，单次给药半衰期仅为 2 小时，多次给药半衰期为 2～3 天，停药 3 周后完全排出体外，主要经尿和胆汁排泄。

但当体内同时有酒精存在（饮酒）时，依曲替酸可再转变为依曲替酯，储存于脂肪组织中而缓慢释放。

【药理作用及应用】依曲替酸通过调节表皮细胞的增殖与分化，抑制过度角化，调整局部的炎症反应和免疫反应，而主要用于斑块型银屑病和角化异常性皮肤病的治疗，联合其他疗法较单独用药疗效好。对顽固的斑块状银屑病，依曲替酸可与其它的抗银屑病疗法联合使用，如外用皮质类固醇、维生素 D 类药物、蒽林、煤焦油及 PUVA 等。依曲替酸和 PUVA 联合使用可同时减少依曲替酸和 PUVA 的剂量，在降低其不良反应的同时还可提高疗效，另外依曲替酸还可抑制 PUVA 潜在的致癌性。依曲替酸的用量为 20～30mg/d，用 10～15 天后，合用 PUVA，UVA 的总剂量为 30～60J/cm² 时，90% 以上的患者疗效显著，皮损基本消退后，可单独用小剂量依曲替酸（10～15mg/d）维持治疗。需注意的是合并有光敏、慢性 UV 损伤、发育不良痣细胞综合征、日光性角化病等患者不能选择 RA－PUVA 或 PUVA 的治疗方案。

对儿童银屑病使用维 A 酸类药物需慎重，只在病情很重且反复发作的患儿中才用，可联合蒽林、糖皮质激素等治疗方法，注意不能与 PUVA 合用，需观察药物对骨骼系统的影响。

【不良反应及其防治】

1. 致畸性　由于半衰期短，于停药后 1 月便可安全妊娠；孕妇及哺乳期妇女禁用。

2. 肝功能异常、血脂升高等。

第四节 第三代多芳香维 A 酸类

第三代多芳香维 A 酸类分子结构中含有多个芳香基团，系通过改变维 A 酸基本结构中的侧链而得，代表性药物有：芳香甲乙酯、阿达帕林和他扎罗汀等，后二者具有更高的受体选择性，使药物作用的针对性提高，同时减少了不良反应。

阿达帕林

阿达帕林（adapalene）为将维 A 酸结构中的烯键部分直链环化而得到的具有视黄醇样活性的萘甲酸衍生物，其化学性质稳定，对光和氧化剂具有高度稳定性。

【药代动力学】阿达帕林脂溶性高，易溶于皮脂，且多蓄积于毛囊，而非均匀分布于表皮。阿达帕林凝胶外用 15 小时后，其用量的 60% 仍保留在表皮，进入表皮的量约为 3.6%，进入真皮的量约为 0.6%，持续用药 12 周，血浆中未能检出药物，说明阿达帕林局部外用，具有较好的皮肤渗透性，但经皮吸收进入血循环极少。

【药理作用】阿达帕林选择性地与维 A 酸核受体（RAR）的 β 和 γ 亚型结合，尤其与 RARγ 有更强的亲和力，而与 RARα 亲和力很弱，且不与胞浆维 A 酸结合蛋白（CRABPs）结合，最终调节基因的表达与调控，而发挥生理学效应。

阿达帕林外用对轻、中度痤疮特别是多粉刺型及轻度丘疹脓疱型痤疮疗效显著，优于 0.025% 全反式维 A 酸，且起效快，在治疗 1 周后即显示快速而良好的疗效；而对囊肿型和聚合型痤疮疗效较差。阿达帕林还可用于口服药物治疗痤疮停止服药后的维持治疗。

【临床应用】

1. 溶解粉刺、抑制新粉刺的形成 阿达帕林可降低毛囊漏斗部角质形成细胞间的粘聚力，调节毛囊－皮脂腺上皮细胞的增殖和分化，促进粉刺的溶解、排出和减少新粉刺的形成。

2. 抗炎作用 阿达帕林具有较强的抗炎作用，与吲哚美辛和倍他米松相似，强于其他维 A 酸类。

【不良反应及其防治】阿达帕林无光毒性、无过敏反应，外用仅有轻微的刺激反应，较其他维 A 酸类药物轻，主要表现为：红斑、干燥、脱屑、烧灼感等，减少用药次数或停药后可消失，耐受性优于全反式维 A 酸，故病人易于接受。

本药外用无全身吸收，故外用无全身不良反应。

他扎罗汀

他扎罗汀（tazarotene）即乙炔维 A 酸乙酯，商品名：Zorac，为受体选择性的第三代维 A 酸类药物，化学性质稳定，对光和氧化剂高度稳定。

【药代动力学】他扎罗汀局部外用迅速通过角质层进入皮肤各层，10 小时后测得 75% 留在皮肤表面，6% 分布在角质层，2% 分布在表皮和真皮，但经皮吸收进入血循环的量极少，正常皮肤封包 10 小时总的系统吸收量不足 6%，银屑病皮损在非封包条件下全身吸收量低于 1%，局部外用他扎罗汀治疗面部痤疮，血浆浓度 <1ug/L。他扎罗汀在血液及皮肤中迅速被酯酶转化为他扎罗汀酸，再进一步氧化为无活性的亚砜、砜以及更极性化的水溶性代谢产物，然后经尿、粪迅速排出体外。他扎罗汀体内消除迅速，消除半衰期仅 2~18 分钟，他扎罗汀酸消除半衰期为 1~2 小时，无活性代谢产物的消除半衰期为 17~18 小时。他扎罗汀酸与血浆蛋白结合率大于 99%，他扎罗汀有限的透皮吸收以及快速代谢为亲水性形式，防止了它在脂肪组织中的蓄积。

【药理作用】他扎罗汀本身不与 RARs 结合，但其活性代谢产物他扎罗汀酸可选择性与 RARs 结合，与 RARs 各亚型的亲和力强弱为：$\beta > \gamma > \alpha$，而不与维 A 酸 X 受体（RXRs）结合，这种受体选择性可靶向作用于病变组织，使临床疗效显著提高，而不良反应减少。

他扎罗汀主要用于银屑病的治疗，通过三个方面发挥抗银屑病的作用：

1. **抗增生作用**　他扎罗汀可下调银屑病皮损中表皮生长因子受体（EGF - R）、鸟氨酸脱羧酶（ODC）及 AP_1 转录因子的表达而抑制细胞的增殖。

2. **调解细胞分化**　他扎罗汀能下调银屑病皮损中过度表达的细胞分化标志，如谷氨酰胺转移酶（Tgase - K）、巨噬细胞移动抑制因子相关蛋白（MRP - 8）、角蛋白 6、10、16 等，从而使异常分化的角质形成细胞趋于正常化。

3. **抗炎作用**　他扎罗汀能下调银屑病皮损中白细胞介素 - 6（IL - 6）、细胞间黏附分子（ICAM - 1）等炎性标志物的表达。

【临床应用】

1. **银屑病**　他扎罗汀被认为是外用治疗银屑病的理想药物，对轻、中度斑块型银屑病疗效较好，可使症状迅速缓解，促进皮损消退，绝大多数患者用药后第 1 周见效，12 周显峰效，包括肘、膝等严重顽固性损害也有改善，与皮质类固醇制剂联合应用，可提高疗效，延长缓解期，减少复发率，降低不良反应。0.1% 的他扎罗汀治疗银屑病比 0.05% 的起效快，但停药后，缓解期短于后者，因此，在临床上可用高浓度的他扎罗汀快速见效，再以低浓度的他扎罗汀维持疗效。他扎罗汀有部分治疗后效应，一些患者在停药后，疗效持续时间可达 12 周。

2．痤疮 他扎罗汀由于治疗寻常性痤疮安全、有效而且耐受性好，对开放性粉刺的疗效显著高于 0.025% 的全反式维A酸，且起效快，在闭合性粉刺方面两者疗效相同；有研究认为：他扎罗汀与阿达帕林在治疗痤疮方面，二者疗效相当。

3．其他 他扎罗汀对角化异常性皮肤病、脂溢性皮炎等均有一定疗效。

【不良反应及其防治】他扎罗汀为受体选择性维A酸类药物，局部外用吸收入血甚少，且体内清除迅速，故该药不良反应少且轻微，无致畸、致突变作用，但可能会引起胚胎毒性，因此禁用于孕妇，主要不良反应为轻、中度的皮肤刺激性，表现为瘙痒、烧灼感、刺痛、红斑等，呈剂量依赖性，治疗 2~4 周时发生率最高。

他扎罗汀无光毒性、变态反应和接触致敏作用。

芳香甲乙酯

芳香甲乙酯（arotinoid ethylester）即芳香维A酸乙酯，其侧链上含有两个芳香环，作用明显而持久，对银屑病有特效。

【药理作用及应用】芳香甲乙酯具有明显而持久的抗银屑病作用，尤其对银屑病关节炎有特效。其作用机制主要基于芳香甲乙酯能影响核苷酸的转录过程，抑制 DNA 合成和细胞的增殖分化。

芳香甲乙酯治疗银屑病的最低剂量较依曲替酯低 500~1000 倍，每周仅需 0.1~0.4mg，但需长期用药维持 3~4 个月以上疗效才会显著。

【不良反应及其防治】芳香甲乙酯的不良反应主要为皮肤黏膜反应：口、眼干燥、皮肤瘙痒、手足蜕皮等；另外芳香甲乙酯也有致畸性，育龄妇女用药者 2 年内绝对避孕。

维胺酯

维胺酯（retinamidoester）即乙氧羰基苯维生素甲酰胺，化学结构亦属维A酸类，为我国创制药品，能明显抑制角化过程和皮脂分泌，并具有抗炎和抑杀痤疮丙酸杆菌作用。

本品对寻常性痤疮、颜面播散性粟粒狼疮、鱼鳞病和角化异常性疾病都有较好疗效，0.4% 复方霜剂（含地塞米松 0.01%）外搽痤疮患处，不良反应较维A酸小。

【思考与实践】

1. 试述维 A 酸类药物共同的药理作用和不良反应。
2. 三代维 A 酸类药物在结构上各有什么特点？
3. 全反式维 A 酸为什么可以用于治疗痤疮？
4. 依曲替酯和依曲替酸均可由于治疗银屑病，各有何特点？
5. 阿达帕林治疗痤疮的主要机制是什么？
6. 他扎罗汀为什么可以用于治疗银屑病？

第八章

抗过敏药和抗炎药

变态反应是指人体与异物抗原物质接触后发生的不正常免疫反应，常导致生理功能紊乱或组织的损伤。在各种变态反应性疾患中，以过敏性皮肤病、食物、药物、化妆品过敏、支气管哮喘等较为多见。随着工业经济的发展，生态环境的改变，以及人类物质生活的日益丰富而日趋增多，严重影响着人们的身体健康和整体美感，因此抗过敏药和抗炎药在美容药物中占有着重要地位。其通过抗组胺、抑制炎症介质释放、减轻和缓解炎症反应而发挥抗过敏和抗炎作用；而类固醇类药物通过阻止炎症细胞向炎症部位趋化，抑制炎性因子的释放、抑制 T、B 淋巴细胞的增生和分泌等作用也具有强大的抗炎作用和免疫抑制作用，但因其不良反应严重，全身用药时应慎重，其外用制剂不良反应相对较少，疗效显著，应用较广泛。

第一节 抗过敏药

一、抗组胺药

组胺受体阻断药习惯上称之为抗组胺药。本类药物大多数具有组胺的乙基胺结构，是一类能竞争组胺受体而拮抗组胺效应的药物。目前临床应用的抗组胺药可分为 H_1 受体阻断药（H_1 – receptor antagonists）和 H_2 受体阻断药（H_2 – receptor antagonists）。前者是治疗皮肤黏膜变态反应性疾病的主要药物。后者是一类治疗消化性溃疡病的药物。但近年来发现 H_2 受体阻断药对某些变态反应性疾病如荨麻疹等过敏性疾病，与 H_1 受体阻断药合用时可产生协同作用。

（一）H_1 受体阻断药

H_1 受体阻断药按化学结构可分为乙醇胺类、吩噻嗪类、乙二胺类、烷基胺类、哌嗪类等。在临床应用中，抗组胺药又分为传统的第一代和新的第二代及第三代。第一代 H_1 受体阻断药，如苯海拉明、异丙嗪等，具有安全、有效、价廉等优点，但对中枢却有明显的抑制作用，用药后易出现嗜睡、困倦、头晕等不良反应。第二代 H_1 受体阻断药则很少有中枢抑制作用。

【体内过程】 口服或注射给药吸收迅速而完全，有些药物若配制成乳剂或膏剂也可局部应用，主要经肝脏代谢和肾脏排泄。第一代 H_1 受体阻断药是中心带有强碱性基团的亲脂性药物，在生理 PH 条件下，容易透过血 – 脑脊液屏障。而大多数第二代 H_1 受体阻断药是酸、碱两性化合物，不容易透过血 – 脑脊液屏障进入中枢，故对中枢无抑制作用。传统的第一代 H_1 受体阻断药半衰期短，持续作用时间短，一次给药可维持 3~6 小时。而第二代 H_1 受体阻断药在体内代谢速度较慢，作用维持时间比第一代长。多数第二代 H_1 受体阻断药只需每日给药 1 次或 2 次口服。抗组胺药的安全范围和治疗效果存在很大差异。肝功能较差的病人或超剂量服用，或同时合用其他药物，如康唑类抗真菌药、大环内酯类抗生素等，可造成抗组胺药物的蓄积。有些抗组胺药还可诱导肝药酶，由此促进自身或其他药物代谢。

【药理作用】

1. 抗组胺作用 H_1 受体阻断药可与组胺竞争靶细胞上的 H_1 受体，使组胺不能和 H_1 受体结合，从而发挥拮抗组胺的作用。其主要对组胺引起的三重反应及支气管、胃肠平滑肌的痉挛性收缩有明显的拮抗作用；对组胺直接引起的局部毛细血管扩张和通透性增加也有很强的抑制作用；对组胺引起的血管扩张和血压下降等仅有部分拮抗作用。

2. 抗炎作用 近年研究发现，第二代抗组胺药特非那定、氯雷他定、西替利嗪等在抗 I 型变态反应时，除了通过阻断 H_1 受体抗组胺作用外，还可抑制炎症反应细胞的游走及趋化性激活作用，减少致炎介质释放、抑制黏附分子的表达，抑制 5 – 脂氧酶而减少白三烯（LTC_4 和 LTB_4）的产生，从而抑制变态反应所引起的炎症。

3. 中枢作用 第一代 H_1 受体阻断药如苯海拉明、异丙嗪等因易透过血 – 脑脊液屏障，阻断中枢神经系统（CNS）的 H_1 受体，产生明显的中枢抑制作用，表现为镇静、催眠、疲乏等。第二代抗组胺药，如阿司咪唑、特非那定、氯雷他定、西替利嗪等不易透过血 – 脑脊液屏障，对中枢无抑制作用。

4. 其他作用 ①抗胆碱作用：抑制腺体分泌，表现为口、鼻干燥等；②局部麻醉作用：与阻断细胞膜 Na^+ 通道有关；③止吐作用：与阻断中枢 D_2 受体有关，以吩噻嗪类抗组胺药作用明显；④抗晕动、抗震颤麻痹等作用：与中枢抗胆碱作用有关。

【临床应用】

1. **变态反应性疾病** ①本类药物对以组胺释放为主的皮肤黏膜的变态反应疾病疗效较好，如荨麻疹、过敏性湿疹、过敏性药疹、昆虫叮咬伤所致的皮肤瘙痒、水肿以及血管神经性水肿等。②在呼吸道过敏反应中，对过敏性鼻黏膜炎（尤以第二代抗组胺药）有较高疗效，可迅速缓解过敏性鼻黏膜炎所表现的喷嚏、鼻溢和瘙痒，可作为首选药物；对于过敏性支气管炎治疗效果不佳，因为哮喘的发生除了组胺外，还有其他介质参与，另外，抗组胺药在支气管的分布也较少，故只作为过敏性哮喘的辅助治疗。③对喉头水肿和过敏性休克无效，过敏性休克时必须用肾上腺素和糖皮质激素治疗。

拓展小看板

变态反应是指人体与异物抗原物质接触后发生的不正常免疫反应，常导致生理功能紊乱或组织的损伤，分为四个类型，分别称为 Ⅰ、Ⅱ、Ⅲ、Ⅳ型变态反应。

当皮肤或黏膜接触某些致敏物质后，可发生变态反应性皮肤病，主要表现为：皮肤红斑、丘疹、水疱糜烂，有瘙痒和痛感。

2. **预防晕动病及止吐** 第一代 H_1 受体阻断药苯海拉明和异丙嗪有较强的镇吐作用，可用于晕动病、放射病引起的呕吐，但预防晕动病的疗效不如东莨菪碱。

3. **镇静及催眠** 苯海拉明和异丙嗪可用于过敏时皮肤瘙痒而致的失眠。某些吩噻嗪类抗组胺药，如异丙嗪具有明显镇静作用，增强全身和局部麻醉药、催眠药、镇痛药的作用，与氯丙嗪、盐酸哌替啶配伍用于人工冬眠。

【不良反应】

1. **中枢抑制作用** 以第一代抗组胺药表现明显，如苯海拉明、异丙嗪等，主要表现有嗜睡、头晕、乏力等，故用药期间应避免驾驶车、船及高空作业、或从事精密仪器操作等。第二代抗组胺药如特非那定、阿司咪唑、西替利嗪、阿伐斯汀等无或只有轻微的困倦感。

2. **消化道反应** 表现为口干、厌食、恶心、呕吐、腹部不适等消化道反应，主要与抗组胺药物的抗胆碱作用有关。

3. **心脏毒性反应** 是近年来引起人们关注的问题。第二代抗组胺药特非那定和阿司咪唑可在心脏蓄积，延长动作电位时程和 Q-T 间期，可触发早后除极，导致心脏毒性反应，以特非那定和阿司咪唑报告为多，不少病例发生于应用酮康唑类抗真菌药及大环内酯类抗生素的同时。因相互竞争肝药酶而导致药物蓄积，增加心脏的毒性。故临床上使用这类抗组胺药时不可超剂量和长期使用；同时还应避免与酮康唑类抗真菌药和大环内酯类抗生素同时使用。

4．其他反应 偶见粒细胞减少及溶血性贫血；抗组胺药有时也可引起皮疹、水肿等过敏反应；阿司咪唑禁用于孕妇及哺乳期妇女。

常用 H_1 受体阻断药的药理作用和临床应用特点比较见表 8－1

表 8－1 表 8－1 常用 H_1 受体阻断药的比较

药 物	持续时间（h）	镇静作用	药理作用特点	主要应用	成人单次剂量（mg）
乙醇胺类：					
苯海拉明	4－6	＋＋＋	有抗毒蕈碱样作用	皮肤黏膜过敏、晕动病	25－50
茶苯海明	4－6	＋＋＋	同上		25－50
吩噻嗪类：					
异丙嗪	6－12	＋＋＋	有明显抗毒蕈碱样作用及止吐作用	皮肤黏膜过敏、晕动病	12.5－50
乙二胺类：					
曲吡那敏	4－6	＋＋	抗组胺作用强	皮肤黏膜过敏	25－50
烷基胺类：					
氯苯那敏	4－6	＋	抗组胺作用强，嗜睡作用较轻	皮肤黏膜过敏	4
其他类：					
阿司咪唑	10（d）	－	抗组胺作用强	皮肤黏膜过敏	10
特非那定	12	－	抗组胺作用强无抗毒蕈碱样作用	皮肤黏膜过敏	60
氯雷他定	3	＋＋	抗组胺和抗毒蕈碱样作用	皮肤黏膜过敏偏头痛	4

（二） H_2 受体阻断药

H_2 受体阻断药大多都含有与组胺相似的咪唑环和长而复杂的支链。目前应用临床的 H_2 受体阻断药有几十种。其主要药理作用是选择性阻断胃壁细胞的 H_2 受体，拮抗组胺或其它因素引起的胃酸分泌，用于治疗消化性溃疡，促进溃疡愈合。近年来发现 H_2 受体阻断药，除较强的抑制胃液分泌作用外，并能通过多种途径抑制速发型过敏反应。也能抑制细胞免疫功能和迟发型过敏反应，如与 H_1

受体联合应用，有协同作用。

西咪替丁

【体内过程】西咪替丁（甲氰咪胍，胃泰美 cimetidine）口服吸收快，生物利用度约为70%，30分钟即可达有效血药浓度，90分钟达到高峰，$t_{\frac{1}{2}}$为2小时，单次剂量作用约持续4小时，广泛分布于全身组织，可透过胎盘屏障进入胎儿循环。主要经肾脏排泄，44%～70%为原型药，慢性肾功能不全时，$t_{\frac{1}{2}}$明显延长，应注意调整剂量。

【药理作用】

1. 抑制胃酸分泌 竞争性阻断 H_2 受体，可明显抑制因食物、组胺和胃泌素刺激所引起的胃酸分泌，使分泌量和酸度降低。减轻患者疼痛和抗酸药用量，促进溃疡愈合。

2. 增强免疫功能 近年来发现该药有增强机体免疫功能，抑制肿瘤生长，抑制病毒生长等作用。此外还有轻度抗雄激素作用和止痒作用。

【临床应用】适用于治疗胃和十二肠溃疡及上消化道出血，还可用于治疗荨麻疹、寻常痤疮、各种瘙痒症、妇女多毛症、带状疱疹以及其它疱疹性感染等。缺点是停药后复发率高，采取大剂量、长疗程或反复足量短期疗法可显著增加治愈率。

【不良反应及其防治】

有消化道反应，表现口干、口苦、腹泻或便秘；偶见肝、肾功能受损及可逆性的中性粒细胞和血小板减少，偶尔也可引起溶血性贫血；中枢神经系统偶见眩晕、头痛、言语不清、幻觉、妄想等症状；因有抗雄激素作用，可引起男性乳房发育、女性病人溢乳。也可出现性功能减退、阳痿等，停药后可恢复。

雷尼替丁

【体内过程】雷尼替丁（呋喃硝胺，ranitidine），口服易吸收，0.5～1小时血药浓度达高峰，持续12小时。大部分以原型随尿液排泄。

【药理作用及临床应用】本品为一种结构中不具有组胺咪唑环的强效 H_2 受体阻断药。阻断 H_2 受体作用比西咪替丁强5～8倍。主要治疗胃、十二指肠溃疡、反流性食管炎、上消化道出血。与组胺 H_1 受体阻断药合用治疗荨麻疹等过敏性疾病。

【不良反应】常规剂量副作用发生率低、比较安全。个别患者对本品高度过敏，表现为气促、喘息，暴发性痒性皮疹等，对本品过敏者禁用；少数病人可出现精神症状及男子性功能障碍；孕妇和婴幼儿应慎用。注射部位有时出现瘙痒。

法莫替丁

【药理作用及临床应用】 新型 H_2 受体阻断药。作用比西咪替丁强 $10 \sim 148$ 倍。该药安全范围大，与 H_2 受体阻断药联合使用，治疗荨麻疹等过敏性皮肤病。

【不良反应】 偶见皮疹、荨麻疹、腹泻、便秘、口渴、恶心、呕吐等副作用，有药物过敏史、肾脏疾病者及孕妇慎用。

（三）其它

酮替芬

【药理作用及临床应用】 酮替分（甲哌噻庚酮，ketotifen）为一种新的强效抗过敏药，具有很强的 H_1 受体阻断作用，既能抑制肥大细胞释放过敏介质，又能抑制嗜碱性粒细胞和中性粒细胞释放组胺、慢反应物质及其它活性介质；能抑制血小板活化因子所致的呼吸道敏感性增强。对 H_2 受体阻断作用比氯苯那敏强 10 倍。

用于各型哮喘的防治，对喘息型支气管炎有较好的疗效，也可用于治疗过敏性鼻炎、过敏性皮炎、荨麻疹及湿疹等。

【不良反应及其防治】 副作用轻微，可有口干、头晕、乏力、嗜睡等症，驾驶员、高空作业者不宜应用。时有皮疹、水肿、恶心、呕吐、便秘、碱性磷酸酶升高、体重增加等。

本品配成滴鼻液、滴眼液局部应用时可有刺激感，可引起鼻腔干燥、结膜充血、过敏性睑缘炎、睑皮炎等。

二、抗 5 - 羟色胺药

赛庚啶

【药理作用及临床应用】 赛庚啶（二苯环庚啶，cyproheptadine）为 H_1 受体阻断药，作用强度较氯苯那敏、异丙嗪强，并具有轻、中度的抗 5 - 羟色胺作用和抗胆碱作用。此外尚有刺激食欲、降低血糖和轻微的镇静作用。

用于荨麻疹、过敏性和接触性皮炎、湿疹、瘙痒性皮肤病、鼻炎、偏头痛、支气管哮喘的治疗，对库欣病、肢端肥大病也有一定疗效。

【不良反应及其防治】 有嗜睡、头晕、乏力、口干、恶心、体重增加等副作用；过量可引起精神错乱和共济失调，青光眼、幽门梗阻、尿潴留症、新生儿及早产儿禁用。驾驶员、高空作业者慎用。

苯噻啶

【**药理作用及临床应用**】苯噻啶（pizotifen）为 5 - 羟色胺拮抗剂，并有抗组胺及较弱的抗胆碱作用，化学结构类似赛庚啶，临床主要用于治疗偏头痛，能减轻甚至完全缓解偏头痛的发作。也可用于治疗血管神经性水肿、急慢性荨麻疹、皮肤划痕症及红斑性肢痛症等。

【**不良反应及其防治**】常见嗜睡、口干、乏力、食欲增加等症，偶见恶心、头晕、面红、肌肉疼痛等，服药 1～2 周后，若继续服用可自行消失。青光眼、前列腺肥大者禁用。机动车驾驶员、高空作业者慎用或遵医嘱。

三、过敏介质阻释药

色甘酸钠

【**体内过程**】色甘酸钠（咽泰，sodium cromoglicate）口服吸收很少（仅吸收 1% 左右），粉雾吸入时只有约 8% 被肺组织吸收，吸收后不被代谢，以原型经尿或胆汁排泄，半衰期约 1～1.5 小时。由于在胃肠道吸收极少，口服或灌肠可在胃肠道维持较高浓度，发挥局部抗过敏作用。

【**药理作用及临床应用**】本药能稳定肥大细胞膜，阻止其释放过敏介质。目前认为本品可能在肥大细胞的细胞膜外侧的钙通道部位与 Ca^{2+} 形成复合物，加速钙通道关闭，抑制钙离子内流，从而阻止肥大细胞脱颗粒释放过敏介质，同时可抑制反射性支气管痉挛、抑制嗜酸性粒细胞等炎症细胞的激活、抑制非特异性支气管高反应性，从而保护由不同刺激诱发的气道痉挛性收缩。

适用于预防各型哮喘的发作，也可用于坏疽性脓皮病、异位性皮炎、过敏性湿疹、皮肤瘙痒、色素性荨麻疹、胃肠道变态反应及系统性肥大细胞增生病。对枯草热、过敏性鼻炎疗效显著，迅速缓解症状。

【**不良反应及其防治**】因刺激作用可有口干、咽喉干痒、发呛、咳嗽等症状，偶见皮疹、荨麻疹等。对乳糖、乳或乳制品有过敏史者对本品可能过敏。肝肾功能不全者及孕妇慎用。

肉桂氨茴酸

【**药理作用及临床应用**】肉桂氨茴酸（曲尼司特，tranilast）为新型抗过敏药，通过稳定肥大细胞和嗜碱性粒细胞的细胞膜，阻止其脱颗粒，抑制组胺、5 - 羟色胺等过敏反应介质的释放。口服后 30～60 分钟达最大效应；静注 5 分钟可达最大效应，也可抑制局部过敏反应。临床用于防治过敏性皮炎及特异性皮炎等，也可用于治疗痤疮、瘢痕疙瘩、荨麻疹、银屑病等。

【不良反应及其防治】偶见食欲不振、恶心、呕吐、腹痛腹泻等胃肠道反应；偶见头痛、嗜睡及皮疹等。

第二节　抗炎药

在医学美容领域应用的抗炎药主要是消除炎症的局部症状。抗炎药主要分为甾体类抗炎药和非甾体类抗炎药，甾体类抗炎药包括糖皮质激素类等，非甾体类类固醇抗炎药包括抗组胺药、抗 5 - 羟色胺药、抗激肽药等。

一、非甾体类抗炎药

本类抗炎药具有解热、镇痛和抗炎作用主要用于炎症免疫性疾病的对症治疗，该类药只能治标，不能治本，不能消除致炎的基本原因，对疾病的基本过程无影响，不阻止疾病的继续发展。本节介绍的主要是一些美容皮肤科常见的外用制剂。

丁苯羟酸

丁苯羟酸（丁苯乙肟、皮炎灵、bufexamac）为针状结晶，几乎不溶解于水。

【药理作用及临床应用】本品为非甾体抗炎镇痛药。抗炎作用强于乙酰水杨酸而弱于保泰松，除抗炎、镇痛作用外，尚有一定的抑菌作用，且不影响组织修复。

口服或外用治疗急慢性湿疹、接触性皮炎、皮肤瘙痒症、银屑病、神经性皮炎、掌指角化病等，疗效良好；同时对婴儿湿疹、念珠菌感染等症也有疗效；用于带状疱疹病时可缓解疼痛，同时促进水疱收敛和表皮形成。

【不良反应及其防治】口服刺激胃肠道，消化道溃疡病患者及肝病患者禁用，外用时偶有红斑、肿胀、皮肤干燥、刺激等症状。但无糖皮质激素类抗炎药的不良反应。

抗炎松

抗炎松（乙酰水杨酸妊娠烯醇酮，antiflamisone，pregnolon）为白色结晶粉末，不溶于水而易溶于乙醇和乙醚。

【药理作用及临床应用】本品系由一分子妊娠烯醇酮与一分子乙酰水杨酸缩合而成。前者具有抗炎、抗风湿作用，后者具有解热、镇痛、抗炎、抗风湿作用。皮肤科可用于治疗过敏性皮炎等。

【不良反应及其防治】本品外用无明显不良反应。

皮考布洛芬

【药理作用及临床应用】皮考布洛芬（iuprfen，piconol）外用本药具有镇痛、抗炎作用，效果良好，无糖皮质激素外用药的不良反应。

用于治疗皮炎、湿疹、带状疱疹、酒渣样皮炎、口周皮炎等。

【不良反应及其防治】长期反复使用有时会出现过敏现象，应予停药；偶见局部刺激、发痒、发红；禁涂敷眼部区域。

乙氧苯柳胺

乙氧苯柳胺（艾迪特，etofesalamide）临床上外用其软膏剂（etofesalalmide ointment），为乳剂型基质的白色软膏。

【体内过程】静脉注射了^{3}H 标记的乙氧苯柳胺主要经肝脏代谢，其代谢产物为水杨酸，自体内清除速度较快。经皮肤涂擦用药，用大剂量（1g，4g）软膏分别涂于 4cm×4cm 和 8cm×8cm 皮肤后，血浆中能很快测出药物，且浓度迅速升高。1.5 小时可达峰值。由于是膏质，药物可以逐渐释放并由皮肤吸收，故药物的吸收可呈持续性，逐渐减慢，血药浓度也于 6 小时后逐渐减低。皮肤涂擦给药时，其排泄方式和静脉注射给药排泄方式相似。

【药理作用及临床应用】

1. **抗炎作用**　本品局部外涂时能抑制由炎症介质如组胺、前列腺素（PGs）和 5 - 羟色胺（5 - HT）等引起的炎症反应，降低毛细血管通透性，减轻炎症渗出、肿痛。也可抑制肥大细胞释放组胺。对炎性增殖过程中肉芽组织增生有明显抑制作用。

2. **抗过敏作用**　本品为非甾体抗炎、抗过敏药物对多种变态反应（Ⅰ、Ⅲ、Ⅳ 型）都有明显的抑制作用。

3. **抗菌作用**　本品对痤疮丙酸杆菌感染具有一定疗效且安全范围大，不良反应发生率较低，使用过程中无光毒性和诱发染色体畸变的作用。最低抑菌浓度（MIC）为 62.5 μg/ml。

适用于治疗慢性湿疹、神经性皮炎和寻常性痤疮等。局部外用，一般每日 3 次，每次用量按皮损大小调整，常用量每次涂敷软膏 0.25～2g，慢性湿疹 4 周为 1 疗程，神经皮炎 2 周为 1 疗程，可连续 2 个疗程，或遵医嘱。

【不良反应及其防治】外用无明显不良反应，个别患者局部有痒、红、灼热、脱屑以及接触性皮炎。

吲哚美辛

【药理作用及临床应用】吲哚美辛（消炎痛，indomethacin）是最强的环氧酶（cyclo—oxygenase COX）抑制剂之一。具有明显的抗炎、止痛和解热作用。同时还能抑制白细胞向炎症组织的趋化。对磷酸二酯酶具强效的抑制作用，使细胞内 cAMP 水平增高，从而抑制肥大细胞和多核白细胞功能。抗炎作用比阿司匹林强，但不良反应多，用于对其他药物不能耐受或疗效不显著的风湿性关节炎、类风湿性关节炎、强直性脊柱炎等，外用治疗皮肤炎症、可部分缓解或消除炎症反应。也适用于晒伤的防治。

【不良反应及其防治】不良反应多而严重，反应多与剂量过大有关。胃肠反应表现为恶心、呕吐、胃烧灼感、诱发加重溃疡、偶见穿孔、出血；神经系统反应有头痛、头晕、嗜睡、偶有精神失常；对造血系统可致粒细胞减少、血小板减少，偶有再生障碍性贫血。外用制剂尚未发现明显不良反应。

氟灭酸丁酯

【药理作用及临床应用】氟灭酸丁酯（butyl flufenamate）外用消炎镇痛剂。具有抑制血管通透性、抑制急性炎症和紫外线红斑、抑制肉芽增生等作用，用药后经皮肤吸收，并大部分潴留在浅表皮肤中、其中约 95% 以原型存在，临床用于治疗湿疹、过敏性皮炎、带状疱疹等。本品 5% 浓度与 0.12% 戊酸倍他米松制剂的疗效强度大致相同，但没有糖皮质激素外用时的不良反应。

【不良反应及其防治】偶有过敏反应发生。应注意停药后有反跳现象。用药时要注意勿入眼内。

二、甾体类抗炎药

肾上腺皮质激素

肾上腺皮质激素（adrenocortical hormones）分为糖皮质激素（glucocorticoids）和盐皮质激素（mineralocorticoids）。糖皮质激素作用广泛而复杂、在医疗美容方面，可用其外用制剂治疗多种影响美容的皮肤疾病。

【体内过程】口服、注射均可吸收，口服可的松、氢化可的松吸收快而完全，1～2 小时血药浓度达峰值，一次用药作用可维持 8～12 小时。该类药物也可从皮肤、眼结膜等局部吸收，大量可致全身作用。人体不同部位的皮肤，对氢化可的松吸收程度也存有一定差异。吸收入血后的氢化可的松约有 90% 与血浆蛋白结合，其中大部分与皮质激素转运蛋白结合，小部分与血浆蛋白结合。肝、肾疾患时，血浆皮质激素转运蛋白含量减少，游离型激素药物浓度增大，作用增强，易发生不良反应。

【药理作用及临床应用】

1. 抗炎作用 糖皮质激素对各种原因所致的炎症以及各种类型炎症的不同阶段均有强大的抗炎作用。对急性炎症可降低毛细血管通透性、减轻充血、渗出、水肿、白细胞浸润及吞噬反应，从而缓解急性炎症的红、肿、热、痛和机能障碍；对慢性炎症，可抑制肉芽组织增生，减轻炎症所造成的粘连和瘢痕形成。但炎症反应是机体的一种防御功能，炎症后期的反应更是组织修复的主要过程。因此糖皮质激素在抑制炎症的同时，也降低了机体的防御功能，可致感染扩散，延缓伤口愈合。

2. 免疫抑制作用 对免疫反应的许多环节均有抑制作用。能抑制巨噬细胞对抗原的吞噬和处理；干扰淋巴细胞的识别并阻断淋巴细胞的增殖；加速淋巴细胞破坏解体；对人体能促进淋巴细胞移行至血管外，引起淋巴细胞数量和分布发生明显变化，而使参与免疫过程的淋巴细胞大为减少。糖皮质激素小剂量抑制细胞免疫，大剂量才能抑制体液免疫。该类药物对一系列的自身免疫性疾病和过敏性疾病可迅速缓解或消除症状，但多数不持久，停药后易复发。临床上用于自身免疫性疾病和过敏性疾病，如风湿热、全身性红斑狼疮、皮肌炎、肾病综合征、过敏性皮炎、血清病、荨麻疹、血管神经性水肿等。

3. 其他作用 糖皮质激素还有抗毒、抗休克作用、对心血管系统、中枢神经系统、血液和造血系统等都有一定的影响。美容方面，外用可以治疗女子颜面黑皮病、慢性单纯性苔藓、日光性皮炎、痒疹、湿疹、秃发（斑秃和全秃）、瘢痕（增生性瘢痕和瘢痕疙瘩）等。

【不良反应及其防治】

激素外用时，可引起伴有毛细血管扩张的皮肤萎缩、色素沉着与多毛，也可引起撤药性脓疱疹、痤疮，激素依赖性皮炎，诱发加重细菌、真菌感染等。

【禁忌证】 凡患有严重精神病和癫痫病者，活动性溃疡、新近胃肠手术、骨折、严重高血压、糖尿病、孕妇、皮肤结核和皮肤病毒感染（单纯疱疹、水痘等）者，禁用糖皮质激素。

醋酸氢化可的松

醋酸氢化可的松（hydrocortisoni acetas）糖皮质激素类药物，有影响糖代谢、抗炎、抗过敏、抗毒、抗休克等作用。皮肤科可用于治疗结节性痒疹、扁平苔藓等。霜剂外涂可用于过敏性或脂溢性皮炎、瘙痒症等。

醋酸泼尼松龙

醋酸泼尼松龙（prednisoloni acetas）为中效糖皮质激素类药。具有抗炎、抗过敏、抗毒、抗恶性淋巴组织疾病等作用。用于结缔组织病、结节性动脉周围炎、荨麻疹、接触性皮炎、过敏性皮炎、剥脱性皮炎等症的治疗。局部注射药物效应可维持1周以上，药物浓度高、作用强。

氟轻松

氟轻松（肤轻松，fluocinolone acetonide）为抗炎作用较强的糖皮质激素，抗炎作用是氢化可的松的40倍，但钠潴留作用明显，故仅适于外用，对皮肤、黏膜的炎症、瘙痒及皮肤过敏等均有较好疗效，能够止痒、消炎、抑制渗出与表皮增殖的作用。主要用于皮肤瘙痒症、湿疹、神经性皮炎、接触性皮炎、银屑病、盘状红斑狼疮、扁平苔藓及日光性皮炎等。

【思考与实践】

1. 列表比较常用 H_1 受体阻断药的作用特点。

2. 为什么苯海拉明对皮肤黏膜变态反应性疾病疗效好，而对支气管哮喘疗效差？

第九章

生物制剂

伴随人类进入 21 世纪，生物技术也进入了一个高科技时代，生物制品药物的开发研究与产业化得到了飞速发展，并且越来越多的被应用于医疗美容专业、目前用于美容的生物制剂主要有细胞因子、核酸类、酶类及其他提取物等。

第一节　细胞因子

细胞因子是体细胞产生的一系列高活性、多功能的、蛋白质或糖蛋白，是体内细胞间信息交流的物质，它们介导细胞间的相互应答，促进和调节细胞的分化、增殖、活化和效应功能的表达。在机体生长发育、免疫应答、炎症等方面起着重要的作用。淋巴细胞和单核细胞的细胞因子首先被发现，他们分别被称为淋巴因子和单核因子。细胞因子在医学领域目前研究进展很快，到目前为止，已经研究发现的细胞因子有数十种之多，重要的细胞因子包括：干扰素（IFN_α，IFN_β，IFN_γ），白细胞介素（IL-1～IL-18），表皮生长因子（EGF），碱性成纤维细胞生长因子（FGF），转化生长因子类，集落刺激因子（CSF）等。

拓展小看板

生物制品是以微生物、寄生虫、动物毒素、生物组织作为起始材料，采用生物学工艺或分离纯化技术制备，用生物技术和分析技术控制中间产物和成品质量所制成的生物活性制剂，根据所采用的材料、方法不同，生物制品一般分以下几类：

① 细菌性疫苗；② 人病毒性疫苗；③ 类毒素；④ 抗毒素和免疫血清；⑤ 血液制剂；⑥ 组织和细胞制剂；⑦ 基因工程制剂

干扰素

干扰素（interferon，IFN）为一类小分子糖蛋白，具有干扰病毒感染和复制的能力故称为干扰素。根据细胞来源和抗原特异性不同，可将干扰素分为三型，即：白细胞干扰素（IFN-α），成纤维细胞干扰素（IFN-β），T淋巴细胞干扰素（IFN-γ）三种类型。现采取DNA重组技术生产纯干扰素。

【体内过程】干扰素口服不吸收，静注消失快、扩散差，可肌内、皮下注射，局部注射及外用。肌内或皮下注射IFN-α，80%被吸收，4~8小时达到血药峰浓度。一次静脉注射IFN-α，IFN-β，IFN-γ后血浆$t_{\frac{1}{2}}$分别为2小时、1小时、0.5小时，不易通过血-脑脊液屏障，在肝、肾代谢微量经尿排泄。

【药理作用及临床应用】

1. 抗病毒作用　干扰素主要通过与目标细胞（即干扰素敏感细胞）表面上的受体结合，使细胞内抗病毒蛋白基因得以激活，继而合成多种抗病毒蛋白，选择性地抑制病毒的mRNA与宿主细胞核蛋白结合，从而影响病毒蛋白质合成而发挥抗病毒作用。具有广谱抗病毒作用。即所有RNA病毒及DNA病毒均有抑制作用。同时干扰素还能使目标细胞抑制病毒的脱壳、DNA复制以及mRNA转录，但却不影响宿主细胞mRNA与核糖体的结合，故对人毒性小。临床上可用于治疗多种病毒感染性疾病，包括慢性乙型肝炎、非甲非乙型肝炎、水痘、流感、带状疱疹、病毒性角膜炎、扁平疣、寻常疣、尖锐湿疣等。

2. 免疫调节作用、抗肿瘤作用　干扰素具有广谱抗恶性肿瘤活性，尤其对血源性恶性肿瘤疗效较好，三类干扰素之间有协同作用，与抗癌药之间也有协同作用。

近年来研究报道干扰素还具有抑制胶原蛋白mRNA的转录及IL-4介导的IgE的合成，临床上可用于治疗瘢痕病、高IgE综合征、特发性皮炎等。

【不良反应及其防治】干扰素的不良反应可因制剂的纯度和种类、给药途径、疗程长短而有所不同。应用早期出现流感症状，如一次大剂量注射后2~4小时即可出现发热，体温可达38℃以上。同时伴有头痛、肌痛、疲乏、恶心、厌食等症状。大剂量还可致可逆性的血细胞减少，以白细胞和血小板减少为主，偶见红细胞、血红蛋白减少，大剂量时偶见其他反应，低血压、心悸、肝功能异常、精神错乱、癫痫发作等。偶见过敏反应、肝肾功能障碍及局部红肿等。过敏体质、肝肾功能不良、白细胞及血小板减少患者慎用。孕妇、哺乳期妇女及18岁以下患者慎用。

表皮生长因子

表皮生长因子（epidermal growth factor，EGF）是最早发现的生长因子之一，因可直接促进表皮生长，故命名为"表皮生长因子"，是一类广泛存在于人和动物皮肤、黏膜和唾液中的小分子多肽，由53个氨基酸组成，分子量为600KD。

EGF 生理活性极强，能够促进细胞增殖及组织生长，极微量的 EGF 就能强烈刺激各种受损肌肤和器官使其修复再生。

【**药理作用及临床应用**】EGF 主要是使酪氨酸残基磷酸化而引起细胞一系列代谢变化，从细胞内部增加 DNA、RNA 和蛋白质的合成，从而引发细胞增殖和组织生长，从细胞水平提高皮肤组织的营养，促进物质转运、物质合成和新陈代谢，使构成皮肤组织的细胞迅速更新，皮肤弹性增加，延缓衰老。有着良好的美容保健作用，如防治痤疮、黄褐斑、抗皱纹防衰老等，对于受损肌肤和器官，EGF 还具有抗溃疡、促进创面修复愈合、消炎、镇痛等作用。

临床上主要用于治疗烧伤包括：I 度、深 II 度、肉芽创面等，新鲜受伤创面：如刀伤、手术创伤等，溃疡如口腔溃疡。

EGF 也可作为生物美容制剂，被广泛地应用于美容护肤品中，这类产品通过刺激表皮细胞和内皮细胞的生长，促进肌肤各种细胞的新陈代谢，增加细胞对营养物质的吸收，滋养皮肤、减轻皱纹、使面色红润，延缓衰老。

【**不良反应**】不良反应减少，仅有轻微皮肤刺激及疼痛反应。

碱性成纤维细胞生长因子

【**药理作用及临床应用**】碱性成纤维细胞生长因子（basic fibroblast growth factor，bFGF）被统一命名为 FGF。是一类具有广泛功能的细胞因子，对多种细胞如成纤维细胞、神经细胞、角质细胞、内皮细胞等均有一定刺激效应。

在神经系统具有神经保护效应，对神经细胞如星形细胞、神经胶质细胞等具有促增殖、促分化作用，同时还能通过促进血管内皮细胞的增殖和迁移，促使新生血管生成，从而加速组织修复减少皮肤损害。

目前临床上主要是应用 bFGF 的外用剂型，可治疗烧伤和外周神经系统疾病，疗效良好。将 EGF、FGF 配制于化妆品中外用，以促进表皮和真皮细胞的增殖与分化，以达红润肌肤抗皱、抗衰老效果。

【**不良反应及其防治**】外用时安全、无毒一般无不良反应，但使用时间不宜过长，因 EGF 能使皮肤角化过度，同时 FGF 能使黑色素增加。而且此类药物属基因工程产品，与天然状态的细胞因子在蛋白的结构和功能上都存在一定的差异，外用此类药物作用时间不连续，蛋白易降解。

转移因子

转移因子（transfer factor，TF）是由人的白细胞及人、猪、牛脾等淋巴细胞或淋巴组织经冻融、透析或经葡聚糖层析取得，主要含有多核苷酸和低分子量多肽，无抗原性。可以将供体的细胞免疫信息转移给未致敏受体，使其获得供体样的特异性和非特异性的细胞免疫功能，目前临床主要用于原发性和继发性细胞免疫缺陷的补充治疗；用于某些抗生素难以控制的病毒性和真菌感染及恶性肿瘤的辅助治疗。

白细胞介素 -2

白细胞介素 -2（interleukin -2，IL -2）原由一个亚型的受激活的辅助性 T 细胞产生，为含有 133 个氨基酸的糖蛋白。药用品为基因重组人白细胞介素 -2（rhIL -2）是非糖苷化的纯蛋白。IL -2 需与 IL -2 受体特异性结合而产生作用；它是 T 淋巴细胞增殖分化所需的调控因子。

【药理作用】IL -2 具有多方面药理作用，对 B 淋巴细胞、NK 细胞、抗体依赖性杀伤细胞和淋巴因子激活的杀伤细胞（LAK 细胞）等具有促进增殖与分化的作用。IL -2 能刺激许多细胞因子的产生，在体内和体外均能增加肿瘤坏死因子、干扰素和白介素的产生。临床用药时多采取连续灌注或多次间断给药。腹腔内或皮下注射给药时，可维持 IL -2 血中浓度达 2~6 小时。

【临床应用】

1. IL -2 能有效地应用于抗肾细胞癌和黑色素瘤，也用于其他肿瘤的治疗，如乳腺癌、膀胱癌、肝癌等，用于癌性胸腹水的控制，也可用于淋巴因子激活的杀伤细胞的培养。

2. 用于先天或获得性免疫缺陷病，提高病人细胞免疫功能和抗感染的能力。

3. 治疗自身免疫性疾病：如系统性红斑狼疮、干燥综合征、银屑病等。

4. 抗感染作用：对某些病毒性感染、结核杆菌感染、麻风杆菌感染也具有一定的治疗作用。

【不良反应】各种不良反应中最常见的是发热、寒战，而且与用药剂量有关，个别患者可出现恶心、呕吐、类感冒症状。皮下注射局部可出现红肿、硬结、疼痛，所有副作用停药后均可自行消失。使用较大剂量时，可引起毛细血管渗漏综合征，表现为低血压、末梢水肿、暂时性肾功能不全等。本品使用时应严格掌握安全剂量，出现毒性反应时应及时对症治疗。

白细胞介素 -6

白细胞介素 -6（白介素 -6，interleukin -6，IL -6）是一种多功能细胞因子，于 1982 年首次由 Content 等人从鼠成纤维细胞中检测到，它由 212 个氨基酸组成，主要由单核巨噬细胞、中性粒细胞、淋巴细胞等产生。

【药理作用】IL -6 可作用于多种效应细胞包括有淋巴细胞、造血干细胞、肝细胞、成纤维细胞、皮肤胶质细胞及某些肿瘤细胞等，它促进还是抑制靶细胞的增殖和分化取决于靶细胞的特性。

1. 促进 B 淋巴细胞分化和抗体蛋白的分泌。

2. 与 IL－2 一起诱导细胞毒性 T 细胞活化，增强 IL－2 诱导的 LAK（淋巴因子激活的杀伤细胞）的活性。

3. 其他 如诱导 PC_{12} 神经细胞分化，维持骨髓瘤细胞的生长，研究表明 IL－6 可明显促进小鼠骨髓移植后的免疫功能重建，有增强免疫的功能。

【临床应用】

1. 恶性肿瘤的辅佐治疗：增强癌症患者的免疫力，清除癌症病人手术治疗后体内残留的瘤细胞，与放化疗等配合使用能延缓肿瘤进展，预防恶性肿瘤的复发。同时还对肿瘤放疗引起的辐射损害、血小板减少、肝损伤有治疗作用。

2. 抑制瘢痕增生：IL－6 对正常皮肤和瘢痕皮肤的成纤维细胞均存在抑制作用，属于负性调节因子，可用于消除瘢痕。

3. 治疗免疫性疾病：研究表明系统性红斑狼疮、硬皮病、银屑病等病人体内或局部组织的 IL－6 水平升高，这为可否通过干预 IL－6，来治疗这些疾病的研究提供理论依据。

第二节 核酸类

免疫核糖核酸

免疫核糖核酸（奥古蛋白，immune ribonucleic acicl，immune RNA，IRNA）是由人的白细胞或致敏动物的淋巴细胞中提取所得。本品能在不同种属动物间相互交叉地转移细胞免疫，使正常淋巴细胞转变成致敏淋巴细胞，产生特异性免疫反应。本品可不受来源限制，也无种属特异性，故受到广泛关注。目前试用于治疗肿瘤，条件致病菌引起的感染及慢性乙型肝炎等疾病。本品对红斑狼疮有良效。

第三节 酶 类

超氧化物歧化酶

超氧化物歧化酶（奥古蛋白，superoxide dismutase，SOD）是能够特异性地作用于体内具有细胞毒性的超氧阴离子自由基，使之转变为过氧化氢和氧而予以清除，保护皮肤中的透明质酸酶不被破坏，具有调节体内氧化代谢而抗衰老的作用。故又称抗衰酶或抗氧化酶。

【药理作用及临床应用】超氧阴离子是机体代谢过程中产生的有害物质，可破坏细胞、活化致癌物质、致炎和引起自身免疫性疾病。SOD 是肽链大分子金属酶蛋白，具有很强的抗炎活性。对超氧阴离子能发挥特异性清除作用而避免其对机体的各种损害，从而能有效地发挥防晒、抗炎、祛斑、抑制瘢痕增生、延缓皮肤衰老等美容疗效。

临床上人们已研制出的多种类型 SOD 护肤品、化妆品及 SOD 营养口服液用于美容和皮肤护理，也可用于皮肤科治疗某些疾病，如皮肌炎、红斑狼疮、阴茎海绵体硬结症等。

【不良反应】副作用少见。肌注偶见注射区局部疼痛、蛋白尿、荨麻疹等，可能与制剂纯度不够有关。外涂时，外源 SOD 能透过皮肤进入体内。但无明显毒副作用。

辅酶 Q₁₀

辅酶 Q_{10}（coenzyme Q_{10}，C_0Q_{10}），辅酶 Q 是生物体内广泛存在的脂溶性醌类化合物，不同来源的辅酶 Q 其侧链异戊烯单位的数目不同，人类和哺乳动物是 10 个异戊烯单位，故称辅酶 Q_{10}。辅酶 Q_{10} 在体内生化过程中起重要作用，它在细胞内与线粒体内膜结合，是呼吸链中重要的递氢体，是细胞呼吸和细胞代谢的激活剂，也是重要的抗氧化剂和非特异性免疫增强剂。

【药理作用及临床应用】

1. 抑制细胞过氧化性损伤抗皮肤光老化。皮肤的光老化过程与细胞过氧化性损伤密切相关，而细胞过氧化性损伤部分原因是由于内源性辅酶 Q_{10} 下降，如长期营养不良、遗传因素、年龄增加、精神或情绪不稳定、紫外线、污染及香烟形成氧化侵害等因素，这些都会影响天然辅酶 Q_{10} 的生成。外用的辅酶 Q_{10} 能渗透到皮肤各层，有效地对抗长波 UV 诱导的在角质形成细胞中的磷酸酪氨酸激酶的氧化应激反应；同时也能在细胞内部抵御自由基，阻止 DNA 的过氧化性损伤，对成纤维细胞中胶原酶的过度表达也有明显的抑制作用。故辅酶 Q_{10} 可用于预防治疗皮肤光老化性损伤。

2. 在心血管方面有独特疗效，近年来对辅酶 Q_{10} 在这方面的疗效做了大量的研究工作，动物实验证实本品主要有以下药理作用：如可减轻急性缺血时的心肌收缩力的减弱和磷酸肌酸与三磷腺苷含量减少，对缺血心肌有一定保护作用，也可增加心排血量，降低外周阻力有利于抗心衰的治疗，保持缺血心肌细胞线粒体的形态结构，因此本品可用于心血管疾病的辅助治疗，如：病毒性心肌炎、慢性心功能不全等。

3. 近年来研究表明，辅酶 Q_{10} 具有保肝、抗肿瘤作用，临床上用于治疗晚期转移性癌症有一定疗效，也可用于癌症的综合治疗，能减轻放疗、化疗等引起的某些不良反应；在病毒性肝炎的治疗中也有一定疗效，可用于病毒性肝炎、亚急性重型肝炎、慢性活动性肝炎的辅助治疗。

【不良反应】可有胃部不适、食欲减退、恶心、腹泻、心悸，偶见皮疹。辅酶 Q_{10} 外用无明显的不良反应。

【禁忌证】对本品过敏者。

【思考与实践】

1. 将 SOD 添加于化妆品中可起到哪些作用？

2. 用 EGF、FGF 配制的化妆品有哪些作用？使用时应注意哪些问题？

第十章 | α-羟酸类

α-羟酸类（alpha hydroxy acids，AHAs）是α位上有羟基的有机酸的统称，广泛存在于各种水果和酸奶中，因此又称之为果酸（fruit acid），目前发现的有：甘醇酸、乳酸、苹果酸、酒石酸和枸橼酸等，他们分别从甘蔗、酸奶、苹果、葡萄和柠檬中提取。α-羟酸类有广泛的用途，如枸橼酸多用于饮料工业，其钠盐有抗凝血作用，镁盐有导泻作用，近年来其在医学美容和皮肤病学上的应用日益受到人们的重视。

第一节 概 述

α-羟酸类虽然包括种类很多，但在医学美容和皮肤病学上具有共同的药理作用、临床应用和不良反应。

【药理作用】

1. 皮肤角质层剥脱作用和表皮剥脱作用

（1）皮肤角质层剥脱作用：低浓度（<8%）的α-羟酸类制剂应用于皮肤表面后，可渗透至皮肤表皮内部，其羟基和羧基影响细胞间黏性物质的离子键和氢键，破坏角质层细胞间的相互连接，使其变得松散、易于脱落，表皮更新速度加快34%，因此，可以去除过厚老化的角质层，在剥脱过厚老化的角质层的同时，自然会把一些浅表的暗疮、痤疮、粉刺、沉淀的色素等去除，从而使皮肤柔嫩、亮丽。同样，α-羟酸类分子可使毛囊漏斗部的角质形成细胞粘连性减弱而脱落，消除毛囊口的堵塞，利于皮脂的排泄，因此用于治疗痤疮、脂溢性皮炎等。

（2）表皮剥脱作用：高浓度（20%~80%）的α-羟酸类制剂应用于皮肤表面后，有表皮分解作用，即使表皮完全从真皮层分离而剥脱，与传统的深层化学剥脱剂（如苯酚、三氯醋酸、间苯二酚等）相比，其把传统化学剥脱术的一次性剥脱分解为数次剥脱，以达到深层剥脱的目的，因此其作用较温和，不良反应少，无全身毒副作用。

每两次换肤术之间应间隔 2～4 周。

2. 皮肤保湿作用 皮肤老化过程中，除角质层堆积变厚外，同时还有角质层内自然润泽因子（NMF）减少，使皮肤角质层含水量减少等，α－羟酸类制剂外用后可使真皮成纤维细胞合成、分泌的透明质酸等黏多糖含量明显增加，透明质酸素有"分子海绵"的美称，是优良的保湿剂，因此使皮肤含水量增加，润泽感和柔韧性增加。

3. 改善皮肤血液循环，增加皮肤血流量 α－羟酸类可作用于真皮层内的肥大细胞，使之脱颗粒，释放组胺、5－羟色胺等血管活性物质，而扩张真皮层毛细血管，使皮肤血流量增加，营养改善。

4. 增加皮肤弹性，消除皱纹 由于α－羟酸类可以改善皮肤血液循环，促进皮肤的新陈代谢，使真皮成纤维细胞分裂增殖加快，胶原蛋白、黏多糖合成增加，因此，皮肤弹性、保湿性增加，皮肤充实、饱满，而减少皱纹的产生。

5. 消除皮肤的异常色素沉着 α－羟酸类可加速皮肤色素的分解（此作用较缓慢），加上其角质剥脱时可去除浅表的暗疮、痤疮、粉刺、沉淀的色素等，因此α－羟酸类可消除皮肤的异常色素沉着，改善肤色，起到美白的作用。

【临床应用】

1. 抗皱防衰老 低浓度（＜8%）的α－羟酸类制剂可作为化妆品长期应用，来预防和延缓皮肤衰老，使皮肤弹性增加、柔嫩，减少皱纹的产生；若浓度＜3%效果不明显。

2. 治疗多种皮肤病 高浓度（20%～80%）的α－羟酸类制剂用于化学剥脱术，可治疗多种相关的皮肤病。

（1）角化异常性皮肤病：由于α－羟酸类可降低角质层细胞间的粘聚力，促进角质层的松解、剥脱，而使深层的角质形成细胞增生活跃、代谢增强，因此可用于治疗多种角化异常性皮肤病，如脂溢性角化病、光化性角化症、掌跖角化症、鱼鳞病以及疣赘等，外用5%～12%的α－羟酸类霜剂，开始为脱去鳞屑，2次/日，2～3周后改为1次/日，可长期维持使用。

（2）皮肤干燥症、老年性皮肤瘙痒：由于α－羟酸类可降低角质层细胞间的粘聚力，促进角质层的松解、剥脱，增加皮肤含水量，因此可用于治疗皮肤干燥症、老年性皮肤瘙痒。

（3）痤疮：低浓度（2%～5%）的α－羟酸类，可减轻毛囊漏斗部角质形成细胞间的粘聚力，使其易于松解、脱落，毛囊口通畅，皮脂易于排出而改善痤疮的症状。

较高浓度（20%～70%）的α－羟酸类由于其良好的角质剥脱作用和良好的

透皮促进作用，可用于治疗粉刺、丘疹及脓疱性痤疮，1次/10天，愈后，为防止毛囊口角质栓的再堵塞，防止痤疮复发，需继续使用低浓度的 α－羟酸类制剂。

（4）消除色素斑：低浓度（2%～5%）的 α－羟酸类通过减弱角质形成细胞间的粘连性，促进角质层的脱落，改善和消退粉刺留下的瘢痕和色素沉着，长期外用还可加速黑素的分解，因此可用于黄褐斑、雀斑、炎症后色素沉着等的治疗，与氢醌等脱色剂合用疗效更佳。

3. 用作皮肤外用药的助透剂　由于 α－羟酸类可减弱角质形成细胞间的粘聚力，促进过厚角质层的松解、脱落，又具有助透作用，因此可以促进多种局部外用药物的渗透。把 α－羟酸类药物添加入多种治疗皮肤病的外用药物，可以促进外用药物的透皮吸收，增强疗效。

（1）α－羟酸类加维 A 酸类：用于治疗痤疮、消除皱纹、色素斑等可起到协同作用。

（2）α－羟酸类加防光剂：α－羟酸类加入防光剂对氨基苯甲酸、芦荟等既能防晒又可护肤。

（3）α－羟酸类加脱色剂：α－羟酸类加氢醌、壬二酸等脱色剂可提高治疗黄褐斑、雀斑、炎症后色素沉着等色素沉着性皮肤病的疗效。

（4）α－羟酸类加化学性角质剥脱剂：α－羟酸类加水杨酸、间苯二酚等化学性角质剥脱剂可增强角质剥脱效能，用来治疗胼胝、鸡眼、疣赘等。

（5）α－羟酸类加糖皮质激素类药物：可用于治疗顽固性皮肤病：如银屑病、鱼鳞病和湿疹等。

（6）α－羟酸类加抗生素：α－羟酸类与抗生素新霉素、克林霉素等合用，可以提高皮损以脓疱、脓肿、囊肿等为主的严重性痤疮的疗效。

【不良反应及其防治】 α－羟酸类制剂外用产生的不良反应主要来自两个方面：一是 α－羟酸类作为有机酸引起的烧灼性损害，即局部皮肤的刺激性；二是 α－羟酸类具有抗原性，引起的过敏反应。

α－羟酸类浓度越高，pH 值越低，皮肤吸收越快，疗效越强，但对皮肤的刺激性也越强，主要表现为：皮肤潮红、灼痛、不适，严重时可致皮炎，皮肤水肿、渗出、起鳞屑，甚至感染、化脓等，因此应用含 α－羟酸类的化妆品或制剂时，应从低浓度开始，并避开眼睛和口唇，以免酸蒸汽刺激眼睛或产生口唇脱皮现象，一般洗脸后20～30分钟，待皮肤完全干透时再用，这是因为刚洗完脸，保护皮肤的皮脂膜还未恢复，立即应用会增加刺激性。另外敏感性皮肤的人最好不用。

当应用高浓度 α－羟酸类作化学剥脱术时，应用前可让患者使用1～2周含 α

−羟酸类的化妆品，以便发现对α−羟酸类高度敏感的患者，如果患者既往面部有病毒感染，如单纯疱疹感染等病史，最好术前预防性的口服抗病毒药物3~5天；换肤过程中病人会感到灼痛、紧绷感等，若局部肿胀明显，可以冷敷，不需做其他处理，令凝固、坏死的角质层自然与皮肤分离、脱落，不要用毛巾或海绵用力擦拭，更不能搔抓，要避免风吹日晒，可外用营养霜和防晒霜（SPF＞15），以防紫外线照射后产生色素沉着，若局部炎症明显，除外用营养霜外，可同时外用消炎药膏以防感染。

另外使用含α−羟酸类的化妆品，会增加皮肤对紫外线的吸收，增加紫外线照射对皮肤的损害程度，高剂量时，尤其长期照射时甚至会引起皮肤癌。

【禁忌证】局部患有细菌或病毒性皮肤病者，敏感性皮肤或患有皮肤恶性肿瘤（如皮肤鳞状细胞癌、基底细胞癌等）、瘢痕体质及正在口服抗凝剂或吸烟的患者（皮肤愈合速度慢）禁用α−羟酸类作化学剥脱术。

拓展小看板

一般来说，α−羟酸类含量分四个程度：轻度1%~5%，中度5%~10%，强度10%~30%，超过30%一定由专业美容师使用，才合乎安全标准。

美国公布在美国境内的果酸产品含量不得超过10%，pH值不得低于3.5，我国卫生部1996年发出通知，果酸作为化妆品原料使用的限制浓度为6%；目前在德国α−羟酸类产品的限制为：浓度≤12%，pH≥3。

第二节 常用药物

甘醇酸

甘醇酸（glycolic acid）从甘蔗中提取而得，是目前最常用的浅层皮肤剥脱剂，在所有的α−羟酸中分子量最小，为白色粉末状结晶，易溶于水，水溶液最高浓度为70%，甘醇酸在水溶液中不同浓度有不同的pH值，如5%的甘醇酸，水溶液pH值为1.7，70%的甘醇酸，水溶液pH值为0.6，因其分子量小，最易被皮肤吸收。其化学结构为：

$$\begin{array}{c} COOH \\ | \\ CH_2OH \end{array}$$

甘醇酸可破坏角质形成细胞间粘连物质的氢键和离子键，破坏角质层细胞间的相互连接，使其变得松散、易于脱落，而用于痤疮、皮肤角化症等的治疗，同时甘醇酸还可刺激角质形成细胞和真皮成纤维细胞的分裂、增殖，使真皮内透明质酸和黏多糖增加，而起到保湿和延缓皮肤衰老的作用。

甘醇酸属于光敏性化合物，用于化学剥脱术后应注意避光或外涂防晒霜。

乳　酸

乳酸（lactic acid）是机体细胞新陈代谢的产物，也是人体皮肤内的自然润泽因子中的主要水溶性酸类，另外，也可以从酸奶和西红柿中提取，其分子结构为非对称性，有不同的异构体：L－乳酸、D－乳酸等。乳酸具有良好的水溶性，水溶液的最高浓度为90%，在水溶液中不同浓度也有不同的 pH 值，如5%的乳酸，水溶液 pH 值为1.8，90%的乳酸，水溶液 pH 值为0.5。其化学结构为：

$$CH_3CHCOOH$$
$$|$$
$$OH$$

乳酸分子量较小，穿透力较强，故能透入皮肤深层。低浓度外用可改善新陈代谢，加速角质形成细胞的分裂、增殖，使堆积的角质细胞脱落，并加速真皮成纤维细胞的分裂、增殖，使胶原纤维、弹性纤维以及黏多糖含量增加，同时扩张真皮毛细血管，改善皮肤代谢，使皮肤含水量、弹性增加，延缓皮肤衰老；外用高浓度乳酸可引起表皮剥脱，用于治疗皮肤角化症、皮肤干燥症和疣、癣。

枸橼酸

枸橼酸（citric acid）主要由柠檬、柑橘等水果中提取的一种三羧酸，其在 α－位上有一个羧基，在 β－位上有两个羧基，其化学结构为：

$$\overset{1}{C}H_2COOH$$
$$|$$
$$HO-\overset{2}{C}-COOH$$
$$|$$
$$\overset{3}{C}H_2COOH$$

枸橼酸在皮肤中参与糖的代谢，外用时可使角质层剥脱，促进表皮细胞再生、保持皮肤水分和改善皮肤质地、增加皮肤弹性等作用。由于枸橼酸对油性和松弛性皮肤具有一定的治疗、改善作用，因而常被添加于油性和衰老性皮肤所使用的护肤品中，以期获得减少皱纹产生和漂白肌肤的效果。临床上常以低浓度（5%）加于化妆品中应用。

苹果酸

苹果酸（malic acid）为二羧酸，其分子结构不对称，化学结构为：

$$OH—CHCOOH$$
$$|$$
$$CH_2COOH$$

苹果酸外用可使过厚老化的角质层剥脱，刺激皮肤角质形成细胞、真皮成纤维细胞的新陈代谢，临床上可用于化妆品中，延缓皮肤衰老，也可用于治疗角化过度性皮肤病。

杏仁酸

杏仁酸（mendaric acid）又称苯乙醇酸（phenylglycolic acid），来自杏仁籽，为白色结晶，易溶于水和乙醇。除具有与苹果酸、枸橼酸相似的药理作用和应用外，还可用于尿道消毒。

【思考与实践】

1. 试述 α-羟酸类的主要药理作用和不良反应。
2. 应用 α-羟酸类进行化学剥脱术时，应注意什么？

第十一章

防光剂

防光剂（sun screens）是能预防和治疗日光照射引起的皮肤及其附属结构损伤的化学物质。按其使用方法可分为外用和内用两大类。

第一节 防光剂的评价方法

日光可分为紫外线（ultraviolet light，UV，波长为 200~400nm）、可见光线（visual light，波长为 400~800nm）和红外线（ultrared light，波长为 800nm 以上）。UV 又可分为短波紫外线（UVC，波长为 200~290nm）、中波紫外线（UVB，波长为 290~320nm）和长波紫外线（UVA，波长为 320~400nm）。日光中主要是 UVB 和 UVA 的辐射引起皮肤病变。近年的研究证明，红外线也可引起皮肤病变。

拓展小看板

不同 UV 的生物学效应不同。UV 透入皮肤的深度与其波长密切相关。波长越短，被皮肤角质层吸收和反射的比例越大；随波长的增加，透入皮肤的量增加，深度也增加。

适度的日光照射有益于人体健康，然而，长期的或过强的照射，则有损于健康。UVB 是引起机体损害的主要光波。UVB 可引起皮肤光老化，免疫抑制和皮肤肿瘤；多为多发性鳞癌。UVA 的强烈照射，也引发皮肤红斑和血管损伤；也可诱发皮肤肿瘤，常常是少数的乳头状瘤。UVC 经过大气同温层时，被臭氧层吸收，达不到地面，对人体无害。若人类不注意保护赖以生存的环境，破坏了臭氧层，则到达地球表面的 UVC 增多，也可损害人类健康。人的皮肤长期受红外线照射，常常引起火激红斑，其特点是由于血管受损，渗漏所致的斑纹状色素沉着，并常常引起真皮深层的严重弹力纤维增生。

一、日光防护指数

日光防护指数（sun protection factor，SPF）是评价遮光剂防止 UV 晒伤的作用的一个重要指标，它被定义为涂与不涂遮光剂时，UV 引起红斑所需最小剂量的比值。即 SPF = 被防护皮肤的 MED/未防护皮肤的 MED。式中 MED（minimal erythema dose）为在皮肤上产生红斑所需的最小剂量。

SPF 测试方法是以人体为对象，采用日光或模拟日光，对 20 名以上的被测试者的背部进行照射，不涂敷防光剂，以确定其固有的 MED；然后，在测试部位按 $2mg/cm^2$ 剂量涂上一层定量的防光剂，再进行日光照射，24 小时后得到 MED 值，计算每个被测试者的 SPF，然后取其平均值，即为该防光剂的 SPF。

也可通过 SPF 分析仪进行测定。该方法具有快速、省力和重复性好的优点，可用于预先估计待测样品 SPF 值的范围，但体外试验不能完全代替人体试验。

SPF 用来表示防光剂的防晒效能是较为科学的指标。现在，世界各国均以 SPF 对防光剂的防晒效果进行分类。美国食品药物管理局（FDA）将防光剂分为五类（表 11 – 1）。

表 11 – 1 防光剂的分类

类 别	SPF
1. 弱防光剂（minimal sun protection）	2 ~ <4
2. 中度防光剂（moderate sun protection）	4 ~ <6
3. 强防光剂（extra sun protection）	6 ~ <8
4. 最强防光剂（maximal sun protection）	8 ~ <15
5. 超强防光剂（ultra sun protection）	15 或以上

SPF 为 8 ~ 15 时，晒斑及晒黑现象均被抑制；该值在 15 以上时，晒斑及晒黑现象完全被抑制。因此，现今的防晒剂要求有较高的 SPF，一般在 15 ~ 30 之间，有的甚至达到 50。应指出，SPF 只表示防御 UVB 所致晒伤的效能，而与 UVA 的防御效果无关。

二、色素沉着反应

UV 照射引起的皮肤色素沉着是表皮色素增加或再分布的结果。色素沉着包括两种不同的时相：

1. 速发色素沉着（immediate pigment darkening，IPD） IPD 是 UVA 或

可见光照射后即刻出现,于照射后 1~2 小时达高峰,3~4 小时逐渐消退。在 IPD 中,不一定有新的色素生成,皮肤的颜色改变主要是黑素体再分布的结果,即黑素体从黑素细胞核周进入表皮黑素细胞的树突中。

2. 持续色素沉着(persistent pigment darkening, PPD) 大剂量的 UVA 照射后,皮肤可出现明显的色素沉着,且可以保持 2~24 小时。

Fitzpatrick - Pathak 根据日晒斑和日晒后皮肤变黑的程度,将人类的皮肤分为 6 型(见表 11-2)。

表 11-2　　　　　　　　　Fitzpatrick - Pathak 日光反应性皮肤类型

皮肤类型	日晒红斑	日晒黑化	未曝光区肤色
I	极易发生	从不发生	白色
II	容易发生	轻微	白色
III	有时发生	有时	白色
IV	很少发生	中度	白色
V	罕见发生	呈棕红色	棕色
VI	从不发生	呈黑色	黑色

II、III 和 IV 型皮肤用这种方法检验时,比较容易观察结果。防光剂对 UVA 的防护效能用 UVA 的防护指数(PFA)表示。PFA 是涂防光剂部位与未涂防光剂部位产生 PPD 的 UVA 最小剂量(MPPD)的比值。这种方法具有良好的灵敏度,能够反映不同防光剂的吸收光谱之间的差别。日本化妆工业协会用这种方法作为验证防光剂性能的标准。他们在 I ~ IV 型皮肤都使用这种方法,并根据 PFA 值对防光剂进行分类:

PFA = 防护的皮肤的 MPPD / 未防护的皮肤的 MPPD

MPPD(minimum persistent pigment darkening)是指产生色斑的最小剂量。

当 PFA 值为 2~4,对 UVA 的防护级别为 PA +,表示有防护作用。

当 PFA 值为 4~8,对 UVA 的防护级别为 PA + +,表示有良好防护作用。

当 PFA 值为 8 以上,对 UVA 的防护级别为 PA + + +,表示有最大防护作用。

3. 迟发色素沉着(delayed tinction, DT) DT 主要是由 UVB 照射后引起,可见光影响较小。在照射后 3~4 天即能检测到,其峰值时间为 10 天至 4 周不等,然后逐渐消失。这主要取决于 UVB 的总剂量和皮肤的颜色。DT 的主要改变是酪氨酸酶活性增强,黑素生成增加。黑素细胞体积变大,数目增加,黑素化增强，黑素体向树突移动加快。DT 具有光保护作用，可提高日光晒伤阈值 4 ~ 5 倍。

根据以上的皮肤反应特点，测定防光剂的防晒效果，可利用太阳光线或 UVA 荧光灯照射涂搽防光剂的皮肤，测定 IPD 和 12 小时内的色素沉着反应，并测定 24 小时后的 MED 和 1 周后的 DT。如果 IPD 是阴性，则根据 MED 和 DT 来判断防光剂的防晒效果。

三、吸收光谱

用分光光度计测量。软膏或霜剂由于其厚度不易控制，测量较为困难。简便的方法是用厚 2mm 的石英玻璃二片，于片间的边缘垫以所需厚度（如 5 μm 或 10 μm）的塑料或其他薄膜，中央放置少量制剂，然后将二片石英玻璃对齐并挤压，即可得到所需要的防光剂厚度，然后进行测量。应指出，各种防光剂的吸光率随浓度的增加而增加；而且，其吸收光谱也常随着浓度增加而向长波端扩展。例如，对氨苯甲酸（PABA）的酒精制剂，浓度为 0.01% 时，其透光率为 2% 的位置是在 315nm 处；0.1% 时，则右移到 325nm 处；1% 时，移到 335nm 处；2% 时移到 339nm 处。

防光剂的吸收光谱仅可作为参考。

四、漫反射分光镜确定法

用这种方法可测定 PFA。反射分光计包括 UVA 光源和用于连接两个单色仪的一个分叉的光导纤维通路。来自第一个单色仪的辐射是直接通过防光剂到达皮肤，被真皮胶原基质反射，再次通过防光剂后被第 2 组光导纤维收集，然后进入第 2 个单色仪。未用防光剂的反射辐射的数量与应用防光剂后反射辐射的数量比率的平方根为 PFA 值。通过这种方法得到的结果与体内的 PFA 测试结果有很好的相关性，几乎是直线相关。对于光不稳定的防光剂，此种方法与体内的方法相比，可以较好地记录 UVA 防护性能。这种方法的另外优点是不要求大剂量 UVA，但这种方法必须做预照射，以便确定防光剂的光稳定性。

此外，还有用日光晒伤细胞计数和测定 UV 对表皮细胞 DNA 合成的影响等指标，来评价防光剂的效果。

防光剂对 UVB 和 UVA 均有防护作用，才能称为广谱防光剂。

第二节 防光剂的药理作用和临床应用

一、预防和治疗皮肤光老化

光老化和自然老化无论是临床表现还是组织学特征均有不同。

皮肤光老化是由于皮肤反复暴露于 UV 后而引起的结构和功能特征性改变。其特点是皮肤皱纹较深，呈橘皮样或皮革样外观，有不规则色素沉着斑，如老年斑、皮肤毛细血管扩张、角化过度。组织学表现为表皮不规则增厚或萎缩，毛细血管网排列紊乱，弯曲扩张，I 型胶原数目减少，网状纤维数目增加，弹性纤维变性，皮脂腺不规则增厚。

皮肤自然老化表现为皱纹多且细而密，松弛下垂，可有点状色素减退。然而，无毛细血管扩张及角化过度。组织学表现为表皮和真皮均萎缩变薄，交界处界面变平；黑素细胞和朗格汉斯细胞减少，真皮体积减少约 20%；皮肤附属器结构改变和功能减退。

皮肤光老化与自然老化不同，一般而言，只要采取合理的防光措施，或避免进一步日光照射，就可以预防或减轻皮肤光老化性损伤，甚至使受损的组织修复。

1. **预防皮肤光老化** 许多研究证明，应用防光剂可预防和/或治疗皮肤光老化。在无毛小鼠动物模型应用 SPF 为 15 的广谱遮光剂保护后，再进行 UV 照射，30 周后小鼠皮肤只有轻度弹性纤维增生，防止了严重的弹性纤维变性，胶原无损伤，基质也不增加，仅使氨基多糖轻度增加，表明防光剂有明显的预防皮肤光老化作用。

2. **治疗皮肤光老化** 人们一般在临床上出现可见的光损伤时才用防光剂，此时结缔组织已产生严重的光损伤。以前认为这种光损伤是不可逆的。目前的动物实验证明，即使在出现广泛的光损伤以后，应用遮光剂，不论停止，还是继续 UV 照射，均能使光损伤皮肤停止进一步损伤，并进行修复；表明遮光剂也可治疗光损伤。遮光剂的 SPF 越高，使用越早，对皮肤的保护作用越有效。

值得注意的是，目前所用的广谱遮光剂可有效地吸收 330nm 左右的光谱，而对大量有潜在危害的 UVA 却只有微弱的防护作用，对红外线则无效。

二、防治某些与日晒相关的疾病

日光是许多皮肤病的主要致病因素。临床上所见的急性日晒伤就是由于强烈日光照射后引起的局部急性红斑，水疱性皮肤炎症。事先外涂防光剂可有效地预防急性日晒伤。

动物试验模型也证明了防光剂对 UVB 照射引起的急性皮肤损伤的防护作用。

其他某些由日光直接引起的皮肤病，如多形日光疹、光线性药疹、卟啉症等急性发作，以及由日光照射而激发或加剧的某些皮肤病，如红斑狼疮、类天疱疮等，应用防光剂，都有一定程度的防治作用。

三、预防日晒引起的免疫抑制

阳光中 UVB 照射可抑制被照射的局部和全身的免疫反应。其抑制程度与照射剂量相关。短时间或长时间大剂量照射，除产生局部免疫抑制外，还产生全身性免疫抑制；短时间小剂量照射仅产生局部免疫抑制。局部免疫抑制效应主要有表皮内郎格汉斯细胞（LC）数目减少，形态改变及功能降低；抑制接触性过敏反应（CH）和迟发性过敏反应（DTH）；抑制皮肤对感染的抵抗力；还可抑制表皮细胞和混合淋巴细胞反应。全身免疫抑制效应主要是产生抑制细胞和抑制因子；抑制机体对皮肤和眼部肿瘤的免疫反应。

防光剂外用能防护局部和全身的免疫抑制；其防护作用与防光剂吸收光谱的广泛性密切相关，吸收光谱范围越广，防护效果越好，反之，则差。

四、预防日光照射引起的皮肤癌

防光剂可预防皮肤肿瘤的形成；能明显地延长小鼠用 UV 照射产生肿瘤的时间，并减少肿瘤的发生。

1. **预防 UV 照射引起基因突变** 许多研究证明，防光剂可预防 UVB 照射诱导的多种类型的基因突变。另有研究证明皮肤被等剂量的 UV 照射后，环丁烷嘧啶二聚体的数目，在事先用防光剂组的动物明显少于非防光剂组，这些结果提示，防光剂可有效地防护 UV 引起的皮肤细胞 DNA 损伤，从而防止皮肤细胞的增殖失控。

2. **预防 UV 照射引起的免疫抑制** 防光剂通过预防 UV 照射引起的全身性或局部性免疫抑制，从而预防皮肤癌的发生。

由于过度的日光照射对人有多种危害，所以当光照高峰时间，人应避免光照。若从事户外活动和工作时，应穿防护衣和戴防护帽；在暴露于日光下的部位应涂防光剂。I、II 型皮肤者应经常用防光剂，III 型皮肤者在长时间日光照射时使用。若患有不宜照射日光的疾病（如全身性红斑狼疮、日光性荨麻疹、卟啉病）也需经常使用。

第三节 防光剂的分类及特点

根据应用方法和作用特点对防光剂进行分类。

一、外用防光剂

（一）外用遮光剂

1. 物理性遮光剂（紫外线散射剂）   该类是能反射光线的不透明物质。对 UVA 和 UVB 均有散射作用，覆盖在皮肤上，可减少 UV 对人体的辐射作用。常用的有：二氧化钛、滑石粉、陶土粉、氧化锌等。这类物质为无机紫外线散射剂。粉末散射物质的折射率越高，散射能力越强；粉末颗粒越小，散射能力越强，以小于 $1\mu m$ 者为佳。无机性粉末遮光剂的主要缺点是其有不自然的颜色，因而，使用对象受限。近年来，应用纳米技术改善该类的性能，例如，制备超细微粒（纳米级）物质，其效果优良。

2. 化学性遮光剂（紫外线吸收剂）   是能无害地吸收 UV，转变为热能或荧光后释放出来，从而减少 UV 对人体伤害的物质。

化学合成品一般为具有羰基共轭或杂环的芳香族有机化合物。由于这些物质的分子结构不同，可以选择性地吸收不同波段的 UV。可以根据需要来选择不同结构的 UV 吸收剂。按其化学结构可分类如下：

（1）对氨苯甲酸（PABA）及其酯类：是 UVB 吸收剂，对 UVA 基本不吸收，其最大吸收波长（λmax）为 300nm。人体的试验也证明 PABA 制剂对 UVB 有良好的防护作用。5% PABA 酒精制剂的 SPF 值在 20 以上，即使在夏季中午的日光强度照射 7 小时，亦不引起日晒伤。其酯类化合物的防光作用一般低于 PA-BA。

为了提高防光效果，应提前 20 分钟涂搽。这是被皮肤吸收所需要的有效时间。但由于 PABA 是渗入角质层，而不是与之结合，在水中浸泡时，即迅速向水中扩散，10 分钟后防光作用即已基本消失。PABA 的使用浓度以 5% 为宜，超过 5% 后，其防护作用不再继续增强。

（2）邻氨基苯甲酸酯：是 UVA 吸收剂，最大吸收波长（λmax）为 334nm。

（3）水杨酸酯类：是 UVB 吸收剂，吸收率低，吸收波段较窄（340nm 以下），其优点是与其他成分相容性好，便于配伍，毒性低，价格也低。

（4）肉桂酸酯类：是 UVB 吸收剂，吸收效果良好，配伍性亦好；是目前国内应用最广的一类。代表性化合物有 4 - 甲氧基肉桂酸丙酯、4 - 甲氧基肉桂酸戊酯、4 - 甲氧基肉桂酸环己基酯、4 - 甲氧基肉桂酸 - 2 - 乙基己基酯和 α - 氰基 - 4 - 甲氧基肉桂酸己酯。

(5)二苯甲酮类：有两种类型：只有一个邻位羟基结构者能吸收 290 ~ 380nm 的 UV；另一种含两个邻位羟基，能吸收 300 ~ 400nm 的 UV。故其为对 UVA 和 UVB 兼能吸收的广谱防光剂。吸收率稍差，毒性低，无光敏，无致畸，对光和热稳定，但易发生氧化反应。与皮肤和黏膜有良好的亲和力。

(6)二羟丙酮：是透明液体，能防御多种波长的 UV，是一种良好的广谱防光剂。皮肤如果先经本品处理，每日 1 次，共 5 天，则可加强防晒霜的防光作用，使后者的 SPF 从 16.3 上升为 25.7，尤其可减少或预防良性夏令光线性皮肤病的发生。

(7)三嗪类：是一类较新的 UV 吸收剂，是醇溶性和油溶性 UVB 吸收剂，吸收波长范围为 280 ~ 320nm。其与油脂性成分相容性好，防晒效果优异。可用于防晒油或油/水型防晒霜中。

代表药物有 2，4，6 - 三（2′，4′ - 二羟基苯基）- 1，3，5 - 三嗪和 2，4，6 - 三（2′ - 羟基 - 4′ - 丁氧基苯基）- 1，3，5 - 三嗪。

(8)苯丙三唑类：此类能吸收 280 ~ 320nm 的 UV，也是能吸收 UVA 和 UVB 的广谱防光剂。热稳定性好，挥发性也小，在醇和油中均有良好的溶解性。可用于防晒油和油/水型防晒剂中。代表性化合物有 2 - (2 - 羟基 - 5 - 甲基苯基) 苯丙三唑。

美国 FDA 列出 20 种化学物质作为安全而有效的遮光剂（表 11 - 3）。

表 11 - 3 美国 FDA 批准的遮光剂

名　称	名　称
对氨基苯甲酸	邻氨基苯甲酸酯
2 - 乙氧乙基 - 对甲氧基 - 肉桂酸酯	2 - 羟基 - 4 - 甲氧基二苯甲酮
二乙醇胺 - 对甲氧基 - 肉桂酸酯	对二甲氨基苯甲酸戊酯
双没食子酰三油酸酯	对二甲氨基苯甲酸 - 2 - 乙基己酯
2，2 - 二羟基 - 4 - 甲氧基 - 二苯甲酮	2 - 苯基苯并咪唑 - 5 - 磺酸
4 - 双（羟丙基）氨基苯甲酸乙酯	红凡士林
2 - 腈基 - 3，3 - 二苯基丙烯酸 2 - 乙己酯	2 - 羟基 - 4 - 甲氧基二苯甲酮 - 5 - 磺酸
对水杨酸乙基己酯	二氧化钛
氨基苯甲酸甘油酯	水杨酸三乙醇胺盐
水杨酸 - 3，3，5 - 三甲基 - 环己酯	对甲氧基 - 肉桂酸乙基己酯
二羟丙酮	2 - 羟基 - 1，4 - 苯醌

理想的外用防光剂应具备下列条件：

①有高效的防光作用，能很好地吸收或反射致病光波。②防光作用持久，不易为剧烈的出汗、水洗等迅速减低。③不透皮吸收。④安全性好，对皮肤无毒性和刺激性，亦不易引起皮肤接触过敏、光毒性和光变态反应等。⑤化学性质稳定，在强烈的日光作用下，不发生光分解且吸收能量后能迅速转变为无害的能量。⑥使用后不影响皮肤生理功能。⑦能满足化妆上的要求，无色、无臭，应用方便。

能较好地符合上述条件的常用的外用化学性遮光剂及其有效浓度如表 11 – 4 所示。

表 11 –4　　　　　常用的外用化学性遮光剂及其有效浓度

药品	制剂浓度（%）	药品	制剂浓度（%）
对氨基苯甲酸	5.0 ~ 10.0	对甲氧基肉桂酸酯类	
对氨基苯甲酸酯类		2 – 乙基己酯	7.5
异丙酯	1.5 ~ 2.0	2 – 乙氧基乙酯	0.5 ~ 1.0
二甲基辛酯	8.0	二苯甲酮类	
邻氨基苯甲酸甲酯	3.5 ~ 5.0	羟甲氧二苯甲酮	3.0 ~ 6.0
氨基苯甲酸二甲酯	1.0	二羟甲氧二苯甲酮	3.0
氨基苯甲酸领苄酯	0.5 ~ 1.0	羟甲氧甲基二苯甲酮	3.0
水杨酸酯类：		3 – 苯酰 –4 –羟 –6 –甲氧基苯磺酸	5.0
苯酯	7.0	丙酮类：	
甲酯	10.0	二羟丙酮	3 ~ 5
甘油酯	8.0 ~ 10.0	二亚苄丙酮	0.5 ~ 2.5
苄酯	25.0 ~ 30.0	α – 甲基 –β – 苯酰苯乙烯	0.1
2 – 乙基己酯	5.0	糠偶酰二肟	5.0
三乙醇胺水杨酸	10.0		

（二）维 A 酸类

外用的 0.05% 全反式维 A 酸（all – trans – retinoic acid）润肤霜是目前唯一被美国 FDA 批准的可用于光老化治疗的制剂。

【药理作用和临床应用】在人和动物长期进行了外用维 A 酸（retinoic acid）类对皮肤光老化的预防和治疗作用的研究，随机、双盲、对照的临床试验证明患者经维 A 酸治疗一定的时间后，皮肤日光损害的表现，如皮肤皱纹、点状色斑、粗糙和松弛程度均有明显改善。其作用机制如下：

1. **抑制转录因子 C – jun**　UV 照射能引起 C – jun 基因表达增强，形成更多的 C – jun。C – jun 与核内的 C – Fos 异二聚体化后，形成转录因子活化蛋白 – 1（activator protein – 1，AP – 1）。在皮肤中，AP – 1 能诱导基质金属蛋白酶

（MMP）和溶基质素的表达。后二类物质能降解胶原纤维和细胞外基质的蛋白成分，导致皮肤光老化的组织学改变。全反式维 A 酸通过抑制 C－jun 蛋白的产生和通过泛素（ubiquitin）途径促进 C－jun 蛋白的破坏而对皮肤光老化产生防治作用。

2. 下调异常提高的弹性蛋白基因表达　光老化皮肤中一个重要的组织学改变是异常弹力纤维的蓄积。体外实验表明，培养的人皮肤的成纤维细胞经过 UVB 照射后，弹性蛋白的 mRNA 基因表达上调。全反式维 A 酸通过抑制 UVB 引起的 mRNA 水平的增加和抑制启动子的活性，而下调被 UVB 异常提高的弹性蛋白基因的表达。因此，可防治异常弹力纤维的增生。

3. 增加胶原合成　UV 照射使前胶原的基因表达受抑制，mRNA 和 I 型胶原蛋白均减少。UV 照射也使胶原纤维变短，变细，并杂乱排列；部分降解的胶原量增加，成纤维细胞被胶原纤维碎片包围，使成纤维细胞的增殖能力和合成 I 型前胶原的能力均降低。局部使用 0.1% 的维 A 酸在抑制 MMP 活性的同时，也能刺激成纤维细胞的增殖和胶原纤维的合成。

（三）外用的抗氧化剂

UV 照射在皮肤中产生氧自由基系列，皮肤中酶和非酶的抗过氧化能力明显下降，导致皮肤过早老化和癌变。因此，采用自由基清除剂可防止皮肤光过氧化性损伤。抗氧化剂局部外用对 UV 照射引起皮肤急性损伤和慢性损伤均有防护作用。

茶多酚类

茶多酚类（tea polyphenols，TP）是茶叶中含有的多羟基酚类化合物的总称。左旋表没食子儿茶精－3－没食子酸和左旋表儿茶精－3－没食子酸是绿茶中主要的多酚成分。

【药理作用和临床应用】

1. 抗 UV 所致的皮肤损伤作用　TP 可吸收 UV，尤其对 280～320nm 的 UV 吸收最强，从而，直接阻止 UV 对皮肤的损伤。有"UV 过滤器"之美称。

还能抑制酪氨酸酶活性，减少 UV 诱导的黑素合成异常增加，美白皮肤。也可防治 UV 照射诱发的皮肤癌。

2. 延缓皮肤老化　TP 外用或内服均可有效地延缓皮肤老化，消除皱纹，增加含湿量，增强弹性，改善皮肤质地，使皮肤润泽靓丽。

3. 防治痤疮　本品除抑制痤疮丙酸杆菌外，还可抑制睾酮 5－α 还原酶的活性，也能抑制皮脂腺的分泌，故可用于防治痤疮，有良好疗效。

4. 抗菌作用 TP 作为一种广谱、高效、低毒的抗菌药物，已被世界许多学者公认。它对普通变形杆菌、金黄色葡萄球菌、表皮葡萄球菌、铜绿假单胞菌具有不同程度的抑制或杀灭作用，还能有效地防止耐药葡萄球菌感染。此外 TP 对能引起人皮肤病的病原真菌，如头部白癣、斑状水疱白癣、汗疱白癣和顽癣等寄生性真菌也有很强的抑制作用。将含不同浓度茶叶提取物制成萨布罗琼脂培养基，接种白癣菌分生孢子后，除红茶外，各种茶叶提取物在 5mg/L 浓度时即可完全抑制白癣菌的繁殖。还可抑制痤疮丙酸杆菌。

该药用于烧伤、外伤等所致的皮肤软组织感染。

维生素 E

【药动学】 维生素 E（生育酚，Vitamin E）的药动学研究显示局部应用维生素 E 乙酸盐，2 小时后药物在皮肤代谢成为有活性的维生素 E，6～12 小时达峰浓度。维生素 E 的豆蔻酸异丙酯溶液较之维生素 E 乙酸盐溶液的作用更强。1.5% 维生素 E 豆蔻酸异丙酯溶液和 5% 维生素 E 乙酸盐的作用相当。

【药理作用和临床应用】 维生素 E 的防光作用已被多项研究证明。

动物试验也证明外用维生素 E 后，再接受 UVB 照射，可使表皮增厚，光损伤细胞减少。本品对细胞有保护作用，能维持细胞正常代谢，使细胞 pH 保持稳定，维持正常膜电位及谷胱甘肽含量，增强细胞的生存能力。

一些维生素 E 的制剂能增加皮肤中维生素 E 浓度。如维生素 E 的琥珀酸盐和乙酸盐制剂外用及维生素 E 口服能显著地减轻 UV 诱导的急慢性皮肤炎症反应和色素沉着，并能延缓皮肤肿瘤的发生。

防光作用的机制

1. 上调机体抗氧化损伤系统 局部外用维生素 E 后表皮和真皮内 SOD 和 GSH - Px 等抗氧化酶含量都有不同程度的增加，维生素 C 的含量也增加，脂质过氧化物则显著减少。

2. 抑制癌基因的突变 人和动物经 UV 诱导的皮肤肿瘤中，50%～100% 可见到 P_{53} 基因突变，大多数的突变发生在双嘧啶序列。局部应用维生素 E 能减少 P_{53} 基因的环丁烷嘧啶二聚体的形成，从而减少 P_{53} 基因的突变。

3. 抑制蛋白激酶 C 的活性 通过抑制该酶的活性，减少胶原酶的表达，从而抑制胶原降解，改善皮肤老化的体征。

维生素 C

维生素 C（抗坏血酸，vitamin C）是水溶性的抗氧化剂。

【药动学】 外用维生素 C 能被皮肤吸收，使皮肤中的维生素 C 含量增加。

【药理作用和临床应用】维生素 C 有多方面的药理作用和临床应用。下面仅介绍与美容相关的药理作用和临床应用。

对光损害的保护作用：局部单独外用维生素 C 可有明显的对光损害的保护作用。

由于维生素 C 极易氧化，使局部应用受到一定限制。近年来通过化学方法合成了多种维生素 C 的衍生物，如对维生素 C 进行酰基化，使其性质稳定，溶解性好，局部外用已显示良好疗效。

连续服用维生素 C 50 天后角质形成细胞中维生素 C 虽然提高，但无光保护作用。若与维生素 E 联合服用，角质形成细胞中维生素 E 和维生素 C 的含量均提高，且显示有较好的光保护作用。

抗坏血酸 2 – O – α – 糖苷

抗坏血酸 2 – O – α – 糖苷（ascorbic acid – 2 – O – α – glucoside）是将抗坏血酸第 2 位上的羟基用一分子葡萄糖置换而成。现已能大量人工合成。本品的优点是比抗坏血酸稳定；外用后，直接到达黑素合成部位的局部浓度高。

【药理作用和临床应用】临床研究证明本品外用具有明显的预防 UV 照射所致皮肤色素沉着的作用。亦可明显减轻照射引起的皮肤红斑、角质层下水疱、细胞内和细胞间水肿、部分基底层液化变性、基底层及棘层细胞核固缩等。

用于防治皮肤色素异常沉着性疾病和日晒伤。

辅酶 Q_{10}

【药理作用和临床应用】辅酶 Q_{10}（coenzyme Q_{10}）是一种类似维生素的营养物质。其在表皮中的含量为 7.66nmol/g，真皮中为 3.15 nmol/g。在真皮中 90% 以氧化的形式存在，而在表皮中只有 55%。人在 35 岁到 40 岁后，逐步丧失从食物摄取原料合成辅酶 Q_{10} 的能力，从而导致其缺乏。本品是人体内的自由基清除剂，对细胞能量产生也起重要作用。皮肤光老化过程中的细胞过氧化性损伤部分原因是由于内源性辅酶 Q_{10} 水平下降。外用的辅酶 Q_{10} 能渗透到皮肤各层，对 UVA 诱导的角质形成细胞氧化应激有明显的保护作用。它能激活特异性磷酸酪氨酸激酶，并阻断过氧化导致的 DNA 损伤。而且，还能显著地抑制成纤维细胞中胶原酶的过度表达，从而减少皮肤内胶原的降解。

用于预防和治疗皮肤光老化性损伤，使皮肤柔软、靓丽。还可作为美容制品的优良基质。

乙酰半胱氨酸

【药理作用和临床应用】 乙酰半胱氨酸（acetyl – 1 – cysteine，acetylcysteine）为含硫醇基的化合物。

外用可防治皮肤光老化。

（四）α – 羟酸类

α – 羟酸类（α – hydroxy acids，AHAs）在美容方面有多方面的药理作用和用途，详见第十章。本章只介绍其防治皮肤光老化方面的药理作用和临床应用。

【防治皮肤光老化的药理作用和临床应用】 在光老化的无毛小鼠模型中，局部使用15%的甘醇酸，10周后与对照组比较，显示皱纹显著减轻，真皮修复带增宽，合成的胶原纤维增多。临床上，用25%的果酸洗剂治疗皮肤光老化的患者，显示明显增加皮肤厚度，使不典型的基底细胞变得正常，黑素细胞团集现象减少，并呈正常的网状分布，真皮胶原纤维增加，弹力纤维变长、变粗且断裂显著减少。离体的实验也证明甘醇酸对培养的人皮肤成纤维细胞可促进细胞增殖，并增加胶原合成。甘醇酸临床应用可减轻皮肤粗糙，消除细小皱纹，对轻度的日光性角化病也有疗效，使日晒后的色斑减轻。

本类药物可用于防治皮肤光老化。

二、内用防光剂

（一）ω – 3 脂肪酸

ω – 3 脂肪酸（Omega – 3 fatty acid）主要为二十碳五烯酸（eicosapentaenoic acid，EPA）和二十二碳六烯酸（docosahexaenoic acid，DHA），均来自海洋生物和海鱼。

二者含多个不饱和键，有较强的调整血脂、扩血管、抗血栓形成、抗衰老和增强大脑功能的作用。临床用于防治高脂蛋白血症，动脉粥样硬化、冠心病和延缓衰老等。近年发现有良好的抗光损伤的作用和用途。

【抗光损伤的药理作用和临床应用】 本类药物对抗 UV 诱发的皮肤炎症反应和癌症均与其在多个环节上影响 PG 类（PGs）的合成有关。ω – 3 脂肪酸与 ω – 6 脂肪酸通过竞争环氧酶代谢途径，减少 PEE_2 合成，而生成有 PGI_2 类似作用的 PGI_3 和与 TXA_2 作用不同的 TXA_3。此外，在体内不稳定的 ω – 脂肪酸类还可充当氧化反应的缓冲物质，即其本身被自由基损伤，这样可防止机体重要的器官组织受到损伤，进而减少受损组织释放的 PGE 等致炎介质。作用的其他机制包括减少白介素－1（IL－1）和肿瘤坏死因子－α（TNF－α）等细胞因子的产生。

临床用于防治皮肤光老化、急性日晒伤和多形性日光疹等光敏性疾病。

【不良反应及其防治】一般无不良反应，偶见血小板暂时性减少，出血时间延长，一般均较轻微。有出血性疾病患者禁用。大剂量时可有消化道不适等。儿童过量服用，可导致性早熟，应加注意；儿童每日剂量以不超过 4mg 为宜。

（二）抗氧化剂

β-胡萝卜素

β－胡萝卜素（β－carotene）在胡萝卜、菠菜、油菜、芹菜、红薯等植物中含量丰富。药用品可由天然物提取，也可经化学合成。为深红色或紫红色有光泽的晶体，为脂溶性物质。

【药理作用和临床应用】口服后，主要在肠黏膜、少量在肝内转变成维生素A 而起作用，有明显的抗过氧化性损伤的作用，是公认的良好防光剂。正常人每日补充本品 180mg，共 10 周，可使 MED 值升高。在小鼠饮食中添加本品，可推迟肿瘤的发生，而且肿瘤数目也较对照组少。

其作用机制是由于本品能消除光激惹卟啉产生的单线态氧，从而，减轻脂质过氧化性损伤。

用作口服防光剂，也可治疗光敏感性皮肤病，尤其适用于红细胞生成性原卟啉症。

【不良反应及其防治】服后可有腹泻、皮肤黄染和月经失调等。

第四节　防光剂的不良反应及防治

防光剂一般少有毒副作用。但是 PABA 在日光照射之后，偶可引起接触性皮炎。对普鲁卡因、苯唑卡因和磺胺类过敏者，与本品可能发生交叉过敏反应。PABA 有把衣物染成黄色的缺点。也见到由于对甲氧基肉桂酰乙氧乙酯、三油酸二倍酰、PABA 甘油酯、2－羟基－4－苯基二苯甲酮引起光接触性皮炎的报道。水杨酸苄酯、磺异苯酮、PABA 甘油酯也可能引起皮肤接触过敏。

维 A 酸类局部应用，对皮肤有刺激性。产生红斑、皮炎、干燥、脱屑、瘙痒、烧灼感时应停药。维 A 酸类也可能增加皮肤的光敏性。对颜面干燥者，为降低刺激性，宜于洁面后 20~30 分钟使用。勿用于鼻、口和眼黏膜。

关于化学遮光剂是否有致癌性，还没有研究能证实。有的研究表明表皮的基底层是癌变和基因突变的重要靶位，对基因有毒性的基团，包括生成的氧自由基距离基底层较远，不易诱发癌变或基因突变。

【思考与实践】

1．试述日光防护指数的概念及其测定方法。

2．试述防光剂的药理作用和临床应用。

3．分析物理性遮光剂和化学性遮光剂的不同。

第十二章

皮肤增白药和着色药

　　皮肤增白药（skin lightening agent）是使皮肤色素异常沉着减轻，用于治疗色素异常沉着性皮肤病，或使原有皮肤增白，用于美容的药物。皮肤着色药（skin tanning agent）是使皮肤色素异常减退恢复正常肤色的药物，用于白斑类皮肤病的治疗。

　　人类皮肤的颜色不同主要决定于皮肤的黑素代谢的差异。阐明皮肤的黑素代谢是色素性皮肤病的诊断、治疗和使正常皮肤增白的重要基础。

第一节　黑素代谢

一、皮肤黑素单位

　　人的表皮和真皮交界处有黑素细胞，其细胞浆内有一种特殊的细胞器，称为黑素体。在黑素体内可合成黑素。成熟的黑素体通过树突转运到周围的角质形成细胞。每个黑素细胞与其周围20～36个接受黑素的角质形成细胞构成一个结构和功能单位，叫做表皮黑素单位。后者完成黑素的合成、运输和降解。表皮黑素单位加上黑素向真皮移行及随之消失的过程，合称为皮肤黑素单位。

　　皮肤黑素单位的功能主要包括四方面：

　　1. 形成黑素体　在表皮黑素细胞内形成的黑素体为一椭圆形膜结构，其内部结构为一纵行走向的围绕一中心轴的板层，或为纵行走向的微丝，它们交叉连接，形成黑素沉着的支架。根据黑素体的发育阶段分为四期：I 期黑素体内酪氨酸酶活性很强，但无黑素形成；II 期黑素体内酪氨酸酶活性强，也无黑素形成；III 期黑素体酪氨酸酶的活性减小，但有黑素沉着；IV 期黑素体内充满黑素，其内部结构完全消失，酪氨酸酶活性消失。

　　2. 转运黑素体　黑素体一旦成熟，即由树突转运到角质形成细胞内。常见

2~3个黑素体聚集在一起，外有一层膜包裹，呈复合小体的形式进行转运。

3．黑素体的弥散和消失 在角质形成细胞内，黑素体的两层包膜被破坏而分散在角质形成细胞内，被溶酶体酶降解，随角质形成细胞向表层分化推移，最后随角质细胞脱落。

4．向真皮内转运 部分表皮黑素体也可向下穿过基膜，被真皮内的嗜黑素细胞吞噬后带到淋巴结而随之消失，也可经血液循环从肾脏排出。

二、黑素代谢的调节

1．黑素的类型 黑素分为三种，包括真黑素（eumelanin）、褐黑素（phaeomelanin）和神经黑素（neuromelanin），通常称的黑素是真黑素。真黑素由酪氨酸、多巴、多巴胺和酪胺等合成，呈黑色或褐色。褐黑素是由多巴醌和半胱氨酸转化而成的含硫黑素，呈红或黄色，是真黑素合成的中间产物。皮肤中存在真黑素和褐黑素，二者在表皮中的比例可以不同。真黑素产生光保护作用。褐黑素对光不稳定，在光刺激下能产生有较大细胞毒性和促有分列的自由基。神经黑素存在于中枢神经系统轴突中，呈棕色。

2．黑素生化合成的调控 黑素是在黑素体内合成的。黑素的生化合成可能是由多个基因位点编码产物共同调控的复杂级联过程。一般认为有4个酪氨酸酶基因家族成员参与黑素合成的调控。其中酪氨酸酶（TYR）是黑素合成的主要限速酶。该酶活性中心含有两个铜离子，分别与蛋白质分子中的组氨酸结合，另有一个内源桥基将二个铜离子联系在一起，构成该酶催化氧化反应的活性中心。酪氨酸等物质与酶形成过渡态络合物时，主要是羟基与酶的活性中心上的原子键合而发生作用。此外，还包括酪氨酸酶相关蛋白－1（TRP－1）、酪氨酸酶相关蛋白－2（TRP－2）和Pmel－17蛋白（Stablin）。尽管它们有相似的结构和特征，但却由不同的基因表达并有独特的酶活性。上述调控蛋白位于黑素体膜同一多酶复合体中，彼此相互作用，共同调节黑素合成。TYR与TRP－1和TRP－2形成复合物，这种复合物使TYR更稳定，而且活性增强。TRP－1可能上调TYR活性，促进黑素合成。TRP－2为多巴色素异构酶（DT），决定多巴色素（DC）是羟化中间产物5，6－二羟基吲哚羧酸（DHICA）生成，还是5，6－二羟基吲哚（DHI）生成。由于DHI在体内比DHICA有较高的细胞毒性，TRP－2能使DHI生成减少，而且使DHICA生成并迅速掺入合成的黑素内，对减少其细胞毒性具有重要意义。Pmel－17蛋白的功能尚不完全清楚，可能参与黑素合成途径终末步骤的调节。它在体内能迅速与DHI，DHICA中间产物结合，且能长时间阻止其进一步代谢，可能有助于减少DHI/DHICA中间产物的细胞毒作用，故被称为"吲哚阻滞因子"（indol blocking factor）。

黑素的生化合成途径及酶的调控位点见图 12 - 1。

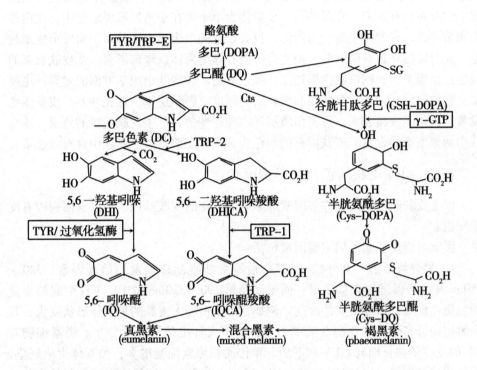

图 12 - 1　黑素的生化合成途径及酶调控位点

三、皮肤的颜色

皮肤的颜色分固有皮肤颜色和可变皮肤颜色。

（一）固有皮肤颜色及其影响因素

固有皮肤颜色是指出生时便具有的皮肤颜色，未受日光照射和其他因素的影响，由遗传基因调控。皮肤颜色与下列因素有关：①皮肤中黑素的含量：人的表皮的基层约有 10～20 亿个黑素细胞，对称地分布于体表。但是分布密度却因部位而异；一般头面部、皱襞部较多，腹、背部较少。这种分布密度相当恒定，无种族及性别差异。皮肤颜色的不同及变化主要决定于黑素细胞产生黑素的能力，也决定于角质形成细胞中黑素体的数量、大小、转运程度和聚集方式。黑素体的大小主要由遗传决定。黑种人的黑素体大，而白种人和黄种人则小。肤色白的蓝眼红发的白种人，其表皮黑素细胞中黑素体数目少，主要为 I 期和 II 期黑素体，其角质形成细胞中含色素也少；黄种人的黑素细胞内有许多 II 期、III 期和 IV 期黑素体；黑种人的黑素细胞中主要为 IV 期黑素体。此外，黑素体在角质形成细胞中的分布也有区别。在黑种人，黑素体为单个散在于角质形成细胞中，在白种人和黄种人，黑素体呈复合黑素体，仅有个别的单个黑素体分布于角质形成细胞中。复合体的外膜有磷酸酶，使复合体能吞噬溶酶体以降解黑素。②皮肤血流的颜色：血流丰富，则皮肤白里透红，颜色靓丽。③皮肤组织学方面的差异：主要是皮肤的厚度，尤其是角质层和颗粒层的厚度。颗粒层厚，透光性差，皮肤颜色发黄。采用美容嫩肤术，可使角质层和颗粒层变薄，产生皮肤美容的效果。④皮肤中胡萝卜素的含量：皮肤固有的颜色为黄色，主要是由于皮肤中含有该色素。

（二）可变皮肤颜色及其影响因素

可变皮肤颜色是因受许多因素的影响而变化的皮肤颜色，可以返回到固有皮肤颜色。

影响可变皮肤颜色的主要因素包括：

1. 紫外线照射 紫外线（UV）是黑素细胞制造黑素的始动因素。320～380nm 的 UV 促进黑素体生成；而反复照射 290～320nm 的 UV 不仅引起黑素量的变化，而且，可导致质的改变。例如，可使白种人皮肤的黑素体形状变大，其在表皮内分布也从集合型变成单一型；亚洲人种也呈同样型分布。黑素细胞对 UV 的反应随波长而异。UV 照射后，单位面积黑素细胞增多，黑素体生成旺盛，黑素体移动加快。皮肤对 UV 的反应，亚洲人与黑人比较强。不同类型的皮肤对 UV 照射的反应性不同。

2. 含巯基的化合物 表皮中正常存在的含巯基化合物主要是还原型谷胱甘肽（GSH），它能与酪氨酸酶中的铜离子结合而抑制该酶活性。因此，可以认为表皮黑素细胞虽然存在酪氨酸和酪氨酸酶，但也同时存在抑制因子巯基。一旦有像日光照射那样的色素增强因子以及因表皮巯基氧化而使巯基显著减少时，可引起酪氨酸与酪氨酸酶反应，使色素合成增多。

3. 维生素和氨基酸 维生素 C 是还原剂，在黑素代谢过程中可使深色氧化型醌式产物还原，从而使色素变浅；维生素 E 为抗氧化剂，可使色素减退。维生素 A 缺乏使巯基化合物减少，引起色素沉着；烟酸缺乏也可对光敏感而出现色素沉着。复合维生素 B 和叶酸能促进氧化而使色素增加。泛酸参与酪氨酸酶的合成。

4. 微量元素 在黑素代谢中主要起触酶作用，其中以铜离子和锌离子尤为重要。两者缺乏，可使动物毛变白。某些重金属（如砷、铋、银、金等）引起皮肤色素沉着，可能是通过与巯基结合，使酪氨酸酶的活性增强所致。

5. 内分泌因素 内分泌因素的影响比较复杂，目前尚不完全清楚。

（1）促黑素细胞激素：垂体中叶可分泌促黑素细胞激素（melanocyte stimulating hormone，MSH），角质形成细胞则是其最大来源。MSH 可与 G_2 期黑素细胞膜上的受体结合，使胞浆内的 cAMP 含量增加（5~30 分钟内）及酪氨酸酶活性升高（6~8 小时），最终使黑素合成增加（24 小时后）。人类由于黑素体的产生亢进、扩散及邻近角质形成细胞内黑素体蓄积，致使肤色加深；也可使色痣加深并产生新色痣。当病人接受大剂量 MSH 治疗时，几小时内就会产生色素沉着，比太阳照射时更明显。

（2）性激素：人使用丙酸睾酮后会出现肤色加深现象，卵巢功能低下的妇女用雌激素治疗后，可使乳晕、腹白线与会阴等肤色加深，也可使色痣加深。妇女肤色有随着月经而变化的倾向，一般经期肤色加深。妊娠期，黄体酮增加，妇女色素沉着，除形成黄褐斑外，乳头、外阴和腹白线着色也加深。这是由于黑素细胞膜上有雌激素受体，雌激素与其结合而促使色素增加；而孕激素促进黑素体转运、扩散。两者的联合，使作用更明显。

（3）其他激素：甲状腺激素可因其氧化作用而促使黑素生成增加。促肾上腺皮质激素（ACTH）、亲脂肪激素（lipotropic hormone，LPH）也可促进黑素形成。

第二节 皮肤色素沉着异常的分类

以皮肤黑素沉着异常的疾病可分为两大类：色素沉着增多性疾病和色素沉着减退性疾病。

一、色素沉着增多性疾病

黑素沉着于皮肤，因深浅不同，可有视觉差异。其沉着于表皮时，呈黑色或褐色，在真皮上层呈灰蓝色，在真皮深层呈青色。临床常见的疾病主要包括如下几类：

1. 黑素细胞活性增加 包括：①遗传性的雀斑，种族性黑皮肤；②继发性的改变，如 UV 和 X 线照射，内分泌改变所致的黄褐斑和妊娠斑；③炎症后色素沉着。

2. 黑素细胞数目增加 包括色痣、咖啡斑和黑子。

二、色素减退性疾病

皮肤呈白色或略浅，与正常皮肤颜色不同。临床常见的疾病主要有：

1. 黑素细胞活性减退 银屑病和麻风病的皮肤异常改变与此有关。

2. 黑素细胞数目减少 白癜风和斑驳病与此有关。

3. 酪氨酸及酪氨酸酶异常 白化病和苯丙酮尿症的病变属于此种类型。

对皮肤色素增多性疾病可用皮肤增白药治疗，而皮肤色素减退性疾病则用皮肤着色药治疗。

拓展小看板

常见的几种色素斑

（1）黄褐斑：又称肝斑，这是由于其颜色与肝脏相似而得此名；又因其形状像蝴蝶，也叫蝴蝶斑。病因尚不完全清楚。可为生理性反应，如女性，尤其是妊娠期，因内分泌有较大变化，雌激素、孕激素和垂体黑素细胞刺激素（MSH）分泌增多所致。也可为症状性反应，可见于肝硬化、慢性酒精中毒、慢性肾上腺皮质功能不全等。

（2）雀斑：又称雀子，其斑点大小和颜色酷似麻雀羽毛上的斑点，故叫雀斑，多与先天因素有关，是一种常染色体显性遗传病。

（3）瑞尔黑变病：是发生于中年女性，以面部为主的淡黑色色素沉着性皮肤病。病因尚未完全明确，通常认为与日光过敏有关。如长期使用含有某些光敏物质的化妆品，暴露于日光下，可导致皮肤光敏性炎症而发病。

（4）炎症后黑变病：又称炎症后色素沉着症，是皮肤急性或慢性炎症后出现的皮肤色素沉着。其发病机制可能是炎症反应时使皮肤中的巯基物质减少，从而解除或部分解除对酪氨酸酶的抑制，使黑素合成增加所致。

第三节　皮肤增白药

皮肤增白药主要是通过干扰黑素的生物合成，减轻皮肤色素沉着，增白皮肤。还有一些药物有皮肤增白效果，但作用机制尚不清楚。临床用以治疗色素沉着增多性疾病和美白皮肤。

角质剥脱药如硫磺、水杨酸等，使角质层脱落，促进或缩短表皮细胞更替，从而，加速黑素的移动，褪色并随角质一并脱落，也可外用治疗色素沉着增多性疾病。

一、酪氨酸酶抑制型皮肤增白药

（一）单酚与多酚类

氢 醌

氢醌（hydroquinone）为白色针状结晶，易溶于酒精、乙醚和水；遇光和空气容易氧化而变成深褐色，熔点 172～174℃。

【药理作用和临床应用】 氢醌具有明显的皮肤脱色作用。对人的皮肤也有脱色美白作用。本品可用于治疗黄褐斑、雀斑、色素性化妆品皮炎、瑞尔黑变病、特发性多发性斑状色素沉着症、炎症后色素沉着、色素性口周红斑、色素性玫瑰糠疹等色素沉着性皮肤病。

作用机制：

（1）抑制酪氨酸酶活性，从而抑制黑素合成：低浓度（＜5%）的氢醌的脱色作用以抑制酪氨酸酶活性为主。氢醌的分子小，易扩散进入黑素细胞的黑素体内，由于氢醌与酪氨酸酶的底物酪氨酸相似，从而，竞争性抑制该酶活性，使酶失去催化黑素合成的活性，从而抑制黑素合成。

（2）抑制黑素体形成和（或）增加其分解。

（3）促使黑素细胞变性、凋亡：高浓度（＞5%）的氢醌在酪氨酸酶作用下被氧化成有毒的半醌基（semiquinone radicals）物质，后者使细胞膜脂质发生过氧化，细胞膜性结构破坏，导致黑素细胞变性、凋亡。这种方式称做酪氨酸酶介导的细胞毒作用（tyrosinase – mediated cytotoxicity）。

氢醌的疗效与其浓度、所用的基质和产品化学稳定性有关。其浓度越高，效果越好，但刺激性也越大。因此，氢醌浓度不应大于5%，否则有可能造成不可愈性皮肤白斑。3%～4%的浓度为处方药。4%和5%的浓度疗效很好，但可引起中度至重度刺激。许多患者使用3%的浓度，可获得"良"至"好"级别的疗效，少数获"优"级，但亦有轻度刺激。来自许多研究的结果证明2%的氢醌无刺激性，可作为非处方药应用，但疗效差异甚大，为无效到非常有效。尽管美国FDA和欧洲化妆品管理委员会认可含2%氢醌的处方是安全而有效的，但他们不推荐该浓度作为黄褐斑等的初期治疗，仅建议作为维持治疗。有关氢醌处方的基质，许多临床研究所用的水醇基质（等量的丙二醇和无水乙醇）是最合适的赋形剂。氢醌制品的化学稳定性很重要，氢醌很易氧化而失效。因此，常用0.1%的亚硫酸氢钠和0.1%的 L‑抗坏血酸来保持制品的稳定性。

近年来，研制出氢醌干乳剂和氢醌衍生物，以提高其抗氧化性能和疗效。

氢醌与维A酸和肾上腺皮质激素合用，疗效大于任一药单用。维A酸对表皮的温和刺激，有利于氢醌在表皮内扩散，同时又防止氢醌氧化，从而提高疗效。与肾上腺皮质激素合用的目的在于减轻氢醌和维A酸对皮肤的刺激性。

在治疗中，应避免日光直接照射；在治疗中和治疗后合用广谱防光剂，常可提高疗效。

【不良反应及其防治】 氢醌制剂外用可产生红斑、脱屑、瘙痒和刺痛感等刺激性皮炎症状，也可产生接触过敏性皮炎和炎症后色素沉着。治疗部位周围的正常皮肤也可能发生色素脱失。上述不良反应在停止给药后可恢复正常。长期广泛使用高于3%的浓度，可能导致严重的和不可逆的外源性褐黄病。本病属于炎症后色素紊乱，特征是真皮浅层出现噬黑素细胞和褐黄病特有的胶原束嗜碱性变。避免应用超过安全范围的高浓度的制剂，可防止不良反应的发生，应用氢醌与肾上腺皮质激素和维A酸组成的复方制剂，既可提高疗效，又可避免不良反应。

氢醌单戊酸酯

氢醌单戊酸酯（hydroquinone monopentanoic acid ester）有较好的稳定性，在皮肤表面不易被氧化，增加了经皮肤的吸收。其在皮肤和细胞内被迅速水解而释放出氢醌发挥脱色作用。若制剂中加入抗氧化剂，则可更加提高其稳定性，实用价值更大。

临床用本品3%的霜剂治疗黄褐斑，其有效率和痊愈率明显高于3%的氢醌霜。

动物皮肤刺激试验和健康志愿者皮肤斑贴试验，均表明本品对皮肤几无刺激性。

熊果苷

熊果苷（arbutin）是从杜鹃花科植物熊果（arctostaphylos uvarusi）的叶中分离得到的一种具有脱色作用的单体物质，它是氢醌的一种天然存在形式，分子结构为氢醌 $-\beta-D-$ 吡喃葡萄糖苷（hydroquinone $-\beta-D-$ glucopyranoside）。

【药理作用和临床应用】 本品具有良好的减少皮肤色素沉着和增白皮肤的作用。与氢醌相比，化学性质稳定，细胞毒性小。其抑制黑素合成的效果强于曲酸和抗坏血酸。

作用机制的研究表明，用无细胞毒性浓度（$100\,\mu g/ml$）的熊果苷处置体外培养的人黑素细胞或 B_{16} 鼠黑素瘤细胞发现能明显抑制黑素细胞的酪氨酸酶活性和黑素产生，但酪氨酸酶、酪氨酸酶相关蛋白 -1 或 -2 的基因表达水平并未发生变化。提示本品抑制黑素合成是通过对酶蛋白转录后调节途径实现的。即与酪氨酸竞争与酪氨酸酶结合，从而抑制该酶的活性。

临床用 3% 的浓度治疗黄褐斑和增白皮肤，用 10% 的浓度治疗脂溢性角化症，疗效良好。

【**不良反应及其防治**】因为本品是天然的葡萄糖苷，故外用无毒、副作用，安全性好。但使用浓度过高也能使正常皮肤脱色。

N－乙酰－4－S－半胱氨酸酚

【**药理作用及临床应用**】N－乙酰－4－S－半胱氨酸酚（N－acetyl－4－S－cysteaminyl－phenol，NCAP）是一新型脱色增白剂。本品为酪氨酸酶的底物，能有效地抑制酪氨酸酶的活性，从而抑制黑素细胞合成黑素，减少功能性黑素细胞的数量；也减少黑素体的数量，并抑制黑素体向角质形成细胞的转运。

光镜和电镜的观察可见用本品治疗后，表皮中的黑素数量明显减少，黑素细胞的树突明显缩小，核周体较小，有功能的黑素细胞数减少，黑素体减少，黑素体转运至表皮细胞的过程减弱。

对黑素毛囊等方面的实验研究表明，本品仅作用于有色素合成活性的黑素细胞，使其产生脱色作用；而对处于休止期无酪氨酸酶活性的黑素细胞无影响。在新的细胞周期中，这些细胞仍能产生黑素。

本品用于治疗黄褐斑和黑斑病等色素沉着性疾病，效果良好，大部分病人症状可明显改善，少数人可使黑斑完全消退，不会发生永久性脱色的恶果及其他毒副作用。该药稳定，刺激性也比氢醌小，是一良好的外用药。

【**不良反应及其防治**】本品毒性小，偶有局部皮肤刺激、接触性皮炎和点彩样（conffeti－like）变色。

壬二酸

壬二酸（杜鹃花酸，agelaic acid，AZA）是一种天然的有 9 个碳原子的直链饱和的二羧酸庚烷 [COOH－（CH$_2$）$_7$－COOH]，可通过蓖麻油氧化裂解制成，为无色到淡黄色晶体或结晶粉末，熔点 106.5，微溶于水，较易溶于热水、乙醇和乙酸，在 20℃水中，每 100ml 水可溶解 2.4g。

【**药理作用**】

1. 皮肤增白作用　20% 的壬二酸的皮肤增白作用优于 2% 的氢醌，其选择性作用于异常黑素细胞，抑制其过度活性。对正常皮肤无脱色作用，而且无皮肤刺激性，光毒性也少见。

其机制为阻滞酪氨酸酶蛋白的合成，从而抑制酪氨酸酶活性，干扰黑素生物合成。其优点是对活性高的黑素细胞有选择性的抑制作用，但不影响正常黑素细胞。

2. 抗恶性黑素瘤作用 其机制可能与本品损伤肿瘤细胞线粒体呼吸酶并抑制 DNA 合成中的限速酶——核糖核苷酸还原酶有关。

3. 对表皮角化作用的影响 本品对正常人或痤疮病人的皮肤显示抑制表皮的异常角化过程。对志愿者皮肤标本的活检发现，用本品治疗前，粉刺内充满角质和脂滴，并有许多细菌的卵圆酵母孢子。治疗后，毛囊口虽有脂滴，但角质减少，仅见极少的细菌和孢子。

4. 抗菌作用 本品的体外试验显示有广谱抑菌作用。

其抗菌机制与抑制细菌线粒体呼吸酶及某些微粒体 NAD（P）H 依赖酶有关；本品也能抑制厌氧菌的糖酵解。故对需氧和厌氧菌均有抗菌活性。

【临床应用】

1. 皮肤色素沉着过多症 用本品治疗黄褐斑，疗效良好，优于氢醌霜。与广谱遮光剂合用，治疗表皮型或混合型黄褐斑，连续用药 6 个月，63% ~80% 的患者获得"好"和"优"的效果。本品治疗黑斑病、老年斑以及物理因素或化学药物引起的皮肤色素沉着也有良好疗效。

2. 恶性雀斑样痣和恶性黑素瘤 外用壬二酸霜治疗，可获得临床与组织学上完全消退的效果。多数病人 5 ~10 年后仍无复发。少数复发者，重复治疗又趋缓解。可作为联合化疗方案的用药，治疗恶性黑素瘤。

3. 痤疮 本品外用治疗结节型、聚合型、丘疹脓疱型和粉刺型痤疮均有明显疗效；可减轻炎症性和非炎症性损害。20% 的壬二酸霜与 0.05% 的维 A 酸霜、5% 的过氧化苯酰凝胶比较，用药 4 ~6 个月的疗效相似，有效率可达到 50% ~70%，但患者对壬二酸的耐受性好于后两药。

配合口服或外用其他抗菌药，可提高疗效。

壬二酸霜外用对皮脂分泌率无明显影响，但可减少表皮及毛囊皮脂腺内的菌群，从而减少由细菌产生脂肪酶，使表皮面脂中游离脂肪酸减少，加上抑制表皮的角化，均与治疗痤疮有效相关。

4. 酒渣鼻 临床随机、双盲、安慰到对照的试验证明本品对丘疹脓疱性酒渣鼻病人，每日局部涂 2 次，经 3 个月治疗，炎症获得明显改善，红斑的严重程度评分降低，但血管扩张无明显改善。

【不良反应及其防治】壬二酸无明显毒性，也无致畸和致突变作用；人体口服不超过 20g/d，不引起全身不良反应。临床上外用本品，一般无局部或全身性不良反应。但有些患者，在外用霜剂的初期，有轻度的、短暂的皮肤刺激和皮肤干燥；继续用药可逐渐消退，不影响治疗。长期应用壬二酸也不会出现外源性黄褐病。壬二酸的应用，给皮肤病治疗增加一个安全而有效的药物。

（二）酪氨酸酶铜离子螯合剂

曲酸及其酯化物

曲酸（kojic acid）的化学名为 5 – 羟基 – 2 – 羟甲基 – 4 – 吡喃酮。是黄曲霉菌、米曲霉菌用糖、无机盐于 30℃ 条件下培养获得的代谢产物。曲酸酯化能改善其对 pH 变化的稳定性，还能增强其作用，对皮肤的刺激性也小。现在常用的酯化物有单丁酯、单己酯、单棕榈酸酯、单硬脂酸酯、单桂皮酸酯、单苯甲酸酯、二丁酯、二棕榈酸酯、二硬脂酸酯和二油酸酯等。

【药理作用】曲酸是安全的，可逆的酪氨酸酶抑制型脱色剂。

曲酸抑制黑素生成的环节如图 12 – 2 所示。

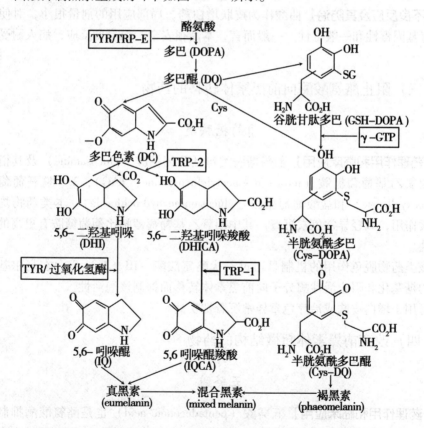

图 12 – 2 曲酸抑制黑素生成的作用环节

由图可知曲酸的作用机制是：

1. 曲酸通过与铜离子螯合而抑制酪氨酸酶活性 曲酸对酪氨酸酶的抑制作

用可被醋酸铜逆转，表明曲酸抑制酪氨酸酶活性与其和铜离子螯合有关。

2. 曲酸抑制酪氨酸酶相关蛋白-2（TRP-2）的活性　通过对该酶的抑制减少多巴色素变为5，6-二羟吲哚羧酸。

3. 曲酸抑制真黑素生成　本品抑制5，6-二羟基吲哚羧酸（DHICA）变为真黑素。

【临床应用】本品用于黄褐斑治疗，疗效较好，连续用药3个月，有效率高达70%~80%；其酯化物增白效果更佳；曲酸与α-羟酸类合用，也可增加疗效。治疗其他色素沉着性皮肤病也有良好疗效，如蝴蝶斑、妊娠斑、老年斑，光照引起的黑素沉着、继发性色素沉着（痤疮结节愈后、激光或液氮冷冻后的色素沉着、外伤炎症色斑），也用于化学剥脱，磨削术后期防止色素反弹的护理。无斑的皮肤应用本品，可预防色斑形成，润白嫩肤，保持亮泽。

【不良反应及其防治】曲酸作为皮肤增白药，局部应用的剂量很小，对使用者没有基因毒性和一般毒性。一般而言，本品很安全，无不良反应，病人耐受性亦好。

（三）阻止酪氨酸酶向前黑素体转移的药物

葡萄糖胺类

【药理作用和临床应用】葡萄糖胺类包括葡萄糖胺（glucosamine）及其衍生物如四氧乙基葡萄糖胺（tetra-o-acetylglucosamine，TAG），2-脱氧葡萄糖（2-deoxyglucose）和盐酸葡萄糖胺（glucosamine hydrochloride）。本类药物均有脱色素作用，减轻异常色素沉着。其中四氧乙基葡萄糖胺比葡萄糖胺有更高的脱色活性。

该类药物脱色作用的机制是通过干扰酪氨酸酶-III（T_3）蛋白在高尔基复合体的糖基化和阻止活性酶分子向前黑素体转移而抑制该酶活性。

可用于增白皮肤或治疗色素异常沉着性疾病。

（四）改变前黑素体超微结构的药物

五癸酸

【药理作用和临床应用】五癸酸（pentadecenoic acid）也是酪氨酸酶抑制型脱色剂。该药轻度抑制酪氨酸酶-1（T_1）和-II（T_2）活性，而T_3活性完全不受影响，即使如此，黑素多聚体的形成也受到完全的抑制。

其作用机制可能是改变前黑素体的超微结构，并且抑制过氧化酶活性，以及增强蛋白激酶 C 的活性。以上作用机制均可影响黑素化的性质。

可用于治疗色素异常沉着性疾病或增白皮肤。

（五）促进酪氨酸酶蛋白降解的药物

不饱和脂肪酸

【**药理作用及临床应用**】亚油酸（linoleic acid）是由大豆油的皂化物中提取和减压蒸馏后制得的不饱和脂肪酸，含纯亚油酸约 65% 以上，并加有维生素 E 作为抗氧化剂。γ–亚麻酸十八碳三烯酸（gamma–linolenic acid、维生素 F）主要是由月见草的种子提取；也可利用微生物发酵方法大量生产。

亚油酸有降低血浆胆固醇和三酰甘油的作用，可用于防治动脉粥样硬化症。γ–亚麻酸是人体必需的不饱和脂肪酸，是组成人体各组织生物膜的结构材料，也是合成前列腺素的前体。还有降低总胆固醇、抑制血小板聚集及血栓素 A_2 合成，抗脂质过氧化和减肥等作用。临床用于防治某些老年性疾病，延缓衰老，健身美容。

在皮肤美容方面，以上二种药物均有抑制黑素合成的作用，能使 UVB 诱导的色素沉着斑减退，尤以亚油酸的脱色作用最明显。

本品用于防治色素性皮肤病和增白皮肤。

【**不良反应及其防治**】无明显不良反应。

（六）竞争性酪氨酸酶抑制剂

氨甲环酸

【**药理作用及应用**】氨甲环酸（凝血酸，tranexamic acid，AMCHA）具有抑制纤维蛋白溶解的作用，产生止血效果。在美容方面，本品还有减轻皮肤过度色素沉着、增白皮肤的作用。后一作用的机制在于抑制酪氨酸酶活性，减少黑素的合成。这可能是由于氨甲环酸和酪氨酸的部分结构相似，都有一个羧基，故可竞争性地与酪氨酸酶结合，从而抑制该酶活性。

在美容方面，用于治疗黄褐斑，合用维生素 C 和维生素 E 可明显提高疗效。应用本品治疗既有效又安全。

【**不良反应及其防治**】本品口服无明显不良反应。个别人在服药早期有轻度反酸、恶心、呕吐，不影响继续服药。本品也不引起血液流变学方面的异常和色素脱失的不良反应。

氨甲苯酸

【**药理作用和临床应用**】 氨甲苯酸（对羧基苄胺、aminomethylbenzoic acid）也是抑制纤维蛋白溶解的止血药，外用或口服均有明显的皮肤增白作用，机制与氨甲环酸相同。除治疗纤维蛋白溶解症所致的出血外，也用于治疗湿疹、荨麻疹和口炎。外用或静脉注射治疗色素沉着性疾病；每天静脉注射 1.0 ~ 1.5g 治疗黄褐斑的总有效率在 90% 以上。

氨基己酸

氨基己酸（aminocaproic acid）的作用、用途和疗效与氨甲苯酸相似。本品可外用，也可口服或静脉注射。

（七）其他

光甘草定

光甘草定（甘草黄酮），（glabridin）是甘草提取物疏水部分的主要活性成分。

【**药理作用和临床应用**】

1. 祛色斑、美白皮肤 本品可减轻皮肤色素的异常沉着，美白皮肤。

作用机制

（1）抑制黑素细胞的酪氨酸酶活性而减少黑素合成：其效价强度约为曲酸的 25 倍，维生素 C 的 80 倍。本品对黑素细胞 DNA 合成无影响，对黑素细胞的毒性远比氢醌和熊果苷小。

（2）抑制多巴色素异构酶（TRP - 2）：这一作用为本品特有，而其他许多美白剂则缺乏。

（3）抑制皮肤细胞脂质过氧化性损伤：脂质过氧化的产物——丙二醛（MDA）可引起皮肤色素沉着。本品抑制皮肤细胞丙二醛的产生，可减少黑素合成。

临床用于治疗多种色斑，如黄褐斑、妊娠斑、蝴蝶斑等。与维生素 E 合用，可提高疗效。

2. 抗衰老作用 本品有抗衰老作用，表现为血清 SOD 活力提高，而 MDA 生成量减少，抗应激能力增强。

可内服，用于强身养颜，延年益寿。

【**不良反应及其防治**】本品临床应用未见明显不良反应。

胎盘提取物

【药理作用和临床应用】 胎盘提取物（extracts of placenta）含有多种激素，如促黄体激素（LH）、促卵泡激素（FSH）、雌二醇（E$_2$）、黄体酮（PRL）、绒毛膜促性腺激素（HCG）、睾酮（TeSTO），也含有生长因子、酶类、干扰素、核酸、免疫调节肽、脂多糖等生物活性物质。本品具有明显的增白皮肤的作用，还有防晒、保湿和抗皱的作用。

作用机制主要是本品抑制酪氨酸酶的生物合成，加速黑素细胞的角质化。还与本品促进细胞新陈代谢，增加细胞活力，增加血液循环，减轻表皮角质层水分丢失有关。

临床用于增白皮肤，防治日晒伤、皮肤保湿，减轻或去除皱纹。也用于"换肤"、化学剥脱、激光、磨削术后的皮肤修复和护理。

【不良反应及其防治】 本品临床应用未见明显不良反应。

二、非酪氨酸酶抑制型皮肤增白药

（一）抗坏血酸及其衍生物

抗坏血酸

【药理作用和临床应用】 抗坏血酸（维生素 C，ascorbic acid，Vitamin C）具有消除色斑、美白皮肤的作用。

作用机制：①能使深色氧化型色素还原为浅色还原型色素。②通过抑制多巴和多巴醌的自动氧化而抑制黑素合成。

用于治疗多种原因引起的色素沉着性皮肤病，如黄褐斑、瑞尔黑变病、特发性斑状色素沉着、药疹后色素沉着、持久性色素异常性红斑、色素性玫瑰糠疹、各种类型的紫癜性皮肤病、银屑病、创伤愈合不良等。静脉给药，疗效明显优于口服。也可负极经皮肤直流电离子导入给药，疗效好而不良反应少。

【不良反应及其防治】 严重的毒性反应极少见。大剂量口服有时诱发胃溃疡、恶心、呕吐；静脉注射偶有过敏性休克、静脉血栓。

抗坏血酸 2 - O - α - 糖苷

抗坏血酸 2 - O - α - 糖苷（ascorbic acid - 2 - O - α - glucoside）是将抗坏血酸第 2 位上的羟基用 1 分子葡萄糖置换而成，现已能大量人工合成。本品的优点是比抗坏血酸稳定；外用后，直接到达黑素合成部位的局部浓度高。

【药理作用及临床应用】 临床研究证明本品外用具有明显的预防紫外线（UV）照射所致皮肤色素沉着的作用。亦可明显减轻照射引起的皮肤红斑角质层下水疱、细胞内和细胞间水肿，部分基底层液化变性，基底层及棘层细胞核固缩等。

作用机制：本品预防 UV 照射所致皮肤色素沉着的机制是通过直接抑制酪氨酸酶的活性，从而抑制黑素合成实现的。其抗皮肤炎症作用的机制在于消除氧自由基的作用。

用于防治皮肤色素异常沉着性疾病和日晒伤。

抗坏血酸二棕榈酸酯

抗坏血酸二棕榈酸酯（ascorbyl dipalmitate）是白色结晶型粉末，熔点 109 ~ 115℃，溶于乙醇、矿物油和酯类。

【药理作用和临床应用】 本品脂溶性和稳定性均增强，克服了维生素 C 不溶于油和易氧化变色等缺点。易透皮吸收，分布至表皮和真皮内。具有祛色素斑、美白皮肤的作用。与抗坏血酸磷酸酯类、曲酸衍生物配合用，可增强疗效。

用于治疗色素斑和美白皮肤。疗效好，无刺激性。

使用浓度为 2% ~ 7%。

L‑抗坏血酸‑2‑磷酸酯钠

抗坏血酸磷酸酯钠（sodium ascorbyl phosphate）为白色或类白色粉末，极易溶于水。由于是阳离子盐，故与卡波树脂有良好的配伍性，在常用浓度下，配制的产品具有良好的稳定性。

【药理作用和临床应用】 本品外用，能透皮吸收，并经过皮肤中酶的作用，转变成抗坏血酸而起作用。可清除自由基，抑制色素斑形成，并分解黑素，具有祛斑和美白皮肤的作用；也可促进胶原蛋白形成，保护细胞，产生抗衰老、祛除细小皱纹的作用。

用于祛斑和美白皮肤。也用于祛皱和护肤。

L‑抗坏血酸‑2‑磷酸酯镁

抗坏血酸磷酸酯镁（magnesium ascorbyl phosphate）为白色或微黄色粉末，对光、热稳定，易溶于水。3% 水溶液的 pH 值为 7.0 ~ 8.5。

【药理作用和临床应用】 本品搽在皮肤上，可透皮吸收，能被皮肤富含的磷脂酶迅速水解成 L‑抗坏血酸而产生药理作用。可清除自由基，促进皮肤弹性蛋白和胶原蛋白的合成。从而，对皮肤产生祛斑美白、除皱抗衰作用。用于治疗色素沉着性皮肤病、美白皮肤和护肤。与曲酸衍生物合用，有协同作用。

本品无毒、无刺激性。

（二）角质溶解剂

α-羟酸类

α-羟酸类（alpha hydroxy acids，AHAs）是一大类天然有机酸，其中临床多用的是从甘蔗中萃取的甘醇酸（glycolic acid，GA），本类有多方面的药理作用和临床用途。下面仅介绍其对色素性疾病的作用和用途。

本类药物外用，可产生剥皮的效果，从而有效地使黄褐斑消退，却无剥皮后的色素沉着。也使日光性角化病、皮肤粗糙和细皱纹减轻。

临床用于治疗黄褐斑等色素沉着性疾病，也用于美白皮肤。

本品系天然有机酸，对人体无毒、无害。

维A酸类

【**药理作用**】维A酸（retinoic acid）类有广泛的药理作用和用途（详见第七章）。下面仅介绍其对色素代谢的影响及临床应用。

维A酸霜外用有祛斑和美白皮肤的作用。

作用机制：

1. **抑制酪氨酸酶活性**　减少酪氨酸的生成，从而减少黑素生成。

2. **促进皮肤表面的黑素颗粒脱落**　本类药物通过角质松解和加快表皮细胞更新作用，可使皮肤表面的黑素颗粒脱落。

【**临床应用**】临床用于治疗黄褐斑，与防晒霜相比，疗效明显好于防晒霜；也用于治疗日光照射后或炎症的色素沉着。因该药有光敏性，只能晚上应用。

【**不良反应及其防治**】不良反应主要有对皮肤的刺激，特别是嫩薄的皮肤处，可能产生皮炎，表现为皮肤潮红、紧绷和脱屑。从低浓度用起，逐渐增加到0.1%（或是制成复方制剂），可减轻或消除刺激症状。

水杨酸

【**药理作用**】水杨酸（salicylic acid）低浓度时（1%～2%）有角质形成作用；中浓度（5%～10%）时有角质溶解作用，涂于皮肤可使表皮角质层黏附性减弱，表皮脱落，黑素颗粒也同时脱落，减轻皮肤异常色素沉着，使皮肤美白、细嫩。

【**临床应用**】临床用于化学剥皮术，治疗如下疾病：①色素性皮肤病，如黄褐斑、炎症后色素沉着，雀斑样痣和文身；②光老化性疾病如日光性角化、日光性弹力纤维变性等；③皮肤皱纹；④其他：痤疮、浅表疤痕、酒渣鼻、皮脂腺增生和睑黄瘤等。

（三）抑制黑素细胞增殖药

内皮素受体阻断剂

内皮素（endothelin，ET）是内皮细胞分泌的一种缩血管活性因子，分为ET-1、ET-2和ET-3三类。ET通过激动内皮素受体产生生物学效应。

ET有多种生物学效应，如使血管收缩、促进血管平滑肌细胞生长和增殖；是提高中枢神经和外周交感神经活性的一种重要的神经递质；参与肾小球滤过率的调控。ET在多种疾病的发生中有重要作用。ET受体阻断剂可治疗多种与ET有关的疾病。

在美容方面ET也有重要的影响；而ET受体阻断剂也有重要的作用和临床用途。

【生理功能】ET可影响黑素细胞的存活、增殖、黑素合成、树突分枝形成和移行。ET-1和ET-2可通过受体介导的信号传递途径刺激黑素细胞的增殖；ET-1的刺激作用强于同等浓度的碱性成纤维细胞生长因子（bFGF）。对长期培养的黑素细胞，ET-1和ET-2可取代12-0-十四烷酰法佛醋酯-13（TPA）的促分裂作用，并且增强bFGF刺激黑素细胞的DNA合成；表明ET也是黑素细胞的重要促分裂剂。ET-1在UV照射引起的皮肤色素沉着中起重要作用。

【减少黑素沉着的作用和应用】ET受体阻断剂如母菊属植物-母菊（M·chamomilla）的提取物每天给人的皮肤应用后立即进行UV照射，可明显地抑制UVB引起的皮肤色素沉着。

作用机制：①阻断黑素细胞的ET受体，阻断受体中介的信号传递，从而抑制蛋白激酶（PKC）途径引起的酪氨酸酶活化和细胞内cAMP增加；②减少人的表皮细胞受UV照射后引起的ET-1、IL-1和酪氨酸酶mRNA的表达。

（四）其他药物

过氧化氢

【药理作用】过氧化氢（双氧水，hydrogen peroxide）是无色无臭的澄明液体。其释放的初生态氧有漂白、抑菌、杀菌、防腐、除臭及清洁作用。

【临床应用】临床上用于皮肤增白，治疗黄褐斑和雀斑等色素沉着性疾病；

也用于漂白牙齿、冲洗或湿敷创面、消毒或灭菌。

【不良反应及其防治】如涂在毛发部位，毛发会脱色而变黄。浓度过大时对皮肤黏膜有腐蚀性。

山梨酸钾

山梨酸钾（potassium sorbate）为无色或白色鳞片状结晶、易溶于水，在空气中易氧化分解而变色。

本品有皮肤增白作用，治疗色素斑有良好效果，治疗3个月，80%以上的人显示良好的皮肤增白效果。还有抗菌作用，多用于防腐、防霉。

第四节　皮肤着色药

皮肤着色药涂于皮肤后，在角质层产生颜色，治疗白斑，可增加美容效果。

一、增加黑素形成药

补骨脂素及其衍生物

补骨脂素（psoralen）属于呋喃香豆素类。早在13世纪，埃及人就用大阿美的种子治疗白癜风。后来分离出其有效成分有8 – 甲氧基补骨脂素（花椒毒素，哈西奈德，8 – methoxypsoralen，oxsoralen，8 – MOP）和5 – 甲氧基补骨脂素（5 – methoxypsoralen，5 – MOP）；后来人工合成三甲基补骨脂素（trimethylpsoralen，trioxsalen，trisoralen，TMP），疗效好，且不良反应少。

【体内过程】皮肤外用补骨脂素类药物易于透过皮肤被吸收。

药物主要在肝内受微粒体酶催化而代谢。8 – MOP的代谢复杂，主要为去甲基以及呋喃酮环的裂解，其主要代谢产物由尿排出。TMP转化为4，8 – 二甲基 –5'–羧基补骨脂素（有荧光的非光敏性产物）也从尿中排出。

【药理作用】

1. 刺激皮肤黑素沉着　本类药物不能直接产生黑素，但是为光敏性化合物，用后能增强机体对紫外线的敏感性。补骨脂素光化学疗法（PUVA）是使皮肤黑素沉着的一种强力刺激方法。

作用机制：

（1）增加功能性黑素细胞数量：本品可刺激那些尚未完全破坏或正常的黑素细胞使功能性黑素细胞数量增加，其内的黑素体数量也增加。而且增加向角质形成细胞内输送的黑素体的数量。

（2）增加黑素合成：药物使皮肤产生临床或亚临床的炎症反应，可破坏皮肤中的巯基化合物，减少巯基，可增强酪氨酸酶活性，使黑素合成增加。

（3）促进黑素氧化：药物促使色淡的还原型黑素转化为色深的氧化型黑素。

（4）改变黑素体聚集的形式：药物使复合黑素体减少，单个黑素体增多。

2. 免疫抑制作用　这种对免疫功能的影响对白癜风的治疗可能起重要作用。

【临床应用】补骨脂素通常制成内服和外用制剂，供做 PUVA 疗法应用。该疗法是口服或局部应用补骨脂素加照射 UVA。

1. 白癜风　PUVA 是治疗白癜风最有效的方法。

白癜风应尽早在未完全白斑阶段开始治疗，效果才好。临床上病程短、皮损局限、坚持长期治疗者，疗效较好；反之，则差。

2. 银屑病　用 PUVA 疗法治疗 20～25 次后，约 90% 寻常型银屑病患者的皮损可明显消退或明显减轻。本疗法对脓疱型和红皮型银屑病以及斑块型副银屑病也有较满意的疗效。大多数病例在皮损消退后，还需进行维持治疗。

3. 斑秃　8－MOP 和 UVA 照射可治疗斑秃，有效率为 30%～70%。约 1/4 的病人获得 90%～100% 的头发再生，并产生可接受的美容效果。斑秃的类型对疗效的影响不大。PUVA 治疗斑秃所需 UVA 的照射剂量大而且次数多，故当获得了头发完全再生后，不可能再做维持治疗，这是本疗法的主要缺点。

4. 其他　本疗法还可治疗掌跖脓疱病、蕈样肉芽肿第 I 期（浸润前期）和第 II 期（浸润期）、带状疱疹、钱币状细菌性湿疹、寻常型和聚合型痤疮，均有较好疗效。

【不良反应及其防治】PUVA 疗法副作用小，对脏器无明显毒性反应。主要有如下不良反应：

1. 胃肠道反应　口服补骨脂素可产生胃肠道反应如恶心、呕吐、食欲不振等，发生率约为 20%～30%。在服药前服抗组胺药、与牛奶或食物同服、减少服药剂量或次数，均可使症状减轻或消失。

2. 皮肤反应　常见的有皮肤色素沉着、红斑、瘙痒、干燥等。偶有局限性水疱形成、银屑病突然加重、多形性日光疹、光感性皮炎、痤疮样皮疹、大疱性类天疱疮、甲板压痛、甲床分离、甲下出血等。皮肤干燥可涂润滑油或浴油；有指甲方面的不良反应时，可在光照时戴指套防护。动物实验证明本疗法可引起皮肤肿瘤，对人的致癌性尚未肯定，但应警惕皮肤癌的发生。

3. 视觉　动物实验证明，照射 UVA 后，视网膜上的光感受器发生特殊改变，且晶状体发生混浊。对人是否诱发白内障，尚不肯定。然而，预防是必需的。病人除在 UVA 照射时戴上黑镜外，在服药后 48 小时内需戴遮 UVA 的太阳镜，且应定期作眼科检查。

4. 其他　本疗法还可能产生白细胞减少，贫血和肝、肾功能损害，故治疗期间应定期检查血尿常规和肝、肾功能，还应避免饮酒。

【禁忌证】进行期白斑禁用，以免由于刺激而诱发同形反应，使皮损扩大，甚至泛发全身。PUVA 治疗生殖器部位的皮损效果差，而且容易导致皮肤癌。因此，对生殖器部位的皮损尽量不用此种疗法。因 OPC 治疗儿童导致视网膜毒性的可能性较大，故 10 岁以下的儿童不宜应用。OPC 的其他禁忌证有糖尿病、肝功能异常、皮肤癌、白内障、妊娠、哺乳期妇女、黑素瘤、大疱性类天疱疮及光过敏性疾病（如卟啉病、红斑狼疮等）的患者。

补骨脂

补骨脂（psoraleae semen）又叫破故纸，产于中国，为豆科植物 Psoralen Corylifalia 的果实，含补骨脂素和异构补骨脂素等有效成分，是具有光敏性的中药。其作用、用途同补骨脂素。可单独或与其他中药合用，配合 UVA 照射或日晒，治疗白癜风，有效率可达 80% 以上。

L – 苯丙氨酸

【药理作用】L – 苯丙氨酸（L – phenylalanine）单用时，可阻止白癜风的发展，加 UVA（PAUVA 疗法）治疗该病时，可增强苯丙氨酸的作用，从而提高疗效。口服加外用本药，也可提高疗效。

本药的作用机制可能是：①增加黑素合成：苯丙氨酸是酪氨酸的前体，经羟化后可形成酪氨酸，进而在酪氨酸酶的作用下合成黑素。②调节免疫功能：本药可改变 HLA – DR$^+$、OKT6$^+$ 表皮郎格汉斯细胞亚群，并抑制抗体合成。③刺激黑素细胞移行：与 UVA 合用时，UVA 可刺激皮损边缘的黑素细胞移行，并使受损还未被破坏的表皮或毛囊中的黑素细胞产生黑素。

【临床应用】临床用于白癜风的治疗，80% 多的患者皮损有改善，约 60% 反应良好。疗效依次为面部、躯干、四肢。对儿童治疗也安全。与其他疗法（包括 PUVA）相比较，其优点是能增强白斑区皮肤对光耐受性，且无光毒反应和其他副作用。

【不良反应及其防治】本药不引起严重不良反应。使用本药的禁忌证主要有苯丙酮尿症、皮肤癌、肝肾功能受损、孕妇、哺乳妇女、曾接触砷与接受过放射治疗者和自身免疫性疾病。

凯　林

【药理作用】凯林（khellin）是一种从阿密茴果中提取的呋喃类色素——呋喃并色酮，其化学结构类似补骨脂素。

两者的光化学、光生物学和光治疗学性质相似。但凯林的光毒性小，对DNA无光动力学影响，体内外均不使DNA链形成交叉连接。

凯林的作用机制也与补骨脂素相似

【临床应用】凯林＋UVA（KUVA）可治疗白癜风，疗效比PUVA疗法明显，有效率达70%以上。但无补骨脂素的光毒性反应。基因毒性也小，非白斑区也不出现过度色素沉着，患者乐于接受。外用凯林凝胶剂加照射日光疗法更有疗效好、方便且安全的优点，适用于家庭。

【不良反应及其防治】口服本品的不良反应有短期的转氨酶轻度升高、轻度恶心、眩晕与直立障碍等，停药后可恢复。治疗期间应监测肝脏转氨酶活性，若增高，则暂停用药。凯林外用可避免上述不良反应。

米诺地尔

【药理作用】米诺地尔（长压定、monoxide）具有降低血压和促进毛发再生的作用（详见第十六章）。药理作用的研究表明，PUVA可促使黑素细胞储库及皮损边缘的黑素细胞移行入皮损区。米诺地尔可使毛发停留在生长初期，而此期的黑素细胞更活跃，可增强PUVA的作用，作用机制可能是与米诺地尔刺激生长初期毛球区血管内皮生长因子的表达有关。

【临床应用】米诺地尔溶液外用联合PUVA疗法，可治疗白癜风。

【不良反应及其防治】局部外用米诺地尔溶液不引起不良反应。

性激素和甲状腺激素复方片剂

本制剂是纠正绝经期综合征有关的激素不平衡的药物。治疗白癜风时，色素首先出现于毛囊开口处，治疗1个月后，可使皮肤基底层黑素细胞增多，黑素颗粒增加，马尔匹基层含黑素的角质形成细胞增殖。

本制剂可用于泛发型白癜风的治疗，疗效良好。

氮　芥

【药理作用】氮芥（chloromethane）是最早用于临床的抗肿瘤药。治疗白癜风时，外用于白斑处，进入机体后，可形成乙烯亚氨基，后者与皮肤中的巯基结合，或因用药后诱发的炎症性光敏反应耗损巯基，从而增强酪氨酸酶活性，加速黑素合成。

【临床应用】用于治疗白癜风，有效率在90%以上，其中显效率达50%以上。由于本药局部反应较强，常因光敏反应而使白斑扩大、蔓延，故只用于稳定期或好转期白斑，对于进展期白斑应慎用。为防止大面积应用产生吸收中毒，限用于小面积的白斑。

【不良反应及其防治】不良反应主要有局部刺激症状，合用抗组胺药可减轻。氮芥为细胞毒类药物，对细胞增殖有明显的抑制作用。此药可经皮肤吸收，当大面积、长期应用时，可能产生全身毒性反应。

硫汞白癜风搽药

【药理作用】硫汞白癜风搽药的有效成分是硫磺和白降汞（氧化氨基汞）。连续、长期外用后，汞能与皮肤中的巯基结合，解除巯基对酪氨酸酶抑制，恢复黑素细胞合成黑素的能力。

【临床应用】临床用于治疗白癜风，一般连续用药2～3个月生效，有效率达到90%以上。

【不良反应及其防治】偶有对汞发生过敏反应者，当禁用。

硫代硫酸金钠

硫代硫酸金钠经皮肤注射后，可使皮肤白斑着色。机制不详，可能是由于重金属与皮肤中的巯基结合，从而增强酪氨酸酶活性，促进黑素形成；也可能是由于金离子在表皮中沉着而使白斑着色。仅用于暴露部位的小面积白斑的治疗。

缺点是注射时的疼痛，注射后的局部皮肤萎缩。因此，经7～8次注射后，仍不见新生的色素斑点时，应中止此种治疗。

α-促黑素

α-促黑素（α-melanocyte stimulating hormone，α-MSH）是垂体分泌的激素。有α-MSH和β-MSH两种。前者作用显著强于后者，故临床应用从哺乳动物脑组织中提取的α-MSH。α-MSH是十三肽化合物。

【药理作用】α-MSH外用可使局部表皮色素增加。其机制主要是：①激活酪氨酸酶活性，从而增加黑素合成；②刺激毛囊根鞘内黑素细胞的增殖，促进黑素体合成，使其沿毛囊向上移行，形成色素岛，达到病损区色素恢复。

【临床应用】临床外用治疗白癜风等疾病的白斑。对局限型、病程短及年轻患者见效较快，疗效较好，面颈及胸部皮损表现更为明显。皮损区出现亚临床炎症反应的病例，往往是见效快，疗效好的病例。总有效率可达到80%左右。出现疗效的平均时间约 2 个月。

【不良反应及其防治】本品外用安全而有效。治疗过程中仅少数病人可出现一过性红斑肿胀，但无全身反应。

二、免疫调节剂

肾上腺皮质激素类

【药理作用】肾上腺皮质激素类（adrenocortical hormones）有广泛的药理作用和临床用途。局部外用、皮损内注射和口服均可使白癜风白斑处出现色素沉着。

其确切的作用机制尚不清楚。白癜风的发病与自身免疫有关。研究证明在治疗前、后检测患者的免疫功能，淋巴细胞转化试验和自然杀伤细胞（NK）活性，在治疗后均接近正常，白斑也相应好转或痊愈，提示该类药物可能系通过调节机体免疫功能而产生治疗作用，也可能与增强对皮肤黑素细胞的保护有关。

【临床应用】临床用于治疗白癜风，对一些不适合 PUVA 疗法或进展期患者，可全身性应用该类药物。使白斑好转或痊愈，总有效率为 10% ~ 82%，一般在用药 1 ~ 6 周见效。对进行期、病程短、暴露部位、局限型或散发型白斑者，疗效显著；反之，对稳定期、病程长、非暴露部位、节段型或泛发大片型白斑，则疗效差。

【不良反应及其防治】局部用药时，应用时间过长或次数过多，可产生局部痤疮样皮疹、毛囊炎、毳毛增粗及增多、皮肤萎缩或毛细血管扩张等，且长久不愈，故面部白斑忌用。采用间歇、交替用药的方法，可能减少、减轻上述不良反应的发生。

环孢素

环孢素（环孢素 A、cyclosporine、cyclosporine A）是从多孢木霉菌和柱孢霉菌的代谢产物中提取的由 11 个氨基酸组成的环化多肽。

【药理作用】有强大的免疫抑制作用。其主要优点是无其他细胞毒类免疫抑制剂对骨髓的抑制作用。

【临床应用】临床主要用于防治异体器官移植的排斥反应和治疗某些自身免疫性疾病。皮肤美容方面可用于治疗白癜风，约经 3 ~ 6 个月的长期治疗，可使毛囊色素再生，对白斑的治愈率较高。还用于治疗严重斑秃、银屑病、板状鱼鳞病、掌跖脓疱病、寻常性大疱性表皮松解症等。

【不良反应及其防治】常见恶心、呕吐、厌食、震颤等。用药时间过长或剂量过大可能引起可逆性肝、肾损伤，故用药期间应监测肝、肾功能。孕妇及哺乳期妇女慎用，过敏者禁用。

异丙肌苷

【药理作用】异丙肌苷（Isoprinosine）是肌苷与乙酰氨基苯甲酰二甲氨基异丙醇酯以 1：3 组成的复合物，其生物活性需依赖复合物形式。本品有免疫增强和抗病毒作用。在美容方面，本品对白癜风色素缺失区有促使毛囊性及（或）融合成斑片的色素再生作用。

【临床应用】临床上用于治疗病毒性和免疫功能低下或免疫缺陷病。美容方面用于治疗白癜风，雄激素型脱发和斑秃。一般在治疗 14 周后，许多患者的细胞及体液免疫功能得以改善。

左旋咪唑

【药理作用】左旋咪唑（levamisole，LMS）为人工合成的广谱驱肠虫药。也有免疫调节作用。

促进色素恢复的机制可能与其免疫调节作用有关，引起自然的色素恢复。

【临床应用】临床用于治疗局限的、缓慢发展的白癜风，效果较好，治疗 2～4 个月，可使 90% 以上的病人的病变停止发展，并使病变区出现不同程度的色素恢复。口服本品联合外用糖皮质激素制剂，可提高疗效。本品的其他用途包括慢性反复感染，如口唇疱疹、生殖器疱疹、多发性寻常疣、扁平疣、细菌和真菌感染；自身免疫性疾病，如类风湿性关节炎和系统性红斑狼疮等；肿瘤的辅助治疗；其他皮肤病，如银屑病、家族性慢性良性天疱疮等。

【不良反应及其防治】不良反应较少，仅有轻微恶心、呕吐等，偶尔可产生腹部隐痛及味觉减退、过敏反应、白细胞及血小板减少等。肝功能不良及消化道溃疡者慎用。

三、纠正细胞内钙紊乱药

钙泊三醇

钙泊三醇（calcipotriol）在体内能迅速转化成为无活性的代谢产物，故仅限于外用，对全身不良影响小。

【药理作用】

1. 细胞钙代谢紊乱的调节作用 本品可纠正黑素细胞内钙紊乱，使受抑制的酪氨酸酶活性恢复正常，从而增加白癜风皮损区黑素的形成。

2. 对角质形成细胞分化和增殖的调节作用 本品可呈剂量依赖性地促进角质形成细胞的分化并抑制其增殖。

作用机制可能是与抑制角质形成细胞 DNA 合成有关，使 S 期细胞的比率下降，分化完全的细胞比率增加。

3. 免疫抑制作用 本品外用可抑制单核巨噬细胞的功能，抑制表皮的 T 淋巴细胞的增殖和活化；也抑制活化的 B 淋巴细胞的功能；从而抑制细胞免疫和体液免疫。

作用机制可能与抑制多种细胞因子的产生有关，如减少白介素 1（IL－1）、IL－2 和 IL－6 的产生，也可减少干扰素（IFN－α 和 IFN－γ）的产生。

【临床应用】

1. 白癜风 随机的、双盲的、对照的试验表明，在对称性白癜风患者中对比外用本品与安慰剂，合用口服补骨脂素加 UVA 的疗效。结果表明用本品一侧治疗 6 周，50% 多的患者色素开始恢复，6 个月后 70% 患者用药侧出现 75% ~ 100% 的色素恢复；18 个月后 76% 患者用药侧明显改善，远优于用安慰剂的一侧。该疗法快速有效并可缩短口服补骨脂素加 UVA 疗程；对手、足皮损反应尤好。

2. 银屑病 外用本品，在 1 ~ 2 周内病变可有改善，6 ~ 8 周效果最佳，大多数患者症状明显好转。大规模的多中心临床研究表明本品疗效优于外用 17 －戊酸倍他米松和短期外用蒽林。

3. 其他 还可用于鱼鳞病、表皮松解型掌跖角皮症、炎性线状疣状表皮痣和毛发红糠疹等。

【不良反应及其防治】主要副作用是局部皮肤刺激，若刺激严重时应停止治疗，偶致接触性皮炎。

四、减轻氧化应激药

假过氧化氢酶和氯化钙

【药理作用】假过氧化氢酶（pseudocatalase）和氯化钙（calcium chloride）的乳膏外用于白癜风皮损处，并配合 UVB 照射，可促进色素恢复。

【临床应用】临床用于治疗白癜风，合用 UVB 照射，2 ~ 4 个月后大多数患者色素开始恢复，90% 患者面部、手背效果好；但节段型白癜风起效慢，手指和足部皮损未见色素恢复。治疗期间病变停止发展，停止治疗后，也有不复发者。

本品外用，无明显不良反应。

五、其他

黑素前体物

黑素前体物主要有 3，4－二羟苯丙氨酸（3，4－dihydroxyphenylalanine）、5，6－二羟基吲哚（5，6－dihydroxyindole）、N－甲基－5，6－二乙基吲哚（N－methyl－5，6－diacetylindole）及其衍生物。

任选一种或多种黑素前体物，配制成溶液或霜剂，涂于皮肤，可使皮肤着色。

无明显不良反应。

二羟丙酮

二羟丙酮（dihydroxyacetone，DHA）是白色结晶形粉末，易溶于水，但水溶液不稳定，生成 CO_2、H_2、甲烷和二醇。水溶液中的药物分解时，原澄明的溶液变黄色。10％的溶液于 4 周内可用作着色剂。

【药理作用】 本药涂于皮肤白斑起到良好的美容作用。其机制是由于本品对角蛋白具有高度亲和力，可直接与蛋白质的氨基酸，尤其是精氨酸、甘氨酸结合而形成与正常皮肤颜色相似的色素，而与黑素形成无关。一般于停药 2～3 天后，开始退色，2 周后，完全退色。

【临床应用】 用于治疗白癜风、白化病等白斑性疾病。长期应用，无不良反应。

黑色素药水

本品系用清洁干燥的人头发 45g，溶于 20％氢氧化钾溶液 100ml 中，取滤液 30ml，与二甲基亚砜 70ml 混合而成。涂于白癜风等疾病的白斑处，并轻揉，3～4 次／日，对白斑有良好的遮盖作用。长期应用，无不良反应。

氢醌单苯醚

氢醌单苯醚（对苄氧酚，monobenzone，parabenyloxyphenol），为白斑性疾病的反治疗法用药。

【药理作用】 可使黑素细胞发生不可逆的永久性破坏。

【临床应用】 适用于白斑面积大于 50％并对治疗无反应的患者；或者有泛发性皮损而不愿接受色素再生治疗者，可用本药治疗。通过反治法将残存的正常色素全部脱掉，达到美容目的。由于脱色是不可逆的，应慎重选择病例。

由于全量的氢醌单苯醚有刺激性，起始应用浓度以 10% 为宜，如无刺激反应，可在 2~3 个月内将浓度提高到 20% 。为了减少本品的吸收，应分区脱色，全部脱色需 6~24 个月。脱色过程中及脱色后，患者是永久性光敏者，故应尽量减少日光照射，并用广谱防光剂。

【不良反应及其防治】主要不良反应是皮炎及瘙痒，同时外用或口服肾上腺皮质激素可减轻。还可能引起严重的皮肤干燥、斑秃、头发早白及淋巴增殖反应抑制，也可能导致结膜黑变病及角膜色素沉着，但不影响视力。患者用药后至少 2~3 小时内，应避免与他人皮肤密切接触。

【思考与实践】

1. 黑素合成的主要限速酶是（　　　）
A. 酪胺氧化酶　　　　　　　　B. 酪胺酶
C. 酪氨酸酶　　　　　　　　　D. 酪氨酸脱羧酶

2. 酪氨酸酶铜离子螯合剂是（　　　）
A. 氢醌　　　　　　　　　　　B. 曲酸
C. 壬二酸　　　　　　　　　　D. N-Z 酰-4-S-半胱氨酸酚

3. 阻止酪氨酸酶向前黑素体转移的药物是（　　　）
A. 四氧乙基葡萄糖胺　　　　　B. α-熊果酸
C. 氨甲环酸　　　　　　　　　D. 光甘草定

4. 能使深色氧化型色素还原为浅色还原型色素的药物是（　　　）
A. 五癸酸　　　　　　　　　　B. 亚油酸
C. 抗坏血酸　　　　　　　　　D. 甘醇酸

5. 试述壬二酸的药理作用、临床应用及作用机制。

6. 试述光甘草定的药理作用、临床应用及作用机制。

第十三章

延缓皮肤衰老药

延缓皮肤衰老药是一类可为皮肤提供适量的水分和油脂，以保持皮肤的水合状态和皮脂的完整性，并可通过改善皮肤血液循环，促进皮肤组织代谢和细胞新生的药物。

第一节　皮肤老化的表现及机制

一、皮肤老化的表现

随着年龄的增长，皮肤逐渐衰老，不受或较少受到外界刺激因素的影响，其主要受到内源性因素影响而逐渐出现自然衰老的过程，称为皮肤自然老化，又称皮肤自然生理衰老。其临床表现主要有：①皮肤表面干燥、粗糙、脱屑、沟纹加深、松弛、弹性降低、皱纹增多；②皮肤灰暗、无光泽；③老年白斑或褐色斑增加，逐渐加重或明显，呈广泛性全身性分布；④皮肤表层血管逐渐暴露、扩张、毛细血管扩张时呈细红丝或片头红斑，小静脉扩张时稍粗且呈蓝色或紫黑色；⑤眼睑下垂和黑眼袋。其组织细胞学变化主要有表皮、真皮、皮下组织和皮肤附属器均出现衰老性改变，表现为全层厚度减少，表皮轻度变薄，表皮厚度及细胞大小不规则、细胞间隙增大，分裂增殖减少，角质层通透性增加，真皮层结缔组织减少，胶原性物质浓缩变硬且弹性减弱，弹力纤维变性、缩短、增厚成团，皮下组织逐渐发生退行性变化等。皮肤附属器也随着年龄增长而老化，毛囊数逐渐减少，残留毛变细。毛球部黑色素细胞逐渐减少乃至最后消失而产生白发。皮脂腺功能随之降低。

二、皮肤老化的机制

1. 角质层水合能力降低，皮肤表现水脂乳化物含量减少　水是角质层重要的塑形物质之一，角质层中含湿量约为 10% ~ 15%，它的相对恒定主要依赖自然润泽因子（natural moisturizing factors，NMF），包括尿素、有机酸、氨基酸及脯氨酸的作用。老年人的皮肤角质层中因 NMF 减少而使水合能力降低，约为正常的75%。所以，角质层难以保持正常含湿量，而使老年人的皮肤干燥。此外，老年人皮肤表面的水脂乳化物（hydrolipid emulsion，HE）含量也减少。HE 是由外泌汗腺所分泌的汗液与皮脂腺所分泌的皮脂在皮肤表面所形成的一层乳状膜，对保持角质层的柔润、防止干裂有重要作用。HE 的减少使皮肤中和碱性物质的能力大为降低，这种改变不仅增加了皮肤干燥的严重程度，使变硬的角质层容易形成裂口，而且使皮肤表面粗糙。导致 NMF 及 HE 减少的重要原因是老年人外泌汗腺和皮脂腺萎缩，分泌机能减弱。

2. 真皮胶原纤维合成减少和弹力纤维变性 真皮变薄并缺乏细胞和血管成分。真皮层乳头变低，真皮胶原纤维更新缓慢并出现变性，弹力纤维失去弹性而断裂，细胞间质透明质酸减少，真皮含水量减少使皮肤变薄、干燥、失去弹性产生皱纹、皱襞、松弛、萎缩、毛细血管扩张等老化的外貌。

在长期暴露阳光的部位，真皮成纤维细胞合成胶原纤维的能力降低；真皮上部的胶原蛋白一方面受到损伤表皮释放的胶原酶的降解，另一方面受到蛋白水解酶降解。胶原酶活性增强与阳光照射损伤表皮，从而导致细胞因子释放和花生四烯酸代谢产物生成有关。而蛋白水解酶则是由紫外线（UV）照射所引起的炎症浸润细胞分泌。由于上述变化，使表浅静脉及毛细血管壁失去周围胶原纤维的支持作用，再加上 UV 对血管壁细胞的直接损伤，使这些血管发生永久性膨胀和扭曲，出现肉眼可见的毛细血管扩张。弹力纤维能吸收穿透真皮的长波紫外线（UVA）而发生变性，使弹性变小，甚至消失，导致皮肤松弛。在面颈部初起的皱纹可通过横向过度伸展使其消失，故称为"暂时性皱纹"。经日光暴露多年后，皱纹周围部位的弹性组织变性更加严重，使皱纹加深，即使过度伸展也不消失，则称为"永久性皱纹"。松弛的皮肤在地心引力的长期作用下，可形成皱襞，例如形成眼睑下垂、眼袋，下颌、耳垂、颈及臀部皮肤形成皱褶等。

在非曝光部位如腹部和臀部皮肤，真皮成纤维细胞的寿命缩短，胶原纤维合成减少；真皮乳头部垂直，弹力纤维随年老而减少或消失；从而产生皮肤皱纹。通常在 70 岁后可发生皮肤萎缩，这是由于真皮纤维网中无数空隙消失，使皮肤变紧密的结果。

第二节　皮肤衰老治疗药物

一、美容嫩肤药

本类药物利用较高浓度的有机酸和酚对真皮产生分解作用，使真皮从真皮层分离而剥落。故又称为化学剥脱术药。

（一）共同性质

【药理作用】

应用较高浓度的有机酸和酚类化合物使表皮形成浅表的化学性灼伤，软化表皮角质层，降低角质层粘连性，使过厚、老化、粘连的角质层剥脱，使新生的角质层细胞重新排列，去除表皮色素。同时能够促使美容营养药物更好地吸收和发挥作用。作用较 α – 羟酸类药物起效快，作用强。

【临床应用】

1. 延缓皮肤衰老　使角质软化，剥离后，表皮变薄，皱纹减少，色素减少，并有利于营养物质及水分的吸收。

2. 痤疮　应用化学剥脱术使角质层软化，剥脱后能够改善皮肤的呼吸功能，并可促使抗菌消炎药进入真皮内达到更好的抗菌治疗效果。

3. 黄褐斑　国内在治疗黄褐斑时常采用化学剥脱术，对改善色素沉着起到一定作用。

4. 皮肤干燥症　角质形成细胞黏性减少，皮肤水分增加，主要用于老年性冬季皮肤瘙痒症。

【不良反应及其防治】常见的反应为局部刺激，由于使用时间过长，浓度过高，可引起皮肤发红、烧灼、不适。严重者可发生皮炎，皮肤潮红、水肿、渗出等。由于炎症可产生色素沉着，发病率高，持续时间长，有时比原来损坏更加重，不但色素加深，而且皮肤粗糙、增厚等。因此在使用此类药物时，应从低浓度开始。敏感性皮肤最好不用或少用。对色斑使用化学剥脱术，应加以控制。当应用高浓度做剥脱术时，皮肤角质层凝固、坏死，此时不需作任何处置，令其自然与皮肤分离、剥脱。但需倍加护理，以防止细菌感染和遗留瘢痕。操作后不要用毛巾擦，不能风吹日晒，更不能搔抓，此时可外用营养霜敷脸。

（二）常用药物

主要有有机酸类和酚类。代表性药物有：

水杨酸

水杨酸（salicylic acid）为白色结晶性粉末和针状结晶，能溶于水、醇，其饱和水溶液 pH 为 2.4。水杨酸高浓度呈中强酸性，能与机体蛋白质反应，产生化学腐蚀作用，而使过厚老化粘连的角质层剥脱，产生治疗作用。局部用于角质增生、痤疮、黄褐斑，皮肤干燥症及皮肤真菌感染等，也用于养发剂配方，起止痒杀菌作用。

α - 羟酸

α - 羟酸（alpha hydroxy acids，AHAs）主要包括甘醇酸、乳酸、枸橼酸、苹果酸和葡萄糖醛酸等。高浓度可使表皮与真皮分离，也可使皮肤红润，并有抗皱作用。其作用较为温和，尚有营养皮肤作用。

三氯醋酸

三氯醋酸（trichloroacetic acid，TCA）为中强有机酸，高浓度三氯醋酸可产生蛋白质凝固作用。使用三氯醋酸除了剥去表皮的色素斑、痣以外，还可以利用其新生的表皮比较细密、较少皱纹的特点，来祛除老年皮肤浅表的皮肤皱纹，口周、眼周的放射皱纹等，但对于较深的皮肤皱纹无效。常与其他酸类或酚类药物合用。

苯 酚

苯酚（石碳酸，phenol）为无色针状结晶或白色结晶溶块。溶于水、醇等，水溶液呈酸性。具有抗氧化作用，腐蚀性随液体的 pH 而异，高浓度腐蚀性强，其作用与水杨酸相似，常与维 A 酸、三氯醋酸等合用。不良反应较常见，因此，必须由医师使用，并从低浓度用起。

间苯二酚

间苯二酚（雷锁辛，resorcinol，resorcin）为白色针状结晶，有强还原性，易溶于水、醇、醚。有杀菌作用，通常与水杨酸等配合使用，治疗痤疮、黄褐斑等，也用作防腐剂添加于化妆品和皮肤病外用药制剂中。在化妆品工业中用于染发剂配方。

二、促进表皮细胞生长药

促进表皮细胞生长药主要有生长因子、蛋白及酶。

（一）生长因子

是存在于人体中的一种极微量的活性物质，在美容药物中主要有表皮生长因子（EGF）、碱性成纤维细胞生长因子（bFGF）、转化生长因子（TGF）、肝细胞生长因子（HGF）、胰岛素样生长因子（IGF）等，对促进表皮的生长有很大作用。目前已用于化妆品中的主要有表皮生长因子（EGF）和碱性成纤维细胞生长因子（bFGF）。

【药理作用】

1. 消除皮肤皱纹，使皮肤细嫩而有光泽　人到中年后，皮肤由于水分的丢失，加上皮肤特别是结缔组织局部萎缩，使皮肤产生皱纹。生长因子能促进表皮细胞的代谢、生长和再生，不断更新表层老化细胞，使细胞大小、形态和功能均恢复正常。本品也能促使真皮层成纤维细胞分裂增殖，使胶原纤维、网状纤维和弹性纤维增加，保持皮肤弹性和厚度。同时调节基质中胶原酶、透明质酸、硫酸软骨素、肝素的含量和活性，维持皮肤水分和电解质代谢，改善萎缩细胞的缺水状态，使皮肤滋润光泽、皱纹消失。由于弹性纤维功能增强，使面部肌肉富有弹性和活力。

2. 改善皮肤颜色，使皮肤美白而红润　生长因子能促进皮肤血管新生，使皮肤中萎缩、堵塞或消失的毛细血管内皮细胞新生，皮肤血管网增加，血流增加，皮肤营养充足，从而使皮肤红润，充满活力和生机。

3. 消除暗疮和黑斑，抵御生物病原体对皮肤的侵袭　生长因子能加速细胞的代谢和更新，使细胞内各种有害的代谢产物不容易蓄积而形成暗疮和黑斑。由于生长因子促进皮肤微循环，促进皮肤各种组织的新陈代谢，能有效地抵御各种微生物和寄生虫等生物病原体对皮肤的侵袭，从而可防止与其相关的某些皮肤病的发生。

4. 促进神经细胞生长　生长因子还是一种神经营养因子，可促进神经细胞生长和神经纤维再生，快速修复细胞。

【作用机制】生长因子的作用机制尚不十分清楚，一般认为生长因子与细胞上相应受体结合后导致受体构象的变化，从而激活腺苷酸环化酶和酪氨酸激酶等，将信号传导至细胞核，对细胞生长进行调控，引起广泛的生理效应而促进细胞增殖和分化，延缓皮肤的老化速度。在皮肤受损伤后，可诱发一系列组织修复的细胞反应。例如，吸引某些重要的细胞到损伤部位，刺激细胞在损伤部位分泌基质降解酶，如胶原酶。而且可促进纤维细胞的增殖和合成新的细胞外间质，如胶原、糖蛋白及其他蛋白质，从而促进伤口愈合。

【临床应用】

1. **抗皱防衰老** 应用生长因子制剂后，可延缓皮肤老化，消除皮肤皱纹。细小皱纹者，使用 3 周后，可使皮肤厚度增加，有弹性，细小皱纹变浅或消失，对减少鱼尾纹及改善黑眼圈方面有显著效果。还可以使皮肤红润、有光泽；对于面部皮肤晦暗、干燥、脱水、泛黄、苍白者，使用 1 周后即可有明显的改善。

2. **护肤及创面修复** 可用于创伤性美容术后，如换肤、磨皮、文眉、洗纹、去痣整形术后；也可用于治疗一般性皮肤创伤、烧伤、皮肤溃疡等。均可快速、高效地促进皮肤创面的修复，使皮肤光滑、细嫩、不遗留色素和瘢痕。

3. **面部局限性萎缩、皮肤发育障碍** 应用生长因子后，通过刺激皮肤细胞增殖、使缺损的组织细胞再生，从而使皮肤恢复弹性。改善面部局限性萎缩和皮肤发育障碍。

4. **美白、祛斑** 通过 EGF 等细胞因子，促进皮肤新生细胞来替代、更新衰老细胞，从而降低皮肤细胞中黑色素和有色细胞的含量，减轻皮肤色素的沉着，即在皮肤的细胞水平上改善皮肤色素状况，从而达到美白祛斑的目的。

5. **防晒及晒后修复** 生物细胞因子能迅速修复细胞，减轻紫外线辐射对皮肤造成的伤害，并能降低皮肤基底黑色素细胞的异常增加，阻断黑色素合成，减少晒后皮肤的黑斑生成，消除受损细胞的基因突变因子，预防光老化，从而具有预防紫外线损害和晒后损伤修复的作用。

6. **防粉刺、去瘢痕** EGF、bFGF 等能刺激皮肤肉芽组织的形成和促进肉芽组织的上皮化，还可调节胶原降解及更新，使胶原纤维以线性方式排列，防止结缔组织异常增生，故而有缩短创伤愈合时间以及减少瘢痕形成的作用，对预防和护理痤疮有较好的效果。

【不良反应及其治疗】 生长因子用在皮肤上非常安全。一般认为是无毒、无刺激、无致突变作用的物质。生长因子又不是致敏原，不会引起过敏反应。但使用时间不宜过长，因为 EGF 能使角化过度，FGF 能使黑色素增加。

表皮生长因子（EGF）

EGF 是最早发现的生长因子之一，成熟的上皮细胞内有 EGF 和大量的 EGF 受体的存在，它可刺激各表皮上皮细胞和内皮细胞的生长。促进皮肤各种细胞的新陈代谢，增强细胞对营养物质的吸收，促进羟脯氨酸的合成，促使胶原及胶原酶合成，分泌胶原物质、透明质酸和糖蛋白，调节胶原纤维，具有滋润皮肤，增强皮肤弹性，减少皮肤皱纹和防止皮肤衰老的作用。

碱性成纤维细胞生长因子（bFGF）

主要存在于表皮基底的角质形成细胞内，是重要的促细胞有丝分裂因子和血管生成因子。作用于成纤维细胞、内皮细胞、表皮细胞，促进 G_0、G_1 期细胞迅速转入 S 期，使其靶细胞快速增殖分化，新生毛细血管形成，加速组织修复，减少紫外线辐射对皮肤造成的损害。

胰岛素样生长因子（IGF）

IGF 主要存在于真皮细胞内和毛囊内，可刺激成纤维细胞和角质形成细胞增生，并能保护角质形成细胞免受紫外线等引起的损伤。

角质形成细胞生长因子（KGF）

是从成纤维细胞中纯化的，从结构上分析是成纤维细胞生长因子（FGF）家庭的成员。但其专一靶细胞是表皮细胞，刺激所有表皮内的表皮基本单位生长。

肝细胞生长因子（HGF）

HGF 是一种多功能多肽，可刺激各种上皮细胞和内皮细胞等生长，对角质形成细胞也有刺激其生长的作用。

血管内皮细胞生长因子（VEGF）

VEGF 是一种肝素结合蛋白，对内皮细胞是有利的促生长剂，且与 HGF 有协同作用。

转化生长因子（TGF）

对间质来源细胞如成纤维细胞、平滑肌细胞、神经膜细胞等，可促进其增殖并增加其活性，还可促进细胞外基质的再生，调节炎症反应，抑制免疫功能，在瘢痕发生发展过程中起重要作用。在伤口愈合过程中应用 TGF 可减轻症状，避免瘢痕的形成，具有确切的疗效。

（二）蛋白及酶类

蛋白是维持机体结构和功能的最重要物质。是天然的真皮基质，许多生物活性的成分如酶、激素、载体蛋白、抗体等，都由蛋白质构成。蛋白质缺乏，可患恶性营养不良病，表现为明显消瘦、皮肤干燥、无光泽、产生皱纹、毛囊角化等。在儿童可使其生长迟缓等。在美容药物中常用的主要有水解蛋白、胶原蛋白、木瓜蛋白酶等。

水解蛋白

水解蛋白（protein hydrolysate）是以酸或酶水解酪蛋白、动物血浆或卵蛋白制成的化妆品原料。

【药理作用及应用】

1. 营养和润泽皮肤 水解蛋白制成的护肤品含有多种氨基酸，可被皮肤吸收，从而改善皮肤营养，促进新陈代谢，并增加皮肤含水量，使皮肤润泽、亮丽。

2. 保护核糖体，促进皮肤细胞再生 含有蛋白水解产物的护肤品外用，氨基酸类被皮肤吸收后，可促进核糖体活性，并对受损伤的核糖体有修复作用。从而可促进损伤或衰老的皮肤细胞蛋白质的生物合成，促进皮肤细胞再生，延缓皮肤老化，减轻或消除皱纹和眼袋。

用于润肤、美肤、除皱和除眼袋等。

【不良反应及其防治】外用，未见有不良反应的报道

胶原蛋白

胶原蛋白（collagen）是表皮的主要成分。

【药理作用】

1. 使真皮层具有细胞活性 软化皮肤，延缓皮肤老化速度，可使皮肤柔软。

2. 促进表皮细胞的生长、分化及基膜形成 诱导血管内皮细胞生长，加快血管化速度，使面部皮肤滋润，消除皱纹，弹性增加，美白而红润。

3. 补充皮肤层内蛋白量 保持皮肤正常胶体渗透压及水分，使皮肤富有弹性。

【临床应用】与生长因子一起配合使用（同生长因子）。

1. 普通皮肤护理 长期使用，可使皮肤柔软，有光泽，消除皮肤皱纹。

2. 皮肤损伤 配合生长因子一起使用，可加速损伤部位的皮肤修复，使皮肤细嫩，不留瘢痕。

3. 面部局限性萎缩和皮肤发育障碍 通过补充皮肤组织的胶原蛋白，使皮肤恢复弹性。

4. 胶原注射剂适用于老年面部除皱 对眉间皱纹、鼻唇沟过深等有显著的治疗作用。

【不良反应及其防治】胶原蛋白以注射方法除皱时，方法简便，局部反应

小，无毒性。但注射前必须做皮试。过敏反应常发生在注射后几天，通常不需治疗。局部反应可持续数月，最终自行消退。也可短期服用糖皮质激素类和抗组胺药，以改善症状。外用制剂无毒副作用。

木瓜蛋白酶

木瓜蛋白酶（papain）是从植物木瓜中提取。

【药理作用】

1. 提高皮肤的再生能力　木瓜蛋白酶能催化蛋白质合成，提高皮肤再生能力，使皮肤变得光亮细腻。

2. 延缓皮肤老化　木瓜蛋白酶参与角质层新陈代谢，促进成纤维细胞增生。从而使弹性蛋白、胶原蛋白及基质的生成增多，皮肤弹性明显增加，且保湿良好。皮肤显得润滑和富有弹性，显现年轻化的外观。

3. 消除异常色素沉着、增白皮肤　木瓜蛋白酶可加速皮肤色素分解代谢，使异常沉着的色素逐渐淡化直到消退，增白皮肤。

【临床应用】 以乳酸和木瓜蛋白酶为主要成分，可组成牛奶换肤乳剂。此乳剂的配方是新型的生物换肤配方，它不仅有角质剥脱作用，而且能激发上皮细胞的新陈代谢，使皮肤细腻、润滑及健康红润，并有持久的美容抗衰老效果。牛奶换肤乳剂用于以下情况：

1. 皮肤松弛　用此乳剂换肤后，皮肤显得润滑而富有弹性，对于中年妇女，有年轻 3～5 岁的效果。

2. 皮肤皱纹及晦暗　随着年龄的增长，角质形成细胞间的内聚力加大，表皮代谢周期延长，过多堆积的角质层使皮肤暗淡无光，并形成细小皱纹。牛奶换肤乳剂使表皮代谢周期趋于正常（25～28 天），使过多堆积的角质形成细胞脱落，皮肤细小皱纹消失，变得光亮细腻。

3. 皮肤粗黑　本乳剂通过增白皮肤及缩小真皮乳头的作用，使皮肤变得细腻光亮。

4. 暗疮印、皮肤色素不均匀及色斑　本乳剂通过促进皮肤新陈代谢及色素分解作用，无论对于暗疮遗留的斑印，还是先天性色素不均，或后天形成的色斑都有很好的治疗效果。牛奶换肤乳不同于其他换肤术，前者是以加速色素分解代谢的方式，使色素逐渐淡化直至消退；后者则是使角质层强力剥脱。前者的优点是不损伤皮肤。

5. 皮肤瘢痕及凹凸洞　牛奶换肤乳剂使凹洞周围的皮肤剥脱，并促使洞底部的胶原蛋白产生，这样从内外两方面减少了凹洞的深度。同理，对于瘢痕皮肤，本乳剂可使细胞代谢重新活跃。瘢痕中间残存的正常上皮组织被激活，合成及分解代谢加速，形成新生的上皮组织，而纤维瘢痕组织被转化、分解、甚至清除，最终平复瘢痕。实践证明，对于表浅烫伤瘢痕效果好，对于手术瘢痕或完全纤维化瘢痕效果不理想，对瘢痕体质者的瘢痕无效。

【不良反应及其防治】牛奶换肤乳剂外用未见有不良反应发生的报道。

三、保湿剂

皮肤深层保湿机制一是吸收水分，二是防止皮肤内部水分的丢失。保湿剂能保持皮肤水分，减少和阻止表皮水分的蒸发和丢失，使本来干燥失去弹性并干裂的皮肤变得柔软，延缓皮肤衰老。

（一）防止水分蒸发的保湿剂

常用的为脂类（甘油糖脂、鞘糖脂、磷脂等）和油类（鲸油、肝油、水貂油、大豆油、月见草油、山茶油等）。

脂　类

脂类是皮肤的重要成分，起到调节水分，防止水分蒸发的作用。脂类缺乏可引起皮肤病理变化，引起许多皮肤疾病，如异位性炎症、痤疮等，特别是干燥性皮肤在冬季可发生皮肤皲裂，使用以脂类为主的护肤品可明显改善皮肤功能，减少皮肤干燥现象。

【药理作用及应用】

1. **增加皮肤含水量、减少皱纹，使皮肤润泽、亮丽**　皮肤老化过程中，含水量减少。后者与皮肤角质层脂质如 N－脂酰鞘氨醇（CER）减少密切相关。CER 是角质层中极性脂。对维持皮肤角质层含水量至关重要。其中 N－脂酰鞘氨醇 1（CER1）起了特别重要的作用。它具有一个末端羟基（$\omega \cdot OH$），其中 80％被亚油酸酯化。这样延长的碳链足以使亚油酸通过疏水区延伸至邻近的双层脂膜中去形成屏膜。

实验证明，用提取法将皮脂去掉后，皮肤的屏障功能受损，表现为经皮水分流失值（TEWL）增加，皮肤的含水量减少而变得干燥。涂擦 CER 可诱导含水量的恢复。

为护肤化妆品的基质原料，用于护肤和美肤，使皮肤润泽亮丽。

2. **减轻皮肤角化**　皮肤角质层中脂质的减少，可使表皮角化过度而发生某些皮肤病。例如，CER 含量减少，可能发生大疱性鱼鳞病样红皮病；CER1 显著减少，可能发生非红斑性板层状鱼鳞病。在特殊干燥皮肤和异位性皮炎患者中，出现 CER 总量减少和 CER1/CER 的下降。另外，角质层的鞘脂类含量减少，可引起水屏障功能降低，从而常常引起毛囊表皮角化过度，发生黑头粉刺。

外用脂质，可防治大疱性鱼鳞病样红皮病、非红斑性板层状鱼鳞病和黑头粉刺等。

3. 抑制皮肤表层水分的蒸发，防止皮肤干燥和龟裂　用油脂类化合物制成的霜、膏制剂，涂抹皮肤表面，可在皮肤表面形成油脂膜，防止皮肤表层水分的丢失。油脂可软化角质，减少由于角质失水、变硬而产生裂痕。

4. 赋予皮肤以柔软，滋润和光泽　油脂类使用后使皮肤表面洁净，减少皮肤表面原摩擦效果，抑制皮肤发生炎症，增强皮肤吸水能力，而使皮肤富有弹性。

5. 化妆品基质原料　油脂是多种化妆品的主要基质原料，如霜剂、乳剂、膏剂、香波等。

【常用药物】

1. 糖脂类和磷脂类　糖脂类（甘油糖脂、鞘糖脂、硫脂、胆固醇糖脂等）和磷脂类（甘油磷脂、磷脂酰胆碱、磷脂酰肌醇、磷脂酰三乙醇胺、磷脂酰丝氨酸、髓鞘磷脂、酰基鞘氨醇、角质脂质和大豆磷脂等），用于润肤和养肤。

2. 脂肪酸（fatty acid）类　常用的有多元不饱和必需脂肪酸（polyunsaturated essential fatty acid）。其为 18－22 碳不饱和必需脂肪酸三酰甘油、游离不饱和必需脂肪酸和其碱金属盐及其铵盐。人和哺乳动物体内不能合成必需脂肪酸，如亚麻二烯酸、亚麻三烯酸，必须从食物中摄取。人体缺乏必须脂肪酸时，可发生皮肤鳞屑多、变薄、毛发稀疏等皮炎症状。

油

常用的动、植物油有鲸油、鱼油、肝油、水貂油、月见草油、杏仁油等。

【药理作用及应用】

1. 营养皮肤，赋予皮肤以柔软、滋润和光泽性，增强皮肤的吸水能力。
2. 清洁皮肤，因油具有溶剂作用，能使皮肤表面清洁。
3. 抑制皮肤表层水分的蒸发，防止皮肤干燥或龟裂。
4. 保护皮肤，减少皮肤受机械或药物的伤害，抑制皮肤的炎症。
5. 作为高级护肤化妆品的基质原料。

【常用药物】

1. 水貂油（mink oil）　是营养性油，无毒、无刺激，对人体皮肤的渗透性好，可用于膏霜、乳液等一切护肤用品中，皮肤感觉舒适、柔软、滑润而无油腻感，对干燥皮肤、黄褐斑、痤疮、干性脂溢性皮炎、手足皲裂均有一定疗效。还能调节头发生长，使头发柔软有光泽和弹性。

2. 玉米胚芽油（corn plumule oil） 为脂肪酸甘油酯，属亚油酸类，内含丰富的天然维生素 E 和人体必须不饱和脂肪酸等天然抗衰老剂，作为化妆品的油性原料用于护肤及护发。使皮肤、头发润泽，防止衰老。

3. 杏仁油（almond oil） 为天然抗氧剂，有润滑营养皮肤作用，可延缓皮肤衰老，肤感平滑和柔嫩。

4. 蛇油（snake oil） 主要成分是脂肪酸甘油酯，可使皮肤感觉平滑、凉爽。对皮肤的皲裂有良好疗效。

5. 鲨鱼肝油 内含高纯度的角鲨烯，其分子中含有多个不饱和双键，易被皮肤吸收，作为皮肤防水物质具有如下优点：

（1）无刺激、无过敏，低变应性。

（2）有优良的润滑性使皮肤具有柔软感、无油腻。

（3）可促进皮肤呼吸，防止水分损失。

（4）有抗皮肤衰老作用。

（5）可增强其他化合物对皮肤的渗透，提高疗效。

6. 月见草油（evening primrose oil） 含有不饱和必需脂肪酸，如 γ-亚麻酸和亚油酸。在表皮中，与鞘酯类酯化的亚油酸不足，或被油酸置换，可造成角质层屏障通透性异常，经皮肤水分流失值增高，使皮肤干燥。皮肤角质层局部必需脂肪酸的不足，也可引起毛囊角化过度而使毛囊口堵塞，从而产生痤疮。

本品外用能防止皮肤水分丧失，使皮肤润泽而有弹性。用于润肤、美肤；还可用于防治痤疮。

（二）吸湿保湿剂

常用的有天然保湿因子（NMF），如吡咯烷酮羧酸、乳酸及其盐类、尿素、硫酸软骨素、黏多糖、透明质酸、几丁质和几丁聚糖和化学保湿品，如甘油、丙二醇、山梨醇、聚乙二醇等。此类保湿剂能增强角质层的吸水性和结合水的能力。

【药理作用】

1. 保持皮肤障壁功能 天然保湿因子（NMF）存在于角质层（SC）起吸收水分和障壁功能。细胞质中 NMF 含量下降，可造成皮肤水合能力下降，致使皮肤失去光泽并表现干燥。

2. 减少水分丢失 由于 NMF 的深层保湿作用而使皮肤水分与汗腺、皮脂腺分泌脂类形成水脂乳化物使水分不易丢失。

3. 补充表面水分的损失 保湿剂的吸湿作用，与之平衡的饱和水蒸气压较高可提供连续的蒸气流通过 SC 以补充表肤表面水分的损失，保持皮肤光滑、柔软和富于弹性。

【临床应用】

1. 治疗皮肤干燥症　能保持皮肤水分，使皮肤水分增加，常与其他营养物质合用治疗皮肤干燥症，如老年性冬季皮肤瘙痒症等。

2. 抗皱防衰老　使用此类护肤化妆品后，可使皮肤皱纹减少，弹性增加，皮肤红润有光泽。

3. 护肤、修复皮肤创伤　配合细胞生长因子等药物使用，可用于创伤性美容术等，减少皮肤刺激症状，加速皮肤的修复。

黏多糖

黏多糖（杂多糖，mucopolysaccharide，hetero - polyoaccharide）是广泛而大量地存在于人和动物结缔组织、动物和植物黏液中的一类物质。又称氨基葡萄糖，大都与蛋白结合。成年人皮肤内黏多糖约为 1% ~ 1.5%，其中透明质酸占 60% ~ 70%，硫酸皮肤素占 10% ~ 20%，4 - 和 6 - 硫酸软骨素占 10% 以内，还有少量的硫酸角质素。

【药理作用】

1. 保持细胞间的水分和输送营养物质　黏多糖分子带有大量负电荷，可吸引分子周围带正电荷的钠离子，从而可保持多量水分。1g 透明质酸可保持水约 200 ~ 500ml，在结缔组织则为 80 ~ 100ml。因此，使皮肤的弹性和柔软性增加。黏多糖，尤其是透明质酸，不仅在结缔组织间具有输送能力，而且在表皮内也可成为来自真皮毛细血管的水、葡萄糖、电解质和代谢物质的通路。

2. 抑制皮肤角化　低分子量黏多糖或其盐有抑制皮肤角化，促进角质形成细胞更替的作用，从而使皮肤变得润泽而光滑。

3. 促进胶原纤维成熟并引导纤维的排列方向　糖蛋白分子的阴离子链与存在于胶原纤维 640A。亚段的阳离子部分（精氨酸、赖氨酸）形成牢固的共价键。此外，糖蛋白在胶原纤维间伸出支链，使其间的水分子不移动，保持细纤维之间稳定，进而聚合为纤维。硫酸皮肤素促进皮肤胶原纤维成熟，形成粗纤维，并引导纤维的排列方向。

4. 形成胶质的作用　硫酸黏多糖带有大量阴电荷，对二价阳离子（如 Ca^{2+}、Mg^{2+}）具有亲和力。结缔组织内富有磷酸和钙。胶原分子能促进磷灰石的形成而有发生钙化的倾向。而硫酸皮肤素蛋白可灭活钙，抑制组织形成磷灰石，而形成胶质。

5. 防御作用　高分子量的透明质酸能抑制植物抗宿主反应，延长移植物的存活时间。

6. 促进毛发生长　黏多糖类有促进毛发生长的作用，羧甲基壳质作用更明显。

【临床应用】

1. 除皱、滋润和营养皮肤　常用透明质酸及其衍生物、硫酸软骨素和甲壳质等。小分子量的透明质酸（分子量 < 10kD）或其钠盐，对皮肤的润泽效果尤其明显。合用忽布酸钙，则可刺激皮肤细胞生长，促进角蛋白更替，使皮肤柔软而光滑。水解胶原和低分子量透明质酸共聚物，能增加表皮角质层内保湿成分，且不影响皮脂排泄，可用于滋润皮肤。用透明质酸酶处理透明质酸盐，可得四糖、二糖己糖、脱氧二糖或开环二糖等低聚糖，均有良好的润肤效果；还有抑制酪氨酸酶活性和吸收紫外线的作用，可用于润肤、增白和防光。

甲壳质也是一种天然黏多糖。常将其制成羧甲基壳质，供临床应用。后者与其他种类的黏多糖配伍，具有长效润肤和护肤效果。

2. 角化性皮肤病　低分子黏多糖或其盐，特别是与 γ - 氨基丁酸或其衍生物配伍应用治疗角化性皮肤病时，可改善皮肤的角化过程，使皮肤润泽光滑。

3. 异体皮肤移植　异体皮肤移植时，植皮床和其周围注射高分子透明质酸，能延长移植物的存活时间。

4. 护发和美发　黏多糖可用于配制生发液、护发和养发制品。用于治疗脱发、护发和养发。

【不良反应与其防治】本类药物制剂外用，无不良反应发生。

透明质酸

【药理作用及应用】

透明质酸（hyaluronic acid，HA）是由葡萄糖醛酸和 N - 乙酰氨基葡萄糖以糖苷链交替连接而成的一种多聚糖，为组织基质中具有限制水分及其他细胞外物质扩散作用的重要成分。大量存在于真皮中，占体内总量的一半多，表皮中亦有。HA 维持真皮结缔组织中的水分，使结缔组织处于疏松状态，防止胶原蛋白由溶解状态变为不溶解状态，从而使皮肤饱满光滑、柔软细嫩。一旦 HA 降解或减少则皮肤会变得干瘪和无弹性。HA 因其分子结构的特性像"分子海绵"，可以吸收和保持其自身重量上千倍的水分。当这种饱和水分的分子网络遍布在皮肤表面时则形成一层水化膜，时刻保持湿润作用，防止皮肤干燥而显柔软光滑。HA 这种成膜特性在所有水结合性保湿剂中独一无二。此外，HA 还具有吸流性润肤剂的功能，赋予皮肤润滑的感觉。HA 可根据环境变化自动调节发挥其最佳保水量的功能，从而使 SC 的含水量保持在最佳生理状态，令皮肤感觉自然舒适。小分子量的 HA 可刺激皮肤细胞，促进角蛋白更新，其水解物有抑制酪氨酸酶活性和吸收紫外线的作用。外用可作为预防紫外线、增白、保湿用药，皮肤美容科用于化妆品添加剂，预防术后粘连和对软组织的修复作用，通常与营养药物做成霜剂，还可用于眼干燥症和关节疾病等。

神经酰胺

【**药理作用**】神经酰胺（neuraminid）约占 SC 细胞间总脂质的 50%，是 NMF 的主要成分，对细胞相互粘连和障碍功能十分重要，对修复受损的保水功能具有很大作用。

1. 屏障功能　神经酰胺具有迅速恢复皮肤屏障功能的能力，尚可独立地维持皮肤屏障自身的稳定性，其分子结构中的不对称性可大大增加膜状双层结构的内聚力，与细胞表面的蛋白质通过酯键相连接，可加强角质细胞间粘附力的作用，从而进一步提高表皮屏障功能。

2. 吸水与保湿功能　神经酰胺给予局部外用后，则显示出皮肤电导率明显增高。具有很强的缔合水分子能力，其可通过在角质层中形成巨大的网状结构来维持皮肤的水分。

3. 抗衰老作用　神经酰胺使表皮角质层的保水能力提高，角质层的更新加快，角质形成细胞之间的粘附力增强。作为细胞活动的第二信使，参与细胞的生长、分化、增殖、衰老及凋亡的一系列活动。对人体内神经酰胺调节皮肤的新陈代谢、缩短衰老表皮角质形成细胞的更新周期、促进真皮胶原纤维、弹性纤维的蛋白合成等具有重要意义。

4. 抗敏作用　实验表明，神经酰胺可降低其他活性物如一羟基羧酸和视黄酸等死皮剥离剂的刺激作用，增强皮肤对外界刺激的抵抗能力，使皮肤的敏感性明显降低。神经酰胺可使皮肤角质层明显增厚，避免了细菌、病毒等的侵入，增强了皮肤对外界环境的适应能力。

5. 对毛发的作用　神经酰胺是毛发脂的主要成分，可增加毛小皮细胞与细胞之间的粘附力，减少水溶性多肽的丢失，并可有效防止由紫外线引起的毛发损伤，修饰毛发表面，增加毛发的疏水性和光滑感。这不仅是因为其占细胞间质含量大而且含有大量的长链脂肪酸特别是亚油酸，可以很快地维持障壁结构的完整性，神经酰胺优越的保湿性还表现在它的生物调节作用：低温时吸潮，而高温时吸湿性自然下降，从而使皮肤组织的湿度保持在最佳状态。可配成全效乳液与活性剂、乙醇和水配成液晶化妆品用于护肤。

【**临床应用**】

1. 皮肤保湿　神经酰胺护肤品的保湿性能是通过影响人体生理功能、修复角质层发挥效应。由于神经酰胺本身即存在于人体皮肤角质层中，用于护肤产品中的各种来源的神经酰胺结构和功能与人体相接近，其可满意地被吸收于皮肤中，充分发挥促进皮肤更新、恢复角质层自然吸水保湿及其自身强大的缔合水分子能力，故其保湿性能强而高效。

2. 除皱抗衰 神经酰胺护肤品在发挥高效保湿性能的同时还具有明显的除皱、抗衰效果。因干燥、缺水、疲劳等因素所产生的细纹，可通过神经酰胺的高效吸水及保湿功能而消除，真性皱纹也可得到减轻，皮肤呈现出光滑、润泽、细腻及弹性增加等变化。神经酰胺还可通过促进表皮细胞的新陈代谢和更替过程等来进一步达到延缓皮肤衰老的效果。

3. 抗光老化 神经酰胺对光老化的抵抗作用来源于其有清除自由基、抗氧化及细胞修复等功能，由此可明显减轻紫外线对皮肤的强烈促衰老作用。

几丁质和几丁聚糖

几丁质（chitin）和几丁聚糖（chitisan）是从甲壳纲动物（蟹、虾）和昆虫的硬壳中提取出来的甲壳质。它有良好的吸水性，成为化妆品中天然添加剂。它们都是属于海洋生物中贝壳的提取物，为最新一代保湿剂。

甘 油

甘油（glycerin）结构为丙三醇，是无色、无臭、无味、黏稠良好的液体，价廉、稳定，广泛应用。有较强的吸湿性，因之不能用纯的甘油，否则会从皮肤中把水吸出。应按水：甘油 = 3：1 的比例配制才能起保湿作用。

丙二醇

1.2 - 丙二醇（glycol propyle）与甘油相似，但黏稠度明显低于甘油。而且略有甜味，也是无色、无臭、无毒、无刺激性。使用后皮肤有舒适感，也可和甘油配用。

丁二醇

1.3 - 丁二醇（butylene glycol）为无色透明黏稠液体，几乎无臭，稍有甜味。它除有良好的保湿作用外，还有抑菌作用。由于纯度不够（常掺杂有丁四醇）而较少用。如果能把杂质去除，是一个良好的保湿剂，有良好前景。

山梨醇

山梨醇（sorbitol）为一己六醇，白色、无臭结晶粉末。无毒，易溶于水，化学性能稳定，具有良好的保湿性，其保湿能力与甘油相同。因有微甜清凉的良好口感也常用于牙膏中。

吡咯烷酮羧酸钠

吡咯烷酮羧酸钠（pyrrolidone carbonylic acid – Na）它是 NMF 中主要成分，为无色、无臭、略带咸味的液体。有良好的吸湿性，其吸湿能力远比甘油、丙二醇、山梨醇为优。对皮肤无刺激性，故广为应用。

聚乙二醇

聚乙二醇（polyethylene glycol）的分子量从（0.2～2）kD 不等。分子量越小保湿性能越好，它可以替代甘油和丙二醇。国外著名外用药用它作基质，故广泛应用于保湿化妆品中。

乳酸钠

乳酸钠（sodium lactate）本身是皮肤中存在的 NMF 之一，有极好的保湿性。法国著名品牌外用药中加有乳酸钠。市售原料为 50%～60% 的水溶液。

硫酸软骨素

硫酸软骨素（chondroitin sulfuric acid）也有良好的保湿性，详见黏多糖。

（三）修复角质细胞的保湿剂。

鲨　烯

鲨烯（squalene）类是从生活在无污染的深海中的鲨鱼肝脏中提取的含有 6 个双键的不饱和脂肪酸，这种天然鲨烯涂在皮肤上，比化学合成的鲨烯易被吸收，而且应用安全性更好。

【药理作用】

1. **软化皮肤、消除皱纹、使皮肤光亮润滑**　人体的皮肤和皮脂需要多量的烯类物质。如果人体肝脏分泌的烯类物质不足，就会导致皮肤粗糙、失去弹性和过早老化。若能摄取足够的天然鲨烯，就可帮助软化皮肤、活化细胞，使皮肤光亮润滑，避免因皮肤粗糙、干燥而产生皱纹。

2. **促进皮肤呼吸和再生、使皮肤年轻化**　本品的烯键有很强的携氧能力，可促进皮肤呼吸和新陈代谢。促进表皮再生和更新，使皮肤年轻化。

3. **皮肤保湿作用**　鲨烯是皮脂组成的重要部分。涂在皮肤表面，可形成一层保护膜，防止机体水分蒸发，使皮肤含水量增加，产生良好的润肤作用。

4. **增强心血管系统功能和强身养颜作用**　由于鲨烯能提供充足的氧气，可增强心肌代谢，使心肌收缩力和心排血量增加，各组织器官血液灌注量增加，新陈代谢增强。即使在不良环境中，也能使全身保持最佳状态。使人体具有旺盛的精力和生命力，产生良好的，持久的美容抗衰效果和养颜作用。

【临床应用】

1. 美容护肤 鲨烯是一种优良的护肤原料，可以应用在多种化妆品中：

（1）按摩用品：由于其具有优良的油润性，且能被皮肤迅速吸收，可以直接作按摩油使用。和高级醇、单甘酯、乳化剂配合，可制成水包油型（O/W）按摩乳。这种按摩乳吸收快，不油腻。

（2）护肤用品：和保湿剂甘油、山梨醇、乳酸钠等乳化剂配合，可以配成保湿率高达40%以上的高保湿护肤品，如保湿日霜、晚霜、高保湿霜等。

（3）特殊化妆品：和一些抗衰老的药物配合，可制成眼角去皱霜等，具有显著的效果。

2. 强身养颜、防治疾病 本品是很有价值的保健用品，用于强身养颜、防治某些疾病，如胃肠溃疡、各类肝炎、脑神经痛、头晕、头痛、糖尿病等。

拓展小看板

皮肤的美容保健：皮肤和其他器官一样，随着年龄的增长则逐渐发生老年性变化，而且身体的老化往往首先从皮肤上看出。如果养生有道可以延缓皮肤的衰老和防止许多皮肤病的发生。做到以下四个方面对皮肤的保健是很有效的：①保持精神愉快、开朗，对防止皮肤和头发的老化有非常重要的作用。俗话说"笑一笑，十年少"，"愁一愁，白了头"。皮肤和精神状态有非常密切的关系。由此可见，要保持皮肤的健美应该保持身心整体健康使人在内外生活环境中取得和谐和统一。②摄取充足和必需的营养物，要求饮食多样化，避免偏食。饮食中应有较丰富的蛋白质、维生素和矿物质。维生素与矿物质包括微量元素对维护皮肤的健美是极为重要的。应注意补充维生素A、维生素B、维生素E和维生素C。矿物质中，如钙、磷、铁、锌、铜、硒等，都是皮肤和毛发的正常代谢不可缺少的元素。做到饮食多样化、营养均衡，这些都是可以保证的。③应有充足的睡眠。失眠的人皮肤缺乏活力气色暗淡。④坚持经常运动。运动能创造出健美的身体，使身心充满活力。

【不良反应及其防治】

本品涂在皮肤上，无刺激性，不引起过敏反应，也不留下油腻感。

四、改善微循环的药物

常用药物有激肽释放酶、活性肽、P物质、银杏叶提取物（GBE）、白桑树精华、肝素、蚯蚓提取物、红花等。

【药理作用及应用】

1. 上述药物具有舒张皮肤毛细血管，促进血液循环，改善皮肤血液供应的作用，从而达到显著的美容效果。

2. 抑制血小板聚集，产生抗凝作用，减少凝血块对血管壁的损伤。

3. 扩张皮下毛细血管，增加其血流量，加速皮肤营养物质和水分的吸收，以补充皮肤营养物质和水分，防止皮肤衰老。

常用于治疗神经性皮炎、斑秃、荨麻疹、银屑病、痤疮等。

银杏叶提取物（GBE）

含有醇类、酮类、酸类、萜烯及黄酮类生物活性物质。具有降低血液黏度、改善血液循环等抗衰老作用。银杏黄酮基母核含有还原性羟基功能团，具有消除自由基作用，并可调节 SOD 和 GSHPx 活性，有较强的抗过氧化性损伤作用。

红　花

主要含红花油，具有扩张血管，改善循环，并有促进皮肤新陈代谢，有利于表皮细胞的重生，还能促进药物的吸收和预防冻伤作用。

蚯蚓提取物

内含多种蛋白质和氨基酸，尤其是核酸和亮氨酸，天然的维生素 A、B、C、D、E 等。此外，还有多种醇。蚯蚓提取物具有扩张毛细血管和抑制血小板集聚作用，具有增强弹性胶原蛋白，提高纤维细胞增殖能力，提高机体免疫功能，刺激老化细胞，修复受损细胞，使皮肤变细腻、光滑、白嫩，从根本上改善肌肤的生理机能，还可以在皮肤的表层形成一种天然保护膜，防止水分蒸发。

白桑树精华

与红花相似，具有促进微循环，改善血液供应，有较好的增白皮肤效果。

【思考与实践】

1. 皮肤衰老的主要表现有哪些?

2. 抗皮肤老化药有哪几类?

第十四章

治疗痤疮药

痤疮是青春期常见的一种毛囊皮脂腺的慢性炎症性疾病。好发于面、背、胸部等含皮脂腺丰富的部位，以粉刺、丘疹、脓疱、结节、囊肿及瘢痕为其特征，是美容皮肤科常见的病种之一。目前治疗原则是减少皮脂分泌，纠正毛囊皮脂腺导管的异常角化，消炎及预防继发感染，修复炎症后色素沉着与抑制皮脂瘢痕。

第一节 痤疮发生机制及药物分类

痤疮的发生目前认为与多种因素有关，如青春期内分泌异常，皮脂腺功能亢进，毛囊皮脂腺导管角化异常，毛囊内微生物感染及炎症反应等。

一、病因及发病机理

1. **雄激素、皮脂分泌增多** 青春期雄激素分泌增多，睾酮在皮肤中经 $5a$ - 还原酶的作用转化为活性更高的 $5a$ - 双氢睾酮，引起皮脂分泌增多、淤积在毛囊中形成粉刺。

2. **毛囊口过度角化** 皮脂主要成分是甘油、蜡酯、鲨烯、胆固醇、胆固醇酯。甘油三酯在痤疮丙酸杆菌和表皮葡萄球菌的作用下可分解为游离脂肪酸。氧化鲨烯、游离脂肪酸可致粉刺形成。雄激素能影响毛囊角化，毛囊漏斗部及皮脂管口角化，上皮细胞不能正常脱落，使毛囊口变小及管腔狭窄、闭塞，皮脂淤积于毛囊口而形成脂栓。

3. **微生物的作用** 毛囊及粉刺内的常住菌有痤疮丙酸杆菌、表皮葡萄菌及蠕形螨。这些微生物大量繁殖，产生溶脂酶、蛋白分解酶及透明质酸酶。溶脂酶将皮脂内的甘油三脂分解为游离脂肪酸。游离脂肪酸、蛋白分解酶、透明质酸酶刺激毛囊漏斗部及粉刺囊壁，引起海绵状变性甚至形成微小裂隙。粉刺内容物通过微小裂隙进入真皮引起毛囊炎及毛囊周围炎，形成炎性丘疹、脓疱、结节、囊肿及瘢痕。

4. 其它因素　遗传、饮食（高糖、高脂肪、辛辣食物）、胃肠功能障碍、月经、机械性刺激及化妆品溴、碘、激素类药物等可诱发本病。

拓展小看板

根据皮损可将痤疮分为以下两种：

（1）寻常性痤疮：皮损以粉刺、炎性丘疹、脓疱为主，炎性丘疹最多见，常对称分布，数目可少而稀疏或多而密集，治愈后可遗留色素沉着斑或瘢痕。

（2）重度痤疮：男性多见，女性罕见。可有聚合性痤疮与爆发性痤疮两种类型。在寻常性痤疮的基础上出现脓肿、囊肿、结节、溃疡等，愈合后可形成瘢痕。

二、治疗痤疮药物的分类

1. 抗雄激素药　雌性激素类、螺内酯、西咪替丁及丹参酮。
2. 抑制毛囊皮脂腺导管角化异常药　维 A 酸类、α - 羟酸类。
3. 抗皮脂溢药　硫酸锌、葡萄糖酸锌、甘草锌、巯氧吡啶锌、硫化硒。
4. 抗菌药　过氧化苯酰、四环素类、大环内酯类、林可霉素类。

第二节　治疗药物

一、抗雄激素药

螺内酯（spironolactone，安体舒通）

螺内酯为临床常用的保钾利尿药，因兼有抗雄激素作用，目前也常用于治疗皮肤科疾病。

【药理作用】 本品化学结构与醛固酮类似，为醛固酮拮抗剂，有明显的利尿和抗雄激素作用，可抑制皮脂腺分泌，缓解痤疮的临床症状。

1. 减少雄激素的产生。本品选择性地抑制睾丸及肾上腺皮质的微粒体细胞色素 P - 450 酶系统，使雄激素合成酶活性降低，雄激素的生成减少。

2. 竞争 5a - 还原酶，阻止睾丸素（T）转化为二氢睾酮（DHT）。

3. 阻断皮脂腺的雄激素受体

本品与胞浆内的雄激素受体的结合力是二氢睾酮的 10 ~ 20 倍，其与受体结合后，可阻断二氢睾酮与受体的结合，从而阻断二氢睾酮的作用。

【临床应用】

1. 寻常痤疮 每日口服螺内酯 50～100mg，能减轻痤疮的病情，但每日口服 50～200mg，效果更佳。疗效出现的时间，最短为半个月，一般为一个月；表现为皮疹消退或消失。口服给药指征如下：

（1）成人女性颜面部炎性痤疮。

（2）提示受内分泌影响者：①月经期前发作或加重者；②25 岁以后发病者；③面部油脂增多；④合并面部多毛症。

（3）对常规局部治疗、全身使用抗生素、异构维 A 酸不耐受或疗效不佳者。

（4）合并月经失调、月经前体重增加或其他月经前综合征者。

2. 妇女多毛症 临床研究证明口服本品治疗妇女特发性多毛症和高雄激素症（如多囊性卵巢综合征）有效。每日口服螺内酯 200mg，6 个月后面部毛干直径缩小 40%，12 个月后缩小 83%；毛干密度减少 40%～60%。有效剂量一般为每日 50～200mg。所有病例血清中雄激素浓度均明显下降。本品治疗多毛症安全有效。这种治疗方法比雌激素治疗为优，不干扰排卵周期和月经功能，而且能使多囊卵综合征无月经的患者恢复周期性月经。

3. 男性秃发 男性秃发者的额部、顶部头皮中睾酮形成二氢睾酮的过程较正常人快，螺内酯能抑制二氢睾酮酶的活性，可治疗本病，疗效较好。

【不良反应及其防治】本品不良反应较少。偶有头痛、困倦、皮疹、乳腺分泌增多及男子乳房发育，停药后可迅速消失，长期应用可引起高血钾症。对肾功能不良者及血钾过高者禁用，肝功能不良者慎用。

西咪替丁（cimetidine，甲氰咪胍）

【药理作用及应用】本品为 H_2 受体阻断剂。能对抗组胺引起的胃酸分泌等作用，同时具有较轻的抗雄激素、抗病毒、止痒和免疫增强作用。可用于治疗寻常痤疮、妇女多毛症、荨麻疹、皮肤瘙痒症、疱疹病毒感染等。

【不良反应及其防治】本品副作用轻微，少数病人有头晕、头痛、腹泻、皮肤潮红、药热、皮疹、心动过缓、肌痛等。孕妇、乳母、儿童忌用。不宜于 H_1 受体合用。

丹参酮

丹参酮（Danshentong）为鼠尾草属丹参草的活性成分。具有改善血液循环，杀菌抗炎，清热解毒的功效；能抑制革兰阳性细菌和痤疮丙酸杆菌，并具有抗雄性激素作用。用于治疗寻常性、脓疱性及囊肿性痤疮均有较好疗效；并可用于治疗皮肤脓肿、疖、痈等。

本品适用于任何年龄组，尤其对抗生素过敏或有不良反应的人群疗效好。

雌性激素

包括雌激素和孕激素两大类，多用于难治的重症痤疮患者。

1. 雌激素

卵巢的成熟卵泡细胞分泌的雌激素主要为雌二醇（estradiol），但雌二醇活性较低，目前临床常用的雌激素类药多系雌二醇的合成衍生物。主要有炔雌醇（ethinyl estradiol）、炔雌醚（quinestiol）、苯甲酸雌二醇（estradiol benzoate）及戊酸雌二醇（estradiol valerate）等。此外，根据天然雌激素的化学结构特点，合成了一些结构较简单的化合物，如己烯雌酚（diaethylstilbestrol）和己烷雌酚（hexestrol）等。己烯雌酚是其中作用较强，应用最广的一种，它不属于甾体化合物，但分子的排列及立体结构与天然雌激素有相似性。用于治疗痤疮常用的是己烯雌酚和炔雌醇。

己烯雌酚（diaethylstilbestrol，乙蔗酚）

【**药动学特点**】本品为人工合成的非甾体类雌激素，口服吸收良好，经肝缓慢灭活，代谢产物从尿和粪便排泄。

【**药理作用**】

1. 抗雄激素作用。
2. 促使女性器官及特征正常发育。
3. 促使子宫内膜增生和阴道上皮角化。
4. 小剂量刺激、大剂量则抑制腺垂体促性腺激素及催乳素的分泌。

【**临床应用**】治疗寻常性痤疮、聚合性痤疮、脂溢性皮炎、更年期女性外阴瘙痒和皮肤皲裂等。尤适用于经前症状加重的女性严重痤疮患者；但不宜长期使用，以免引起女性患者月经紊乱，出现黄褐斑；男性患者出现女性化等副作用。

【**不良反应及其防治**】有恶心、呕吐、厌食、头痛等类早孕反应，长期应用可使子宫内膜增生过度而导致子宫出血与子宫肥大，中途停药可致子宫出血，肝脏病、子宫肌瘤、乳腺肿瘤患者及孕妇禁用。

炔雌醇（ethinyl estradiol，乙炔雌二醇）

【**药动学特点**】口服吸收良好，肝内代谢较慢，作用较持久，与大剂量维生素 C 同服可提高炔雌醇的血药浓度。

【**药理作用**】本品作用同己烯雌酚，但活性及效力强 20 倍。有对抗雄激素的作用，并能抑制雄激素的分泌。小剂量可刺激促性腺激素分泌，大剂量则抑制其分泌。服用本品 0.1mg，平均能减少皮脂产生 25%。

【临床应用】皮肤科用于治疗聚合性痤疮、脂溢性皮炎、更年期女性外阴瘙痒症和皮肤皲裂等。

2. 孕激素

孕激素主要由卵巢黄体的黄体细胞合成和分泌，天然孕激素为黄体酮（progesterone）。临床使用的人工合成品根据化学结构可分为两类（1）17a - 羟孕酮类：从黄体酮衍生而来，如甲羟孕酮（medroxyprogesterone）、甲地孕酮（megestrol）等。（2）19 - 去甲基睾酮类：如炔诺酮（norethisterone）、18 - 甲基炔诺酮（norgestrel）等；醋酸环丙孕酮为人工合成的雄性激素拮抗剂，具有孕激素活性。目前临床用于治疗痤疮常用的孕激素有黄体酮和醋酸环丙孕酮。

黄体酮（progesterone，孕酮）

【药动学】口服可从胃肠道吸收，但迅速在肝内代谢而失活。肌内注射可迅速吸收，亦可经舌下、直肠或阴道给药，代谢物有孕二醇及其葡萄糖醛酸结合物，由尿中排出。

【药理作用及临床应用】黄体酮是一种天然孕激素，具有孕激素的一般作用，在体内对雌激素激发过的子宫内膜有显著的影响。适用于月经前痤疮加重的女性患者。

【不良反应及其防治】

（1）可有头晕、头痛、恶心、抑郁、乳房胀痛等；

（2）长期应用可引起子宫内膜萎缩，月经量减少，并容易发生阴道真菌感染。妊娠期、哺乳期妇女、严重肝功能损害、血栓栓塞性疾病患者及男性禁用。在应用此药前应进行全面内科和妇产科检查以排除怀孕。

醋酸环丙孕酮（cyprosterone acetate，色普龙）

【药动学】口服本品 3~4 小时血浓度达峰值，在最初 24 小时内由于组织分布和排泄，血浓度迅速下降，半衰期约 38 小时。主要代谢产物为 15 - 羟基环丙孕酮，原形及代谢产物从粪、尿中排出。

【药理作用】本品为雄激素拮抗剂，并有孕激素活性。

（1）与细胞内雄激素受体相结合，从而阻断睾酮的作用。

（2）抑制腺垂体促性腺激素的产生，降低体内睾酮水平，抑制皮脂分泌，改善痤疮症状。

【临床应用】

（1）寻常痤疮：适用于雄激素过多，特别是伴有皮脂溢出、炎症或结节、囊肿形成的痤疮患者。

（2）雄激素性秃发和女性多毛症：与炔雌醇合用可控制女性严重痤疮和特异性多毛症。

（3）避孕：本品避孕效果良好，可同时用于避孕。

【不良反应及其防治】不良反应轻微，极少数病例可出现头痛、胃部不适、恶心、月经紊乱、乳房胀痛、体重增加、性欲改变等反应，一般在治疗的第23个月可逐渐消失。个别长期服药患者可致黄褐斑。男性、孕妇、哺乳、严重肝损害、有血栓栓塞病史者禁用。

二、抑制毛囊皮脂腺导管角化异常药

阿达帕林（adapalene，达芙文）

本品为人工合成的第三代维A酸类抑制毛囊皮脂的药物，其凝胶剂外用治疗痤疮具有疗效好，易耐受和不良反应少等优点。

【药动学特点】阿达帕林（达芙文）凝胶涂在皮肤上，其活性成分阿达帕林可渗透至毛囊皮脂腺，但经皮肤吸收入血很少。本品的上述分布特点使其能充分发挥抗毛囊表皮超常增生及抗炎的作用。

【药理作用】

1. 溶解粉刺的作用 抑制粉刺的形成并能溶解粉刺，能增加毛囊皮脂腺导管细胞的有丝分裂活性，导致毛囊漏斗部角质形成细胞转换率增加，加速粉刺排出。并能调节角蛋白丝的巨大集合作用，降低粉刺内角质形成细胞的粘聚力，减少非炎性损害的发生。

2. 抗炎作用 阿达帕林能明显抑制中性粒细胞趋化作用和甲酰三肽的化学激活反应，其抗炎作用与干扰中性粒细胞功能和干扰花生四烯酸的代谢有关；同时，阿达帕林还有抗角化并破坏厌氧环境作用，从而破坏厌氧的痤疮丙酸杆菌的生存条件，间接地发挥抗炎作用。

3. 抗增生作用 鸟氨酸脱羟酶活性是诱导DNA重新合成的先决条件，尤其增加细胞的繁殖。

【临床应用】主要用于多粉刺型及轻度的丘疹脓疱型痤疮。本品的抗炎作用和溶解粉刺作用均比全反式维A酸强，刺激性更小，患者容易接受。

【不良反应】局部可出现红斑、皮肤干燥、刺痛、烧灼痛及瘙痒症状。一般出现在治疗开始后2~4周，继续应用可逐渐减轻。

全反式维 A 酸 （all‒trans retinoic acid，atRA，维生素 A 酸）

【药理作用】 本品可抑制皮脂腺，使腺体缩小，并且降低皮脂分泌率。还可逆转异常的角化，减弱角质层的黏聚力，使痤疮粉刺松动后自然排出，也可随着炎症变化及脓疱形成而后流出。治疗痤疮的机制同阿达帕林，但抗炎作用及溶解粉刺作用不如阿达帕林，局部外用刺激性较大。

【临床应用】 本品适用于各型痤疮。与红霉素等抗生素联合外用时，可提高疗效。由于本品能溶解粉刺，抗生素可杀灭痤疮丙酸杆菌，二者合用可产生协同作用。其对四环素治疗无效者仍有效。

【不良反应及其防治】

1. 口服可有头晕、口干、唇炎、皮肤脱屑等反应，调整剂量或同服谷维素或维生素 B_1、B_6 等可使上述症状减轻或消失。

2. 外用初期可出现红斑与脱屑，轻者可继续用药；较严重者可改为隔日给药，必要时可暂时停用。外用制剂浓度不得超过 3%，并避免与黏膜接触，以减少刺痛。

3. 用药后 3～6 周，有可能突然出现新皮疹，但至 8～12 周时，皮损可痊愈。

13‒顺维 A 酸 （13‒cis‒retinoic acid，异维 A 酸，异曲替酯）

【药理作用】 本品是维生素 A 衍生物，作用同全反式维 A 酸。但局部外用无效。口服可抑制皮脂腺功能，使皮脂分泌减少 80%～90%，并能明显抑制痤疮丙酸杆菌。治疗后皮脂水平和痤疮皮损一般不复发。

【临床应用】 适用于聚合性痤疮或囊肿性痤疮及其他角化性疾病或毛囊炎等。

【不良反应及其防治】 唇、鼻黏膜及眼结膜干燥、唇炎、面部皮炎、皮肤干燥、脱屑，个别病人出现头痛或食欲不振。长期使用大剂量可致转氨酶短暂性、可逆性升高，三酰甘油及胆固醇升高，骨骼变化。妊娠及哺乳期妇女、肝功能不全、对本药过敏者、维生素 A 摄入过多者、高脂血症者禁用。糖尿病及肥胖症患者慎用；勿与维生素 A 同服。

维胺酯 （retinamidoester，乙氧羧基苯维生素甲酰胺）

【药理作用】 为国产维 A 酸的衍生物。具有明显的促进细胞分化、抑制角化过程作用，能抑制皮脂分泌，提高细胞免疫和游离巨噬细胞的功能以及抗炎、抑制痤疮丙酸杆菌的作用，用途同维 A 酸。

【临床应用】用于寻常性痤疮，不良反应小。

α-羟酸类

【药理作用及临床应用】

1. **抗角化作用**　本类药物能分离、软化因过度角化而重叠、粘合在一起的角质细胞，并使其自然脱落，松解毛囊角栓，抑制毛囊皮脂腺导管的异常角化，有利于皮脂排出，消除粉刺。

2. **抑制皮脂腺分泌**　本类药物可达到真皮层，穿透皮脂腺囊，抑制皮脂腺分泌。

【不良反应及其防治】详见第十章

三、抗皮脂溢药

痤疮患者皮脂分泌一般较正常人多，而且皮脂中的游离脂肪酸较高。脂肪酸分子可穿透毛囊进入真皮而引起更明显的炎症。抗皮脂溢药治疗痤疮有良好的疗效。

硫酸锌（zinc sulfate）

本品为无色透明的结晶或颗粒状结晶粉末。药理作用和应用较广。本章仅介绍其抗皮脂溢方面的作用和应用。

【药理作用】硫酸锌能抑制皮脂分泌，减轻皮肤油腻，其作用机制可能与下列因素有关：

1. 增加体内锌的含量，在皮肤局部直接起收敛作用，使皮脂分泌减少。

2. 维持酶-雄激素系统正常功能。青春期的相对或绝对锌缺乏，可干扰与锌相关的酶-雄激素系统的正常功能。

【临床应用】

1. 痤疮。①寻常性痤疮的有效率可达到75%～97%，尤其对丘疹性、脓疱性和囊肿性痤疮疗效明显。可使丘疹、脓疱和结节的数目明显减少，面部皮肤油腻减轻，痤疮痕迹（瘢痕）减少。②对其他疗法无效的痤疮，本品仍有效；③聚合性痤疮疗效则较差。

2. 脂溢性皮炎、神经性皮炎、湿疹、银屑病、脂溢性脱发、肠原性肢端皮炎等，用锌剂治疗后均有较好的疗效。

3. 高血糖素瘤综合征并发的严重皮肤损害，用锌剂治疗后，也可迅速好转。

【不良反应及其防治】口服易引起消化道反应，如食欲减退、恶心、呕吐、腹痛、腹泻等。饭后服用，可减轻。外用对局部也有刺激性。

葡萄糖酸锌

葡萄糖酸锌（zinc gluconate）为白色结晶性或颗粒性粉末，无味或略带涩味，极易溶于沸水，可溶于水。

【药理作用】本品的药理作用同硫酸锌，但口服吸收比硫酸锌好。在含锌量相近的剂量下，其生物利用度是硫酸锌的 1.6 倍左右。口服引起的消化道刺激症状较硫酸锌轻微而少见。

【临床应用】可用于缺锌引起的营养不良、痤疮、口腔溃疡、厌食、异食癖及儿童生长发育迟缓等病。

【不良反应及其防治】

1. 偶见消化道不适、过敏性皮炎，不宜空腹服用。
2. 过量服用时，会影响铜、铁离子的代谢。
3. 忌与四环素、多价磷酸盐、青霉胺、植物酸盐等同时服用。

甘草锌（licorzinc）

本品系甘草提取物（如甘草酸）与锌的结合物，含锌 5%。为棕褐色粉末，味微甜、略带涩。极微溶于水，微溶于沸水，不溶于氯仿，易溶于碱性溶液。

【药理作用及其应用】

本品有锌和甘草的双重药理作用，治疗痤疮的机理同硫酸锌。此外，本品尚有改善味觉、促进胶原和成纤维细胞的增生作用。

【不良反应及其防治】

1. 偶见血压增高、恶心、呕吐等消化道症状。
2. 连续服用，个别病人可出现保钠排钾和下肢轻度浮肿现象。
3. 心、肾功能不全及高血压患者慎用。

巯氧吡啶锌（zinc omadine，吡硫锌）

本品呈灰白色粉末，有轻微臭味，不溶于水，略溶于乙醇，溶于二甲基亚砜。

【药理作用及应用】本品具有减少皮脂溢出，抗真菌和抑制痤疮丙酸杆菌的作用。可用于治疗寻常痤疮、脂溢性皮炎和皮肤真菌病。

【不良反应及其防治】反复使用本品有一定毒性，但在完整皮肤上很少被吸收。

硫化硒（selenium sulfide）

【药理作用及应用】本品具有杀灭浅部真菌、寄生虫及抑制痤疮丙酸杆菌生长的作用；并能抑制表皮细胞及滤泡上皮细胞过度生长；外用可降低皮脂中脂肪酸含量，减少角质的产生。临床上主要用于治疗痤疮、脂溢性皮炎、干性皮脂溢出、花斑癣等。也可用于消炎、止痒及减少皮脂溢出和脱屑。

【不良反应及其防治】

1. 少数可见接触性皮炎、皮肤干燥、脱发等，停药后 3～5 天症状可改善。本品禁用于发炎皮肤、眼、外生殖器等黏膜部位。

2. 本品有毒性，切勿口服，中毒者口中有蒜气和金属味，出现厌食、呕吐和贫血症状，误食时应洗胃，并用硫酸钠导泻。

四、抗菌药

过氧化苯酰（benzoyl peroxide，过氧化苯甲酰，过氧化二苯甲酰）

本品为白色结晶粉末，有特殊臭味，在水中或乙醇中微溶，在丙酮、氯仿或乙醚中溶解；含水量约 26%。

【药理作用】

1. **抗菌作用** 本品为广谱抗菌药，强氧化剥脱剂，作用于皮肤后，能分解出苯甲酸和新生态氧而发挥强杀菌、除臭作用，且能够透入皮脂滤泡深部，使厌氧的痤疮丙酸杆菌不能生长繁殖，游离脂肪酸也随之减少。由于游离脂肪酸的减少，可减轻其对毛囊的刺激和对毛囊壁的损伤，从而减轻毛囊周围炎症。

2. **角质溶解作用** 本品可使角质软化和剥脱，对异常的角化过程如粉刺也有抑制作用，但作用比维 A 酸更弱。

3. **刺激肉芽组织和上皮细胞增生** 对创伤皮肤和溃疡伤口有促进细胞修复和伤口愈合的作用。褥疮性溃疡患者用药后，可迅速长出肉芽组织而痊愈。

【临床应用】

1. **痤疮** 本品治疗痤疮有效，对以炎性损害为主的痤疮较好，可使脓疱完全消失，炎性丘疹及结节部分消失，对粉刺、囊肿损害及聚合性痤疮效果较差。

脓肿性痤疮常伴有其他细菌感染，故治疗以脓肿为主的痤疮最好与抗生素合用，即外用过氧化苯酰的同时，内服四环素或红霉素等，炎症得到控制后，逐渐停用抗生素，再用过氧化苯酰维持治疗，或与 1% 磷酸克林霉素溶液交替外用。

2. **酒渣鼻** 用过氧化苯酰治疗有良好的疗效。

3. **皮肤溃疡** 对创伤皮肤和溃疡伤口有促进细胞修复和伤口愈合的作用，

并能预防伤口感染。

4. 皮肤真菌病 本品对浸渍性足癣有良好疗效，可使趾间的皮损、瘙痒等症状明显减轻；对皮肤花斑癣也有显著疗效，用药后皮屑真菌镜检圆形糠状芽孢菌菌丝呈阴性，患者可达临床治愈。

5. 疖肿 本品能抑制革兰阳性及阴性菌，故对疖肿治疗有效。

【不良反应及其防治】部分病人可出现刺激性皮炎，主要表现为用药初期病人自觉局部刺痛、痒和烧灼感，局部出现红斑、水肿，干燥和脱屑；停药后3～5天症状消失。应避免与眼、口唇及黏膜部位接触；过敏者慎用。

米诺环素（minocycline，美满霉素，二甲胺四环素）

本品属四环素类药物，常用其盐酸盐。为黄色结晶粉末，味苦；可溶于水，微溶于有机溶剂。在碱性溶液中效价降低，遇光易变质，遇金属离子失去抗菌活性。

米诺环素是速效、高效、广谱的人工半合成抗生素，对天然四环素类耐药菌，本品仍有作用。本章仅介绍其抗痤疮丙酸杆菌的药理作用和应用。

【药理作用及应用】本品脂溶性好，能很好地透入毛囊、皮脂腺，并在皮脂腺中达到有效浓度，抑制痤疮丙酸杆菌的生长，减少游离脂肪酸的产生，从而减轻对皮脂腺的刺激。抗菌作用与多西环素相似，比四环素强，但副作用比四环素大。

主要用于治疗痤疮，对炎症性痤疮效果良好。可使皮损区痤疮丙酸杆菌减少，炎症明显减轻。本品治疗痤疮的疗效优于四环素和红霉素，对四环素治疗无效的病例，本品治疗仍有效。

【不良反应及其防治】常有明显胃肠道症状如恶心、呕吐、腹部不适和腹泻，并常有头昏、头痛症状，偶见荨麻疹、罕见过敏性休克。钙及其他金属离子能影响其吸收，故应在饭前1小时或饭后2小时服用。

四环素（tetracycline）

四环素为广谱抗生素，本章仅介绍其治疗痤疮的药理作用。

【药理作用】

1. 抑制痤疮丙酸杆菌：脂溶性好，可在皮脂腺中达到有效浓度，抑制痤疮丙酸杆菌的生长。

2. 使局部游离脂肪酸减少，减轻其对毛囊的刺激和对毛囊壁的损伤，减轻毛囊周围炎。

【临床应用】治疗以炎症为主的痤疮，但抑制粉刺形成作用不明显。

【不良反应及其防治】

1. 大剂量用药有胃肠道反应，如恶心、呕吐、腹部不适和腹泻等。

2. 长期大剂量用药对肝脏有损害，肝功能不好者应慎用。

3. 长期用药可产生二重感染；如真菌性阴道炎，可给抗真菌药并减少剂量或停药。偶有药热、荨麻疹、嗜酸性粒细胞增多等。

4. 本品不宜与青霉素、卤素、碳酸氢钠、含多价金属离子的药物、凝胶类药物、牛奶等同服。孕妇、哺乳期妇女、婴幼儿禁用。

红霉素（erythromycin）

【药理作用】

1. 抑制痤疮丙酸杆菌，效果与四环素类似。

2. 可使局部游离脂肪酸降低。

【临床应用】本品可用于不能耐受四环素的痤疮患者；并可用于治疗某些革兰阳性菌所致的尿路感染如淋病。

【不良反应及其防治】

1. 本品毒性小，剂量大时可有恶心、呕吐、腹泻、腹痛等不适。

2. 本品易受胃酸破坏，成人宜服糖衣片。

3. 本品可增强含麦角胺制剂、地高辛、茶碱及华法林的药效。

阿奇霉素（azithromycin）

本品为氮环丙酯类抗生素，是红霉素的9－甲基衍生物。本品口服吸收好，并迅速分布于机体组织和各器官。组织半衰期长达68小时，可有效抑制细胞内病原菌，它对炎症组织有亲和力，并可渗透入细胞内，对痤疮丙酸杆菌有效。用于其它抗生素治疗无效或不耐受的痤疮患者。

本品不良反应轻。胃肠刺激性小，引起念珠菌性阴道炎的发生率低。对大环内酯类抗生素过敏者禁用；严重肝肾功能不良者慎用。

克拉霉素（clarithromycin，克拉仙）

属大环内酯类抗生素，对痤疮丙酸杆菌有抑制作用，可用于治疗痤疮。

可发生胃部不适、头痛、皮疹、转氨酶暂时升高。偶见肝炎，二重感染、过敏反应。

克林霉素（clindamycin，氯洁霉素）

属洁霉素（林可霉素）类抗菌药，其抗菌谱与洁霉素相似，但强四倍。能有效地抑制痤疮丙酸杆菌，降低表皮游离脂肪酸，是四环素最好的替换药，适用于对红霉素、四环素、洁霉素、青霉素耐药或炎症明显、皮损严重而无肠道疾病的痤疮患者。本品口服有发生假膜性肠炎及严重腹泻的危险。局部外用可引起皮肤干燥、接触性皮炎等反应。本药与洁霉素（林可霉素）有交叉耐药；与红霉素有拮抗作用；对氯林可霉素或林可霉素有过敏史的患者、曾发生肠炎、溃疡性结肠炎的患者禁用。

【思考与实践】

1. 治疗痤疮的药物是从哪些方面发挥作用的？试用代表药举例说明。
2. 简述各型痤疮的选药原则。

第十五章

消除瘢痕药

　　瘢痕（scar）是皮肤真皮组织损伤后，局部结缔组织超常增生修复的结果，可分为增生性瘢痕（hypertropic scars，HS）和瘢痕疙瘩（keloids）。增生性瘢痕一般是创面愈合的必然结果，增生病变局限于病损区域内，有自我成熟、自我消退的倾向；瘢痕疙瘩患者多伴瘢痕体质，增生病变超出原病损区，一般不会自行消退。两类瘢痕均破坏人体体表的完整性，影响美观或伴有不同程度的功能障碍。

　　长期以来，对瘢痕发生机制和防治的研究，始终处于不断的探索研究阶段，随着免疫病理学、细胞生物学和分子生物学的迅速发展，瘢痕发生的生物学基础取得了重要进展，为临床治疗奠定了基础。

拓展小看板

增生性瘢痕与瘢痕疙瘩的区别

增生性瘢痕	瘢痕疙瘩
1. 受伤或手术后很快发生	伤后或术后数月或更久发生
2. 1~2年后减退	很少减退，但可能呈现中心萎缩
3. 限于原发损伤或手术部位界限内	超过界限，侵及正常皮肤
4. 大小同损伤及切口	远超过原来的损伤
5. 通常横穿松弛的皮肤张力线和屈肌表面部位	好发于胸骨前区、上部躯干和耳垂

第一节　瘢痕发生的生物学基础

　　创面超常增生修复产生瘢痕，临床表现为高出皮面的粉红色或褐红色肿块，质地偏硬，可伴触痛或瘙痒；组织学上表现为表皮突减少，甚至消失，真皮层胶原纤维（主要是 I 和 III 型胶原）大量增生，呈漩涡状，玻璃样变性。成纤维细胞数目增多且排列不规则，细胞形态肥大，胞质内充满大量粗面内质网，高尔基体发达，核变大，染色质均匀。早期病变有丰富的毛细血管和炎性细胞浸润，到晚期，真皮乳头层几乎消失，血管大多闭塞。

瘢痕的发生与成纤维细胞生物学功能异常，细胞外基质（ECM）合成与降解失衡、细胞因子调控紊乱和局部免疫功能失调等有关。成纤维细胞是创面愈合的主要修复细胞之一，它在创面修复过程中活化、增殖及凋亡受阻直接促进增生性瘢痕和瘢痕疙瘩的发生、发展；细胞外基质是构成间质、上皮细胞、血管内皮细胞基膜的一大类分子，主要由成纤维细胞合成和分泌，其主要成分是胶原蛋白，正常情况下其合成与降解处于动态平衡状态，而增生性瘢痕和瘢痕疙瘩胶原蛋白合成增加与其成纤维细胞内胶原蛋白合成的关键酶——脯氨酸羟化酶活性增高有关，瘢痕疙瘩中该酶活性明显高于增生性瘢痕，为增生性瘢痕的 3 倍，约为正常皮肤的 20 倍。此外瘢痕疙瘩中赖氨酸氧化酶等细胞外酶的活性也明显增高，约为正常皮肤的 3 倍，因而胶原交联增加，不易水解。瘢痕疙瘩中 α - 球蛋白（α_1 - 抗胰蛋白酶和 α_1 巨球蛋白）含量丰富，胶原酶活性受到抑制，使胶原降解减少，胶原合成与降解之间失平衡。

创面修复过程中，细胞因子是细胞与细胞外基质间重要的信号转导物质，多种细胞因子调控失常参与了瘢痕的发生，其中成纤维细胞生长因子（FGF）、血小板衍生生长因子（PDGF）、转化生长因子 α（TGFα）和 β_1（TGFβ_1）、白细胞介素等，还有肥大细胞释放的组胺等，均有促进成纤维细胞增生和胶原合成的作用，称为正性调节因子；而干扰素（IFN）、肿瘤坏死因子（TNF）则有抑制成纤维细胞增生和胶原合成的作用，称为负性调节因子。

另外，瘢痕过度增殖与免疫因素也密切相关，在增生性瘢痕和瘢痕疙瘩中存在大量免疫球蛋白 IgG、IgA、IgM、IgE，同时细胞介导的 MHC - II 类免疫应答在增生性瘢痕和瘢痕疙瘩的发生、发展过程中也起着重要的作用。增生性瘢痕中肥大细胞数量明显增多，以脱颗粒形式分泌组胺等多种生物活性物质，而参与瘢痕的发生、发展。

第二节　治疗药物

瘢痕的治疗是目前临床上的一大难题，尚无特效的单一药物可以治愈，因此临床上治疗瘢痕的目的主要在于消除瘢痕并防止复发。瘢痕疙瘩单纯手术治疗效果差，复发率高达 50% ~80%，药物治疗占有重要地位。临床上常常采用药物、手术、放射治疗等联合疗法，以提高疗效，降低复发率。对增生性瘢痕，药物治疗也可取得良好疗效。

一、抑制胶原合成、促进胶原降解的药物

能够抑制胶原合成、促进胶原降解的药物包括糖皮质激素类药物、干扰素、钙通道阻滞剂、胶原酶等。

（一）糖皮质激素类药物

糖皮质激素（glucocorticoides）类药物用于治疗增生性瘢痕和瘢痕疙瘩始于1956年，已有近50年的历史，目前仍是效果肯定的治疗瘢痕，特别是瘢痕疙瘩的首选药物，目前常用的用于治疗瘢痕的糖皮质激素类药物有：曲安西龙 A（triamcinolone acetonide，商品名：康宁克通）和得宝松（diprospan）等。糖皮质激素类药物有广泛的药理作用和临床应用，在此仅介绍其抗瘢痕的药理作用和应用。

【抗瘢痕作用】 糖皮质激素类药物治疗瘢痕多为瘢痕内注射，可使瘢痕变软、变平，颜色逐渐接近周围正常皮肤颜色，痒、痛症状减轻或消失；光镜下可见瘢痕组织变薄，透明变性消失，真皮层毛细血管、汗腺和皮脂腺增多，近似于正常皮肤组织；电镜下可见成纤维细胞质内细胞器开始萎缩，微丝增多等。糖皮质激素类药物治疗瘢痕主要通过以下三个方面发挥疗效：

1. 通过抑制 PDGF 基因的表达而抑制瘢痕成纤维细胞的增殖，降低瘢痕组织中毛细血管肉芽的增生。

2. 通过抑制 I、III 型前胶原基因的转录而使前胶原蛋白合成减少，同时减少胶原酶抑制因子 α_1 – 抗胰蛋白酶及 α_2 – 巨球蛋白的量，使胶原酶活性增加，而加速胶原的降解。

3. 通过调节凋亡相关基因 C – myc、P_{53} 等基因的表达，导致成纤维细胞的凋亡。

【临床应用】 糖皮质激素可用于治疗增生性瘢痕和瘢痕疙瘩，多为局部注射，对新形成的和陈旧性的瘢痕均有效，但以新形成的瘢痕效果好，而成熟稳定的瘢痕疗效相对较差，因大量胶原合成已经停止，合成与分解已处于平衡状态；小的瘢痕直接用糖皮质激素类药物进行瘢痕内注射，大面积的瘢痕可采用多点注射，有效的浓度范围为：2.5~40mg/ml。如果局部注射治疗半年无效或有效后又复发者，可采用外科手术切除，术前应用糖皮质激素类药物治疗直至瘢痕不再继续消退时手术切除，术中手术切口边缘注射糖皮质激素类药物，术后常规每周注射，注射 2~5 周，根据症状和体征，必要时可再每月 1 次，共 3~6 个月，以防止复发。为减轻注射时的疼痛，常于药液内加入局麻药。有时为了增加疗效，常与其他药物联合进行局部注射，如：得宝松 1ml，透明质酸酶 1500u，5 – Fu

1ml 联合注射，较单独应用效果好，一般以 1cm 的间距布点，每点 0.1ml，1 次/2 周，2 次为 1 疗程。

　　得宝松的作用特点：得宝松每毫升含倍他米松二丙酸酯 5mg、倍他米松磷酸钠 2mg，可溶性的倍他米松磷酸钠能很快被吸收而起效，减轻疼痛及瘙痒症状，微溶性的倍他米松二丙酸酯在皮损处形成药池，被机体缓慢吸收，因此作用时间持久。

　　【不良反应及其防治】进行瘢痕内注射时可有疼痛；若药液误注皮下，可致局部皮肤色素沉着或减退、瘢痕周围组织萎缩、毛细血管扩张等；若单次注射剂量过大或皮下吸收过多，可致局部组织感染破溃或坏死、女性患者出现月经紊乱、男性患者出现阳痿等，这些不良反应一般停药后可消失；用无针头注射器进行注射可避免将药液注入皮下，减少不良反应的发生。

　　【注意事项】用糖皮质激素类药物进行局部注射治疗瘢痕时，应注意以下几方面：

　　1. 严格无菌操作：注射部位以 2.5% 碘酒消毒、75% 酒精脱碘，注射完成后针孔有出血点时应彻底压迫止血，而后用无菌纱布包扎创区或用创可贴将各注射针孔密封，以防止细菌感染。

　　2. 注射时应严格掌握层次，只能将药液注入到瘢痕实体中，此时，瘢痕会明显膨隆呈苍白色，表面呈核桃皮样外观，当药液开始向周围组织浸润时应及时停止加压并拔出针头，若注射的层次过浅，在高液压作用下瘢痕表面易发生水疱、破溃、造成新的创面，易致感染，拔针时先将注射器减压，否则易使药液喷出。

　　3. 注射时若瘢痕过大应分点注射，点间距 1cm 左右，每点注射药液浸润的范围可为 0.5 ~ 1cm，进针时最好与瘢痕表面垂直或倾斜 45°进针。

　　4. 采用逐渐减量的原则。

　　5. 注射 2 ~ 3 次后有明显的副作用或无效，应及时停药或变更药物品种。

（二）干扰素

　　干扰素（Interferon，IFN）是在诱生剂作用下，由细胞产生的具有多种生物功能的蛋白质，由人类细胞产生的干扰素，按其抗原性可分为三类：白细胞干扰素（IFN - α）、成纤维细胞干扰素（IFN - β）和 T 淋巴细胞干扰素（IFN - γ）。他们除了具有抗病毒、抗肿瘤和免疫调节作用外，还在一定程度上具有抗瘢痕作用。IFN - γ 是目前研究最多且被公认的最有效的胶原合成抑制因子。干扰素目前已可采用基因工程技术生产合成。下面仅介绍干扰素抗瘢痕的药理作用和临床应用。

【抗瘢痕作用】干扰素用于治疗瘢痕，多为瘢痕内注射。瘢痕内注射干扰素可使瘢痕萎缩、扁平、变软，痛痒症状减轻，并可抑制瘢痕浸润、增生，使瘢痕明显缩小。组织学上表现为：活性成纤维细胞减少，胶原纤维减少、变细，炎症细胞及黏蛋白增多。干扰素抗瘢痕的机制为：

1. 抑制成纤维细胞增殖 干扰素一方面通过抑制 PDGF 基因表达，抑制成纤维细胞的增殖和抑制成纤维细胞向肌成纤维细胞的分化［α 平滑肌肌动蛋白（α – SMA）减少］，另一方面通过阻断或延缓成纤维细胞从 G_0 期进入 G_1 期再过渡到 S 期的过程，抑制成纤维细胞的生长，同时促进成纤维细胞的凋亡。

2. 减少胶原合成，促进胶原降解 干扰素一方面可通过抑制 I、III 型前胶原的转录、翻译过程和抑制胶原合成所必需的脯氨酸羟化酶的产生，而减少总胶原的合成；另一方面通过增加胶原酶的活性，促进胶原的降解，胶原酶活性的增强有学者认为是成纤维细胞产生的胶原酶增多的结果，有学者认为是巨噬细胞聚集释放的结果。

【临床应用】干扰素用于治疗增生性瘢痕和瘢痕疙瘩，采用瘢痕内注射，对于大的瘢痕可联合外科手术，以增加疗效。一般浸润期/增生期瘢痕先局部注射干扰素，至瘢痕变软或萎缩时，再手术切除，术后局部注射干扰素；而稳定期/老化期瘢痕则先手术切除，术后局部注射干扰素以防复发。

IFN – γ 和糖皮质激素局部注射治疗瘢痕疗效比较，对于胸、背、腹、上、下肢的瘢痕，二者疗效差别不显著，而对于头、颈部的瘢痕以 IFN – γ 疗效占优。

【不良反应及其防治】干扰素局部注射治疗增生性瘢痕和瘢痕疙瘩，偶见发热、畏寒、肌肉酸痛、恶心、呕吐等不良反应，但并不影响治疗效果。

（三）钙通道阻滞剂

钙通道阻滞剂是临床上用于治疗高血压和心律失常的常用药物，1992 年 Lee 首先报道了钙通道阻滞剂（盐酸维拉帕米即异搏定）在瘢痕治疗中的作用，为临床治疗病理性瘢痕提供了一条新思路。目前对于钙通道阻滞剂治疗病理性瘢痕研究比较多的是盐酸维拉帕米。

盐酸维拉帕米

盐酸维拉帕米（Verapamil）又称异搏定，是一种钙离子通道阻滞剂，临床上多用于治疗心律失常、高血压、动脉硬化等，最近发现盐酸维拉帕米对增生性瘢痕和瘢痕疙瘩也有治疗作用。下面仅介绍盐酸维拉帕米抗瘢痕的药理作用和临床应用。

【抗瘢痕作用】 盐酸维拉帕米用于治疗瘢痕也多采用瘢痕内注射，注射后可使瘢痕体积变小，质地变软，痛、痒、紧绷感等症状改善，光镜下可见真皮层明显变薄，成纤维细胞由双极形变成球形，数量明显减少，胶原纤维数量也明显减少；电镜下见成纤维细胞呈椭圆形或不规则型，胞浆内粗面内质网明显减少，且呈不扩张状，提示成纤维细胞合成胶原的功能明显受到抑制。盐酸维拉帕米抗瘢痕的作用机制为：

1. **抑制成纤维细胞生长增殖** 此抑制作用呈浓度和时间依赖性。盐酸维拉帕米与成纤维细胞膜上的苯烷胺类位点结合，抑制或阻断钙离子内流，细胞内钙离子先升高后降低的变化，使成纤维细胞停滞于 G_0/G_1 期，而抑制成纤维细胞生长增殖。

2. **抑制胶原合成、促进胶原降解** 盐酸维拉帕米有类似松弛素 B（cytochalasin B）的作用，使肌动蛋白丝解聚而导致成纤维细胞由双极形向球形转变，减弱成纤维细胞合成和分泌 I、III 型前胶原的能力（盐酸维拉帕米是通过减少 I、III 型前胶原的基因转录效率还是降低了 mRNA 的稳定性尚需进一步研究），此作用呈剂量依赖性，同时促进胶原酶的合成和提高基质金属蛋白酶 - 2（MMP - 2）的活性，增加胶原降解，体外试验证明：此种作用以 $100\mu mol/L$ 最为显著，且可维持到停药半月左右。

3. **影响成纤维细胞的生物学活性** 维拉帕米对瘢痕成纤维细胞 β_1、α_1、α_4 整合素表达有较为显著的作用，通过抑制细胞整合素粘附分子表达不但对细胞的生物学活性有一定影响，而且对细胞与细胞外间质之间的收缩动力传导起阻滞作用。一方面减少细胞内外信号传递通道、下调瘢痕成纤维细胞的生物学活性作用；另一方面又可不同程度地限制瘢痕成纤维细胞对周围间质包括胶原、纤维粘连蛋白的牵引和粘附，从而阻止瘢痕组织的挛缩。

【临床应用】 盐酸维拉帕米用于治疗增生性瘢痕和瘢痕疙瘩，因实验证实诱导成纤维细胞降解反应所需的盐酸维拉帕米浓度超过其血清最大安全浓度的 100 倍，因此只能采用局部瘢痕内注射。一般以早期和充血期的瘢痕治疗效果好，而老化期的瘢痕单纯局部注射盐酸维拉帕米效果差，可联合其他疗法以增强疗效。

【不良反应及禁忌证】 盐酸维拉帕米局部注射治疗增生性瘢痕和瘢痕疙瘩，不良反应少，偶见低血压，患者表现为头晕、乏力，有时可见局部刺激症状或色素脱失等。由于盐酸维拉帕米可降低血压及影响心肌电生理，因此治疗期间应定期复查血压和心电图，而对于心动过缓、传导阻滞和哮喘的患者禁用。

胶原酶

胶原酶（collagenase）包括人体组织细胞分泌的胶原酶和微生物来源的细菌

胶原酶，它们同属于金属蛋白酶（metalloproteinase，MP），具有特异性水解胶原纤维三螺旋区肽链结构的能力。胶原纤维只有在三螺旋结构受到破坏后，才能得以降解。内源性组织胶原酶尽管在瘢痕组织中的含量较高，但由于受金属蛋白酶组织抑制剂（TIMP）的抑制，它的活性作用不能得以有效发挥。与内源性组织胶原酶不同，细菌胶原酶的活性不受 TIMP 的影响。因此，下面仅介绍从溶组织梭状芽孢杆菌发酵而得的细菌胶原酶的药理作用和临床应用。

【药理作用】

1. **抗瘢痕作用** 瘢痕内注射胶原酶，可使局部痛、痒症状明显减轻，瘢痕萎缩、变软，皮肤弹性恢复。严重的烧伤创面外用胶原酶的油膏剂，可以预防瘢痕形成，其抗瘢痕作用的机制为：胶原酶是Ⅰ、Ⅲ型胶原降解的关键酶，在中性条件下能分解Ⅰ、Ⅲ型胶原，产生一个 3/4 片断和一个 1/4 片断，从而被其他蛋白酶进一步分解。

2. **促进上皮细胞生长、加快创面愈合** 胶原酶的油膏剂外用可促进上皮细胞生长、加快创面愈合，而对人体正常的神经、血管和肌肉组织无影响。

【临床应用】

1. **防治增生性瘢痕和瘢痕疙瘩** 胶原酶瘢痕内注射治疗增生性瘢痕和瘢痕疙瘩有良好疗效，可消除瘙痒、疼痛等症状，瘢痕软化、皮肤弹性恢复。

2. **外用油膏剂促进创面愈合** 胶原酶油膏剂外用可以促进烧伤创面、慢性溃疡和褥疮的愈合，并减少瘢痕形成。

【不良反应及其防治】 胶原酶瘢痕内注射和外用均较安全，较常见的并发症为：用药部位表皮下出现血性水泡，其发生一方面与药物注射位置表浅致浅层组织内压力过高有关；另一方面与细菌胶原酶对血管壁的消化破坏有直接关系。但一般经包扎处理，1~2 周内可自行结痂愈合。

【注意事项】

1. **逐渐降低药物浓度** 根据治疗过程中瘢痕组织逐渐变软的特点，给药浓度、剂量应逐渐减低。

2. **均匀广泛注射** 由于细菌胶原酶作用范围比较局限，为使其充分发挥降解瘢痕胶原的作用，应均匀广泛地进行瘢痕内注射，以使其在瘢痕内广泛而均匀的分布。

3. **用药后适当加压** 细菌胶原酶瘢痕内注射后，适当加压 1~2 天，可以有效防止血水泡的发生，且能促进降解胶原的快速吸收。

4. **二次用药的间隔不超过两周** 二次用药的间隔不宜超过两周，一个疗程周期最好不超过 6 周，以防生物酶制剂潜在的致敏性。

5. **创面清创处理** 外用油膏剂使用前应对创面、伤口进行外科清创处理，然后涂上约 0. 1cm 厚的油膏，再用灯烤 20 分钟，以增强酶活性和药物的渗透性，最后用消毒纱布包扎。

透明质酸

透明质酸（hyaluronic acid，HA）是细胞外基质成分之一，它在组织增殖、再生和修复中有重要作用，在胎儿早期无瘢痕愈合中扮演重要角色，临床上也有用 HA 治疗瘢痕及减轻肌腱、关节粘连的报道。透明质酸在胎儿创伤无瘢痕修复中的作用包括：①在器官早期发育过程中使细胞保持未分化状态；创伤发生后，促进未分化的间质细胞增殖，并向伤区迁移，使成纤维细胞有序分化、并合成细胞外基质。②与胶原相互作用，使胶原纤维直径变细。③有很强的水合能力，还带有较弱的负电荷，使其周围带正电荷的赖氨酸、羟赖氨酸等减弱，容易在伤口形成分散、有序、富于弹性的胶原，使之不具有病理瘢痕的特点。④能抑制粒细胞、巨噬细胞、淋巴细胞等向伤区迁移，进而防止这些细胞引起的促瘢痕效应。

二、以抑制成纤维细胞增殖为主的药物

以抑制成纤维细胞增殖为主用于治疗瘢痕的药物有：抗肿瘤药、抗组胺药、维 A 酸、转化生长因子 β 拮抗剂等。

（一）抗肿瘤药

抗肿瘤药是临床上用于肿瘤化疗的一大类药物，其作用主要是杀伤瘤细胞，阻止其分裂增殖。目前用于瘢痕治疗的抗肿瘤药物主要有：秋水仙碱、平阳霉素、5 - 氟尿嘧啶等。

秋水仙碱

秋水仙碱（colchicine）是一种抗代谢药，可以破坏成纤维细胞内的微管系统，干扰胶原的组装、运输和分泌，另外还可增强胶原酶的活性，加速胶原降解。

用于治疗瘢痕的复方秋水仙碱瘢痕软化液主要组成成分为：秋水仙碱、去甲肾上腺素、二甲基亚砜、蜈蚣、五倍子等中西药物。去甲肾上腺素收缩血管，延长秋水仙碱的作用时间；蜈蚣、五倍子有收敛、脱水、软化瘢痕的作用；二甲基亚砜作为助透剂，促进药物的透皮吸收。

5 - 氟尿嘧啶

5 - 氟尿嘧啶（5 - fluorouracil，5 - Fu）为嘧啶类抗代谢药，抑制胸腺嘧啶核

苷合成酶，影响成纤维细胞的 DNA 的生物合成，从而抑制成纤维细胞的分裂增殖。

（二）抗组胺药

抗组胺药（antihistamines）根据对组胺受体选择性的不同，可分为 H_1 受体阻断药和 H_2 受体阻断药，具有抗瘢痕作用的是 H_1 受体阻断药，现常用的有：苯海拉明、异丙嗪、曲尼司特等。

【抗瘢痕作用】

1. 抑制成纤维细胞增殖和胶原蛋白的合成 瘢痕组织中肥大细胞的数量明显高于正常皮肤，肥大细胞释放大量的组胺，刺激成纤维细胞增殖和胶原蛋白的合成；组胺还是微血管内皮细胞分裂的强大刺激因子，促使微血管大量增生和胶原沉积。抗组胺药可对抗组胺的上述作用，从而抑制成纤维细胞增殖和胶原蛋白的合成。

2. 抑制免疫反应 瘢痕疙瘩的发生与免疫因素有关，属于迟发性过敏反应，抗组胺药可有效地抑制此免疫反应而起到抑制瘢痕的作用。

3. 局麻作用 苯海拉明还有阻滞周围神经传导的作用，此作用可避免高压下向瘢痕内注入药物导致的疼痛，因此苯海拉明瘢痕内注射治疗瘢痕时无需合用局麻药。

曲尼司特

曲尼司特（tranilast）为邻氨基苯甲酸衍生物，是 H_1 受体拮抗剂，是目前临床上治疗增生性瘢痕和瘢痕疙瘩的常用药物之一，此药物通过两个环节而发挥其治疗瘢痕增生的效应：①阻碍肥大细胞释放组胺和抑制前列腺素 E_2（PGE_2）等物质产生，减弱这些物质对成纤维细胞增殖和微血管增生的刺激作用；②抑制成纤维细胞自身合成 $TGF\beta_1$、IL-1、PDGF，阻碍 I、III 型胶原的合成，此效应呈明显的剂量依赖性。曲尼司特口服、局部外用或经皮离子透入均可使瘢痕的痛、痒症状缓解，瘢痕缩小、变软，但临床上口服曲尼司特治疗瘢痕时，需要大剂量才能产生效应，一般 200mg，3 次/天，服用半年以上才有效，而经皮离子透入疗法将局部应用的曲尼司特透入皮损区，疗效优于口服给药；局部外用时，加入油酸和聚乙二醇可增加药物的穿透性，疗效也优于口服给药。

（三）维 A 酸类

维 A 酸（retinoic acid）为维生素 A 在体内代谢的中间产物，具有广泛的药理作用，对瘢痕有一定的治疗作用，在临床上可使瘢痕的痛、痒症状缓解，瘢痕萎缩，恢复正常皮肤色泽。

维 A 酸治疗瘢痕的机制可能与抑制成纤维细胞生长、增殖,阻滞成纤维细胞 DNA 合成及影响胶原合成等有关,并呈剂量和时间依赖性。

（四）转化生长因子 β 拮抗剂

转化生长因子 β（transforming growth factor – β，TGF – β）是分子量为 25kD 的多肽复合物,包括 TGF – β_1、TGF – β_2 和 TGF – β_3。其中 TGF – β_1 和 TGF – β_2 促进瘢痕形成,而 TGF – β_3 与前两者作用相反,抑制瘢痕的形成,因此针对 TGF – β 对瘢痕形成的作用及相应的治疗策略,成为目前国内外预防和治疗瘢痕的热点,并将为临床治疗瘢痕开辟新领域。目前比较集中的治疗策略有:①用 TGF – β_1 和 TGF – β_2 抗体来拮抗 TGF – β 的致瘢痕作用。②用 TGF – β_3 拮抗 TGF – β_1 和 TGF – β_2 的表达。③用蛋白聚糖 Biglican Decrin 与 TGF – β 结合,拮抗 TGF – β 的致瘢痕作用。④用外源性 TGF – β 受体或受体拮抗剂来阻断 TGF – β 的作用。⑤用反义寡核苷酸抑制 TGF – β 的表达。⑥用糖皮质激素对抗 TGF – β_1 和 TGF – β_2 的作用。

三、改善瘢痕的药物

聚硅酮

医用聚硅酮具有无毒、无刺激性、无抗原性、无致癌及致畸性,有良好的生物相容性等特点,1982 年 Perkins 等首先发现硅凝胶具有软化瘢痕的作用,现新研发的硅酮制剂有:硅酮气雾剂、膏剂、霜剂、硅凝胶膜、硅凝胶贴片等,目前硅酮类制剂是国内外预防和治疗瘢痕增生的最常用方法之一,应用最广泛的是硅凝胶膜。

【抗瘢痕作用】聚硅酮能改善增生性瘢痕和瘢痕疙瘩的质地,使其变软、变薄,弹性改善,颜色接近正常皮肤颜色,局部紧绷感、痛、痒等症状减轻,组织学上,使用聚硅酮后瘢痕组织向正常皮肤结构转化,胶原排列趋于一致。聚硅酮防治瘢痕的作用机制还不十分清楚,众多学者从物理学因素（压力、温度、氧分压等）、水的作用及硅油的生物作用方面进行研究,现大多数学者倾向于聚硅酮的“水合作用”学说,聚硅酮制剂直接应用于瘢痕表面,可使皮肤的水分蒸发减少一半,增加了皮肤角质层的水和作用,一方面减少局部对毛细血管的需求,抑制毛细血管再生,减少胶原沉积;另一方面皮肤角质层含水量增加,使间质内一些水溶性物质通透性增加,向瘢痕表面扩散增多,间质内水溶性物质减少,流体压力降低,瘢痕变软、成熟。

【临床应用】聚硅酮制品可用于防治增生性瘢痕和瘢痕疙瘩,对增生性瘢痕的疗效优于瘢痕疙瘩，若与压力疗法联合应用，疗效更佳。一般治疗几周后瘢痕质地变软，颜色和厚度的变化在2~3个月以后出现。

目前应用最广泛的聚硅酮制品为硅凝胶膜，其应用范围包括：①任何年龄及各个时期瘢痕的防治；②瘢痕疙瘩的治疗及术后复发的防治；③皮片移植后皮片挛缩的防治；④关节部位瘢痕挛缩及组织缺损后软组织挛缩的治疗，尤其适用于儿童和不能用其他方法治疗的瘢痕患者。

硅凝胶膜的使用原则：①贴敷要紧密：硅凝胶膜要妥善贴敷于瘢痕表面，中间不能留间隙；②时间要长：每天至少使用6小时，总疗程至少3个月以上，时间越长越好，一般2~4周瘢痕会有所改善，但要3个月后才有显著效果；③早期使用创伤愈合后立即使用硅凝胶膜，可缩短总疗程时间，并且有预防作用；④勤清洁：每天清洗硅凝胶膜及瘢痕表面，晾干后硅凝胶膜可重复使用。

对于关节部位、毛发生长部位和面部不宜应用硅凝胶膜的部位，可用喷雾剂型的液体硅胶制剂，局部喷涂后，形成一层薄的硅胶膜，起到和硅凝胶膜相同的治疗作用。

【不良反应及其防治】 硅胶制剂治疗瘢痕较常见的不良反应为：①瘢痕表面浸渍，由于摩擦所致，多发生在弹力带固定处或未成熟的瘢痕，可缩短佩戴时间加以避免，或适当推迟治疗开始时机，不宜太早进行治疗；②瘙痒或汗疹，部分患者应用硅凝胶后感到局部瘙痒，这多由局部不洁引起，清洁局部及硅凝胶膜后可消失，少数病人有汗疹样反应，不影响继续治疗。

四、填充瘢痕凹陷的药物

注射用胶原

注射用胶原（injectable collagen）是生物替代物，为某些软组织病损提供了一种安全有效的非外科手术治疗手段，使用安全、方便，在美容医学方面应用日趋广泛。胶原蛋白为皮肤的主要结构蛋白，是组织的支持物和填充物，并参与细胞的迁移、分化和增殖，且与创伤修复有关。在皱纹和瘢痕处注射胶原蛋白，通过填充作用可消除皱纹和瘢痕的凹陷。

【临床应用】

1. 浅表凹陷性瘢痕 将注射用胶原注射在瘢痕凹陷处的真皮乳头层内，可使凹陷变平，而起到美容的效果。但是由于瘢痕组织较正常组织致密，张力大，单独注射胶原不易矫正，应先采用皮肤磨削术、松解术，两个月后再采用胶原注射，可取得协同疗效。

2. 面部皱纹 注射用胶原对眉间纹、额部纹的疗效优于鱼尾纹。

【不良反应及其防治】注射用胶原安全、方便、无刺激性，偶见轻度过敏反应；极少数受术者的注射部位可出现青紫，数日后可自行消退，少数情况下见绿豆大小的结节形成，无需处理，2 个月左右可自行消退。

五、其他

（一）分子交联抑制剂

胶原蛋白必须通过其肽链上的醛基形成共价键，构成分子内和分子间的交联，才能保持分子的稳定，而未交联的多肽链易被胶原酶消化，胶原蛋白在细胞外的交联需赖氨酸氧化酶的参与，D－青霉胺（D－penicillamine）和 β－氨基丙腈（β－aminopropiontrile）为该酶的抑制剂，因此可抑制胶原多肽分子的交联，使其易为胶原酶降解。临床上有全身应用 D－青霉胺和局部应用 β－氨基丙腈治疗瘢痕成功的报道，但二者要应用于临床有待于进一步的临床试验研究与评估。

（二）维生素类

维生素 E 加硅凝胶膜治疗增生性瘢痕和瘢痕疙瘩比单独应用硅凝胶膜贴敷效果好，应用维生素 E 可短期预防增生性瘢痕和瘢痕疙瘩。维生素 E 的作用机制可能是通过与细胞膜上磷脂酶相互作用，影响瘢痕结构的重塑。

1，25－二羟维生素 D_3 可抑制成纤维细胞生长，其作用可能是通过特殊的细胞内 VD 受体而调节基因的表达而发挥制成纤维细胞生长的作用。

（三）细胞因子类

许多细胞因子参与了瘢痕的发生、发展，如成纤维细胞生长因子（FGF）、血小板衍生生长因子（PDGF）、转化生长因子 α（TGFα）和 β_1（TGFβ_1）、白细胞介素（IL）等可促进成纤维细胞增生和胶原合成；而干扰素（IFN）、肿瘤坏死因子（TNF）则抑制成纤维细胞增生和胶原合成。针对这些细胞因子对瘢痕发生发展的作用，可以采取相应的措施来治疗瘢痕，干扰素（IFN）和转化生长因子 β 对瘢痕的治疗作用已经做过介绍，在此仅介绍肿瘤坏死因子 α（TNF－α）和成纤维细胞生长因子（FGF）的作用。

肿瘤坏死因子 α（tumor necrosis factor α，TNF－α）在瘢痕形成过程中，一方面直接抑制纤维粘连蛋白的产生，另一方面增加成纤维细胞内胶原酶和蛋白聚糖酶的活性，而对成纤维细胞表现出抑制效应。

酸性成纤维细胞生长因子（acidic fibroblast growth factor，aFGF）在正常情

况下，对胶原合成几乎无影响，但如果有肝素存在的情况下，它不仅抑制成纤维细胞合成胶原，同时也抑制 I 型胶原 mRNA 的表达；而碱性成纤维细胞生长因子（basic fibroblast growth factor，bFGF）则在有无肝素存在的情况下都能抑制胶原合成和其 mRNA 的表达。因此对这些因子的深入研究将有利于瘢痕的治疗。

（四）基因治疗在瘢痕治疗中的作用

基因疗法是在基因水平通过基因转移方法，应用基因工程和细胞生物学技术，将遗传物质导入某类患者的特定细胞内，使导入基因表达，以补充缺失或失去正常功能的蛋白质，或者抑制体内某种基因过量的表达，达到基因替代（gene replacement）、基因修正（gene correction）或基因增强（gene augmentation），最终治疗疾病的目的。基因转移技术是基因治疗的基本手段。目前主要有通过非病毒介导和通过病毒介导两种途径，将目的基因转入靶细胞内。非病毒介导可以通过质粒、噬菌体介导或通过物理、化学方法如电穿孔法－细胞受脉冲放电致胞膜出现可逆性穿孔，使 1～2kb 基因片段能直接进入细胞内，还有高分子 DNA 或纯化基因的磷酸钙微量沉淀法，以及通过显微注射技术将 50kb 基因直接注入细胞内等方法。非病毒介导法转移基因的数量有限，转移后基因表达水平不很高，因而效果不理想。

病毒介导的转基因技术是利用有复制缺陷的反转录病毒为载体，这类病毒没有自我复制能力，它是依赖于包装细胞才能复制。由于属于小的单股 DNA 病毒，转染率可高达 100%，转入的基因可以与靶细胞基因随机整合，进而使目的基因高表达。不过它只能使分裂期细胞转染，对静止期细胞无效，而且转染后不耐纯化、浓缩等处置，加之还有潜在性致癌的危险，因此使用时要慎重！腺病毒（adenovirus，AV）是 38kb 左右的双链 DNA 病毒，它可将目的基因转染到分裂期与静止期的细胞内，转染率高，比较安全。单纯疱疹病毒（herpes simplex virus，HSV）是双股螺旋 DNA 病毒，在肿瘤的基因治疗中常用。

基因治疗是 Nirenberg 于 1967 年提出的，目前主要是在遗传性疾病和恶性肿瘤的治疗中开展，而恶性黑色素瘤是肿瘤基因治疗最先应用者，它的成功为基因治疗的开展打开了局面。在整形外科领域，皮肤是人体最大的器官，也是容易接受基因转移的靶器官。上皮与真皮细胞易于获取，易于转基因操作，也容易把转染基因后的细胞回植到皮肤，因此是开展基因治疗的好场所。利用皮肤进行基因治疗，主要是将一定的生长因子基因转染到角质形成细胞或成纤维细胞，使之大量表达，利用高表达的生长因子对创伤愈合与瘢痕形成过程发挥影响，达到促进愈合、抑制瘢痕产生的效果。成纤维细胞来源丰富，易于被病毒介导的基因转染，回植后不被排斥。加之成纤维细胞不再分化，免除了基因突变的弊病，因此是基因治疗很好的靶器官。如果在成纤维细胞中引入"自杀基因",从基因水平抑制成纤维细胞分泌胶原的功能,进而从基因水平控制增生性瘢痕和瘢痕疙瘩发生是可能的。基因治疗将从根本上为防治瘢痕增生性病变提供新的希望。

(五)抗瘢痕中药

中医认为瘢痕是经络痹阻、气血壅滞、痰湿搏结或几种原因相辅所致,治疗上多用行气活血祛瘀、攻毒散结、通络止痛、酸涩收敛之品。常用的药物有:丹参、川芎嗪、积雪草苷和五倍子等。

丹 参

丹参(salviae)是中药中活血化瘀的代表性药物,有扩血管、降血压、抗凝血和抗菌作用,其水提物还有抗瘢痕作用。其抗瘢痕作用主要有三方面的机制:①丹参提取物中硬种子酸镁盐是脯氨酰羟化酶和赖氨酰羟化酶的抑制物,因此可减少成纤维细胞胶原的分泌,抑制率呈剂量依赖性,而不影响非胶原蛋白的合成;②抑制成纤维细胞的有丝分裂,使细胞周期停滞于 G_2/M 期;③引起线粒体、粗面内质网变形,致成纤维细胞凋亡增加。

丹参治疗瘢痕可外用膏剂涂搽,或用丹参注射液进行瘢痕内注射,有人配制的丹参地塞米松霜外用,可减少地塞米松的量,减轻副作用,而增加疗效。

川芎嗪

川芎嗪(tetramethylpyrazine,TMP)为活血化瘀类中药,主要用于心血管系统疾病的治疗,另外还有抗瘢痕作用。其抗瘢痕作用主要通过两方面发挥效应:①抑制成纤维细胞对胸腺嘧啶核苷酸的摄取,干扰 DNA 的合成、复制及有丝分裂,使细胞周期停滞于 G_2/M 期,抑制成纤维细胞的分裂增殖,该作用具有时间、剂量依赖性,在低浓度时可逆;②川芎嗪的有效成分四甲基吡啶,是具有钙通道阻滞剂作用的生物碱单体,而钙通道阻滞剂对增生性瘢痕和瘢痕疙瘩具有肯定疗效。

积雪草苷

积雪草苷(Asiaticoside)是从中草药积雪草中提取出来的无色晶体,为三萜皂苷化合物,可抑制成纤维细胞 S 期 DNA 合成,使进入 G_2/M 期的成纤维细胞减少,滞留于 G_0/G_1 期的成纤维细胞增多,而抑制成纤维细胞的分裂增殖及影响胶原的合成。积雪草苷有片剂和霜剂两种剂型,通过内服、外用相结合,可增强疗效。临床上广泛用于瘢痕、创伤、烧伤、溃疡等的治疗。

鸦胆子

鸦胆子（brucea javanica）的有效成分为鸦胆子苦素和鸦胆子油，鸦胆子油有抗肿瘤的作用，可抑制细胞 D. A 合成。采用 MTT 法测定鸦胆子对人瘢痕成纤维细胞的影响，证明鸦胆子的浓度在 250g/L 时瘢痕内成纤维细胞完全停止生长，但在正常皮肤上的成纤维细胞需要 500g/L，才能完全抑制生长，故认为鸦胆子治疗瘢痕有其特异性。

另外，当归、五倍子、雷公藤等中药的有效成分对瘢痕也有抑制作用。

【瘢痕治疗的药物剂型的研究现状】 治疗瘢痕的药物在临床上应用的剂型主要以局部注射剂、膏剂、霜剂等传统剂型为主，归纳整理如下：片剂如维 A 酸片、肤康片（积雪苷片）；局部注射剂如激素类药物局部注射液、异搏定注射液、5 – FU 注射液、干扰素注射液、丹参注射液等，外用膏剂、霜剂如美比欧、丹参地塞米松霜、湿润烧伤膏、肤康霜（积雪苷霜）、维芎疤痕霜（主要成分：冰片 1～5g，地塞米松 100mg，川芎适量）；贴剂如瘢痕贴、90 锶敷贴、中草药贴膏；埋置剂如埋置缓释药膜；凝胶剂如胶体 32 磷酸铬、硅凝胶膜；药物绷带如可调式药物绷带；溶液剂如硼酸肤疾宁溶液；膜剂如疤痕敌贴膜、辣椒素药膜、丹芎瘢痕涂膜；喷雾剂如硅酮喷雾剂；散剂如复春散二号；离子导入剂如复方秋水仙碱离子导入剂等。

【思考与实践】
1. 试述糖皮质激素抗瘢痕的作用机制。
2. 试比较糖皮质激素和细菌胶原酶瘢痕内注射时的注意事项。
3. 试述干扰素抗瘢痕的作用机制。
4. 试述盐酸维拉帕米和硅酮制剂抗瘢痕的作用机制。

第十六章

生发药和延缓白发形成药

第一节　生发药

　　人类的头发有数以万计，一般头发每月生长约1cm，头发的生长和替换是呈周期性的。正常头发的生长周期可分生长期、退行期和休止期三个阶段。顶部头发是从毛囊中以每月约1.2cm的速度缓慢地长出来的，每根头发需生长4至7年然后进入休止期，最后脱落。在脱落的部位，一般在3个月内一根新的头发可从同毛囊中长出。头发常常处于生长周期的不同阶段，脱落和生长处于动态平衡中，平均每天约有100根左右的头发脱落。若因各种体内外因素，头发的脱落与新生不能维持动态平衡，甚至破坏了毛囊的正常结构等，当毛囊持续萎缩时，头发会逐渐变短、变细，日渐稀少，引起脱发病症。

　　生发药可减轻毛发脱落和（或）促进毛发生长，临床用于治疗多种类型的脱发。

一、脱发的类型及发病机制

（一）早秃

　　早秃又称雄性激素型脱发（AGA）、男性型脱发或雄性秃，俗称"谢顶"。是指进入成年后，头发逐渐脱落，鬓部很快后退，前发缘升高，头顶部头发稀薄甚至谢顶，呈进行性加重，是一种常染色体显性遗传病，其发生原因可能与遗传因素、雄激素、精神创伤与过度紧张、血管及血液循环障碍等因素有关。多数病例先从前额两侧开始逐渐向头顶延伸，头发渐渐变得稀少纤细，而枕部及两颞部仍保留正常头发；也有从头顶部开始脱发者，脱发区呈一片均匀、稀疏细软的头发，有微痒感。女性患者程度较轻，大多数为顶部毛发稀疏，毛发变细变软，此种脱发，多属于永久性脱发。

　　睾酮是男性血液循环中主要的雄激素，由睾丸所制造出来的睾酮，随着血液循环到达头发毛球细胞，通过细胞膜进入细胞质，细胞质中有Ⅱ型睾酮5α–还原酶，经此酶作用，睾酮变为双氢睾酮（DHT，dihydrotestoateron），DHT与位于外毛根鞘和真皮乳头成纤维细胞内的雄激素受体（AR）结合，DHT与AR的亲和力是睾酮的5倍。

　　雄激素对AGA的作用要包括两个方面：

　　1. 影响ATP的生成，阻碍毛发的蛋白合成，使毛母细胞失去活力，角质化，最终使毛发进入休止期。

　　2. 对毛囊产生毒性作用，引起毛囊萎缩，导致毛发的生长周期缩短。

　　通过抑制睾酮5α–还原酶的活性，阻断睾酮转变为DHT，或（和）阻断雄激素与AR的结合，或（和）提高雄激素向雌激素的转化，均可治疗AGA。

（二）斑秃

　　斑秃又称圆形脱发，俗称"鬼剃头"。是一种突然发生的斑状或更广泛的非瘢痕性的、炎性的脱发。其原因可能是与自身免疫功能紊乱有关，此病可能因高级神经中枢功能障碍，引起皮质下中枢及自主神经功能失调，如遭受强烈的精神刺激、过度疲劳等，可突然发病或加重病情，除真皮有血管炎和血管周围炎外，其毛囊血管分支亦有血管炎表现，血管被破坏，造成血管网减少，血量供应不足，致使毛发脱落。这种斑秃可出现抗甲状球蛋白、抗肾上腺细胞、抗甲状腺细胞等抗体，而无抗毛囊抗体，故认为是一种自身免疫性血管炎性脱发。

　　本病无自觉症状，常表现为毛发部位出现独立的、局限的成片毛发脱落，呈圆形或椭圆形，边缘清晰，直径$1\sim2cm$或更大。若病情继续进展，皮损可累及全头，以头发全部脱落，称为全秃；严重病例，除头发全部脱落外，全身其他各处的毛发，包括眉毛、睫毛、胡须、腋毛、阴毛及全身体毛等，都脱落，称为普秃。

　　通过调节机体的免疫功能和非特异性刺激毛发生长，可治疗此病。

二、治疗药物

（一）抗雄激素药

1. 睾酮5a–还原酶抑制剂

非那雄胺

非那雄胺（非那司提，finasteride）又称保法止（propecia），是4-氮甾体类激素化合物。

【体内过程】 本品口服吸收良好，生物利用度约为80%，口服给药后约2个小时血浆中药物浓度达到峰值，给药后6~8小时完全吸收。经肝脏代谢灭活后，39%的药物以代谢物形式经尿液排泄，57%随粪便排出体外。

【药理作用及应用】

（1）促进毛发生长：本品有抗雄激素作用，可特异性地抑制细胞内Ⅱ型睾酮5a-还原酶，阻断雄激素睾酮向DHT的转化，降低头皮毛囊和血清中DHT浓度，使受抑制的毛囊毛乳头生发功能得到恢复，从而促进毛发生长，用于治疗男性AGA。是目前治疗AGA的首选药物。

（2）其他：可抑制皮脂腺分泌，用于治疗痤疮；也可治疗妇女多毛症。

【不良反应】 本品耐受性良好，副作用常轻微，可有阳痿、性欲减退、射精量减少、乳房触痛或肿大、睾丸疼痛、皮疹、瘙痒等。停药后不良反应消失，也有许多患者在继续用药过程中不良反应自行消失。

【禁忌证】 儿童、孕妇或可能怀孕的妇女。

其他药物，如依立雄胺、盖层棕榈等，也可抑制细胞内Ⅱ型睾酮5a-还原酶，阻断雄激素睾酮向强DHT的转化，使血清和组织中DHT浓度下降，从而促进毛发生长，抑制皮质腺分泌。

2. 雄激素受体阻断剂

此类药物有螺内酯、西咪替丁、雌激素等。其原理是一种雄激素受体竞争性抑制剂，与AR结合阻断雄激素进入细胞内而发挥作用。

螺内酯

螺内酯（spironolactone）又称安体舒通（antisterone）是人工合成的抗醛固酮药，其化学结构与醛固酮相似。除通过拮抗醛固酮受体产生保钾利尿作用外，还有拮抗雄激素的作用。

【拮抗雄激素的作用】 本品是一种弱的雄激素受体拮抗剂，具有拮抗雄激素受体，治疗脱发的作用。其作用是通过以下环节产生的：

（1）竞争性抑制和阻断睾酮、双氢睾酮与毛囊内雄激素受体的结合。

（2）大剂量应用时，可通过抗雄激素作用使皮脂腺的分泌量减少，从而达到保护毛囊抑制脱发的发生。

（3）竞争性抑制睾酮5a-还原酶，阻止睾酮转化成双氢睾酮。

【临床应用】

（1）治疗 AGA：连续服用 3～6 个月后，表现为脱发停止，并有新发长出，头发及头皮油腻、瘙痒感明显减轻，仅用于严重的女性 AGA 患者，是治疗女性 AGA 的常用药物。亦可用于脂溢性脱发。

（2）其他：可用来治疗脂溢性皮炎、妇女多毛症和重症痤疮等。

【不良反应及其防治】可致男性阳痿和性欲低下，男性乳房女性化，故男性 AGA 患者禁用。

西咪替丁

【药理作用及应用】西咪替丁（cimetidine）又名甲氰咪胍，为组胺 H_2 受体阻断剂，能抑制胃酸分泌，用于治疗消化性溃疡。大剂量时可阻断雄激素受体，抑制 DHT 与 AR 的结合，并增加血液的雌二醇浓度。可阻止 AGA 的进展并促进毛发再生。

临床用于治疗 AGA。

【不良反应及其防治】不良反应较少。最常发生的是恶心、食欲不振、腹泻、乏力、皮疹等。在长期用标准剂量治疗或应用大于常用剂量时，一些男性病人可发生乳腺发育、阳痿和性欲减退，停药后可消失。偶见肝炎、发热、间质性肾炎和胰腺炎，停药后可恢复。

【禁忌证】肝、肾功能不全者慎用。

雌性激素类

雌性激素包括雌激素和孕激素两大类，天然的雌激素主要是雌二醇（estradiol），人工合成高效衍生物，如炔雌醇（ethinyl estradiol）、炔雌醚（quinestrol）、戊酸雌二醇（estradiol valerate）、己烯雌酚（diethyl stilbestrol）等。天然孕激素主要是黄体酮（progesterone），临床应用的是人工合成品及其衍生物，包括 17α – 羟孕酮类如醋酸甲羟孕酮（medroxyprogesterone acetate）、甲地孕酮（megestrol）、氯地孕酮（chlormadinone）等；19α – 去甲睾酮类如炔诺酮（norethisterone）、双醋炔诺酮（ethynodiol diacetate）、炔诺孕酮（norgestrel）等。

【药理作用及应用】

（1）抗雄激素作用：拮抗雄激素受体，对抗雄激素作用，并能抑制雄激素的分泌。

（2）其他：促进皮肤血液循环，增加对皮肤的供氧，为毛发生长提供有利条件。

外用或口服可治疗 AGA 和斑秃，有助于减慢 AGA 进展，延缓脱发。

【不良反应及其防治】口服有一定副作用，男性可引起乳房胀满、硬结、性勃起无力、性欲减退等。常见的不良反应有月经紊乱、恶心、食欲不振等。目前，主张与其他抗雄激素类药物或皮质类固醇激素类合用，以提高疗效，减少副作用。

【禁忌证】肝、肾功能不全者及未成年人忌用。

（二）钾离子通道开放药

米诺地尔

米诺地尔（minoxidil，长压定、敏乐定）是常用的抗高血压药物，同时又有促进毛发再生的作用。

【促进毛发再生的作用】

米诺地尔作为降压药物在体内经肝脏的转磺酶（sulfotransferase）催化，生成代谢产物硫酸米诺地 N –（minoxidil N – O sulfate），二者均具有生发作用，但硫酸米诺地尔 N – O 的生发作用更强，是起效的关键。

其生发机理可能为：

1. 钙存在时，表皮生长因子抑制毛发生成，米诺地尔在毛囊中代谢成为硫酸米诺地尔，作用 K^+ 通道，阻止 Ca^{2+} 内流，阻止了表皮生长因子抑制毛发的生成，因此促进了毛发的生长。

2. 舒张血管平滑肌，扩张头皮下血管，改善发囊周围微循环，促进头发生长。

3. 米诺地尔作为潜在的前列腺素环氧化物合成酶 – 1 的激动剂，可增加 DNA 合成细胞的数目，导致毛发生长期的延长和毫毛向永久性头发的转变。

4. 减少毛囊周围 T 淋巴细胞的浸润，抑制 T 淋巴细胞的免疫反应。

5. 增强上皮细胞的存活时间，延缓上皮基质细胞的衰老，使细胞分裂时间延长，延长毛发生长期，使微小化的毛囊发育增大，以促进毛发的生长。

6. 能上调人毛乳头细胞管内皮细胞生长因子 mRNA 的表达，通过对毛乳头细胞中血管内皮细胞生长因子（VEGF）的向上调节作用，维持毛囊生长和毛乳头血管的形成与功能，促进毛发的生长。

【临床应用】治疗 AGA 和斑秃，可刺激斑片状或广泛斑秃处的毛发生长，但对全秃患者治疗无效。也用于先天性少毛症（Congenital hypotrichosis）、生长期头发松动综合征（Looseanagen syndrome）及化疗后脱发等脱发病的治疗。

【不良反应】

（1）局部刺激反应：外用时在应用部位发生干燥、脱屑、瘙痒及发红。2%

米诺地尔溶液的发生率约为7%，5%米诺地尔溶液的发生率高于2%溶液。

（2）变态反应：可发生变态反应性接触性皮炎或光变态反应性接触性皮炎。

（3）毛发增多症：女性使用5%米诺地尔溶液，可诱发较明显的面部和四肢多毛症，男性发生者较少。

4.5%或2%米诺地尔溶液，由于应用剂量小，一般不会引起血压、脉搏或体重的改变。

大剂量应用时，可有心悸、心动过速、胸痛。

二氮嗪

【促进毛发再生的作用】 二氮嗪（diazoxide）为强大、速效降压药，也可通过激活 K^+ 通道，阻止 Ca^{2+} 内流而舒张血管平滑肌，增加局部血液供应，使皮肤及毛囊血流增多，有利于皮肤的供氧，为毛发的生长提供有利条件。

【临床应用】 用于治疗各种类型的脱发。

【不良反应及防治】 全身用药可引起反射性心动过速、钠水潴留、体位性低血压等，低盐饮食可减轻此类不良反应。

（三）生物应答调节剂

生物应答调节剂（biological response modifiers，BRM）可对皮肤细胞功能进行调节，在增加营养的基础上，改善淋巴管、微血管的循环，促进纤维细胞和上皮细胞的生长分化，平衡细胞色素的酶学代谢，全面调整肌肤的免疫功能，属于这类药物的有维 A 酸类、成纤维细胞生长因子、上皮生长因子、胎盘生长素及胚胎素等，都有促进细胞分裂、松弛平滑肌、调节细胞分化，达到延缓脱发促进生新发的作用。

维特明

维特明（Vitamini A Acid），别名维甲酸、维 A 酸，是体内维生素 A（维甲醇）的代谢中间产物，有促进毛发生长的作用。

【促进毛发再生的作用】 其促进毛发生长的机制可能为：

1. 作用于皮肤表面下方，调节表皮细胞有丝分裂和表皮细胞的更新，使病变皮肤的增生和分化恢复正常。

2. 促进毛囊上皮的更新，防止角质栓的阻塞，抑制角质蛋白的产生。

3. 抑制淋巴细胞增殖，调节免疫反应。

4. 抑制皮脂腺的分泌。

【临床应用】 临床上常与米诺地尔联合应用，用于治疗各型脱发。

【不良反应及其防治】局部外用治疗最初几周可有红斑、脱皮、烧灼感和刺激性，待皮肤适应后可消失，若现象持续，可减少用药次数。

【药物的相互作用】2%米诺地尔溶液洗剂和0.025%维特明联合应用，米诺地尔每天2次，维特明每天1次，外搽，1月为1个疗程。维特明可增加米诺地尔的透皮吸收，二者合用可提高谷氨酰胺转移酶活性使基底层细胞分化和角质层形成减少，同时还可上调对毛囊生长的发生、分化和抑制起关键作用的生长因子，从而提高疗效。

（四）免疫调节剂

皮质类固醇激素类

【促进毛发再生的作用】皮质类固醇激素类（常用泼尼松）可通过免疫调节，抑制斑秃脱发区毛囊周围的T淋巴细胞浸润，减轻毛囊周围炎症，也可抑制毛囊角质形成细胞异常表达人类白细胞抗原Ⅰ类（HLA-Ⅰ）分子，终止斑秃发展，对斑秃脱发区毛发有促进生长作用，可暂时使毛发再生，但停药后又会脱落，长期应用副作用较大，不宜作为常规治疗。

【临床应用】适用于一般治疗无效的全秃、普秃，或进展迅速的斑秃。局部外用适应于儿童和轻型患者，单独应用疗效欠佳，常与其他药物联用，如米诺地尔溶液或蒽林，以提高治疗效果。皮内注射一般适用于累及头皮低于50%的稳定脱发斑秃患者。口服多用于进行期，但由于长期应用副作用多，故较少应用。

【不良反应及其防治】

1. 皮内注射可引起皮肤萎缩，小于10岁儿童不宜用此法给药，经半年治疗无效，应停止治疗。

2. 口服给药，达到有效剂量时，可产生较严重的不良反应，如痤疮、高血压、体重增加、白内障等。进行口服治疗前应进行眼科检查，并记录血压和体重等。

【用法用量】包括系统用药和局部用药。

系统用药主要有：

1. 分次疗法：多用于新开始治疗的患者。

2. 隔日疗法：多用于减量及维持阶段的患者。

3. 冲击疗法：多用于激素常规治疗无效的患者。

本药治疗斑秃时，系统用药一般采用分次疗法，如泼尼松20~40mg，分次口服，1~2个月后，逐渐减量。减量或维持阶段则改为隔日疗法，如泼尼松5mg，隔日顿服，对部分严重性泛发性斑秃，也有应用大剂量冲击疗法的报道。

局部用药一般为局部注射。可将皮质类固醇注射液与 1% 普鲁卡因或 2% 利多卡因等量混合，根据皮损大小作点状注射，每周 1 次，4~8 次为 1 疗程，每次剂量不宜过大，否则可引起皮肤萎缩。常用的制剂有曲安西龙混悬液、泼尼松龙混悬液、得宝松注射液等。

接触致敏剂

常用的药物有二苯环丙烯酮（diphenylcyclopropenone、DPCP），二硝基氯苯（dinitrochlorobenzone、DNCB）、方形酸二丁酯（squairc acid dibutyl－ester、SADBE）。

【促进毛发再生的作用及应用】接触致敏剂外用于秃发区，通过局部接触，引发免疫反应，从而刺激毛囊生长。对于慢性严重秃发（秃发区 >50%），由于口服皮质类固醇激素的局限性，局部免疫治疗成为目前相对安全、有效，能被普遍接受的治疗，但复发率还是很高。其中 DNCB 与 SADBE 分别由于安全性和稳定性的原因不作推广应用，目前以 DPCP 最常用，对于斑秃和普秃的有效率分别为 50%~60% 和 25%。其中 68% 的患者在停止治疗后半年仍可达到美容效果，仅少数病人有再次脱毛现象。

【不良反应及其防治】可致颈部及耳后淋巴结肿痛，水疱，湿疹等，外用肾上腺皮质激素可使其减轻。也可致色素沉着、色素减退、皮肤异色和白癜风，多数患者于停药后 1 年内可彻底恢复。

环孢素

环孢素（cyclosporin）又称环孢素 A（cyclosporin A），是由 11 个氨基酸组成的环化多肽。

【促进毛发再生的作用】口服本品可见毛发明显再生，1%~2% 环孢素 A 溶液局部外用也有一定治疗秃发效果。停药后易复发。

作用机制尚不十分明显，至少有以下几个方面：主要针对 T 淋巴细胞，对细胞免疫有抑制作用；另对小鼠实验结果证明，可刺激小鼠毛囊从休止期进入生长期，并抑制小鼠生长期毛囊进入退行期，还能促进体外培养小鼠触须毛囊生长。

【临床应用】对于斑秃、AGA 均有治疗作用。其主要用于器官移植防止排斥反应，也可用于自身免疫性疾病如系统性红斑狼疮、胆汁性肝硬化、银屑病、类风湿性关节炎等，对再生障碍性贫血和特发性皮炎也有一定疗效。

【不良反应及其防治】口服可有食欲减退、恶心、呕吐、齿龈增生、震颤等。剂量过大或用药时间较长者，可出现肾毒性、肝毒性、神经毒性反应和淋巴组织增生性疾病，一般停药后可消失。用药期间应检测肝、肾功能。

【禁忌证】女性哺乳期、病毒感染者忌用，孕妇和肝、肾功能不全、感染、高钾血症者慎用。

他克莫司

他克莫司（tacrolimus，FK506）是大环内酯类抗生素，本品对 T 细胞具有选择性的抑制作用，主要通过抑制 TH 细胞释放 IL－2、IL－3、IFN－γ，以及抑制 IL－2R 的表达而发挥其强大的免疫抑制作用。临床上主要用于器官移植，以及器官移植后的排斥反应。

【促进毛发再生的作用】本品与环孢素 A 分子结构完全不同，但对免疫系统有相似的抑制作用，为环孢素 A 的 10 ~ 100 倍，由于分子量较小（822kD），可局部应用，从而，避免全身给药对整个机体免疫系统的抑制。

【临床应用】局部外用可用来治疗斑秃和 AGA。

【不良反应及其防治】由于这类药物为局部外用，不具有系统性的免疫抑制作用，因此不良反应较小。

五肽胸腺素

【促进毛发再生的作用及应用】五肽胸腺素（thymopentin）又称胸腺喷丁，可通过刺激抑制性 T 淋巴细胞和纠正 T 淋巴细胞介导的免疫异常，用来治疗斑秃。

【不良反应及其防治】偶有发热、皮疹，个别病人出现头昏等。为防止过敏反应的发生，首次注射最好做皮内过敏试验。

地蒽酚

【促进毛发再生的作用】地蒽酚（dithranol，蒽林）又称蒽三酚（anthralin）主要是对朗格汉斯细胞有毒性作用，为促进毛发再生的刺激性药物。

【临床应用】适用于儿童斑秃和范围广泛的斑秃。外用治疗，开始治疗 2 ~ 3 个月可见新发生长，约25%患者大约 6 个月治疗可达到美容效果。

【不良反应及其防治】局部外用，可有瘙痒、红斑、脱屑、毛囊炎等，减少用量或涂药后立即洗头可减轻，停药数天后可消失。涂药后洗手，以免药物误入眼部，引起结膜炎。

白细胞介素2

白细胞介素2（IL-2）可刺激 T 细胞生长，属于免疫增强因子，有研究发现斑秃患者血清 IL–2 水平降低，而且活动期下降更为明显。用 IL–2 肌注联合液氮冷冻治疗斑秃，治愈率 86.8%，有效率 100%，副作用仅见局部红肿、瘙痒。

异丙肌苷

【促进毛发再生的作用及应用】 异丙肌苷（inosiplex）属于拟胸腺药，可增强细胞免疫，增加有丝分裂因子所致的增殖，增加抗体的生成，以及增加淋巴激活素的生成，促进 T 细胞的分化、增殖和细胞毒性作用，分泌白细胞介素等。对头发有不同程度的再生作用，可用于治疗斑秃，但治疗病例少，效果尚难评价。

【不良反应及其防治】 不良反应轻，偶有恶心和血中尿酸水平增高。

氮 芥

【促进毛发再生的作用及应用】 通过与 DNA 的双螺旋结构发生交叉联结而发挥细胞毒作用。用于斑秃治疗的机理尚不清。

【不良反应及其防治】 局部外用可有局部刺激症状。

甘草甜素

常用的药物有甘利欣、美能片（复方甘草甜素片）等，其药理活性单位为甘草次酸。分子结构与皮质类固醇相似，具有皮质类固醇样作用，即抗炎、抗过敏反应及诱发干扰素的作用，且副作用较皮质类固醇少见。可用于治疗脱发。

（五）血管扩张剂

毛果芸香碱

毛果芸香碱（匹罗卡品，pilocarpine）是从毛果芸香属植物中提出的生物碱，为叔胺类化合物，白色结晶形粉末，易溶于水，其水溶液稳定。

【药理作用及应用】 本品为 M 受体激动剂，能有效的激动 M 胆碱受体，产生如下效应：

1. 扩张血管，促进毛发再生 通过激活皮肤黏膜上 M 胆碱受体，使血管扩张，增加头部皮肤的血流量，改善皮肤血液供应，促进毛发再生。临床用于治疗斑秃、冻疮、硬皮病等。

2. 其他 作滴眼液时，可引起缩瞳、降低眼压和导致近视等作用，眼科常用于治疗青光眼。

【不良反应及其防治】本品溶液在头部和其他皮肤外用时，不产生明显不良反应。滴眼时，应压迫内眦部，以免药液经鼻泪管流入鼻腔吸收而产生副作用，如心率减慢、血压下降、呼吸困难、腹痛等。

氯化卡波洛宁

【药理作用及应用】氯化卡波洛宁（氯化羧丙基三甲铵甲酯，carpronium chloride）具有抗胆碱样作用，通过激动血管平滑肌的 M_2 胆碱受体而扩张末梢血管，增加血液供应，扩血管作用较乙酰胆碱强约 10 倍，能促进新陈代谢，激活毛根，阻止脱发进展，促进毛发再生。

外用可治疗斑秃和其他类型的脱发。

【不良反应及其防治】外用不引起明显不良反应。

环腺苷酸

【药理作用及应用】环腺苷酸（cyclic adenosine monophosphate）作为激素和神经递质的第二信使，可调节多种代谢反应，有促进毛发生长并防止继续脱发的作用。

临床可用作生发药，治疗斑秃和 AGA。其他用途有用于心绞痛、急性心肌梗死的辅助治疗等。

【不良反应及其防治】配制生发水外用不引起明显不良反应。

千金藤素

千金藤素（cepharanthin）是从防己科属植物中提取的生物碱，黄色粉末，溶于有机溶液（石油醚除外）。

【药理作用及应用】本品具有扩张血管，增强皮肤新陈代谢，促进毛发生长的作用。

外用可治疗斑秃和 AGA。涂用本药后，尚可再涂雌激素泥膏或毛果芸香碱溶液，以增强疗效。同时还应长期口服千金藤素，否则可复发。

【不良反应及其防治】该药物外用和长期口服均不引起明显不良反应。口服偶有恶心、呕吐、腹泻等轻度胃肠道症状。

卵磷脂

【药理作用及应用】卵磷脂（lecithine）为代表性甘油磷脂，广泛分布于动植物体内，参与生物膜的构成。其具有表面活性作用，经皮肤吸收后分解为胆碱或乙酰胆碱而产生血管扩张作用，可改善头皮营养供应，促进毛发生长。

外用可用于治疗各种类型的脱发。

【不良反应及其防治】 外用无不良反应。

（六）局部刺激性生发药

局部刺激性生发药、辣椒油树脂、斑蝥、安息香胶囊、烟酸甲酯、二盐酸组胺、维前列醇（Vipxostol）、姜汁、蒜汁等能刺激头发，有促进毛发生长的作用。下面介绍几种常用的局部刺激生发药。

芦 荟

【药理作用及应用】 芦荟外用能促进头皮血液循环及新陈代谢，为毛乳头补充营养。口服芦荟还能调节全身的神经内分泌功能，从根本上消除脱发病因。芦荟能使有损伤有感染的头发康复，减少油性头发的油脂渗出，促进头发的生长，而且对皮肤无刺激性。也无其他不良反应。

临床用于治疗 AGA 和斑秃。

维前列醇

【药理作用及应用】 维前列醇（Vipxostol）是新近用于治疗衰老性脱发的合成药，是一种前列腺素 E_2 的阻断剂，能有效地松弛平滑肌，扩张头皮血管，促进角质细胞形成再生，外用有助于毛发新生。

辣椒油树脂

【药理作用及应用】 辣椒（red pepper）的辛辣成分主要为辣椒碱、二氢辣椒碱，高辣椒碱，高二氢辣椒碱，另外还有辣椒素、辣椒色素和胡萝卜素等，制成辣椒油树脂外用，可刺激头皮，有促进毛发生长的作用。

临床用于治疗 AGA 和斑秃。

斑 蝥

【药理作用及应用】 斑蝥（cantharide）是鞘翅目，芫菁科昆虫南方大斑蝥（Mylabris phalerata Pallas）或黄黑小斑蝥（Mylabris cichorii Linnaeus）的干燥体。主要有效成分为斑蝥素（cantharidin），为斑蝥体内所含的一种单萜烯类成分，成虫中含量约为 1%。为斜方形鳞状晶体，不溶于冷水，溶于热水，难溶于丙酮、氯仿、乙醚及醋酸乙酯。可通过刺激头部皮肤，增加血液循环，促进毛发生长。也能刺激皮肤，产生疱疹。

临床外用斑蝥酊剂，治疗 AGA 和斑秃。也可于治疗皮肤疱疹和尖锐湿疣。

【不良反应及其防治】外用治疗脱发时，若药液与头部以外的皮肤接触，可产生明显的刺激症状，甚至产生疱疹。用药时应注意防止药液与头部以外的皮肤接触。

安息香胶

安息香胶（benzoin gum）是安息香树渗出的一种树脂，主要含挥发油、苯甲酸、香兰素及桂皮酸，为半透明红棕色或黄色胶状物。

【药理作用及应用】20%的安息香酊具有刺激毛发生长的作用，用于配制生发剂，外用可治疗各种类型脱发。还具有消毒防腐作用，可防止酸败变质。

【不良反应及其防治】外用一般无不良反应。

（七）其他

L-胱氨酸

L-胱氨酸（双-β-硫代丙氨酸，L-cystine）为白色结晶性粉末，无臭，有特殊甜味。溶于水、乙醇、乙酸和稀氨溶液；不溶于丙酮、乙酸乙酯、苯、二硫化碳溶于稀矿酸和碱性溶液。

【药理作用及应用】本品有促进细胞氧化还原的作用，使细胞代谢和机能增强。可促进毛发生长，改善肝功能，促进白细胞增生。

临床用于治疗各型脱发症，也用于脆甲症和皮脂溢的辅助治疗。还可用于肝炎、白细胞减少症的治疗。

【不良反应及其防治】本品较安全，一般不引起不良反应。

赤霉素

赤霉素（赤霉酸，九二〇，gibberellin，gibberellinA$_3$，gibberellic，acid，GA$_3$），是一类植物激素，最初是从由水稻恶苗病的赤霉菌分泌物中分离出来的，之后从高等植物和真菌中分离出许多赤霉素。为白色结晶形粉末，很稳定，能溶于乙醇、甲醇、丙酮及 pH6.3 的磷酸盐缓冲液中，却难溶于水、乙醚和氯仿，在碱性溶液中不稳定，在中性或酸性溶液中较稳定。长期加热可转变为异赤霉素而失效。其盐类易溶于水，但极不稳定。

【药理作用及应用】促进组织细胞的代谢，也可促进毛发、上皮细胞和肉芽组织生长。能增强机体免疫力，还有收敛、止痒等作用。皮肤科外用治疗 AGA、斑秃、全秃、慢性溃疡、湿疹和烧伤创面。

【不良反应及其防治】本品外用，一般不引起不良反应。若内服，可致癌；

男性可出现乳房增大。故只宜外用。

拓展小看板

　　脱发的预防：①不用尼龙梳子和头刷，最好选用黄杨木梳和猪鬃头刷，既能去除头屑，增加头发光泽，又能按摩头皮，促进血液循环。②勤洗发，勤按摩，洗头的间隔最好是 2～5 天。③不用脱脂性强或碱性洗发剂。④戒烟，节制饮酒。⑤消除精神压抑感。⑥烫发、吹风要慎重。⑦多食蔬菜防止便秘。⑧空调要适宜。⑨注意帽子，头盔的通风

（八）常用的中药方剂

　　中医学认为"发为血之余，发枯者为血不足"，故养发育发剂中，多含有补养气血之品，或配以滋阴、补肾、清热、祛风药，如人参、黄芪、当归、首乌、侧柏叶、丹参、红花、桑椹等。常用的中药方剂有泻肝安神丸、归脾汤、通窍活血汤、人参养荣丸、祛湿健发汤、枇杷清肺饮、健脾除湿汤、苣胜子方、六味地黄丸、知柏地黄丸、肾气丸、五子衍宗丸、乌鸡白凤丸等。

第二节　延缓白发生成药

　　头发是皮肤的重要附属器官，起着保护头部、缓冲和阻止外界因素对头部的损伤、保湿、防冻、美容、排泄以及判断疾病等作用。正常人头发的颜色可有黑、黄、棕及白色，这与种族及黑色素含量等因素有关。东方人的头发乌黑、明亮，是因为每根头发的髓质和皮质中含有很多黑色素颗粒，而黑色素颗粒来源于毛发乳头部位的色素细胞，正是这些黑色素的作用，使人的头发呈现黑色，近代发现黑色素的合成还需要酪氨酸酶的催化。

一、产生白发的原因

　　人的头发由毛根、毛干、毛乳头等组成，露在外的一段叫毛干，埋在皮内的叫毛根，毛根顶部的部分膨大如球，其顶部的凹陷部分叫毛乳头，正常情况下，毛乳头内有丰富的血管，为毛乳头、毛球部提供充足的营养，黑色素颗粒能够顺利合成。当黑色素颗粒在毛乳头、毛球部形成发生障碍，虽然形成但因某种因素不能运动到毛发中去，从而使毛发髓质、皮质部分的黑色素颗粒减少、消失，同时在毛发中原先被色素颗粒填充的地方，逐渐被空气所代替，空气泡可产生光的反射而发白，就会出现白发。正常人从 35 岁开始，毛发色素细胞开始衰退，到

了老年，头发先在两鬓逐渐变白，一般经历几年至几十年才演变成满头白发，这是合乎自然规律的衰老现象。而有的人20来岁不知不觉就长出许多白发，医学上称少年白发，俗称"少白头"。青少年白发，影响容貌，同时增加青少年的心理压力。对此要作具体分析，其原因有很多方面，一般来说少年人头发变白，并不意味着衰老，但也有可能是病理性的。有的是因为家族遗传性因素，常表现为常染色体显性遗传，父母头发白的早，子女往往也早生白发。白发也可以是先天性的，常见于白化病的患者，头皮生白癜风部位也可出现白发。白发发生的迟早、多少和进展的快慢因人而异，并受环境、营养条件的影响和遗传的控制。除此之外，还与下列因素有关。

1. **神经精神因素**　俗语说："笑一笑，十年少；愁一愁，白了头"，精神紧张、忧愁伤感、焦虑不安、恐慌惊吓和严重的精神创伤，以及严重的头痛、头皮神经痛、脑炎等不良因素，会造成供应毛发营养的血管发生痉挛，使毛乳头、毛球部的色素细胞分泌黑色素的功能发生障碍，影响黑色素颗粒的形成和运送，引起白发。

2. **营养失调**　如缺乏叶酸、泛酸、维生素B、对安息香酸等，头发就会变白。另外，黑色头发的色素中含有铜、钴、铁等微量元素，青少年体内如果缺乏这些物质，头发也可能变白。此外，缺少蛋白质、严重营养不良等，也可长白发；过多的进食高脂肪食物，过度吸烟喝酒，都会影响血管加速硬化，从不同途径破坏血液循环和黑色素的分泌使头发过早变白。

3. **患慢性疾病**　一些患有自主神经功能失调、甲状腺功能亢进、肺结核、伤寒等病人，因为疾病破坏或干扰了毛乳头、毛球色素细胞的生长发育，使它失去分泌黑色素的能力，阻碍黑色素颗粒的形成，会出现白发；某些慢性消耗性疾病如结核病、恶性肿瘤等，因体质衰弱、营养不良，使头发得不到足够的营养，头发比一般人要白的早些；一些长期发热的病人，头发会黄脆甚至变白脱落；近年来发现动脉硬化、冠状动脉供血不足及糖尿病患者，白发也可能出现过早，且进展较快。

4. **内分泌疾病**　如垂体或甲状腺疾患，胸腺机能下降、性腺功能减退等，可影响黑色素细胞产生色素颗粒的能力而导致头发过早变白。

二、常用的延缓白发形成药

在现代社会环境中，青年人应该学会心理保健和调节方法，做到劳逸结合，力求保持心情舒畅，不要过度紧张、劳累，避免精神危机，坚持体育锻炼，增强体质，讲究饮食质量，多吃一些富含优质蛋白、维生素B族和铜、铁、锌等微量元素的食物，主食可常食黑豆、赤豆、青豆、黑芝麻、核桃等；蔬菜类常食胡萝卜、菠菜、紫萝卜头、紫色包心菜、香菇、黑木耳等；动物类常食乌骨鸡、牛、羊、猪肝、甲鱼、深色肉质鱼类、海参等；水果类常食大枣、黑枣、柿子、桑椹、紫葡萄等。总之，凡具有深色（绿、红、黄、紫）的食物都含有自然界的植物体与阳光作用形成的色素，可补充人体的色素，对头发色泽的保健有益。另外注意多吃植物油，少吃动物类油脂，少吃白糖，有益于防止或延缓白发的出现，已经变白的头发不能恢复原色，但能重新长出原来颜色的头发。常用药物如下：

1. 抗白发维生素 如复合维生素 B，1 片/日；维生素 B_5，30～300mg/d；胆碱 2000mg/d；叶酸 800mg/d；对氨基苯甲酸 100～300mg/d。

2. 外用不饱和脂肪酸 十九（碳）烯酸（nonadecenoic acid）、二十（碳）烯酸（eicosenoic acid）、7－十九（碳）烯酸、8－二十（碳）烯酸或低碳烷基酯可预防灰（白）发，此类化合物不损伤皮肤，并能活化黑色素 B_{16} 细胞，促进黑色素形成。

3. 辅酶 用下列辅酶配制成养发剂或发乳，能活化毛囊黑色素细胞，促进黑色素合成，用于预防白发的发生。

（1）烟酰胺腺嘌呤二核苷酸或其还原物（NADP）或盐。

（2）磷酸烟酰胺腺嘌呤二核苷酸或其还原物（NADP）或盐。二者为最重要的脱氢酶辅酶，存在于机体所有组织内，参与氧化还原反应。

（3）去氧腺苷钴胺或其盐。

（4）辅酶 A 或其盐。

4. 噻唑翁衍生物 据 Oyama 等人报告 1.0μg 本品能活化黑色素 B_{16} 细胞并有黑色素形成。用于预防白发，且不损伤皮肤和毛发。

5. 其他 吡咯喹啉醌（pyrroloquinolin quinone）、维 A 酸及其衍生物或盐、补骨脂素或其衍生物及盐，均能活化毛囊黑色素细胞，刺激黑色素形成，用于预防白发。

老年人白发属于正常生理现象，无需特殊治疗，为了美容需要，可用染发方法取得暂时的效果，但有的染发剂易致过敏反应，甚至有致癌的危险性，须加小心，宜采用天然原料制成的染发剂。

【思考与实践】
总结出临床上常用于治疗雄性激素型脱发的药物种类及其代表药物？

第十七章

脱毛药

体毛过长或过于浓密会影响美观。脱毛不仅给那些爱美之人带来光滑洁净的皮肤，同时也带给她们自信。因此，脱毛已成为一种时尚（特别是在夏季）。常用的脱毛方法有两种：永久性脱毛和暂时性脱毛。

1．永久性脱毛 是利用脱毛机产生超高频振荡信号，形成静电场，作用于毛发，破坏毛囊，使毛发脱去，并且不再长出新毛，达到永久性脱毛的效果。这种脱毛方法无痛苦，不损伤周围皮肤，多次使用可使毛囊受损，失去再生毛发的能力。常用于脱去腋毛、倒长的睫毛及杂乱生长的眉毛等。

2．暂时性脱毛 是利用脱毛剂或脱毛蜡等将毛发暂时脱去，但不久还会长出新毛。①脱毛剂：包括脱毛液、脱毛膏及脱毛霜等，其中含有能够溶解毛发的化学成分，可溶化毛干，达到脱毛的目的，多用于脱掉细小的绒毛，经常使用可使新生的毛发细淡而柔软，而且具有使用方便的特点，可以在家中自己使用。②脱毛蜡：一般都在美容院中使用。它可分为冻蜡和热蜡两种。冻蜡的主要成分为多种树脂，粘着性强，可溶于水，呈胶状。使用时不用加热，可直接涂于脱毛处皮肤，并与皮肤紧密粘着，无不适感，适用于敏感部位皮肤脱毛。热蜡为蜂蜡与树脂混合而成。一般呈固体状态，使用前需加热溶化，待温度降低到适宜皮肤时，方可涂在皮肤上。冻蜡使用方便，但成本较高。热蜡成本较低，用过的蜡经过消毒、加热、滤去毛发后可重复使用，但操作较麻烦，且应熟练准确地掌握蜡的温度，以免过热灼伤顾客或因过凉影响脱毛效果。

脱毛液、脱毛膏及脱毛霜等脱毛剂主要是由脱毛药配制而成的化妆品类制剂。脱毛药包括有机化合物和无机化合物两类。二者均为碱性化合物，并有相似的脱毛机制。

第一节 有机化合物

常用的有机化合物有硫化乙醇酸盐、巯基乙酸（thioglycollic acid）、碳酸胍

（guanidine carbonate）等。硫化乙醇酸盐是目前各种脱毛剂中最常用的药物。

【药理作用】

1. 能够使毛发角蛋白胱氨酸中的二硫键快速断裂，迅速脱毛。

2. 能够使毛发膨胀，毛囊蛋白质凝固变性，从而阻止毛发的生长。

【临床应用】 用于配制脱毛化妆品，进行皮肤脱毛。

【不良反应及其防治】 本类药物碱性较弱，故对皮肤的刺激性较小；几乎无毒性、无臭味。

脱毛化妆品使用注意事项：

1. 使用前需做过敏试验，过敏反应阴性者方可使用。

2. 皮肤有破损或炎症时，不宜使用。

3. 本类化妆品不能接触眼睛，不能用于睫毛脱毛，一旦进入眼内，务必用清水冲洗眼睛，再滴入适量的眼药水。

4. 脱毛以后，须用清水洗净脱毛剂，再涂抹适量的护肤品。如果一次脱毛效果不理想，可在次日或隔几日再重复一次，但不宜当天重复使用。

第二节　无机化合物

常用的无机化合物为硫化物，如硫化钠（sodium sulfide）、硫化钙（calcium sulfide）、硫化钡（barium sulfide）、硫化锶（strontium sulfide）等。该类药物有很好的脱毛效果。其作用机制包括以下几个方面：

【药理作用】

1. 无机硫化物属碱性化合物，能够使毛发角蛋白光氨酸中的二硫键彻底破坏，毛发纤维断裂，使毛发脱落。

2. 由于药物的碱性化学性质，会使毛发的渗透压增高并膨胀变软，进而使药物更容易渗透至毛发蛋白质内发挥作用。

3. 药物渗透至毛囊内，它的碱性可以导致毛囊内脱水，并水解毛囊内蛋白质，使蛋白质变性，从而影响毛囊功能，抑制毛发生长。

【临床应用】 本类药物主要用于配制脱毛化妆品，进行皮肤脱毛。

【不良反应及其防治】 有硫化物本身特殊的臭味，而且有毒，为了减少其对皮肤的刺激性，通常将其制成霜膏剂。对本类药物过敏者禁用。

【思考与实践】 最常用的脱毛药及其作用机制和特点是什么？

第十八章

减 肥 药

第一节　肥胖及其诊断标准

一、肥胖

肥胖是指构成身体的组成成分中，脂肪蓄积过度，超过标准体重 20% 的病理状态。

（一）脂肪

1. 脂肪组织　是一种特殊的结缔组织，包括脂肪细胞、脂肪前体细胞、微血管内皮细胞和细胞外基质。密集的脂肪细胞在生命活动中起着重要的作用：首先脂肪组织是机体热能储存和释放的器官，维持机体正常生长发育和生命活动；脂肪组织分布于各脏器周围，具有支持作用，保护脏器，使各脏器处于适宜部位，发挥生理功能；再次脂肪组织分布于皮下具有防寒、缓冲外力撞击和保持优美形体等功能。

2. 脂肪细胞　有白色和棕色两种：白色脂肪细胞是热能的储存器官，它的脂肪有三个来源：食物中的脂肪、在肝脏由葡萄糖合成的脂肪、脂肪细胞利用摄入的葡萄糖和脂肪酸合成的脂肪。白色脂肪细胞有一个与细胞等大的脂滴，血管、神经不发达，其他胞质成分被挤压在胞膜下围成狭窄的环形，仅占细胞容积的 40%，细胞核呈扁圆形。细胞的直径为 25 ~ 200μm。棕色脂肪细胞的生物学特性是产生大量热量，使全身体温升高，是热能的释放器官。在寒冷的刺激下，交感神经末梢释放去甲肾上腺素，它作用于棕色脂肪细胞的线粒体，加强脂肪酸在线粒体中的氧化过程，产生热量。棕色脂肪组织产热速率随线粒体脂肪酸的氧化速度增加而加强。棕色脂肪细胞为多边形，直径 60μm，细胞核位于中央，血小板浆含有许多线粒体、细胞色素和大小不等的脂滴，血液供应丰富。因含有大量细胞色素而呈棕色。

3. 脂肪组织的生长调节 是一个复杂的过程，包括摄食、内分泌、神经调节和脂肪组织的自身调节。脂肪组织的多少取决于脂肪细胞的数量和脂肪细胞的大小。它的发育有两种方式：一种是增生性生长，即脂肪细胞数目增多，多发生在儿童期肥胖；另一种是肥大性增长，即脂肪细胞由于脂肪储存而增大，多发生在成年期肥胖。肥胖病因十分复杂，目前多数学者认为肥胖的发生是遗传和环境因素共同作用的结果。肥胖包括两种类型：一种称为原发性肥胖病或单纯性肥胖病，约占肥胖病人总数的95%，它与生活方式相关，以过度进食、体力活动过少、行为偏差为特点，减肥药主要针对此种肥胖。另一种是继发性肥胖病，约占肥胖病人总数的5%。它常出现于多种内分泌、代谢性疾病的发展过程中，也可由遗传素质、外伤后或服用某些药物所引起，治疗应以处理原发病为目标。

目前，肥胖已成为一种世界性疾病，发病率呈逐年上升和低龄化趋势。在美国，肥胖患者约占总人口的40%。欧洲各国患病率差别较大，在20%～30%左右。我国肥胖患者的显著增加，出现在20世纪80年代改革开放以后，它与人们生活水平的日益提高而饮食结构又不尽合理有着密切的关系，1996年肥胖发病率达10%，而目前的发病率应该在20%以上。

（二）肥胖的危害

肥胖对健康的危害已日益受到人们的重视，其主要表现在以下方面：

1. 肥胖可以使人们的生活质量严重下降和恶化。肥胖患者的体态变得臃肿，面部变得丑陋，不但影响美观，活动也很不方便，身体极易疲劳；睡眠时鼾声雷动，容易引起他人厌恶；皮肤皱褶部位易发生浸渍，感染霉菌而长癣，瘙痒难忍。基于这些情况，不但肥胖患者本人深感痛苦，还会影响到择业、就业和婚姻。加之过度肥胖可能引起的不孕和阳痿，势必会影响到家庭的和睦与稳定。

2. 肥胖引发多种疾病的机会大大增加。

（1）肥胖（尤其是中心性肥胖）容易引起心、脑血管疾病和代谢紊乱：可激发血脂异常、糖耐量异常、高胰岛素血症及胰岛素抵抗、血压升高，被称为"代谢综合征"，继而发生高血压、糖尿病、动脉粥样硬化、高脂血症、高尿酸血症、冠心病、脑血管病、脂肪肝、胆石症、退行性关节炎等心脑血管疾病。

（2）肥胖容易引起内分泌紊乱：如胰岛素抵抗、甲状腺功能低下、生长激素增多或减少、男性睾素水平降低引起阳痿、女性雌激素水平增高引起闭经和不孕。

（3）肥胖容易引起免疫功能低下：肥胖儿童感染性疾病和变态反应性疾病的患病率、死亡率均高于正常儿童。男性的直肠癌、结肠癌、前列腺癌和女性的膀胱癌、宫颈癌、乳腺癌的死亡率均明显增高。

（4）肥胖容易引起微循环和血液流变学异常：肥胖患者血小板计数、1分钟血小板聚集率、红细胞比容明显高于正常人。另外，由于血液黏、浓、凝、聚，容易导致心肌梗死、脑梗塞、肺梗塞、下肢静脉曲张。

（5）肥胖容易引起呼吸道通气低下：表现为呼吸困难或有阻塞性睡眠呼吸暂停综合征、右心衰竭等。

（6）肥胖可以使患者的死亡率升高。

总之，肥胖对健康和生命的危害极为严重，战胜肥胖是摆在医务工作者和肥胖病人面前的共同的艰巨任务。

二、单纯性肥胖的诊断及疗效评定标准

单纯性肥胖主要指因机体内热量的摄入大于消耗，造成脂肪在体内积聚过多，表现为体脂增加或体脂分布异常。其测定方法有以下几种指标：

1. 成人标准体重计算公式

标准体重（kg）=［身高（cm）−100］×0.9（表18−1）

2. 儿童标准体重计算公式

婴儿（1~6个月）：标准体重（g）=出生时体重（g）+月龄×600；

幼儿（7~12个月）：标准体重（g）=出生时体重（g）+月龄×500；

1岁以上儿童：标准体重（kg）=年龄×2+8；

若儿童身高超过标准，则参照成人标准计算；若未得到出生时体重确切数据，一般按3000 g计算。

3. 肥胖的测定指标　常用的有：

（1）肥胖度测定：肥胖度=（实测体重−标准体重）÷标准体重×100%。实测体重超过标准体重：＜10%者，属正常范围；在10%~20%之间者，属超重；在20%~30%之间者，属轻度肥胖；在30%~50%之间者，属中度肥胖；＞50%者，属重度肥胖。

（2）体重指数（BMI）测定：BMI=体重（kg）/身高^2（m^2）

根据世界卫生组织（WHO）的推荐及参考相关文献，制定了"成年人肥胖临床诊断标准（推荐）"（表18−1）。

表18-1   肥胖临床诊断标准（推荐）

类别	健康风险	体重指数 (BMI, kg/m²)	体脂百分率（F%） 男	体脂百分率（F%） 女	超重度 （%）	并发症 因子
正常	极低	18.5～24.9	9.0～18.9	19.0～28.9	-14.0～-15.9	无
正常	低	18.5～24.9	9.0～18.9	19.0～28.9	-14.0～-15.9	有
肥胖前期	低	25.0～29.9	19.0～26.9	29.0～35.9	16.0～39.9	无
肥胖前期	中	25.0～29.9	19.0～26.9	29.0～35.9	16.0～39.9	有
Ⅰ级肥胖	中	30.0～34.9	27.0～34.9	36.0～42.9	40.0～62.9	无
Ⅰ级肥胖	高	30.0～34.9	27.0～34.9	36.0～42.9	40.0～62.9	有
Ⅱ级肥胖	高	35.0～39.9	235.0～42.9	243.0～49.9	263.0～85.9	无
Ⅱ级肥胖	极高	35.0～39.9	35.0～42.9	43.0～49.9	63.0～85.9	有
Ⅲ级肥胖	极高	≥40.0	≥43.0	≥50.0	≥86.0	无或有

上述资料来自欧美试验的结果。事实上在亚太地区（包括我国），与肥胖有关的疾病通常在体重指数较低时便已经发生。因此，对处于不同文化背景下的不同地域的肥胖患者应制定不同的"肥胖临床诊断标准"（表18-2、表18-3）。

表18-2   亚洲成年人肥胖诊断标准

类别	体重指数（BMI, kg/m²）	健康风险
体重过低	< 18.5	低
正常范围	8.5～22.9	平均水平
超　重	≥23.0	－
肥胖前期	23.0～24.9	增加
Ⅰ级肥胖	25.0～29.9	中度增加
Ⅱ级肥胖	≥30.0	严重增加

表18-3   我国成人超重和肥胖界限

类别	BMI （kg/m²）	相关疾病危险度 腰围 WC（cm） 男性＜85 女性＜80	相关疾病危险度 腰围 WC（cm） 男性≥85 女性≥80
体重过低	< 18.5	－	
体重正常	18.5～23.9	－	增加
超重	24.0～27.9	增加	高
肥胖	≥28	高	极高

一般认为体重指数和体密度（D）有很好的相关性，是间接法中估计脂肪含

量最好的方法，临床应用最多，其值的大小和肥胖病患者的预后及死亡率高低呈正相关（表 18 -4）。

表 18 -4	体密度（D）测定表	
年龄（岁）	男性	女性
9 ~ 11	1. 0879 ~ 0. 00151X *	1. 0794 ~ 0. 00142X
12 ~ 14	1. 0868 ~ 0. 00133X	1. 0888 ~ 0. 00153X
15 ~ 18	1. 0977 ~ 0. 00146X	1. 0931 ~ 0. 00160X
≥19	1. 0913 ~ 0. 00116X	1. 0897 ~ 0. 00133X

* X = 右肩胛下皮皱厚度（mm） +右上臂三头肌皮褶厚度（mm）

（3）脂肪百分率（F%）测定：判断肥胖与否单凭测体重是不够确切的，肥胖对健康的危害程度不仅取决于体脂量的多少，而且主要看脂肪在全身的比例（表 18 -5），可按下列公式计算：$F\% = (4.905 \div D - 4.50) \times 100$（D 为体密度）。

表 18 -5	不同性别脂肪的分级标准（F%）	
类别	男性	女性
正常	15	22
超重	25 ~ 30	30 ~ 35
轻度肥胖	30 ~ 35	35 ~ 40
中度肥胖	35 ~ 45	40 ~ 50
重度肥胖	≥45	≥50

（4）体脂量 = 体重（kg）×F%

4. 肥胖病局部脂肪贮积的测定　方法如下：

（1）皮下脂肪厚度（B 超测定法）：共测定 4 个位点：A 点为右三角肌下缘臂外侧正中点，B 点为右肩胛下角，C 点为右脐旁 3cm，D 点为右髂前上棘。此方法影响因素较多，压力不同，皮下脂肪组织分布不同，皮下脂肪和深部脂肪含量的比例的个体差异较大。

（2）心包膜脂肪厚度（B 超测定法）：共测定 6 个位点：A 点为动脉根部水平，B 点为二尖瓣口水平，C 点为右室心尖部，D 点为右室心尖右侧 1.5cm 处，E 点为左室心尖部，F 点为左室心尖部左侧 1.5cm 处。

（3）脂肪肝（B 超测定法）。

（4）腰臀比值（W/H）：腰围（cm）/臀围（cm）是说明脂肪分布类型和

判断患者有无并发症的指标。通常 W/H 偏低者为周围型脂肪分布；偏高者为中心型脂肪分布；≤0.95（男）或≤0.80（女）为"无"并发症；>0.95（男）或 >0.80（女）为"有"并发症。

（5）血脂测定：采用 6 项血脂标准组：血清总胆固醇（TC），三酰甘油（TG），高密度脂蛋白胆固醇（HDL-C），低密度脂蛋白胆固醇（LDL-C），HDL-C/LDL-C，HDL-C/TC。

第二节 肥胖的治疗

一、肥胖的治疗方法

目前，把肥胖的治疗方法归有以下几种：饮食控制、体育锻炼、药物治疗、手术治疗及其他疗法。

饮食控制和体育锻炼是最基本和最主要的减肥方法。从能量角度来说，如果摄入量大于消耗量，使过多的能量以体脂形式加以贮存，终将导致肥胖。而节食可以限制热量摄入，运动能够增加能量消耗，两者结合并持之以恒，会使能量的进出处于一种负平衡的状态，从而加速脂肪分解。这是既经济又实惠的减肥方法，比较适合有毅力的轻度肥胖者。

药物治疗肥胖是重要的辅助手段，需要具有肥胖专门知识的卫生专业人员实施。它主要针对有些食欲旺盛、难以坚持低热量饮食和体育锻炼来达到减肥目的的中度和重度肥胖病人。由于许多减肥药均有明显的副反应、不能长期使用，因此在药物治疗中及治疗后，仍然需要坚持饮食控制和体育锻炼，以避免反弹。Sulliven 提出理想的减肥药物应具备以下几点：①持久地、选择性地减少体内脂肪而节约蛋白质；②一旦达到理想体重，能防止体重再增加；③在节食和体育锻炼的基础上以合理的减肥方法增加患者的适应性；④无显著的副作用和滥用的可能性；⑤与瘦者相比对肥胖者的效果更明显，不使瘦者体重显著下降；⑥使肥胖患者体内紊乱的代谢状况发生有益的变化，如使血浆三酰甘油、游离脂肪酸、胰岛素及血糖的水平下降。

手术减肥疗法为非常规的、特殊的外科治疗手段，目的在于快捷、立竿见影地改善肥胖患者臃肿的体态和医治因肥胖造成的各种功能障碍。其缺点是术中易损伤神经和血管、出血多，术后易感染、脂肪栓塞等并发症，费用也比较昂贵。常用的方法有：胃肠道手术、吸脂术和腹壁整复术等。胃肠道手术主要针对病态的巨胖（体重指数 > 40）、常规治疗无效者，进行胃成形术或小肠短路术等，造成营养吸收障碍或被动食量减少，以达到减肥效果。吸脂术是应用负压、超声、电子等原理通过局部皮肤小切口抽吸皮下堆积的脂肪，使肥胖者的外观形态有所改善。腹壁整复术是针对腹壁脂肪堆积并伴有严重松弛和下垂的肥胖者采用低位W形切口予以矫正的手术。

肥胖的其他治疗方法还有仪器、针灸、推拿、按摩等，均为辅助治疗措施。

二、肥胖的治疗原则

在众多的减肥方法中，单一应用那一种方法疗效都不理想，只有依据肥胖者的具体情况，将几种适宜的方法有机地结合起来，才能取得更好的效果。在减肥时，一定要遵循"科学正确，综合治理，持之以恒，循序渐进"的原则，才能达到减肥与健康的目的。针对大量涌入市场的减肥产品，相关部门也制定了不厌食、不腹泻、不乏力、不成瘾的四项减肥原则。

第三节 治疗肥胖的药物

从广义上讲，能够用于人体内的减肥产品大体可以分为四类：一是化学药品（减肥西药，亦即所谓的减肥药）；二是中药（减肥中草药）；三是保健品（减肥茶剂）；四是减肥食品（替代食品）。而严格地说治疗肥胖的药物仅包括前两类。

一、减肥药

目前已在临床应用和正在研究的各种减肥药主要针对的是单纯性肥胖。根据其作用机制的不同可分为五类：中枢性食欲抑制剂、消化吸收阻滞剂、代谢促进剂、肥胖基因产物及其他治疗肥胖的药物。

（一）中枢性食欲抑制剂

食欲受下丘脑功能调节。下丘脑有两个与摄食行为有关的中枢：一是摄食中枢，决定着发动摄食活动；二是饱食中枢，决定着停止摄食活动。当刺激摄食中枢时，摄食大增，即使原已吃饱，仍可进一步进食；而刺激饱食中枢时则明显拒食，甚至可将已吃进的食物呕吐出来。中枢对摄食行为的调节，主要是通过儿茶酚胺和5-羟色胺等神经递质的改变，使食欲发生变化。中枢性食欲抑制剂大多以增强儿茶酚胺、5-羟色胺的作用，影响摄食或饱食中枢，从而起到抑制食欲、增加饱感的作用。

1. 拟儿茶酚胺类药物 本类药物包括苯丙胺类及其衍生物和吲哚类及其衍

生物两种：

【药理作用】

（1）苯丙胺类及其衍生物：有苯丙胺（amphetamine）、右苯丙胺（dexamphetamine）、甲基苯丙胺（meth amphetamine）、苯甲曲素（苯双甲吗啉 phendimeyrazine）、苯非他明（benzphetamine）、芬特明（苯丁胺 phentermine）、安非拉酮（二乙胺苯酮 diethylpropion）和苯丙醇胺（phenylpropanolamine）等。

此类药物的化学结构与麻黄碱相似能够促进多巴胺和去甲肾上腺素的释放，同时阻断神经末梢对儿茶酚胺的再摄取，兴奋下丘脑饱食中枢，抑制食欲；刺激中枢神经系统，促进代谢，增加产热；加快心率和升高血压；影响脂代谢，促进脂肪分解，可使血浆三酰甘油和游离脂肪酸的浓度增加。在服药 3~6 个月后，大多数体重可下降 4~8kg。

（2）吲哚类及其衍生物：马吲哚（mazindol）是另一类拟儿茶酚胺神经递质类药物，能够兴奋脑内的 β 肾上腺素能神经元，直接抑制下丘脑的摄食中枢；并可促进脂肪–肌肉组织对葡萄糖的摄取。

【不良反应】 苯丙胺类及其衍生物因兴奋中枢可引起失眠、紧张、噩梦、易怒、欣快及随后的疲劳、抑郁；刺激交感神经可引起心动过速、血压升高、头晕、出汗、口干等；刺激胃肠道引起恶心、呕吐、便秘；还有成瘾性。大多数专家反对将苯丙胺类及密切相关的衍生物用于减肥，因为它们被滥用的可能性很大，现在国外已禁止将苯丙胺类作为食欲抑制剂使用。吲哚类及其衍生物较苯丙胺类副作用小，对心率和血压无影响。

2. 拟 5-羟色胺类药物　分别为促进 5-羟色胺释放的药物和抑制 5-羟色胺再摄取的药物两类：

【药理作用】

（1）促进 5-羟色胺释放的药物：芬氟拉明（fenfluramine）、右芬氟拉明通过增加神经末梢中 5-羟色胺的释放，使摄食中枢抑制，从而抑制食欲；增加产热；增强周围组织对胰岛素的敏感性，促进肌肉等组织对葡萄糖的摄取利用；降低血浆中总胆固醇、三酰甘油、低密度脂蛋白含量，使高密度脂蛋白增加；有一定降压作用。

（2）抑制 5-羟色胺再摄取的药物：以氟西丁（fluxetine）为代表。该药通过阻滞神经元突触前膜对 5-羟色胺的再摄取，而增加大脑内 5-羟色胺与突触后膜受体作用的时间，以增强其抑制摄食中枢的功能，从而降低食欲、减少食物摄入。

【不良反应】 芬氟拉明可引起恶心、呕吐等胃肠道反应，口干、多尿、睡眠障碍和嗜睡、心瓣膜损害导致猝死等。长期服用可发生肺动脉高压。应用芬氟拉明－苯丁胺联合治疗，患者可引起抑郁和短期记忆丧失（可能不可逆）达13%。据此，1997年9月15日，美国FDA宣布，"芬氟拉明"和"右芬氟拉明"停止在临床上使用。氟西丁可引起虚弱、失眠、神经过敏、震颤；胃肠道反应；出汗、心悸、血压升高或下降；性功能障碍。

3. 儿茶酚胺、5－羟色胺再摄取的双重抑制类药物 西布曲明（sibutramine）是本类药物的代表药。

【药理作用】西布曲明作用于下丘脑腹外侧核的摄食中枢，通过抑制神经末梢对去甲肾上腺素和5－羟色胺的再摄取，一方面抑制摄食中枢，兴奋饱食中枢，从而降低食欲，减少食物的摄入；另一方面增加中枢交感神经的兴奋性，进而兴奋β_3肾上腺素受体，增加脂肪组织的葡萄糖利用、降低血糖；加速脂肪酸的氧化和磷酸化，产生热量，提高代谢率，增加能量消耗；同时，能够降低血浆总胆固醇（TC）、三酰甘油（TG）和低密度脂蛋白的含量（LDL）、增加高密度脂蛋白－胆固醇（HDL－C）含量、降低LDL/HDL－C的比值。因此，本品比较适合伴有糖尿病的肥胖患者。

【不良反应】可引起失眠、乏力、口干、便秘、月经紊乱、心率加快、血压升高等，长期或大量应用可显著增加心瓣膜病和原发性肺动脉高压的危险性。

禁用于心瓣膜缺损、肺动脉高压、青光眼、甲亢、有药物滥用史者、孕妇、哺乳妇女。轻度高血压、肾功能不全、情绪不稳定、癫痫病人慎用。禁止与单胺氧化酶抑制剂合用，长期应用后应逐渐减量，避免突然停药。

（二）代谢促进剂

本类药物通过促进组织氧化及产热作用，消耗能量，提高代谢率来减轻体重。常用的促进代谢和产热的药物包括以下三类：

1. β_3肾上腺素受体激动剂

【药理作用】人体脂肪组织β_3受体存在于棕色脂肪组织中。β_3受体激动剂与β_3受体结合后，使棕色脂肪细胞线粒体解偶联蛋白（UCP）的基因表达增加，刺激脂肪酸的氧化和磷酸化，产生热量，增加能量消耗，从而提高机体的代谢率。在不影响摄食量的情况下，减轻体重和体脂，而且不使皮肤和内脏的蛋白减少，还可促进机体肌肉的合成代谢。

2. 中枢兴奋药 麻黄碱与咖啡因的混合物

【药理作用】麻黄碱能有效促进儿茶酚胺类递质释放，抑制食欲；激动肾上腺素受体，促进产热作用。咖啡因有脂肪分解、产热作用。二者按比例（麻黄碱20mg，咖啡因200mg）混合后抑制食欲和产热作用均增强，有明显减少体内脂肪作用。

【不良反应】短暂、轻微的手颤，头晕，失眠等。

3. **激素类** 本类药物有生长激素和胰岛素样生长因子－1两种。

【药理作用】

（1）生长激素：生长激素是由腺垂体细胞所分泌的一种激素，与生长激素受体结合后，能够促进蛋白质合成；增强钠、钾、钙、磷、硫等重要元素的摄取和利用；抑制糖的消耗；加速脂肪分解，使血中脂肪酸升高。人体生长激素缺乏可引起肥胖。而注射生长激素后体脂减少（尤其是肢体的脂肪减少），体重减轻。有人将生长激素用于单纯性肥胖特别是儿童肥胖症的治疗，但其有效的减肥剂量尚无定论，且有肢端肥大的副作用，因此生长激素的使用尚有争议。澳大利亚研究人员发现了一种生长激素的类似物：AOD9401，它既能够增加脂肪分解酶的活性、促进脂肪分解，又能直接抑制脂肪积聚，没有生长激素的副作用，因而成为迄今为止较为理想的减肥药物。

（2）胰岛素样生长因子－1（IGF－1）：Lardon综合征患者的肥胖，并非由于体内生长激素缺乏所致，而是因为缺乏生长激素受体，生长激素难以发挥作用的结果。此时，血中生长激素水平异常增高，而胰岛素样生长因子－1水平显著降低。采用基因重组技术人工合成的IGF－1每日50～150mg/kg长期皮下注射，可明显减少皮下脂肪，降低血清胆固醇含量，同时体重增加。IGF－1降低机体脂肪含量的原因是直接增加脂肪分解代谢，并降低胰岛素抵抗患者血中胰岛素水平、增加胰岛素敏感性的结果。

（三）消化吸收阻滞剂

本类药物通过阻滞消化吸收功能，减少能量的吸收和利用，达到减肥目的。

1. **影响肠道吸收的药物** 本类药物包括食用纤维和蔗糖多酯两种。

（1）食用纤维

【药理作用】通常食物纤维不被胃肠道消化吸收，一般通过以下作用达到减肥目的：①延长胃排空时间，从而延长饱食感时间、延缓进食时间；②减少能量和营养物质的吸收，降低对机体的供热量；③影响胃肠道激素的分泌，降低食欲；④食用纤维被肠道内的细菌分解、发酵，产生大量气体，使大便量增多。如甲基纤维素、羧甲基纤维素等。

（2）蔗糖多酯

【药理作用】它是蔗糖与适当长度（6～8个碳）的脂肪酸经酯化而成，其外观似普通的烹调油，但不能被人体消化吸收，用其代替食用烹调油可减少进食人体的脂肪量及能量摄入。可使进食的胆固醇吸收减少67%，维生素A的吸收减少40%，在使体重减轻的同时，还可以降低血浆中低密度脂蛋白和三酰甘油的含量。

【不良反应】长期应用可导致脂溶性维生素缺乏。因此，在使用过程中，应注意补充维生素 A、维生素 D、维生素 E 等。

2. 影响脂肪和糖代谢的药物 本类药物通过抑制脂肪酶，a - 淀粉酶、a - 葡萄糖苷酶、蔗糖酶等抑制脂肪和葡萄糖的吸收。

（1）脂肪酶抑制剂：奥利司他（Orlistat）为目前临床应用效果好，副作用较小的脂肪酶抑制剂

【药理作用】

通过选择性抑制胃和胰酶而阻断对脂肪的吸收，使摄入的脂肪中约 1/3 不能被小肠吸收而从肠道排出，从而达到减轻体重的目的；还能降低血浆总胆固醇和低密度脂蛋白的含量，改善高密度脂蛋白与低密度脂蛋白的比例，从而起到降脂的功效，同时，还有降低血压的作用。

【不良反应】它的不良反应主要发生在治疗初期，最常见的反应是胃肠蠕动异常，大便量和油脂排出量增加，有时会因肛门排气带出脂肪便而污染内裤或排便较急；另外，由于脂肪吸收减少，血液中脂溶性维生素水平有轻度下降，应在用此药时适当补充维生素 A、维生素 D、维生素 E 等。

（2）a - 葡萄糖苷酶抑制剂：拜糖平（阿卡波糖 Acarbose）为口服降糖药。

【药理作用】在肠道内竞争性抑制 a - 葡萄糖苷酶，降低蔗糖及其他双糖分解成葡萄糖的量，减少并延缓其吸收，具有降低饭后高血糖和血浆胰岛素水平的功效。由于延缓了高胰岛素血症的出现，降低了门脉游离脂肪酸的水平，阻止了肠系膜脂肪细胞的肥大（皮下脂肪细胞的体积无变化），使内脏脂肪/皮下脂肪的比值下降，而体重无明显下降，因此认为 a - 葡萄糖苷酶抑制剂是内脏型肥胖者的有效药物。

【不良反应】该药的不良反应有：腹胀、腹痛、腹泻等胃肠道反应。

（3）双胍类：二甲双胍（metformin）亦为口服降糖药。

【药理作用】对胰岛素分泌并无刺激作用，因此不引起高胰岛素血症；促使肌肉等外周组织摄取葡萄糖，加速无氧糖酵解；抑制葡萄糖异生和延缓糖在肠道的吸收。因此可以减轻体重。

【不良反应】可引起食欲下降、恶心、腹部不适、腹泻等胃肠道反应；低血糖、乳酸性酸血症、酮血症等。

3. 胃排空抑制剂 苏 - 氯枸橼酸及其衍生物通过抑制胃排空或增加肠道激素的分泌，增加饱腹感。

（四）肥胖基因产物

1958 年 Hervey 发现血液循环中存在一种作用于下丘脑、调节体重的激素，这种激素被称为饱食因子，后被命名为瘦素（leptin）。leptin 来源于希腊文 leptos，意为"瘦的"（thin）。1994 年 Zhang 等克隆出肥胖基因（Obese gene）并发现 Ob 基因的表达产物即为瘦素，从此开辟了肥胖研究的新领域。

瘦素是由白色脂肪组织分泌的蛋白类激素，分子量约为 16KD。

【药理作用与机制】

1. 抑制食欲，减少能量摄取 与其他激素一样，瘦素需要与其受体（瘦素 - R）结合才能发挥生物学效应。下丘脑弓状核神经元分泌神经肽 Y（NPY），其主要作用是刺激摄食和抑制产热。瘦素作用于下丘脑弓状核能神经元上的瘦素受体，抑制 NPY 的合成与分泌，从而抑制食欲、减少能量摄取，并过度产热。

2. 提高代谢率，增加能量消耗 瘦素能够刺激交感神经末梢促进去甲肾上腺素释放。去甲肾上腺素与棕色脂肪组织内的 β_3 - 肾上腺素受体结合，加速脂肪细胞线粒体内脂肪酸的氧化和磷酸化，产生热量，从而提高机体的代谢率，增加能量消耗。

3. 抑制脂肪合成 瘦素可直接抑制脂肪组织中脂类的合成。

综上所述，在生理状态下瘦素对脂肪调节的生物学效应可表达为：

【影响瘦素水平的因素】 禁食、体脂减少、睾酮可以显著抑制 Ob 基因的转录和 mRNA 的表达，使血浆瘦素水平降低；进食、体脂增加、雌二醇、糖皮质激素可促进 Ob 基因转录和 mRNA 表达，使血浆瘦素水平升高。

【药代动力学】 成年人血浆瘦素水平与体脂百分数呈正相关，并有明显的性别差异，女性较男性高 3 倍。血浆中瘦素以游离型和结合型两种形式存在，其中 80% 为结合型，只有游离型才具有生物活性。血浆清除率为（1.50 ± 0.23）ml/kg/min，半衰期为（24.9 ± 4.4）min。30% 由肾脏排泄。

【昼夜节律性】 人和动物的血浆瘦素水平均具有明显的昼夜节律性。午夜至清晨最高，中午至午后最低，这有助于生长激素的分泌。

（五）其他用于治疗肥胖的药物

1. L - 肉碱（L - carnitine） Glnlewitsch 与 Krimberg 于 1905 年从肉的提取物中发现了一种新的小分子含氮化合物，命名为 L - 肉碱。这种化合物的化学结构为 L 羟基 - 三甲胺丁酸。L - 肉碱在线粒体内脂肪酸氧化及三羧酸循环中起着重要作用。它通过促进棕色脂肪细胞线粒体内脂肪酸的氧化过程，使产热增多，增加能量消耗，提高代谢率，从而起到减脂瘦身的作用。

2. **轻泻剂**　常用的轻泻剂多为含蒽醌类化合物（大黄酚、大黄素、芦荟大黄素等）的中药，如番泻叶、生首乌、大黄、决明子、芦荟等。本类药物是通过明显的促进肠蠕动，加速排泄，抑制脂肪、碳水化合物和水分的吸收，而达到降脂的目的。

使用轻泻剂或许是达到减肥目的的快捷方式，但只能短期应用。长期使用泻药因影响了钙、磷等电解质和维生素的吸收，终究导致水和电解质紊乱及维生素缺乏；同时还会引起肠道菌群失调；甚至形成药物依赖性，即出现停止使用后自主排便困难的后果。

3. **利尿剂**　使用利尿剂引起的暂时轻度体重下降并非真正减肥，是由于短暂的液体流失、脱水所致。与此同时，机体内某些营养物质也会随之丢失，造成水和电解质的紊乱及营养物质缺乏。因此，单纯性肥胖者不主张选用。而肥胖伴有浮肿、高血压等合并症时则可在专家的指导下应用。

【可供药】上述减肥药中，有些已得到临床确认，有些尚处于研发阶段。目前，美国 FDA 批准上市的中枢性食欲抑制药有：有苯丙胺、右苯丙胺、甲基苯丙胺、苯甲曲素、苯非他明、芬特明（苯丁胺）、安非拉酮、苯丙醇胺、马吲哚、芬氟拉明、右芬氟拉明和西布曲明等。其中很多品种因毒副作用，及其被滥用的可能性的存在，已被停止生产或从市场上撤回。在我国，可供应的减肥药品种有限，且较为落后。现将可供药介绍如下：

西布曲明

西布曲明（曲美 sibutramine）是目前国内外普遍应用的中枢性食欲抑制剂。

【体内过程】本品口服容易吸收，生物利用度为 78%，服后约 2.5~3.6 小时血药浓度达峰值，消除半衰期为 14~19 小时，血浆蛋白结合率为 94%。在肝脏代谢，在肾脏排泄。

【药理作用】

1. 通过抑制神经末梢对去甲肾上腺素和 5-羟色胺的再摄取，兴奋饱食中枢、抑制摄食中枢，从而降低食欲、减少进食；

2. 增加交感神经的兴奋性，进而兴奋棕色脂肪组织内的 β_3 受体，加速脂肪酸的氧化，产生热量，增加能量消耗，提高代谢率；

3. 增加脂肪组织对葡萄糖的利用，降低血糖，改善 II 型糖尿病的血糖控制；

4. 能够降低血浆总胆固醇（TC）、三酰甘油（TG）和低密度脂蛋白（LDL）的含量，升高高密度脂蛋白-胆固醇（HDL-C）的含量，降低 LDL/HDL-C 的比值；

5. 与其他中枢性食欲抑制剂不同的是：西布曲明的中枢兴奋、交感神经兴奋作用并不明显，体现出它的优越性。

【临床应用】 本品尤其适用于患有糖尿病的肥胖患者。

【不良反应及其防治】 较常见的不良反应为恶心、呕吐等胃肠道反应。其次，也可以引起轻度失眠、心悸、心动过速、血压升高等，所以，服药前或服药期间应注意血压和心率的变化。无论在动物还是在人类，都不存在药物滥用的潜在可能性，因为西布曲明没有引起单胺类神经递质释放的作用，这是其目前在国内外得以普遍应用的原因。尽管西布曲明几乎不影响心脏瓣膜的功能，但冠心病、充血性心衰、心律失常、甲状腺功能亢进、中风、肝功损害严重、血压难以控制的高血压患者和神经性厌食症者仍是禁忌人群。患者有既往史：过敏、高血压、癫痫、闭角型青光眼者应慎用。该药同样不可长期大量服用，以避免产生依赖性。

奥利司他

奥利司他（赛尼可，orlistat）是由 toxytricine 链霉菌产生的内源性脂抑素（lipstatin）的羟化衍生物 – 四氢脂抑素。β – 内酯环是其结构中发挥脂肪酶抑制剂效应所必需的。

【体内过程】 奥利司他的作用机制与前述减肥药有很大不同，它几乎不被吸收（吸收量仅为 1%），只是通过外周组织发挥作用。例如口服常用剂量（360mg/d）时，血药浓度根本检测不出，说明胃肠道是其首要的代谢场所。口服后约 97% 的奥利司他经粪便排泄，其中原型药物占 83%。$t_{1/2}$ 约为 14 ~ 19 小时。

1. 选择性抑制胃肠道脂肪酶活性，减少饮食中脂肪的吸收 奥利司他的化学结构与三酰甘油极为相似，当它进入胃肠道脂肪酶的活性部位后，便与丝氨酸残基以共价键相结合，从而抑制了脂肪酶的活性，使饮食中脂肪的吸收减少 30% 左右。由于它对胃肠道其他酶类如：胰酶、淀粉酶、磷酸脂肪酶、糜蛋白酶等没有作用，所以它并不影响糖类、蛋白质、磷脂的吸收。

2. 降低血脂 奥利司他能够降低血浆总胆固醇（TC）和低密度脂蛋白（LDL）的含量，降低 LDL/HDL – C 的比值；改善脂蛋白（α）和载脂蛋白（β）的水平。

3. 降低血压 奥利司他降低血压的效应与其降脂减重的程度密切相关。

4. 降低血糖 肥胖患者胰岛素异常主要表现为高胰岛素血症，随着肥胖的加重，血液中胰岛素水平逐渐升高，即与肥胖程度呈正相关。

奥利司他能够提高胰岛素的敏感性，降低胰岛素水平；延缓和阻止 II 型糖尿病的发生和发展；减少口服降糖药的用药剂量。

【临床应用】

1. **肥胖病** 能够缩小腰围、减轻体重、防止体重反弹。

2. **Ⅱ型糖尿病**

3. **高脂血症**

【不良反应及其防治】

1. 奥利司他具有良好的耐受性，与安慰剂比较，仅有一些胃肠道方面不良反应。常见的胃肠道反应有：胃肠胀气及排气增多；排便紧急感、大便失禁；脂肪性或油性大便、油斑点浸渍。如此的不良反应是暂时的，多发生在用药的第1~2周，尤其在第1周内，以后会逐渐减轻。

2. 人们发现在服用奥利司他期间，由于奥利司他使饮食中的脂肪吸收减少30%，患者脂溶性维生素和β胡萝卜素的吸收也随之减少，二者的血浓度均有所下降。因此，用药期间若能适当补充相应的维生素可能更好。

右苯丙胺

【药理作用】右苯丙胺（dexamine、dexamphate、dexamphetamine）为拟儿茶酚胺类中枢性食欲抑制剂，被用作减肥药。它主要通过促进交感神经末梢释放去甲肾上腺素，同时阻断神经末梢对去甲肾上腺素的再摄取，从而兴奋下丘脑饱食中枢，抑制食欲；促进棕色脂肪组织，产生热量。本品比苯丙胺中枢兴奋作用强，心血管影响小。

【临床应用】配合饮食控制和体育锻炼应用本品治疗肥胖病有较好的效果；也可以用于发作性睡病和慢性酒精中毒

【不良反应及其防治】常见的副作用有恶心、呕吐、便秘等胃肠道反应；失眠、紧张、噩梦、易怒等中枢兴奋症状；心悸、血压升高、散瞳、头痛等交感神经兴奋表现，因此禁用于高血压、心血管疾患、甲状腺功能亢进患者。本品不可大量长期应用，以避免产生依赖性。目前，FDA不再推荐将其用于减肥，美国和加拿大已停止用该药治疗肥胖。在我国属于非药典药物。

安非拉酮

【药理作用】安非拉酮（安非泼拉酮、二乙胺苯酮，amfepramone diethylpropion）为非苯丙胺类中枢性食欲抑制剂，其作用机制与苯丙胺相似，但中枢兴奋作用比苯丙胺小，尤其对心血管系统没有明显影响是其最大的优点。

【临床应用】本品减肥效果较好，肥胖者即便伴有轻度的心血管疾患也仍然适用。

【不良反应及其防治】用药期间可引起恶心、便秘、口干、失眠、激动等副作用。甲状腺功能亢进患者慎用。短期应用可避免产生依赖性及药物滥用。

二、减肥中草药

传统中医理论认为，中药减肥作用的机制在于：①抑胃扶脾，调节饮食。②利湿化痰，减肥消脂。③利气消瘀，调整代谢。④调理气血阴阳平衡。实践证明，中药减肥是从整体出发，严格按照辨证论治的原则进行的，具有疗效确切，副作用少，不会出现明显尿频、腹泻的特点。治疗中明确诊断、注意鉴别，审因辨证，掌握要点，灵活用药，是发挥其优势的关键。目前经过临床验证，有效的、常用的减肥降脂中草药有：决明子、泽泻、荷叶、番泻叶、汉防己、防风、茯苓、黄芪、何首乌、白术、山楂、茶叶、海藻、大黄、当归、丹参、川芎、虎杖、生地等。而古今用于减肥降脂的中药方剂，往往根据肥胖患者各自不同的特点，通过不同的配伍、组方，以达到减肥的目的。以下介绍几种常用的中成药。

降脂散

【处方组成】由防风、荆芥、麻黄、连翘、川芎、桔梗、白术、当归、芍药、栀子、芒硝、大黄、黄芪、滑石、石膏、甘草等 16 味组成的中成药。

【药理作用】通过活化棕色脂肪组织，增加能量消耗，而减轻体重。同时还有降低血脂和血压及通便的作用。

【临床应用】适用于单纯性肥胖及伴有高血压、高脂血症的病人。服药期间无需节食，保持家庭普通膳食即可。

减肥降脂灵胶囊

【处方组成】有人参、虎杖、番泻叶、海藻酸钠等组成的中成药。

【药理作用和临床应用】具有促进脂肪代谢，降低血脂的功效。适用于单纯性肥胖及伴有高脂血症的患者。

【不良反应及其防治】无明显不良反应。

轻身减肥片

【处方组成】由黄芪、白术、防己、山楂、泽泻、丹参、川芎、水牛角、大黄、茵陈等组成的中成药。

【药理作用】具有降血脂、降糖、降血压、减肥作用，可改善胸闷、气短、疲乏、无力等症状。适用于单纯性肥胖及伴有高脂血症、高血压、冠心病、糖尿病的患者。

月见草油胶丸

【处方组成】 系从植物月见草的种子中提取精炼而成。

【药理作用】 月见草油含亚油酸（linoleic acid，LA）70%，γ–亚麻酸（γ–linolenic acid，γ–LNA）6%～9%。亚油酸和 γ–亚麻酸有调血脂作用。γ–亚麻酸在体内有可能转化为二高–γ–亚麻酸（dihomo–γ–linolenic acid，DG–LA，），经第一系列前列腺素代谢产生 PGE$_1$，呈现调血脂和抗血小板聚集等效应。亚油酸进入体内后可能转化为 n–6 型多烯脂肪酸（n–6PUFAs）发挥调血脂和抗动脉粥样硬化作用。

【临床应用】

1. 治疗单纯性肥胖。
2. 防治冠心病和心肌梗死。

三、减肥茶

茶，在我国作为饮品的历史悠久，茶的药用价值亦早在古代典籍中记载。近几年来经现代医学的药理研究发现，茶的主要作用为：消食、祛风解表、醒酒、明目、止渴生津、清热解毒、利水通便、去肥腻等。其中去肥腻作用的主要成分有茶多酚、茶色素、黄酮、槲皮素及多种维生素（主要是维生素 C）。茶多酚具有明显的溶解脂肪、降低血脂、抗动脉粥样硬化作用；茶色素能降低血黏度、防止血栓形成；维生素 C 能促进胆固醇排泄；黄酮、槲皮素可抑制脂肪与碳水化合物在肠道的吸收而起降脂减肥作用。正因为茶有如此多的作用，故而以茶为主及将茶加入其他药物配制成减肥茶剂，用于保健或减肥已较盛行。茶有发酵的红茶、半发酵的乌龙茶、不发酵的绿茶三种。根据它们不同的属性，减肥多选用绿茶（肥胖伴内热盛者）和乌龙茶（肥胖非内热盛者）。药茶的组成可分为三类：单纯茶、有药有茶、有药无茶。减肥的茶大多以后两种为主，现简述如下：

1. 单纯茶叶成分的减肥茶

（1）乌龙茶：其降脂、促进胆固醇排泄作用最强。性温而不燥。夏、秋季饮用，解渴、消暑、减肥、降脂，一举多得。

（2）绿茶：性微寒。夏日饮用，既能解渴消暑、又能达到降脂、减肥的目的。

2. 茶叶与中药配伍的减肥茶

（1）由茶叶、荷叶、生山楂、苦丁茶等配伍的药茶：

本组方中荷叶含有莲碱、莲贰、槲皮素、酒石酸、枸橼酸等有能够溶解脂肪，阻止脂肪的吸收；山楂含金丝桃贰、儿茶精、维生素等，具有降低血脂、抗动脉粥样硬化作用；苦丁茶性苦寒，故多泻，入胃经，清胃中食滞，荡涤大肠宿积，使腑气常通，容颜常驻。

主治：单纯性肥胖及伴有高脂血症、动脉硬化者。

（2）由乌龙茶、黄芪、白术、茯苓等配伍的药茶：

本组方中黄芪含有皂甙、多糖、黄酮、氨基酸、微量元素；白术含挥发油，主要为苍术醇、苍术酮、白术内酯、维生素 A；茯苓含有茯苓聚糖、纤维素、茯苓酸、树胶、蛋白质等。三者均有利水消肿、降低血压作用。

主治：单纯性肥胖及伴有高血压、高脂血症者。

3. 以芳香化湿中药为主要成分的减肥茶　可选用藿香、佩兰、荷叶、苍术、厚朴、佛手、陈皮。其中还掺入利水的中药如：茯苓、生薏仁、玉米须、冬瓜皮、通草、泽泻等。

主治：单纯性肥胖及伴有高脂血症、高血压者。

4. 以泻药为主要成分的减肥茶　常用于减肥茶中的泻药有：番泻叶、生首乌、大黄、决明子、芦荟等，其中主要成分为蒽醌类化合物大黄酚、大黄素、芦荟大黄素等，具有显著的促进肠蠕动，加快肠道排泄，抑制脂肪和碳水化合物的吸收，而达到降脂作用。其中的番泻叶兴奋盘骨神经节，从而收缩大肠，引起腹痛而致泻。

此种减肥茶或许能够快捷地达到减肥目的，但如果服用时间较长，可能会引起水和电解质紊乱、胃肠道菌群失衡，停用后，体重迅速反弹的不良反应及停用后不能自动排便的后果。

5. 其他减肥茶　近年发现的魔芋、马齿苋、海藻类等亦可作为减肥茶的成分。

四、减肥食品

减肥食品即替代食品，系用低热量、高营养、食后有饱腹感或不吸收的食品，替代高热量、高脂肪、高碳水化合物食品，以改善机体能量摄入失调以及营养成分不均衡状态，从而达到减肥目的。市场上常见的替代食品如：奎克减肥酥、国氏全营养素、雅莱减肥饼干、魔芋牌圣美减肥片、减肥沙其晶、康美神窈窕乐、美乐姿奥美胶囊、思力美等。

五、减肥药的合理应用

临床上，当药物减肥成为一种必需，即肥胖者体重指数 $\geqslant 30\text{kg/m}^2$，伴有并发症，常规减肥疗法（饮食控制和体育锻炼等）难以奏效的时候，怎样合理使用减肥药物，以避免其带给人体危害的不良反应就显得尤为重要。

1. **严格遵守药品管理规范** 1997 年 9 月 15 日，美国食品与药物管理局（FDA）宣布，将"酚氟拉明"和"右酚氟拉明"从市场上撤回。2000 年 4 月 4 日欧洲委员会在官方公报中，根据专卖药品委员会（CPMP）的建议，公布了撤销 13 种减肥药决定。包括：芬特明（phentermine）、酚氟拉明（fenfluramine）/右酚氟拉明（dexfluramine）、安非拉酮（二乙胺苯酮 diethylpropion）、氯苄雷司（clobenzorex）、芬布酯（fenbutrazate）、芬普雷司（fenproporex）、马吲哚（mazindol）、美芬雷司（mefenorex）、去甲伪麻黄碱（norpseudoephedrine）、芬美曲秦（phenmetrazine）、丙已君（propylhexedrine）等。其中马吲哚、芬美曲秦、芬布酯和丙已君等并未在欧盟取得销售许可。2000 年 11 月 3 日，美国 FDA 发布全面停售含苯丙醇胺（PPA）类药物的公告。2000 年 11 月 15 日，我国国家药品监督管理局宣布，暂停使用和销售所有含 PPA 的药品制剂。

2. **明确治疗目的** 对于大多数肥胖者来说，一定要达到"理想体重"既不现实也非必要。因为使用药物治疗肥胖首要的目的应该是改善健康状况。其实，只要降低体重 5% ~ 10%，就能够在一定程度降低疾病危险因素。这对于大多数患者来说，是现实可能达到的目标。

3. **严格掌握适应证** 药物减肥的适应证是：

（1）肥胖者食欲旺盛，餐前饥饿难忍，每餐进食较多。

（2）肥胖合并高血糖、高血压、血脂异常、脂肪肝。

（3）肥胖合并负重关节疼痛。

（4）肥胖引起呼吸困难或有阻塞性睡眠呼吸暂停综合征。

（5）肥胖病人因担心增加体力活动可能会加重疾病或使病情出现新的变化。

上述五种情况，可考虑使用药物辅助治疗，一定要避免单纯为"美容性"减肥而应用减肥药。

4. **严格掌握禁忌证** 医务工作者应该对减肥药的不良反应、禁忌证、与其他药物的相互作用有充分的了解。密切观察、评价药物带给病人躯体与精神健康的损害。

【思考与实践】

1. 肥胖对人体健康危害有哪些。

2. 写出减肥药的分类、作用机制和不良反应。

3. 说出减肥药西布曲明、奥利司他的作用、临床应用和不良反应。

4. 常用减肥中草药的作用和应用。

第十九章

祛 臭 剂

臭汗症（bromhidrosis）是指汗液具有特殊臭味。可分为全身性臭汗症（generalized bromhidrosis）和局部性臭汗症（localized bromhidrosis），后者多指腋臭和足臭。人体汗腺分为两种，一种是直接开口于表皮汗孔的小汗腺，几乎遍布全身，以手掌、足底和额面部最多。足臭是足底小汗腺分泌的汗液软化角质层，并被细菌分解产生异臭。另一种是开口于毛囊内的大汗腺，仅分布于腋窝、脐窝和会阴部，其分泌受性腺的影响，青春期前不分泌，青壮年分泌旺盛，老年期分泌逐渐减少或消失。因而腋臭始发于青春期，严重于青壮年，而终结于老年期。研究表明，腋臭是一种染色体显性遗传病，也与腋窝大汗腺分泌物积聚，细菌滋生和分解有关。

养成良好个人卫生习惯有利于减轻臭汗症。严重腋臭症可采用腋下汗腺切除术、腋下汗腺抽吸刮除术、内视镜胸腔内交感神经烧除术等。药物治疗着眼于止汗、抗菌和祛臭三个方面。

第一节　止汗药

一、全身止汗药

应用全身止汗药治疗局部臭汗症，可收到较好的止汗效果。但由于对作用部位缺乏选择性，常给患者带来较多的副作用。可选用的全身止汗药有阿托品、东莨菪碱、丙胺太林等。

阿托品（atropine）

【药理作用及应用】胆碱能神经兴奋时，释放神经递质乙酰胆碱，后者激动 M 胆碱受体，使腺体分泌增加。阿托品为 M 胆碱受体阻断药，竞争性拮抗胆碱能神经递质乙酰胆碱对 M 受体的激动作用，从而抑制腺体分泌，特别是对汗腺、涎腺抑制更明显。

【不良反应】治疗量常见口干、便秘、视力模糊、心悸、眩晕等副作用，一般停药后消失。过量使用，上述症状加重，尚可出现呼吸加快、高热、谵妄、幻觉，甚至惊厥等中毒反应。

【禁忌证】青光眼、前列腺肥大、心动过速、便秘等。

东莨菪碱（scopolamine）

常用氢溴酸东莨菪碱（scopolamine hydrobromide），为白色结晶形粉末。无臭，易溶于水，略溶于乙醇，稍有风化性。

【药理作用及应用】本品为 M 胆碱受体阻断剂，作用与阿托品相似，抑制腺体分泌作用比阿托品强。口服可明显抑制汗腺分泌，用于治疗臭汗症和多汗症。

【不良反应】全身用药同阿托品。溶液剂外用无明显不良反应。

【禁忌证】同阿托品。

二、局部止汗药

乌洛托品（urotropine）

乌洛托品是由甲醛与氨缩合的产物，又称胺仿。有光泽的结晶或白色结晶性粉末，几乎无臭，味初甜，后苦。易溶于水，水溶液呈碱性。可溶于乙醇、氯仿，微溶于乙醚。遇火能燃烧，产生无烟火焰。

【药理作用及应用】本品属于消毒防腐药。局部外涂或经皮电离导入有良好的止汗作用，因其在酸性环境中可分解产生甲醛而发挥杀菌和祛臭作用。临床用于治疗腋臭、体癣、足癣和汗脚。口服吸收后在酸性尿中产生甲醛发挥杀菌作用，临床可用于治疗其它抗菌药无效和不适合用磺胺类药物的尿路感染。全身用药可加服适量氯化铵等药物，使尿液酸化，提高疗效。切记本品不宜与磺胺类药物合用，因为本品在酸性尿中产生的甲醛能与磺胺类药物形成不溶性沉淀物，增加发生结晶尿的危险性。

【不良反应】外用无明显不良反应。口服可产生胃刺激症状，用药时间过长，少数人可出现膀胱刺激症状如尿频和血尿，应及时停药。严重肾功能不全、胃溃疡者禁用。

氯化铝（aluminum chloride）

氯化铝又称三氯化铝，为白色或浅黄色结晶形粉末，近乎无臭，味甜而涩。极易溶于水，易溶于乙醇和盐酸。

【药理作用及应用】本品具有温和的收敛作用和防腐作用，能抑制汗腺分泌，尤对大汗腺分泌抑制明显。临床可制成 6%～20% 的无水乙醇溶液或酊剂，局部涂搽治疗手足掌多汗症。

浸泡治疗手足癣；湿敷治疗渗出性糜烂性湿疹、皮炎等。

【不良反应】稀溶液有一定刺激性，浓溶液有很强的腐蚀性。

硫酸钾铝 （Aluminun Potassium Sulphate）

硫酸钾铝又称明矾。为无色透明的结晶体。易溶于水，水溶液呈酸性。不溶于乙醇。

【药理作用及应用】本品具有杀菌作用、收敛作用和凝固蛋白的作用。局部应用，可硬化皮肤，减轻外界刺激对神经末梢的作用，减少液体渗出，有止汗作用。沉淀菌体蛋白，抑制皮肤表面细菌的滋生和分解，有祛臭作用。内服刺激性很大，故临床一般均外用。5% 粉剂、2% 溶液用于手足多汗症和臭汗症。0.1% 溶液用于急性皮炎、糜烂渗出性湿疹。

【不良反应】外用低浓度，无明显不良反应，高浓度有腐蚀作用。

甲　醛 （formaldehyde）

甲醛又称福尔马林（formalin），制剂最高浓度为 35%～40%（W/W）。为无色澄明呈中性的液体。具有炽烈的刺激性气味，对鼻、眼、喉黏膜有强烈的刺激作用。易与水和醇混合。低温久存易聚合形成多聚甲醛而出现浑浊或沉淀。酸化可催化聚合反应，加入少量乙醇或甲醇可防止聚合。光与空气能促进其氧化成甲酸，应密闭避光保存。

【药理作用及应用】甲醛为强效原浆毒杀菌剂，对细菌、真菌、病毒、芽孢等均有杀灭作用。作用机制是多向的，甲醛能与菌体蛋白质中的氨基结合，使菌体蛋白质变性、沉淀、凝固；甲醛能与菌体巯基酶的巯基（－SH）结合，抑制巯基酶活性，干扰菌体正常代谢过程；甲醛能溶解脂质，影响膜功能；并有脱水作用。甲醛作用强度受溶液浓度和溶媒的影响。临床 3%～15% 甲醛溶液用于治疗多汗症，涂于手足掌侧，3～5 天涂 1 次。2%～5% 甲醛溶液可用于室内空气消毒，$1m^2$ 用本品 15ml 加等量水，加热挥发。10% 甲醛溶液用于保存尸体和生物标本。口腔科与其它药物配伍，用于根管消毒或填充。

【不良反应】刺激性，甲醛蒸汽可引起流泪、咳嗽、严重可致喉头痉挛、吞咽困难、气喘等症状；浓溶液接触皮肤可使之变白和硬化；偶可引起过敏反应。误服福尔马林可出现黏膜坏死、呕血、便血、肾衰竭，甚至出现中枢抑制和循环衰竭而致死。

肉毒毒素 A（botulinum toxin A）

肉毒毒素有 7 种（A~G）不同的血清型。其中肉毒毒素 A 作用最强，稳定性好，且易于生产和纯化。临床主要应用肉毒毒素 A 注射剂，是一种白色冻干粉，应保存在 −5℃以下冰箱内。用生理氯化钠溶液溶解后呈淡黄色澄明溶液。

【药理作用及应用】本品有明显的肌肉松弛作用和抑制腺体分泌作用。其作用机制是：肉毒毒素 A 首先与神经发生特异性结合，再经受体介导的细胞内吞作用使毒素内在化，并移位至神经细胞溶质中，作为锌依赖性内部蛋白酶，分解神经递质释放所必需的突触囊泡相关膜蛋白，从而抑制神经递质乙酰胆碱的释放。取消乙酰胆碱对 M 胆碱受体和 N 胆碱受体的激动作用，产生抑制腺体分泌和肌肉松弛作用。肉毒毒素 A 已被美国 FDA 批准为治疗神经、肌肉痉挛性疾病的新药。广泛应用于神经科、眼科、口腔科、整形和康复科。目前其应用已扩展到美容除皱、止汗祛臭。局部注射用于治疗顽固性手部多汗症、腋臭症，疗效肯定，作用可持续数月，甚至更长。

【不良反应与防治】本品不良反应与用药部位有关，如用于手部止汗可出现手部肌无力；用于颈张力障碍的治疗可出现口干、吞咽困难和消化不良等；用于眼睑抽搐和面肌痉挛，少数病人可出现短暂的眼睑下垂，面肌力减弱等。

【注意事项】

1. 药品有剧毒，必须按剧毒药品管理。使用者必须是经过专门训练的人员。

2. 筒箭毒类肌松药、氨基糖苷类抗生素能增强本品的肌松作用，禁止同时使用。

3. 禁用于过敏、发烧、急性传染病者。慎用于心、肝、肺疾患、活动性肺结核、血液病患者、孕妇和 12 岁以下儿童。

4. 用药前应备有 1:1000 肾上腺素，以备偶发过敏反应急救使用。注射本品后应留院做短期观察。

第二节　抗菌药

汗臭的主要来源是由于大汗腺分泌的汗液被皮肤表面细菌分解，产生短链脂肪酸和氨而释放出刺激性臭味。外用抗菌药物可以杀灭皮肤、腋窝、足底等处滋生菌，减少细菌对汗液的分解，消除汗臭，同时对皮肤浅表感染、毛囊炎等有治疗作用，有利于皮肤美容。

莫匹罗星（Mupirocin）

莫匹罗星，别名百多邦、假单孢菌素 A，是新近开发的专供外用的广谱抗生素。有良好的皮肤穿透能力。

【药理作用及应用】 本品对与皮肤感染有关的各种革兰阳性菌及大多数革兰阴性菌有一定抗菌作用。对葡萄球菌和链球菌高度敏感，对多种耐药菌有效。且与其它抗生素无交叉耐药性。低浓度抑菌，高浓度杀菌。局部外用，适用于各种细菌性皮肤感染，毛囊炎。

【不良反应与防治】 用药局部偶见烧灼感、蜇刺感及瘙痒等，一般不需停药。

【用药注意与禁忌】 本品不适于眼内和鼻内使用，误入眼内用水清洗即可。有中度或严重肾功能不全者及孕妇慎用。对莫匹罗星或其它含聚乙二醇软膏过敏者禁用。

硫酸新霉素（Neomycin Sulfate）

本品为白色或微黄色粉末，无臭，有吸湿性。极易溶于水，水溶液呈右旋光性。微溶于乙醇、乙醚、丙酮和氯仿。

【药理作用及应用】 本品为氨基糖苷类抗生素，对大多数革兰阴性菌和部分革兰阳性菌有杀灭作用。由于严重的肾毒性和耳毒性，不作全身用药。外用可杀灭局部滋生菌，有利于祛臭和治疗皮肤浅部感染。

【不良反应与防治】 外用一般无明显不良反应。

苯扎溴铵（benzalkonium bromide）

苯扎溴铵又称新洁尔灭，属季铵盐类阳离子表面活性剂。在常温下为淡黄色胶状体，有芳香臭，味极苦。低温下呈蜡状固体。易溶于水和乙醇，不溶于乙醚。水溶液呈碱性，振荡时产生泡沫，化学性质稳定。

【药理作用及应用】 为广谱杀菌剂，对革兰阳性菌作用较强，对铜绿假单孢菌、抗酸杆菌、芽孢和病毒无效。抗菌机制与改变菌体胞浆膜通透性有关，本品能吸附于菌体表面，其分子的疏水和亲水基团分别掺入菌体胞浆膜的类脂质层和蛋白质层，使菌体细胞膜表面张力降低，膜通透性增加，引起菌体内容物大量外漏，细胞外大量低渗液进入菌体细胞内，致使菌体代谢障碍或膨胀溃裂而死亡。

临床主要应用其溶液剂，外用治疗臭汗症，皮肤、黏膜、伤口消毒，手术前洗手、手术器械消毒等。可根据用药部位配制成不同浓度使用。

【不良反应与防治】 毒性低，低浓度溶液无刺激性. 少数人可发生过敏反应，如接触性皮炎、变态反应性黏膜炎等。

【用药注意】 禁忌与碘、碘化钾、硝酸银、枸橼酸盐、水杨酸盐、酒石酸盐、银盐、过氧化物及钙、镁、铁、锌等金属离子化合物等配伍。阴离子表面活性剂（如肥皂、合成洗涤剂等）和有机物（如血清、脓液等）能降低或失去本品的抗菌作用，故用药前应当用水或低度酒精清洁皮肤、创面，祛除脓血，忌用肥皂等。

高锰酸钾（potassium permanganate）

高锰酸钾又称 pp 粉，为黑紫色颗粒或结晶。无臭，味甜而涩。溶于水，溶液呈紫红色，久置变成棕黄色而失效。与有机物接触、加热、酸或碱均能加速其氧化反应。

【药理作用及应用】 本品为强氧化剂，与有机物接触后发生氧化作用而杀菌。氧化作用后还原成二氧化锰，后者与蛋白质结合形成蛋白盐类复合物，具有收敛作用。低浓度高锰酸钾溶液具有抗菌、收敛、止血、除臭、消毒防腐作用。对多种细菌和真菌均具有杀灭作用。但因其作用易被有机物减弱，故作用浅表而不持久。高浓度有刺激性和腐蚀性。

本品临床主要用于皮肤、黏膜、腔道、创面消毒，也可用于治疗足臭症。

【不良反应与防治】 高浓度溶液有刺激性和腐蚀性。低浓度溶液反复使用可使局部组织着色及黏膜老化。避免反复连续使用。

【用药注意与禁忌】 久置易还原而失效，宜使用前配制新鲜溶液。禁忌与碘化物、还原剂及大多数有机物配伍。注意勿与甘油、蔗糖等还原性物质研合，会发生爆炸。

第三节　芳香剂

芳香剂本身并不能消除或减少汗臭产生，但其散发的芳香气味可淡化或掩盖汗臭，减轻汗臭带给人们的不快。芳香剂种类繁多，下列芳香剂常用于臭汗症。

熏衣草油（lavender oil）

本品是从唇形植物熏衣草的花经蒸汽蒸馏或溶剂萃取而得。为无色或微黄色液体，味微苦辣。易溶于乙醇。

【药理作用及应用】 本品具有熏衣草花特有的香气和木香气。广泛用作配制香精的料。用于臭汗症，多将本品加入抗臭汗症药粉、外用洗剂、乳剂和软膏中，起芳香矫味剂和着香剂的作用。可减轻或消除机体臭味。

【不良反应与防治】 一般无明显不良反应。个别人可有过敏反应，一旦出现应停止使用。必要时，进行抗过敏治疗。

玫瑰油（rose oil）

玫瑰油是玫瑰花经精制而得，为黄绿色或黄红色液体，易溶于乙醇等有机溶剂中。

【药理作用及应用】 玫瑰油有玫瑰花特有的香味。玫瑰油中含有香茅醇、丁香醇、芳香醇等。其中香茅醇具有理气、行血、解郁和调经作用。丁香醇具有抗炎、抗溃疡和镇痛作用。常将本品加入搽剂、洗剂、乳剂、软膏内，配制不同剂型的抗臭汗症制剂，用于治疗臭汗症。也可制成玫瑰油软胶囊，用作保健食品，用于治疗口臭、腋臭和臭汗症。

茉莉油（jasmine oil）

茉莉油又称素馨油，为淡黄色液体。溶于乙醇、乙醚，微溶于水。也用于配制各种抗臭汗症制剂，用于臭汗症的治疗。

【思考与实践】

1. 治疗臭汗症药物类型及各类型代表药的应用和主要不良反应各是什么？
2. 上网查阅"肉毒毒素 A"，全面了解其应用和注意事项是什么？

第二十章

口腔美容药

口腔美容是美容的重要组成部分。口腔美容药物主要包括牙齿增白剂、防龋矿化剂和治疗牙龈、牙周、口腔黏膜等软组织病损的抗菌消炎药物。口腔美容药物剂型丰富、制剂种类繁多，主要剂型有溶液剂、糊剂、凝胶剂、口腔药膜软膏、还有作用持续时间较长的缓释剂和控释剂。口腔药物以局部应用为主，因此在美容治疗中，应特别注意对周围组织的保护，避免牙周和黏膜等软组织的损伤。

第一节 牙齿增白剂

正常牙釉质为半透明性淡黄的象牙色，覆盖于牙齿冠部而暴露于口腔。口腔长期与有色食物或饮料（如茶、烟、咖啡等）接触，服用某些药物（如四环素、中药等），创伤引起的髓腔出血以及牙髓感染坏死等均可引起牙齿着色或变色，影响口腔颌面美容。常用的牙齿增白剂有过氧化氢、过氧化脲、过硼酸钠、次氯酸钠等。

牙齿增白剂是一类酸性强氧化剂，漂白机理目前有两种解释：一种认为漂白剂使釉质表面脱矿，透光性减弱，从而遮住牙本质的颜色。扫描电镜研究显示，漂白剂可使釉质表面呈蜂窝状结构，出现一定程度的脱钙溶解和微孔，这种类似酸蚀样的改变使釉质呈白垩色，降低了釉质的透明度，使着色的牙本质不反映出来或反映度降低，掩盖了牙本质的颜色。但随着釉质的再矿化，透明度提高，牙色又反映出来，因此，漂白一段时间后牙色复原；另一种解释是氧化物小分子穿透釉质，与牙本质中的色系基团结合、反应，改变牙釉质和牙本质的颜色而达到漂白的目的。

牙齿漂白比较适用于牙冠比较完整的轻、中度氟斑牙、四环素牙、无髓着色牙等增白治疗。其方法有外漂白法和内漂白法两种。外漂白法主要用于活髓牙；内漂白法主要用于无髓牙。内、外漂白可单独使用，也可同时使用两种方法，以增强漂白效果。

过氧化氢溶液（hydrogen peroxide solution）

过氧化氢为无色澄明液体，无臭或有类似臭氧的气味。味微酸，pH 3～5。性质不稳定，遇氧化物或还原物即能缓慢分解成氧气和水，有效氧约为本身体积的110倍。遇光、热、振荡、碱、有机物、金属离子、氧化物、还原物等加速其分解失效。2.5%～3.5%的过氧化氢溶液又称双氧水（H_2O_2），

【药理作用及应用】过氧化氢为强氧化剂，氧化穿透力强。当与组织液、血液、脓液、细菌等有机物接触或在过氧化氢酶作用下迅速分解，释放出新生态氧，氧化菌体内活性基团，干扰细菌酶系统而呈现抗菌作用。氧化发泡所形成的缓和机械力，可使脓血块、坏死组织碎片被飘浮而易于清除，并对血管产生一定压力而有利于止血。而且过氧化氢分解可产生超氧化自由基，通过链式或支链式反应及氧化剂外层轨道不配对电子的电子云，具有与其他电子形成电子对作用的强烈趋向，使其与决定牙齿着色的基团－色基结合，发生氧化－还原反应。从而氧化牙齿中的色素，改变牙齿的色泽，发挥牙齿脱色作用。

临床上，高浓度（30%）过氧化氢溶液用于牙齿漂白，主要适用于结构完整的氟斑牙、中轻度四环素牙、外染色牙和其他原因引起的中轻度着色牙的外漂白。可将吸有高浓度过氧化氢溶液湿纸或湿棉球置于清洁吹干的牙面上，涂擦2～3分钟进行脱色漂白，冲洗抛光。可根据需要1～3天复诊，4次为1疗程。红外线灯或激光照射，可以加强牙齿增白效果。20%溶液可用于治疗雀斑、黄褐斑的脱色治疗。低浓度过氧化氢溶液（1.5%～3%）常用于清洗创面或溃疡面、根管冲洗剂、治疗口腔厌氧菌感染等。

【不良反应与防治】

1. 高浓度过氧化氢溶液为强酸性物质，对局部有一定的刺激和腐蚀作用。用药后可能引起牙釉质不同程度脱矿，出现牙齿酸痛，对冷热敏感等不适症状者，一般停药1～2天后症状会自行消失。极个别有发生持续性牙釉质表面脱矿，折光率改变，呈钙化不良的毛玻璃状或白垩色斑。使用增白剂后，涂布或含漱氟化物，可有效地防止牙釉质脱矿，有助于釉质再矿化修复。

2. 可能出现牙齿回色或着色牙复发。可能与牙齿结构缺陷、裂纹有关。而且也可由于牙釉质再矿化恢复其透明度，使原来已遮色的牙本质再次显露而发生回色现象。可酌情做再次脱色漂白，但有越漂白效果越差的趋向，并仍有可能发生再着色。因此，必须慎重把握其适应证。

3. 高浓度过氧化氢溶液流至口腔软组织，可出现剧烈疼痛或炎性反应。因此，牙齿漂白时要严格控制用药剂量和用药时间，并注意作好局部隔湿，可采用龈缘处放置保护障或涂布凡士林等保护性措施。若使用中发现溶液接触软组织，

应立即用清水充分冲洗干净。

【用药注意与禁忌】 禁忌与有机物、碱、生物碱、碘化物、高锰酸钾及其它较强的氧化剂配伍；宜避光、密闭，于阴凉处保存。

过硼酸钠 (sodium perborate)

过硼酸钠是由硼砂、氢氧化钠与过量的过氧化氢反应，冷却后结晶而制得的合成品。呈无色棱柱形结晶或白色粉末，晶体型很稳定，近乎无臭，有盐味，pH10~10.3。其降解后主要形成过氧化氢和硼酸，有效氧10%，加热放氧更快，遇弱酸、酶或其他催化剂也可加速分解。与酸或还原物质反应易分解而失效。

【药理作用及应用】 过硼酸钠牙齿美白的作用机理，是因为其在过氧化氢酶和过氧化酶存在情况下，能很快降解形成小分子，产生大量气泡，释放出新生态氧，通过牙本质小管渗透到牙釉质深层与着色物质结合，使色素发生氧化-还原反应，从而改变有色物质的颜色。同时，分解产生多种超氧化物自由基，增强着色基团-色基结合反应，也促进着色的牙本质、牙釉质脱色。此外，过硼酸钠释放活性氧，又能产生一定的消毒和祛臭作用。

临床根据需要，可与蒸馏水或30%过氧化氢调拌成糊剂，封于髓腔内，对内染色无髓着色牙进行内漂白（也称冠内漂白）。方法是首先应去除部分根管充填材料至根管口下2~3mm处，用永久性粘固剂作基，再用乙醇等有机溶剂和脱水剂清洁牙齿。祛除冠内壁粘污层，开放被碎屑阻塞的牙本质小管，必要时可适当磨除染色特别深的牙本质，然后把蘸有过硼酸钠-过氧化氢糊剂的棉球置于髓腔内，用烧热的金属器械作用于药棉球使其加热，可加速氧化物的释放。反复更换药棉加热操作3次，然后再采用间诊漂白法，即把蘸有增白剂的湿棉球或糊剂加盖干性小棉球隔湿暂封于髓腔，间隔2~3天复诊，4~6次为1疗程，最后用复合树脂或玻璃离子粘固剂等材料充填完成。内漂白法与外漂白法联合应用效果更好。

【不良反应与防治】

1. **牙颈部外吸收** 冠内漂白1~5年后随访观察发现，牙颈部外吸收发生率为6%~7%，可能与增白剂渗出对局部刺激有关，同时，也可能与使用增白剂后防御功能减弱，细菌在暴露的牙本质小管中繁殖，引起周围组织感染，继发牙颈部硬组织吸收有关。

防止牙颈部外吸收要有效控制增白剂的渗出，方法是注意根管口作基时基底厚度适当（至少在2mm以上），充填物应到达附着龈水平以下。牙颈部发生外吸收，一般无需处理，但严重者可采用牙周翻瓣术行病灶骨切除与骨成形术，可得到有效控制。

2. 牙齿再着色 内漂白美容远期效果与近期效果存在差别，15 年后明显再着色发生率为 3% ~7%，约 45% ~60% 的牙有再染色。主要原因可能与修复材料边缘微渗漏有关。严密充填根管，使用良好防微漏性能的窝洞充填或垫底材料，能有效地防止有色物质的渗入，可减少或避免牙齿再着色。

【用药注意与禁忌】本品不得与氧化铝、二氧化锰、高锰酸钾、硝酸银等药物配伍。通常置于密闭容器、贮存于阴凉、干燥处。

过氧化脲（carbamide peroxide）

过氧化脲又名过氧化尿素（urea peroxide），是由尿素和过氧化氢等分子组成的复合物，是一种强脱水氧化剂。为无色结晶或白色结晶性粉末、无臭、味咸、微有引湿性，易溶于水、乙醇，不溶于乙醚、氯仿。

【药理作用及应用】过氧化脲分解生成过氧化氢、尿素、二氧化碳和氨等，其漂白活性成分是过氧化氢，10% 的过氧化脲大致与 3% 的过氧化氢相当，漂白机理与过氧化氢相似，作用较过氧化氢温和。过氧化脲穿透力强，可渗透牙釉质并游走于牙本质中，发挥其作用。

临床可根据需要选用含 10% ~16% 过氧化脲漂白液或凝胶。凝胶常用甘油作调和剂制成，配合软托盘给药，主要用于家庭牙齿漂白。使用时将药物置于托盘的药囊中，每晚戴用，次日晨取出，每晚戴 6 ~8 小时，2 ~3 周为 1 疗程。对外源性染色和由于增龄性变化所致的着色牙效果较佳；对先天性深着色牙、四环素牙、氟斑牙有不同程度的效果；无髓着色牙可将其凝胶置于髓腔内或牙齿表面进行联合治疗；需特别漂白的单个或数个着色牙，将凝胶有选择性地置于相应的托盘内进行脱色，同样有效。

【不良反应与防治】

1. 牙釉质脱矿 牙釉质长时间接触高浓度的过氧化脲是否会引起牙釉质脱矿问题存在不同结论。有报道牙釉质接触高浓度过氧化脲 12 小时，可发生牙釉质软化，将 10% 过氧化脲取少许装入纤维托盘与牙齿接触，每日 1 次，每次不少于 6 小时，1 周后发现经漂白后牙齿表面呈不同程度的白垩斑，牙齿原有光泽减退。

2. 牙髓刺激 高浓度过氧化脲家庭漂白术 1~2 天后，多数病人有不同程度的牙齿酸感，冷热敏感症状和咀嚼无力等，停止用药后，症状消失；低浓度过氧化脲也可引起牙髓刺激症状和牙龈炎性反应。因此，制作软托盘时应充分重视龈缘的封闭，把握好用药浓度、剂量和漂白时间。

次氯酸钠 （sodium hypochlorite）

次氯酸钠为白色或灰绿色结晶，有氯臭味，易溶于水，一般用其水溶液。性能不稳定，溶液配制后，仅可保存 1 周。在碱性条件较在酸性条件下稳定。遇光、热易分解失效。

【药理作用及应用】次氯酸钠属于强氧化剂类，与水反应生成次氯酸并能释放新生态氧呈现卤代和氧化作用，对细菌、病毒、芽孢均有强大的杀灭作用。并有止臭、漂白作用。因其本身具有毒性和对人体细胞的破坏性，所以大多外用于非活体物质的消毒杀菌。口腔美容使用的次氯酸钠溶液由漂白粉、碳酸钠、氟化苯等溶液配制而成，主要用于义齿的洁白和消毒，可清除活动义齿的污物、烟渍、色素、结石及异味，而获得良好的美容效果。也有直接用高纯度次氯酸钠（即漂白精）制成片剂，用时可取 1～2 片投入水中，将义齿浸泡数分钟，即可获得洁白美容效果。

【不良反应与防治】浓溶液有很强的腐蚀性，能腐蚀皮肤、黏膜，溶解指甲等，吸入其烟雾可刺激呼吸道黏膜，引起咳嗽和窒息。本品与胃接触，立即释放出次氯酸，刺激腐蚀胃黏膜，引起严重胃肠道反应，严重者血压下降，谵语和昏迷。使用中注意避免与眼、皮肤等组织接触。药品放在安全地方保存，防止误服。

第二节 防龋矿化剂

龋病是由牙面菌斑内的致龋微生物和碳水化合物共同作用产生的酸引起牙体硬组织脱矿和无机质崩解的一种慢性、进行性和破坏性疾病。临床表现为牙齿硬组织在色、形、质各方面均发生变化。轻者仅有釉质白垩色斑纹，中等和重者出现病变部位有色素沉着、褐色染和坑凹状缺损，以至牙齿失去整体外形。釉质和牙本质变脆，容易磨损。严重影响口腔颌面部美容。

防龋矿化剂主要包括氟化物、银化物及微量元素。

一、氟化物

氟化物防龋已有100多年历史，早在20世纪初就有含氟牙膏问世。氟（fluorine）属于卤族元素，在所有元素中，氟活性最强，通常以矿物质形式存在，是钙化组织的亲和剂。在生物性矿化组织中，它以氟磷灰石或氟化羟基磷灰石的形式与骨晶体相结合，在牙齿内羟基磷灰石的羟基被氟取代时，容易形成氟化羟基磷灰石，可增强牙釉质对脱矿的抵抗力。局部用氟量一般比全身用氟量低，相对比较安全，易于被采纳应用。局部使用不仅有明显的防龋作用，而且还有助于釉质表面脱矿或多孔部分重新再矿化修复。目前用于防龋的氟化物主要为溶液和凝胶，常用有氟化钠、氟化亚锡、酸性磷酸氟溶液或凝胶。

氟化钠（sodium fluoride）

氟化钠为白色、无味的粉末，易溶于水，不溶于醇。氟化钠溶液 pH 呈碱性，因能缓慢腐蚀玻璃，故需储存于聚乙烯瓶内保存。

【**药理作用**】本品用于防龋有两方面的药理作用：一是提高牙齿表面和釉质的抗酸能力。全身用药时，氟进入正在形成和矿化的牙齿磷灰石晶体中，与羟基磷灰石发生置换反应，生成氟磷灰石，后者的结晶性、稳定性和硬度均比羟磷灰石增强，使牙质更好；局部用药，氟化物除可与牙表面的羟磷灰石结合生成氟磷灰石外，还可在釉质晶体表面沉积一层氟化钙，使牙齿得以再度矿化，从而降低了氢离子进入釉质晶体的速度，使牙齿抗酸能力增强；二是抑制口腔致病菌，减少细菌和菌斑在牙面的附着。口腔致病菌主要为变形链球菌、乳酸杆菌和放线菌。致病菌使牙面周围的碳水化合物酵解产酸，腐蚀牙釉质。氟化物通过以下途径抑制口腔致病菌：①抑制参与糖酵解过程的烯醇酶，减少产酸；②抑制细菌对葡萄糖的摄入，干扰细胞内外多糖的合成，细胞内多糖是细菌能量来源，胞外多糖是维持菌斑的基质；③抑制唾液中某些参与产酸和分解牙体组织的酶。

【**临床应用**】临床主要用于龋病的防治。全身用药预防龋病，多采用氟化水源、食物加氟或氟化物片剂口服；局部用药包括使用含氟牙膏、氟化钠溶液漱口、涂搽液或氟凝胶等局部牙面涂氟。成人涂布用量应控制在每次 2ml 以内，儿童为成人用量的 1/3 ~ 1/2。局部用氟前应清洁牙面以利氟的吸收。常在用药前常规用超声波清牙去除牙结石，并作简易的牙面隔湿处理，再将含氟溶液的小棉球从龈沟或邻面向干燥牙面上涂布，使其湿润 3 ~ 4 分钟后再去除棉球，30 分钟内不宜漱口和进食。

【**不良反应与防治**】本品无刺激性，不引起牙齿着色。但氟为细胞原浆毒，若操作不当、不慎误吞或长期摄入过量的氟，则可能导致急、慢性氟中毒。

1. **急性氟中毒**　是指一次服用或误服过大剂量氟化物，引起血氟浓度过高所致的毒性反应。成人急性氟中毒致死量为 2 ~ 5 克/次，儿童急性氟中毒致死量为 0.5 克/次左右，2% 的氟化钠溶液 100ml 即可致成人死亡。急性氟中毒初期表现为恶心、呕吐、腹泻等，继之可出现四肢感觉异常、疼痛、反射亢进，甚至出现抽搐痉挛、血压下降、心力衰竭。此乃由于血中大量 Ca^{2+} 与氟结合，引起血钙急剧降低所致，严重者可致死。急性中毒者可以 2% 氯化钙或 0.2% 稀氨溶液由胃管注入，反复抽洗。洗胃后可口服镁乳 15～30ml，蛋清 40～60ml，牛奶 10～200ml，或氢氧化铝凝胶 20ml，以保护胃肠黏膜。

2. 慢性氟中毒 指长期摄入过多氟引起的慢性蓄积氟中毒。多发生在饮水含氟量过高地区的人群。慢性毒性进展较慢，不易被发现，一旦发现即已造成了不可逆转的损伤。以牙和骨损害最突出，形成氟斑牙和氟骨症。临床使用时务必严格操作，应特别注意氟的用量、浓度和用药时间，避免发生慢性蓄积毒性。

氟化亚锡溶液（stannous fluoride solution）

氟化亚锡为白色，具有苦咸味的结晶性粉末，易溶于水，不溶于乙醇、氯仿。氟化亚锡水溶液化学性质不稳定，易水解、氧化，减弱抗龋作用。

【药理作用】 氟化亚锡具有氟和锡双重防龋和抗龋作用。其作用机制有两个方面：一方面，亚锡离子是一种表面活性剂，能阻止细菌粘附于牙体表面，减少菌斑形成。氟化亚锡能选择性作用于变形链球菌细胞膜，改变膜结构和功能，从而抑制细菌的生长与繁殖，阻止菌斑形成；另一方面，氟化亚锡与牙齿接触一定时间后，可在牙釉质表面形成一层不溶性的磷酸锡、氟化钙和氟磷灰石，增加牙釉质表面的矿化度，从而提高牙齿的防腐蚀能力。

【临床应用】 临床局部使用氟化亚锡溶液涂搽牙釉质表面，其防龋效果比氟化钠溶液明显。也可配制成稀溶液每周或每日含漱 1 次。凝胶剂可置于预制软托盘戴用，也可用等离子溶液稀释涂布使用。

【不良反应与防治】 氟化锡溶液对牙龈有刺激作用，可使牙龈组织发白，牙釉质脱矿区和充填物边缘色素沉积，变成棕黄色或黑色，可能与形成亚硫酸锡有关。使用溶液剂应注意对这些部位的保护。凝胶剂无此不良作用。

酸性磷酸氟（acidulated phosphate fluoride，APF）

酸性磷酸氟是主要由氟化钠和正磷酸组成的防龋剂。pH3.2，为弱酸性，化学性质稳定。有溶液和凝胶两种剂型。

【药理作用】 酸性磷酸氟由于其弱酸性特点，可使牙釉质中钙、磷溶解，呈多孔状，有助于氟化物进入牙釉质深层发挥作用。同时其溶解的钙、磷离子与氟结合沉淀生成氟磷灰石，使牙釉质中氟磷灰石含量明显增加，增强牙釉质抗龋能力。

【临床应用】 临床大多采用局部用药，用于口腔正畸戴用固定矫治器患者牙齿的防龋和初期龋、釉质白垩斑的治疗。酸性磷酸氟涂搽液局部使用方法同氟化钠，凝胶剂一般用软托盘局部应用，用药前先清洁牙面、隔湿、吹干、用适合口腔大小的泡沫托盘装入适量凝胶，分别置于上下颌弓，轻轻咬动，使凝胶布满牙面并挤入牙间隙及窝沟内，停留 4～5 分钟后取下托盘，30 分钟内不漱口、不进食和饮水。一般第一年每季度使用 1 次，第二年每半年 1 次。

【不良反应与防治】无明显不良反应。对口腔软组织无明显刺激性，也不引起牙齿着色。

单氟磷酸钠（monofluorophosphate，MFP）

单氟磷酸钠是一种共价型氧化物，pH 接近于中性，化学性能比较稳定。由于其与多种摩擦剂如不溶性偏磷酸、无水磷酸二钙、三氧化铝、二氧化硅等有良好的相容性，故几乎都是配制成软膏使用。

【药理作用】单氟磷酸钠在酸或唾液酸作用下分解，持续释放低浓度氟离子。由于其本身含有阴离子，故能很快从釉质表面向整个釉质弥散，促进釉质再矿化，作用机制同氟化钠。

【临床应用】临床大多为局部用药，主要用于口腔正畸戴用固定矫治器患者的防龋和初期龋、釉质白垩斑的美容治疗。有较好的防龋抗龋作用，特别是对光滑面龋的预防效果良好。

【不良反应与防治】使用安全，对牙龈组织无刺激性，不使牙齿着色。

二、银化物

银化物是一种有腐蚀性的电解质，具有蛋白凝固作用。银离子能与牙本质内的蛋白质结合形成比较坚硬的蛋白银沉淀，有利于阻断外来因素对牙髓的刺激，同时，银离子经还原反应生成金属银沉淀于牙面，提高牙面的防侵蚀能力。常用有氨硝酸银、氟化铵银溶液。

氨硝酸银（silver ammoniacal nitrate）

氨硝酸银是硝酸银用蒸馏水加热溶解、冷却后，徐徐滴入浓稀氨溶液中，震荡溶解、过滤后的澄明溶液，贮存于棕色瓶中待用。

【药理作用及应用】硝酸银是蛋白凝固剂，银离子能与菌体酶蛋白结构中的巯基、羧基结合成蛋白银沉淀，干扰菌体代谢酶系统功能，从而抑制细菌的生长繁殖。同时，银离子经还原反应生成金属银沉淀于点隙裂沟处，可防止龋病发生。用于乳牙广泛龋，由于还原银化物沉积于牙本质小管内，抑制细菌滋生，可延缓或停止龋蚀。

【临床应用】临床主要用于乳牙广泛性浅龋无法制洞充填者，用药后可停止龋蚀的发展。也可用于浸镀年轻恒牙较浅的点隙窝沟。还可用于后牙牙本质脱敏和窝洞及根管消毒。治疗龋齿用药方法是用药前要隔湿、干燥，用小棉球蘸取药液涂搽牙面 1 分钟，热气吹干，用还原剂还原。

【不良反应与防治】丁香油、甲醛和碘酒作还原剂时，还原后用药局部牙面分别可显示黑、灰、黄不同颜色，使牙齿染色，故治疗前牙不可选用。前牙龋病治疗应选用氯化钠作还原剂，因其还原后生成的氯化银沉淀为白色，不使牙齿着色。

氟化铵银溶液（silver ammonium fluoride solution）

鉴于氟和银的防龋作用，某些学者提出用氟化铵银溶液作为防龋剂。

【药理作用】氟化铵银兼有氟和银的双重作用，其防龋效果优于单纯使用氨硝酸银和氟化钠。抗龋机制与其抑制致龋链球菌和促进再矿化作用有关。银离子与菌体蛋白结合形成蛋白银沉淀而呈现杀菌作用。氯化铵银与牙釉质中的羟磷灰石反应生成氟化钙和难溶性的磷酸银，促进牙齿再矿化。同时，银离子进入牙本质小管，与成牙本质细胞胞浆内有机物结合，形成蛋白银沉淀，封闭牙本质小管，可有效阻止龋病的扩延。

【临床应用】临床可用于防龋和早期龋的处理，也可用于牙本质脱敏的治疗。

【不良反应与防治】不良反应参见氟化物和银化物。不宜用于前牙、年轻恒牙和深龋。

三、微量元素

随着微量元素研究进展，已发现除氟以外还有一些微量元素如钼、银和镧也有预防龋病的作用。

钼（molybdenum）

钼是生物必需的微量元素，经流行病学研究和动物实验证明钼有防龋作用。常用的制剂为氟化钼酸铵。

【药理作用及应用】该品兼有氟和钼的双重抗龋作用。钼可促进氟磷灰石和氟化钙的生成，降低磷灰石中的碳酸根离子的含量，从而增强牙齿的抗酸能力；并能抑制胶原酶对牙本质中胶原的破坏，也可起到预防龋病的作用。临床常用 10% 氟化钼酸铵溶液，使用时清洁牙面，隔湿、干燥，用小棉球蘸取药液涂布牙面 4 分钟，冲洗 30 秒。每次用量 0.5ml，1 次/周。连续使用 3 周以后，每 3 个月涂布 1 次。

【不良反应与防治】临床使用几乎没有毒副作用。该品不使牙齿着色，可用于前牙。

锶（strontinum）

流行病学调查发现饮水中锶的含量与龋病发生率呈负相关，启迪人们用锶防龋的想法。锶防龋作用很可能与其抑制龋菌生长、代谢，减少釉质中碳酸盐含量，从而增强釉质的抗酸能力等有关。临床常用制剂为 25% 的氟化锶水溶液，用于涂搽牙面有一定防龋效果。使用方法同氟化钠。

第三节 牙周抗感染和消炎药

牙周病是指发生在牙齿支持组织的疾病。广义的牙周病泛指发生于牙周组织的各种病理类型，主要包括牙龈病和牙周炎两大类。有时牙周病也被狭义地理解为牙周炎的代名词。牙周病是最常见的口腔疾病之一。牙周病是由细菌、宿主、环境等多因素共同促成的疾病。其中菌斑的积聚是引起牙周病的直接因素（或始动因素）。而不良的全身健康状况（如糖尿病、心血管疾病、血液病等）和不良口腔环境卫生则是菌斑和牙周病形成的不可忽略的内外因素。

牙周病治疗药物主要为抗生素和其它具有抗菌抗炎活性的药物，用药方法包括全身用药和局部用药。一般主张凡能采用局部药物治疗者，应尽量减少全身用药。

一、牙周病全身用药

全身用药，药物通过血液可到达深牙周袋底、牙周袋壁组织内以及牙周袋以外区域如舌背、扁桃体、颊黏膜等处，有利于消除这些部位的病原微生物。但一般剂量到达牙周袋内的药物浓度较低，而且容易诱导耐药菌株和引起双重感染等不良反应。故仅适用于单用其它治疗方法不能治愈的病例和某些特殊患者（如糖尿病、HIV 感染、心瓣膜疾病等）。要根据感染类型有针对性的选药，牙周病全身用药一般常选用甲硝唑、螺旋霉素、阿莫西林、四环素及非甾体抗炎药如布洛芬等。采用短期大剂量治疗方案可获得较好疗效。

甲硝唑（metronidazole）

甲硝唑又名灭滴灵。为白色或微黄色结晶或结晶性粉末，有微臭，味苦而略咸，需避光、密闭保存。

【药代动力学】口服吸收完全，生物利用度几乎达 100%，给药后 1 小时即可达到有效血药浓度；血浆蛋白结合率约为 10%。分布广泛，可进入全身组织和体液中，如阴道分泌物、精液、唾液、肝脓肿的脓液中，亦可透过血－脑脊液屏障进入脑脊液。唾液及龈沟液中浓度高，药物部分经肝脏代谢失活，大部分以原形药物和部分代谢物经肾排出体外，少量由皮肤及粪便排出。半衰期约 8～10 小时，单次口服有效血药浓度可维持 12 小时。

【药理作用】甲硝唑属硝基咪唑类抗菌药物，对革兰阳性和革兰阴性厌氧菌，包括脆弱类杆菌有强大的杀菌作用。对螺旋体也有抑制作用。对需氧菌无效。其作用机制未完全阐明，目前认为，可能是药物分子中的硝基在细胞内无氧环境中还原成氨基，后者抑制 DNA 合成或使已合成的 DNA 变性，而显示抗厌氧菌作用。

【临床应用】临床主要用于防治各种厌氧菌感染或其它细菌混合感染、滴虫感染和阿米巴病等。口腔科主要用于控制牙菌斑，治疗或预防厌氧菌等引起的局部感染、牙龈出血、口臭、急慢性牙龈炎、牙周炎，包括边缘性龈炎、龈乳突炎、急性坏死性龈炎、青少年牙周炎等。可口服或静脉滴注，也可制成溶液含漱、制成凝胶剂及牙周缓释剂等放入牙周袋内局部使用。

【不良反应与防治】常见有消化道症状如恶心、厌食、腹痛腹泻、舌炎、口腔有金属味、上腹部不适等。少数可出现荨麻疹、皮肤潮红和瘙痒、肢体麻木或感觉异常。偶可发生肾炎、膀胱炎。动物实验发现，大量、长期使用甲硝唑有致畸和致癌作用。与维生素 B_6 联合使用，可减轻胃肠道不良反应。若出现中枢神经系统中毒症状时应立即停药。

【用药注意与禁忌】用药期间禁止饮酒，因本品能抑制乙醇代谢，加重酒精中毒症状。

该药有潜在致畸作用，故孕妇及哺乳期妇女避免使用；有血液、神经系统疾病者慎用。用药期间尿液呈棕红色，为药物代谢物的颜色所致，应预先给患者说明。

乙酰螺旋霉素（acetylspiramycin）

乙酰螺旋霉素为螺旋霉素（spiramycin）的乙酰化产物，为白色或微黄色粉末、无臭、味苦，微溶于水，易溶于甲醇、乙醇等有机溶剂中。

【药代动力学】本品口服吸收不完全，生物利用度为 54%，用药后约 2 小时达峰浓度，胆汁、尿液、肺组织及前列腺中浓度高于血药浓度，骨组织中贮存时间长，龈沟液浓度高于血液和唾液浓度。能透过胎盘进入胎儿血液循环。不能通过血－脑屏障。半衰期约 4 小时。

【药理作用】乙酰螺旋霉素属于大环内酯类抗生素，本身无抗菌活性，吸收后在体内脱乙酰基转变为螺旋霉素发挥抗菌作用。作用于细菌核糖体 50s 亚单位，可阻碍细菌蛋白质的合成，属于生长期抑菌剂。能有效抑制牙周致病菌，如变形链球菌、粘性放线菌、产黑色素拟杆菌，对各种链球菌有强大抗菌作用，对螺旋体、螺旋杆菌有抑制作用。

【临床应用】临床主要用于链球菌等引起的口腔感染、牙龈出血、牙周溢脓、多发性牙周脓肿、牙龈炎及牙周炎等，均有显著疗效。

【不良反应与防治】治疗剂量下无明显不良反应，大剂量口服可出现胃肠道反应和一定的肝毒性，但停药后数日大多可自行恢复。避免大剂量长时间使用。

红霉素（erythromycin）

红霉素是从红链球菌的培养液中提取的 14 元大环内酯类抗生素。有口服和静脉滴注两种剂型。因口服易受胃酸破坏且刺激胃，而制成肠溶片或酯化物的盐，如红霉素肠溶片、硬脂酸红霉素、琥乙红霉素（利君沙）、依托红霉素（无味红霉素）和可供静脉滴注的乳糖酸红霉素等。

【药代动力学】红霉素肠溶片和依托红霉素在小肠上部吸收，分别在用药后 4 小时和 2 小时达血药峰浓度，有效浓度可维持 6～12 小时；硬脂酸红霉素在十二指肠水解释放出红霉素，口服 3～4 小时达峰浓度；而琥乙红霉素口服 0.5～2.5 小时达峰浓度。红霉素广泛分布全身组织和体液中，唾液中药物也可达到有效浓度。主要经肝代谢和胆汁 - 肠道排泄，仅少量（2.5%～15%）由肾排泄消除。半衰期为 1.6～1.7 小时。

【药理作用】红霉素属大环内酯类抗生素。对革兰阳性菌、阴性菌和除外脆弱拟杆菌和梭状芽孢杆菌以外的厌氧菌均有抗菌作用。对螺旋体、衣原体、肺炎支原体、立克次体、螺旋杆菌也有较强的抑制作用。其抗菌机制是药物与细菌核蛋白体 50_S 亚基结合，抑制转肽作用及信使核糖核酸（mRNA）移位，从而抑制蛋白质合成。

【临床应用】临床主要用于耐青霉素的金葡萄球菌引起的轻、中度感染及对青霉素过敏的其它敏感菌感染。与甲硝唑联合应用，对牙周炎有较好疗效。

【不良反应与防治】口服可出现胃肠道反应，如恶心、呕吐、腹痛和腹泻。偶见皮疹、药热等过敏反应。长时间服用琥乙红霉素或依托红霉素可损害肝脏，表现为转氨酶升高、肝肿大以及胆汁淤积性黄疸等。静滴血药浓度过高时，可发生耳鸣或暂时性耳聋。局部可引起静脉炎等并发症。尤其是肝硬化并伴有肾功能不全的患者更易出现。

【用药注意与禁忌】注射用乳糖酸红霉素不能直接用含盐输液溶解。使用时，先将乳糖酸红霉素溶于 10ml 灭菌注射用水中，再添加到 500ml 输液中，缓慢滴入，最后稀释浓度不应大于 0.1%。肝炎、肝硬化等肝病患者慎用，孕妇忌用。

四环素（tetracycline）

【体内过程】四环素口服吸收较好，用药后 2~4 小时达峰浓度。药物－血浆蛋白结合率较低，易透入胸腔、腹腔、胎儿血液循环及乳汁中。不易透过血－脑脊液屏障，脑脊液的浓度仅为血药浓度的 1/10，胆汁浓度高，约为血药浓度的 10~120 倍。能沉积于骨、骨髓、牙齿硬组织中。药物部分以原形经肾小球滤过排泄，尿排泄率为 20%~55%，故尿中浓度高。进入肝脏的药物随胆汁进入小肠，形成肝肠循环。半衰期较长，约为 8.5 小时。四环素能与某些多价阳离子形成难溶性络合物，影响其吸收。酸性环境可促进吸收，故应避免与抗酸药合用。

【药理作用】四环素为广谱、速效抑菌剂，低浓度抑菌，高浓度杀菌。对革兰阳性及阴性需氧和厌氧菌、肺炎支原体、衣原体、立克次体、螺旋体、放线菌均具有抑制作用。且能间接地抑制阿米巴原虫。但对病毒、真菌和绿脓杆菌无效。抗菌机制在于药物能与细菌核糖体 50_S 亚单位在 A 位上特异性结合，阻止氨基酰 tRNA 在该位置上联结，从而抑制肽链的延长和细菌蛋白质合成，并能改变细菌胞膜通透性，使胞内核苷酸和其它重要成分外漏，从而抑制 DNA 复制。此外，四环素治疗牙周炎等疾病除与其抑菌作用有关外，还与其能直接抑制胶原酶活性，清除炎症时中性粒细胞在氧化反应过程中生成的活性物质对牙周结缔组织的破坏，以及促进牙周组织再生有关。

【临床应用】四环素临床应用较为广泛。临床首选用于立克次体感染和斑疹伤寒、恙虫病、支原体肺炎、衣原体所致鹦鹉热、性病性淋巴肉芽肿、回归热、霍乱等，一般细菌感染不作首选。口腔科用于治疗牙龈炎、牙周炎疗效明显。也可将四环素制成缓释剂用于牙周病的局部治疗。

【不良反应与防治】

1. **胃肠道反应**　口服四环素刺激胃肠黏膜引起恶心、呕吐、腹胀、上腹不适等症状，个别有出现食管溃疡，表现为吞咽痛及胸骨后烧灼痛。减量或改用小剂量多次服用，可减轻症状。

2. **二重感染**　长期使用由于其广谱抗菌作用，使敏感菌受到抑制，而不敏感菌乘机在体内生长繁殖造成再次感染，称二重感染。多见于老年人、幼儿、体质衰弱者以及由于合并使用肾上腺皮质激素、抗代谢或抗肿瘤药物而使抵抗力低下的患者。常见的二重感染以白色念珠菌居多，表现为鹅口疮、肠炎等，可用抗真菌药治疗。难辨梭菌引起的假膜性肠炎，是由于细菌产生毒性较强的外毒素引起肠壁坏死和体液渗出所致。表现为剧烈腹泻，严重失水或休克症状。有死亡危险，此种情况必须停药，并口服万古霉素或甲硝唑给予治疗。

3. 对牙齿的影响 四环素能与形成期的骨和牙齿中沉积的钙结合，形成稳定的黄色络合物，抑制骨骼的生长。四环素对牙齿发育期有影响，无论疗程长短，均可造成牙齿黄染或釉质发育不全。药物对乳牙危害最大的时期为妊娠中期到出生后 4~6 个月。对恒牙影响最大的时期是出生后 6 个月至 5 岁，1 岁以内的婴幼儿，即使短期用药，引起乳牙着色及牙釉质发育不全的发生率极高。

4. 变态反应 偶有药热和皮疹等过敏反应，严重者可发生过敏性休克或哮喘、嗜酸性粒细胞增多症等。多与过敏体质有关。注意用药前了解患者的过敏史，必要时可随访观察。

5. 肝、肾毒性 大剂量口服或静脉给药，可引起肝细胞脂肪变性或坏死等严重肝脏损害。故伴有肝、肾功不全者应禁用。

【用药注意与禁忌】进食影响药物吸收，宜空腹服药。避免与抗酸剂、铁剂等药物合用，避免用药同时食用含有钙、镁、铝、铁等高价阳离子的食物，如牛奶、奶制品、菠菜等。孕妇、哺乳期妇女及 8 岁以下儿童禁用。

布洛芬（Ibuprofen）

布洛芬呈白色结晶粉末，易溶于乙醇、丙酮、氯仿或乙醚中，几乎不溶于水。

【药代动力学】本品口服易吸收，1.2~2.1 小时血药浓度达峰值，血浆浓度波动小，单次用药半衰期为 1.8~2.0 小时。血浆蛋白结合率可高达 99%。药物大部分经肝代谢失活，代谢物大部分经肾排泄，少部分随粪便排出。有 1% 原形药物经肾排泄而消除。

【药理作用】属苯丙酸类非甾体抗炎药。其抗炎、解热、镇痛作用比阿司匹林、保泰松或乙酸氨基酚强。其作用机制为抑制环氧酶活性，减少前列腺素类生成。布洛芬缓释剂胶囊又称芬必得（fenbid），能使药物在体内逐渐释放，可减少前列腺素合成和抑制破骨细胞增殖导致的骨吸收。

【临床应用】临床用于治疗牙龈炎、牙周炎、根尖周炎、冠周炎。颞颌关节炎及颌面美容手术后疼痛等。也用于治疗风湿及类风湿性关节炎。

【不良反应与防治】短期使用无明显毒副作用。长期用药约 16% 可出现消化道不良反应，包括消化不良、胃烧灼感、胃痛、恶心或呕吐，一般不必停药，极个别可发生胃肠道溃疡及出血，需停止用药。少见的不良反应还有肾功不全，下肢浮肿、皮疹、支气管哮喘、白细胞减少、肝功异常、视力障碍等症状，应立即停药。

【用药注意与禁忌】本药能使抗凝血药、降糖药作用或毒性增强，必须同用时要适当减少后者用药剂量。禁用于对阿司匹林或其它非甾体抗炎药过敏者。慎用于孕妇、哺乳期妇女、支气管哮喘、肾功不全、高血压、血友病及有消化道溃疡史者。服药期间避免饮酒或与其它非甾体抗炎药、皮质激素等合用。

二、牙周病局部用药

局部用药能避免全身用药所致的诸多副作用，随着牙周局部用药剂型的发展和用药方法的不断改进，口腔美容药物更趋向局部用药。牙周病局部用药的方式可分为龈上用药和龈下用药。龈上用药主要是利用具有抗菌作用的药物含漱剂进行漱口，以减少口腔内细菌数量和牙菌斑的形成；龈下用药是利用抗菌药物的冲洗剂、缓释剂和控释剂对牙周袋进行灭菌消炎。局部用药效果主要取决于是否有足够高的药物浓度达到牙周袋底并在其局部维持足够长的作用时间。

（一）口腔含漱剂（mouth rinse）

氯己定含漱剂（洗必泰）

【药理作用】本品是一种新型、强效表面活性剂型杀菌剂。对繁殖期革兰阳性菌、阴性菌和真菌均有效，对绿脓杆菌也有作用。抗菌机制是多方面的，氯己定可迅速吸附于微生物细胞表面，破坏细胞膜结构而使膜通透性增加，胞浆成分外漏而呈杀菌作用，并能抑制细菌脱氢酶的活性，高浓度还能凝聚菌体的胞浆成分。氯己定与牙齿表面有机和无机物有高度的亲和力，一次含漱后约有 30% 的药物被口腔上皮和牙面所吸附，而后持续 8～12 小时缓慢释放。较长时间地发挥抑菌作用，减少牙菌斑的形成。氯己定的抗菌作用不受血清、脓液的影响。细菌对本品不易产生耐药性。是目前已知效果最确切的防菌斑药物。也是临床广泛应用的外用消毒剂之一。

【临床应用】临床主要用于：①治疗牙周炎和牙龈炎；②用于口腔手术后含漱，可预防感染，促进伤口愈合；③久病长期卧床患者，用其漱口可防止牙龈炎与龋齿发生。

【不良反应与防治】本品味苦，对口腔黏膜有轻度刺激；长期使用可使牙体或口腔修复体、舌背等着色呈棕色，停药后需经洁治消除色素。有报道长期使用可使牙石增多，低浓度可减少这种作用。

【用药注意与禁忌】使用本品时忌与阴离子表面活性剂、碘剂、盐类、甲醛、升汞、高锰酸钾等合用，以免形成低溶性盐类而沉淀；硬水中的碳酸根或硫酸根离子可与其作用生成低溶解度的盐而使溶液浑浊或沉淀；配制和贮存均忌用金属器皿。

甲硝唑溶液

【药理作用】甲硝唑为咪唑类抗菌药。对革兰阳性和阴性厌氧菌，包括脆弱类杆菌均有强大的杀菌作用。对需氧菌无效。作用机制可能与干扰菌体 DNA 代谢过程有关（见本章第三节）。当甲硝唑溶液在口腔浓度达到 0.025mg% 时，即能抑制牙周常见厌氧菌；当浓度达到 3.125mg% 时，还可抑制放线菌。

【临床应用】临床主要用于防治牙龈炎、牙龈出血、口臭等。用甲硝唑溶液漱口，每日 2~3 次，可抑制口腔厌氧菌，控制牙菌斑。

复方氯己定含漱剂

复方氯己定含漱剂为含 0.12% 的氯己定和 0.02% 的甲硝唑的混合溶液。

【药理作用】氯己定和甲硝唑合用可产生协同作用，氯己定作用于菌体细胞膜，甲硝唑抑制菌体 DNA 合成，两者对细菌产生双重干扰作用，故抗菌作用更强。

体外实验证明复方氯己定含漱液对牙龈炎、牙周炎、牙菌斑和唾液中的牙周病原菌有明显抑制作用，用本品漱口每日 3 次，10 天后，牙颈缘菌斑涂片中螺旋体和杆菌比例明显下降。培养检查表明本品含漱 10 天后，5 种主要可疑牙周致病菌（如产黑色素类杆菌等）的检出明显下降。

【临床应用】临床用于治疗牙龈炎、冠周炎具有显著疗效，对牙周炎虽未观察到牙周袋深度的改变，但能改善牙龈状况，抑制牙菌斑，缓解牙周炎症。

【不良反应与防治】个别病例含漱后口腔有微热感或轻微刺激感，可很快消失。

（二）牙周袋用药

1. 牙周袋冲洗剂 牙周袋冲洗可用 0.1%~0.2% 氯己定（洗必泰）和 3% 过氧化氢溶液。前者见本章含漱剂。

3% 过氧化氢溶液（H_2O_2）

【药理作用】本品与组织、血液或脓液中的过氧化氢酶接触即可释放出新生态氧，产生大量气泡，有利于清除牙周袋内残存的牙石碎片和肉芽组织，同时具有止血、灭菌消毒和祛臭作用。

【临床应用】临床适用于急性坏死性龈炎和急性牙周感染。

【不良反应与防治】无明显不良反应。

2. 缓释抗菌药物

缓释剂根据载体是否具有可降解性分为生物不可降解型和生物降解型。前者如四环素药线在置入牙周袋内一定时间后需由医生取出；后者载体接触牙周组织、唾液、龈沟液后自行降解而被组织吸收，不需取出。缓释剂根据药物在制剂中的形态又可分为液态、固态和半固态。固态，如目前使用较多的各种药膜、药条或实心纤维制剂，所用载体材料有羧甲基纤维素钠、乙基纤维素、乙烯醋酸乙烯（EVA）等，EVA 为不降解材料；半固态即凝胶（gel）或膏剂（ointment），也是目前较广泛使用的剂型，其基质材料为单酸甘油酯或三酸甘油酯，遇水后变硬呈高粘度凝胶状，不易从牙周袋脱落，材料能被脂酶分解而逐渐排出，在此过程中药物成分亦缓慢释放。缓释剂不足之处在于制剂中药物按一级速度释放，释放速度不稳定，通常在置入牙周袋 23 天内释放 80% ~ 90%，随后释放速度减慢，牙周袋内药物浓度波动较大。常用的缓释抗菌药物：

（1）2% 盐酸米诺环素软膏：米诺环素又称二甲胺四环素，为广谱抗生素。该制剂是以单酸甘油酯为基质制成的缓释剂型。贮于注射器内，通过纤细的针头可注入牙周袋深部，遇水后变为高粘度凝胶状固定于牙周袋内，在基质被酯酶降解的过程中药物随之缓慢释放。可持续 7 ~ 10 天。文献报道对牙周基础治疗有良好的辅助疗效，能减少炎症复发。

（2）25% 甲硝唑凝胶：甲硝唑抗菌作用同前所述。其基质、使用、药物释放过程及维持时间均同 2% 米诺环素软膏。

（3）含 30% 干重的氯己定薄片：可方便放入牙周袋内，在基质降解同时释放出有效成分，可维持 7 ~ 10 天。

（4）25% 四环素实心纤维：本品以不可降解的 EVA 为载体材料，放入牙周袋内 10 天后取出。

3. 控释抗菌药物

为克服缓释剂释放速度不稳定的缺点，Robinson 于 1978 年首次提出控制释放给药系统（controlled release drug delivery system，CRDDS），简称药物控释系统。提出通过物理、化学等方法改变制剂结构，使药物在预定时间内自动按某一速度从剂型中恒速（零级速度）释放于作用器官或特定靶部位，使药物浓度较长时间恒定地维持在有效浓度范围。目前，控释系统尚处于研制阶段，已报道的有：四环素控释系统由 25% 的盐酸四环素和 75% 乙烯醋酸乙烯（EVA）共聚物组成，呈纤维状，直径约 0.5mm，每 1cm 含药 0.446mg。临床试验证明该种控释纤维放入牙周袋内 10 天后，龈沟液和唾液中有较高浓度的四环素，该纤维不被降解，10 天后由医生取出。

4. 其它药物剂型

22%甲硝唑药棒（牙康）

【药理作用及应用】甲硝唑具有抑制厌氧菌的作用。该制剂插入牙周袋内，随基质消化溶解释放出药物。持续时间较短。临床适用于牙周炎、牙周脓肿及冠周炎。对深牙周袋疗效较好。使用时，用小镊子夹药棒插入牙周袋或龈袋内，每1~2日用药1次。

复方碘化锌甘油

本品是由碘、碘化锌、蒸馏水搅拌溶解再加甘油配制而成。

【药理作用】碘为防腐剂，能氧化细胞浆中的活性基团，抑制细菌代谢酶系统，并能使菌体蛋白质变性，对细菌、病毒、芽孢和真菌均有杀灭作用。锌离子有收敛作用。

【临床应用】临床主要用于治疗牙周炎、牙龈炎、冠周炎。涂于龈袋或用器械蘸取少量药液置入牙周袋或牙龈窦道内。

【不良反应与防治】碘具有腐蚀性，操作时避免多余药液烧灼牙龈及口腔黏膜。

碘甘油（iodine glycerol）

本品是由碘、碘化钾，加水搅拌溶解再加甘油配制而成。呈红棕色的糖浆状液体，有碘的特殊臭味和甘油的甜味。

【药理作用及应用】碘具有消毒杀菌、收敛和轻微刺激作用。碘化钾为碘的助溶剂，以保证碘全部溶解，并加速其解聚而成游离碘。甘油能缓和碘对黏膜及皮肤的刺激性，易附着于皮肤或黏膜，使药物滞留患处而起延效作用。抗菌机制是通过卤化作用与蛋白质的氨基酸结合，使菌体的蛋白质和酶变性，干扰细菌代谢功能。

【临床应用】临床可用于治疗牙龈炎、牙周炎及冠周炎。方法是冲洗牙周袋，吹干后，用探针蘸药液送入袋内，然后用干棉球擦去多余药液，避免对邻近组织不良刺激。本剂也可由病人自用。

【不良反应与防治】本品性能温和，除极个别对碘过敏外，基本无不良反应。

【思考与实践】

1. 氨硝酸银治疗龋齿时应注意些什么？
2. 牙周病局部用药主要剂型和代表药各是什么？
3. 上网查阅牙齿增白剂的研究进展。

第二十一章 | 医用美容生物材料

第一节 概 述

生物医学材料是一类具有特殊性能和功能的人工或天然材料，可单独或与药物一起制成部件、器件用于组织或器官治疗、增强或替代，并在有效使用期内不会对宿主引起急性或慢性危害。医用美容生物材料（biomedical esthetic materials）特指以美容医疗、修复、矫形为目的，直接和活体组织接触，并融为一体，以构建生物形态，恢复生理功能，满足美容临床使用的无生命材料。美容生物材料植入人体后通过参与生命组织生理活动而成为生命体的一部分，因此要求其有特殊的性能和功能。

一、理想医学美容生物材料应具有的性能

1. 可靠的安全性 对人体无毒性、无刺激性、无致畸和致癌性，不引起中毒反应。

2. 持久的稳定性 稳定性一般是对硬性材料和不可降解的医用高分子生物材料而言。要求材料在机体生理环境中能长期保持稳定，不发生降解、退变和老化，不变形、耐磨损，并具有良好的物理机械性能。

3. 良好的生物相容性 欧洲生物材料学会将生物相容性定义为在特定应用条件下，材料与适当宿主反应的能力。它取决于材料和机体组织之间的相互作用。良好生物相容性材料植入体内不应发生血液和组织排斥反应，如溶血和凝血反应，急性或慢性炎症反应等。

4. 良好的可塑性 可加工成各种复杂的形状。

二、医学美容生物材料主要类别

1. 生物医用高分子材料（biomedical polymer） 生物医用高分子材料有天

然和合成两种，天然诸如木质素、纤维素、胶原、丝蛋白等；合成材料常用的有硅橡胶、聚甲基丙烯酸甲酯、膨体聚四氟乙烯、高密度聚乙烯、聚丙烯酰胺水凝胶和胶原等。可用于隆鼻、隆颏、隆额等面部成形术和颅骨成形术以及软、硬组织凹陷畸形的充填假体等。

2. 生物医用无机非金属类材料或生物陶瓷（biomedical ceramics） 又可分为人工材料和天然材料。人工材料如碳素陶瓷，羟基磷灰石陶瓷、磷酸三钙陶瓷、其它类的硅酸盐高聚物和生物玻璃等；天然材料如珊瑚，主要用作自体骨替代材料。

3. 生物医用金属材料（biomedical metallic materials） 医用金属材料是作为生物医学材料的金属或合金。具有很高的机械强度和抗疲劳特性，较好的耐腐蚀和组织相容性，是临床应用最广泛的承力植入材料。主要有钴合金、钛及钛合金、镍钛合金和不锈钢等。镍钛形状记忆合金具有形状记忆的智能特性，可用于制作人工骨、人工关节用于矫形外科。

4. 生物医用复合材料（biomedical composites） 生物医用复合材料是由两种或两种以上不同材料混合或结合而成，复合材料能克服单一材料的缺点。如碳－钛合成材料是临床应用良好的人工股骨头，钴合金与聚乙烯组织的假体常用作关节材料，高分子材料与生物高分子如酶、抗体、激素等结合可以作为生物传感器，在医学美容临床使用中，获得更加满意的效果。

5. 生物医用衍生材料（biomedical derived materials） 是经过特殊处理的天然生物组织形成的无生物活力的生物医学材料。由于具有天然组织的构型和功能，在人体组织的修复和替换中具有重要作用。可用于皮肤掩膜、血液透析膜和人工心脏瓣膜等。

第二节 医用美容高分子材料

一、医用高分子材料的性能

医用高分子材料是由一种或两种单体聚合而成，故又称高聚物。高弹性和粘弹性是高聚物力学性能的最大特点，也是区别低分子材料和金属材料的两大特性。高聚物具有绝热保温、不导电、化学性质比较稳定的优良理化特性，但也可发生老化降解。老化是指聚合物在自然或人工环境条件下，性能随时间的延长而变坏的现象。老化降解则指聚合物在加工、贮存和使用过程中，由于内外因素的综合影响而发生分解、断裂，使原有性能逐渐下降以至于最后丧失使用价值的现象。外在因素中包括氧、臭氧、水、酸、碱、热、辐射以及微生物等，内在因素是高聚物材料体系内部组分或态势发生变化等。为此，常在材料制作过程中加入少量防老剂，防止材料老化降解。

医用高分子材料按其稳定性可分为生物降解型和不可降解型。不可降解型要求材料在生物环境中能长期保持稳定，不发生降解、交联或物理磨损等，并具有良好的物理机械性能。生物降解型材料在生物环境作用下可发生结构破坏和性能蜕变，但要求其降解产物能通过正常的新陈代谢被机体吸收利用或排出体外。

人工合成的高分子材料与生物体天然高分子有着极其相似的化学结构，有硬性、软性和液态不同存在形式，品种繁多、能够长期保存。广泛用于美容、口腔、眼科、矫形外科等各个医学领域。

二、常用材料

硅橡胶（silicone rubber）

硅橡胶主要是由高纯度的二甲基硅氧烷经水解缩聚而成的聚甲基硅氧烷。医用制品均要用过氧化物进行硫化，按硫化体系可分为热硫化型和室温硫化型，医学美容临床应用的是热硫化型固体硅橡胶。其物理形状由聚合物内的单体数目决定，单体数越多，聚合物粘度越高，硬度越大。

【理化特性】硅橡胶属于不可降解型医用高分子材料，其透气性和透氧性好，抗撕裂强度高，弹性好，易雕刻塑形。用硅橡胶制作的人工鼻梁、人工耳、人工眼球、人造关节等制品透明度高、仿真性好，与人体组织和血液有良好的相容性。无毒性，无致畸、致癌性。材料耐水和耐高温，便于清洗和消毒灭菌；材料化学性质稳定，长期埋植体内，耐老化，耐组织液腐蚀，不被机体吸收、代谢和降解。

【临床应用】临床上应用膜状、海绵状，块状弹性固体硅橡胶。用于隆鼻、隆额、隆颌等面部成形术；软、硬组织凹陷畸形的充垫假体；乳房假体的硅胶囊和皮肤扩张带囊；人工股鞘、神经吻合的外膜、关节头的包膜等。

液体硅橡胶由于其内固化不全的硅油向四周组织渗透扩散，可引起不同程度的炎症反应、肉芽肿和组织坏死等。硅滴还可经由吞噬细胞携带到注射部位的区域淋巴结，甚至肝、脾和肾上腺等网状内皮系统，产生严重的并发症，目前已不使用。

【不良反应与防治】

1. **免疫性疾病** 硅橡胶假体植入是否引起免疫性疾病尚难定论。但在假体植入手术前，必须详细了解使用者及家庭成员的过敏史及自身免疫性疾病史，必需向患者及家属告知发生排斥反应的可能性，切实做好术后随访记录和观察。一旦出现有关症状应及时进行处理。

2. 植入假体被动变形而影响美观 固体硅橡胶假体植入后，在周围组织未长入材料内部之前，若在其周围形成过厚的纤维包膜并发生挛缩，可使内植体被动变形而影响美观。故在植入假体的周围纤维包膜稳定前（约2~6个月），要尽量避免撞击等不良刺激，以保包膜的正常转化。

3. 内植体的消毒 应置金属容器内，用高压蒸气灭菌。不可用消毒液浸泡或煮沸法消毒。因海绵状硅橡胶表面有微孔，能吸附水中杂质和消毒液体，这些物质随植入体进入人体内，可产生严重反应。

聚甲基丙烯酸甲酯（ploymethylmethyacrylate，PMMA）

聚甲基丙烯酸甲酯俗称有机玻璃，是由甲基丙烯酸甲酯经加聚反应生成的树脂类塑料。

【**理化特性**】PMMA具有较高的机械强度、质地硬而轻，透明、耐光、不导电、不导热、加温易塑形、弹性模量介于橡胶和纤维间。与硅橡胶一样，四周组织不能长入，只是在其外围形成一层纤维包膜。

【**临床应用**】临床用于隆鼻、颅骨成形术或其它骨缺损等的充填材料。也用于制作义齿和基托、义耳、义眼、人工骨骼和人工关节等。

【**不良反应与防治**】固化完全的PMMA对人体毒性很小，也不引起过敏反应。

膨体聚四氟乙烯（expanded polytetrafluoroethylene，e－PTFE）

膨体聚四氟乙烯是由有机氟化物四氟乙烯通过乳液聚合或悬浮聚合等方法合成的一种惰性不可降解型膨体聚合物，其膨体状态由平均长度为10~30μm的聚四氟乙烯纤维相连而成。

【**理化特性**】本品物理和化学性质稳定，耐煮沸、耐酸碱。除可溶于氟化有机溶剂外，几乎不溶解于其它有机溶液。其弹性和硬度与软组织相似，抗张强度较好，可塑性强。本品为微孔结构，微孔平均直径为10~30μm。结缔组织可长入微孔，建立起血液循环，并起到制动作用。本品与受体组织有良好的相容性，不发生排异反应。植入体周围很少有巨噬细胞和白细胞浸润，基本上不引起慢性炎症，也不形成纤维包膜。

【**临床应用**】临床依据病人需要，选择合适补片或模型，主要用于隆鼻、隆颏、隆颧、唇线增高、唇加厚、鼻唇沟过深的美容整形，耳廓缺损畸形的修复等。本品也可作为医用筋膜代用品，悬吊矫治永久性面神经瘫。具有手术精确、简便易行的优点，经长期随访，效果满意。

【不良反应与防治】

1. 假体颗粒形成而诱发慢性炎症和感染 极少数情况下，e‑PTFE植入后，在切应力的作用下形成颗粒，可能诱发慢性炎症和感染，甚至并发假体外露。好发于填充张力过大的部位，如鼻柱、鼻基底、人中嵴及下睑缘的悬吊等。提高手术质量、避免强力压迫假体材料，可减少产生颗粒和诱发感染的机会。轻度感染时，可给予抗感染治疗，一般不需取出植入体；若感染严重，则先取出移植体，待炎症完全消退后，重新植入。

2. 异物反应 异物反应可能与材料内吸附有杂质并潴留于微孔内，使材料丧失良好的组织相容性，以及改变微孔结构而影响组织长入有关。操作中，应避免制品与滑石粉、纱布及消毒液接触，更不能用消毒溶液浸泡消毒。

3. 本品质地柔软，在放置过程中要防止边缘卷曲 手术操作中，避免强力压迫材料，以免改变材料中的微孔结构而影响组织长入。

高密度聚乙烯（hyperdensity polyethylene，HDPE）

高密度聚乙烯是由单体乙烯经加聚反应而生成白色的固体物质，其原料来源于石油或天然气。

【理化特性】 本品化学性质稳定，耐大多数酸、碱侵蚀。吸水性极低，HDPE制品可高压蒸气消毒，但不能超过110℃，否则可能引起变形。由于材料具有细密孔隙结构，一般植入1～3周后，就有成熟的血管和胶原等组织长入孔隙，自体软组织和骨组织均可长入假体微细孔隙，起到加固和稳定作用，同时，由于植入假体能与受体组织紧密结合，周围无包膜形成，使假体和受体之间无明显界面，体表无假体阴影。

【临床应用】 临床主要用于颜面部骨损伤后的修复和重建，如额骨、眶上壁的修复和眉弓拱形形态的重建，以及颅骨缺损和凹陷畸形的修复等。因材料的抗张力性能较差，只适用于修复缺损范围小于6cm以内的平坦部位，不能用于应力集中的部位。

【不良反应与防治】 HDPE的常见不良反应是术后感染。要严格执行手术无菌操作，术前应对材料严格消毒灭菌。在使用前将部件放入含抗生素的生理盐水中，可减少术后感染的发生机会。不可将HDPE用于应力集中部位，否则会因磨损产生颗粒，引起组织慢性刺激性炎症。必要时，可全身使用抗生素预防感染。

聚丙烯酰胺水凝胶（polyacrylamide hydrogel，PAH）

聚丙烯酰胺水凝胶是由丙烯酰胺与甲基丙烯酰胺聚合交联而成的联网状结构的多聚体。是一种无色、无味、透明的凝胶状物。

【理化特性】本品为无味、无色、透明而均匀的胶冻状。性质稳定，不受大气压和温度变化的影响，也不受放射性中、低辐射量的影响。植入体内不被代谢和消除，无细胞毒性、无致畸致癌性；植入后容积稳定，不改变植入部位皮肤和相邻组织器官的结构和功能，也不产生明显的纤维包膜。无抗原性，不引起急慢性炎症和排斥反应。聚丙烯酰胺水凝胶植入体内软组织后，以整体形状存在，长时间纤维胶囊不会发生老化。目前认为本品可安全地终生保留在人体组织中。

【临床应用】

1. 乳房整容 适用于先天性乳房发育不良、哺乳后乳房萎缩、双侧乳房不对称、乳房良性肿瘤切除术后及其它胶体隆乳术后不满意者。本品用于隆乳，质地柔软度适中，手感好，可塑造良好的形态。

2. 面部整容 包括矫形、除皱和消痕。用于矫正面部软组织不对称，鼻、下颌、颧部及耳的畸形、唇形欠佳；消除眉间皱纹、颞部鱼尾纹及鼻唇沟皱纹；还可用于消除瘢痕，对萎缩性瘢痕效果尤佳。

3. 其它 本品可用于男、女性器官的整复和男性阳痿的治疗。还可用于治疗声带异常和近视眼，也用于臀部、大腿和小腿美容。

【不良反应与防治】一般无明显不良反应。但如果使用方法不当，可能引起某些并发症，如血肿、水肿、感染、疼痛，注射不均匀和不对称等。患急慢性炎症、糖尿病、血液病、高血压病、放射性疾病者以及未成年女性或未曾妊娠过的女性、哺乳期或哺乳期后不满 6 个月者禁忌做隆乳术。

胶 原（collagen）

【理化特性】胶原是人和哺乳动物特殊细胞合成的高分子蛋白质，广泛存在于皮肤、骨骼、肌腱和韧带中，是人和哺乳动物的主要结缔组织蛋白。医用美容胶原注射剂（medical cosmetic collagen injection，MCCI）是由高度纯化的人胶原蛋白制成的同种胶原。异种胶原目前主要是高度纯化纤维牛胶原（zyderm collagen implant，ZCI），大多用作成形剂与羟基磷灰石类生物材料制成复合材料。

胶原与宿主组织有极好的组织相容性，胶原注射进人皮肤后脱水收缩，重新排列，近似于体内的自然胶原纤维，可被宿主成纤维细胞移生和血管化而与宿主组织整合为一体，不形成明显包块。而且，胶原被降解吸收后可刺激自身的成纤维细胞增殖而重建胶原纤维。无论同种或异种胶原，均具有一定的抗原性。

【临床应用】

1. 广泛用于面部美容，包括面部除皱、矫正面部凹陷性瘢痕、各种原因引起的面部软组织萎缩等。可采用皮下或皮内注射方法将药物注入需要的部位。

2. 制作人造皮肤。人造真皮为双层膜，其基底层主要由牛胶原 6 - 硫酸软骨素构成，植入创面约2周后，毛细血管及纤维细胞可向胶原中浸润生长并形成新的真皮组织，此时揭去表层，并以极薄的自体皮片或培养的自体表皮细胞膜片覆盖，作为永久性创面修复。胶原真皮替代植入术产生的瘢痕不明显，伤口挛缩小，外形美观。

3. 胶原可制作医用可降解缝线、伤口敷料、骨移植替代材料等。还可用于治疗尿失禁、声门和腭咽功能不全的修复等。

【不良反应与防治】 由于胶原有一定的抗原性可能会引起轻度的变态反应。局部反应主要表现为红斑或青紫、肿胀、硬结、瘙痒等；周身反应包括关节痛、发热、全身皮疹和水肿等。故在注射移植前需做皮肤过敏试验。皮肤过敏试验的方法是将0.1~0.25ml的可注射性胶原溶液注入前臂掌侧皮肤，如果数天内出现红斑、水肿、触痛、伴有或不伴有瘙痒，持续6小时以上；或者发生全身性皮疹、关节痛、肌痛等，视为试验阳性。皮试阳性率约为3%。皮肤试验阴性者，在治疗中仍有可能发生不良反应，应引起注意。本品禁用于自身免疫性疾病和皮肤试验阳性者。

第三节 医用美容无机非金属类材料

医用美容无机非金属类材料主要包括人工合成的生物陶瓷类和天然材料如珊瑚类。"陶瓷"一词已不再特指陶器和瓷器。现在，凡以氧化物、氮化物、碳化物为原料制成的无机固体材料均可称之为陶瓷。由于各种新型功能陶瓷不断涌现并引入医学临床，又出现了生物陶瓷的概念。可植入性陶瓷分为生物活性陶瓷、生物可吸收性陶瓷和生物惰性陶瓷。生物活性陶瓷主要有羟基磷灰石、某些含磷、钙玻璃陶瓷类；生物可吸收性陶瓷主要有磷酸钙类和钙铝类；生物惰性陶瓷主要有致密氧化铝、微晶玻璃陶瓷、碳质材料等。

一、生物陶瓷类

陶瓷化学性质类似天然人骨，能与骨键合，有骨引导作用，是重要的医学美容材料。

羟基磷灰石

【理化特性】 羟基磷灰石（hydroxyapatite，HA）又称羟基磷酸钙，是临床常用的一种生物活性陶瓷。人工合成羟基磷灰石的成分、结构与人体牙、骨组织的无机质成分结构相似，因此它具有无毒、无刺激性、无致敏性、无致突变和致癌性。作为人工骨植入体内或口腔内使用，不引起机体免疫反应，能耐受体液及唾液的腐蚀。加之材料表面存在轻度的生理溶解性，易通过氢键与细胞膜表面的多糖、糖蛋白等结合而具有良好的生物性能，能与骨组织形成骨性结合，形成稳定、坚硬的复合体。与细胞附着紧密，不影响细胞增殖和形态。

临床所用的人工骨有颗粒型、多孔泡沫型和致密实体型三种。颗粒状人工骨与血液和组织接触时，润湿状态最佳，生物性能良好。主要适用于颌骨局部缺损修复以及骨萎缩吸收后生理外形的恢复等。是目前人工骨材料中应用最广的一种形态。缺点是不能在手术前根据需要塑形，只能在植入过程中用手指轻轻挤压揉按成所需形状，需要一定的临床经验；多孔泡沫型人工骨有足够的强度，力学性能较好，由于结构中有网状小孔通连，允许骨组织长入材料内，诱导新骨再生，与 HA 形成良好的骨性结合，从而使其具有骨传导性。主要适用于大面积骨组织缺损修复，主要缺点是临床使用时切削成形比较困难且容易破碎；致密实体型具有密度大，机械强度高，可承受较大压力的特点，但由于弹性模量高，刚性、脆性较大，容易造成对骨组织的直接损伤，引起骨组织的吸收。临床主要适用于局部骨缺损修复和生理性骨吸收后的生理外形恢复，或用于拔牙后牙槽窝埋入以减缓牙槽骨的吸收，保存牙槽嵴高度，而不用于应力集中的部位。

【临床应用】

1. 鼻美容 一般选用多孔块状 HA 人工骨，优点是可根据需要预先塑形，也可在手术中加工，使用方便且具有不易碎裂、变形和移位等优点。颗粒状 HA 不能在术前塑形，只能在植入过程中用手指轻轻挤压揉按成所需形状，需要一定的经验，而且还有凝固时间长，移动性大的缺点。

2. 口腔美容修复 陶瓷人工骨种植材料在口腔应用广泛，如牙体种植，牙周骨、上颌骨缺损的整复、鞍鼻成形术、唇腭裂整复术后残存上颌齿槽突裂的整复等。制成 HA 人工牙根、人工骨或制成陶瓷涂层金属人工根复合种植体，植入拔牙窝或人工牙槽窝，使颌骨成形；在牙根种植体上制作酷似天然牙的烤瓷牙修复体，恢复颌骨缺失牙的解剖形态和生理功能。

3. 眼科美容修复 眼球摘除或眼内容剜除术后眼窝凹陷畸形，HA 义眼植入后，受体血管可沿其微孔逐渐长入，并与周围组织粘连固定，起到美容修复作用。

磷酸三钙（tricalcium phosphate，TCP）

【理化特性】磷酸三钙是一种生物可吸收性陶瓷。植入体内与人体组织通过键合而达到完全的亲和。无局部和全身毒副作用，不引起炎症反应和排斥反应。TCP 在体内可缓慢降解并被机体吸收，全部降解约需 15 个月以上。最终全部被机体吸收并被骨组织取代。

【临床应用】TCP 在美容外科主要用作骨缺损部位的支架，植入骨缺损部位，随着组织的长入逐渐被取代而形成新生骨。口腔美容主要是拔牙后，立即在牙槽窝内植入本品，可有效地防止牙槽骨萎缩，保持良好牙槽骨形态，以便牙齿缺失义齿修复效果更佳。

碳素陶瓷

碳（carbon）是一种化学惰性物质，生理环境下具有较高的稳定性，无生物降解性。因其弹性膜与人体骨较接近，因而有较好的生物机械适应性。碳素归属于陶瓷类，碳素一般有四种状态，即玻璃碳、热解碳、碳纤维和石墨。玻璃碳因密度较低和质脆易碎，而且制作厚度受限制，因此应用不多；热解碳是目前国内外应用最多的一种碳素，它是用纯烃气在 1000～2400°C 高温下分解成碳，沉积在耐火基质（一般采用石墨）上。医用碳是在 1500°C 下的沉积碳，沉积厚度可达 1mm。称作低温各向同性碳（LTI 碳）。为提高其硬度和改善其颜色，可在溜化床内加入合金元素。如加入硅，得到低温各向同性含硅热解碳（LTI–Si 碳），该种材料制成的人工牙根种植体和人工关节已用于临床。

二、天然材料

天然材料有来源丰富和成本低廉等优点，已引起广泛重视。其中研究和应用较多的是珊瑚类，珊瑚种类繁多，各类珊瑚骨的结构和强度也不尽相同。

珊 瑚（coral）

【理化特性】珊瑚的成分 99% 为碳酸钙，其余 1% 有机物主要是氨基酸和少量其他元素。珊瑚化学成分和形态结构与人类骨骼相似。某些珊瑚种类，如滨珊瑚（porites）和角孔珊瑚（goniopora），其外骨骼结构不仅有合适的硬度，而且微孔道孔径大小适中。珊瑚作为骨修复材料，无毒、不引起炎性反应，有良好的生物相容性。体内可被降解和吸收，并逐渐被长入的新生骨组织替代。

【临床应用】临床制成珊瑚人工骨，用于非直接应力骨缺损的修复。如颌面整形、骨腔充填、正颌截骨术后充填间隙、骨折愈合不良的连接、先天性唇腭裂伴鼻畸形、鼻尖和鼻小柱塌陷、创伤后颅骨畸形者等。珊瑚人工骨质地较脆，抗压强度不如人体自身骨皮质，不能承受重力。对于需支撑较大外力的骨缺损，需联合用其他材料，不能单独使用。

【不良反应与防治】珊瑚人工骨质地较脆，不能承受重力，因而临床上偶有植入体断裂移位、外露及并发感染现象发生，注意术中不可用力过大，术后注意防护，必要时重新处理；颏成形术中还有出现唇颏部不同程度的麻木感等，一般无须处理，半年内会逐渐消失。

第四节 医用美容金属生物材料

医用美容金属生物材料（biomedical aesthetic metallic materials）包括金属材料和合金。合金是两种或两种以上的金属元素或金属与非金属元素所组成的具有金属性质的物质。合金的性质基本上与纯金属相似，如抗压、抗疲劳和耐磨损性能。但有一些差别，如合金的延展性、传导性一般均低于所组成的金属，而韧性和硬度增强。此外合金中加入一定量抗腐蚀元素如铬、镍等，使合金的防腐蚀性能提高。金属材料可单独使用，但合金应用更多。

钛及钛合金（titanium alloy）

【理化特性】 钛（titanium）是银灰色的轻金属，比重小，硬度和韧性大。耐高温，高压消毒不会影响器件性能。导热性能差，高温环境下不产生烧灼和不适感。钛植入体耐体液、氧化物或其它化学介质的腐蚀，还能诱导体液或唾液中钙、磷离子的沉积并生成磷灰石，表现出一定的生物活性和化学性骨性结合力。钛与骨组织可形成良好的物理结合，由于其硬度接近于骨组织，因而可避免界面产生应力集中而导致骨细胞压迫、缺血坏死等反应。钛无毒，无抗原性，无致畸和致癌作用。植入体内有较好的生物相容性。

【临床应用】

1. 钛及钛合金可用于制作人工骨、人工关节、骨内固定用夹板、钛板和微孔钛网，修复损坏的颅骨和脑膜，以及颌骨、肋骨、椎骨等负重部位各类大的骨缺损。

2. 制作口腔修复种植体、人工牙根、金属烤瓷修复体、金属底层冠、嵌体、桩钉、固定桥、义齿基托支架等，用于无牙颌或前牙缺失的人工牙种植。

【不良反应与防治】

1. **植入体断裂、移位或外露** 钛及钛合金制品外露是钛板颅骨成形术和人工牙种植术后较多见的并发症。假体部件断裂多与材料加工制作有关，如材料内部结构不完整，有气孔等。移位和外露可能与术中损伤较大、植入床间隙过宽，使材料不易与骨组织界面形成骨性结合，或者由于材料表面粗糙、边缘锐利，引起机械磨损穿透皮肤或骨膜有关。在钛部件加工制作过程中要充分注意钛在高温下易与氧、氢、氮等气体发生剧烈反应而变得脆化的性能，保证产品质量，注意整复手术中无创操作原则。

2. **热损伤** 在手术过程中，局部高温可引起组织炎症反应或损伤，如骨内埋植时，高速钻孔产热刺激，超过骨损伤临界温度43℃时，会引起局部组织充血水肿，若超过47℃时可能造成骨组织坏死。控制骨钻速度低于1500转/分，同时用冷却的生理盐水局部降温，可减少或避免热损伤。

镍钛合金（nickel titanium alloy）

镍钛合金的镍和钛的原子数相近，约为1:1。因其具有加温复原性能，所以也称其为形状记忆合金（SMA）。

【理化特性】 镍钛合金具有较高的强度和超弹性，较强的耐腐蚀性及耐磨性。尤其是有特殊的记忆效果，即在马氏体变形开始的转变温度下，将制件冷却到马氏体的相变化后，外加应力产生预定的形变，然后再进行加温。超过转变温度时，制件能够恢复到形变前原来的形状，并伴随着很大的回复力。根据医用美容生物材料的需求，镍钛合金形状记忆恢复温度为35~40℃，接近于人的体温。因此靠人的体温或稍许加热，即可使其发挥制作工艺技术作用，避免了高温条件对机体组织造成的损伤。

镍钛合金可制成多孔性，从而通过控制合金孔隙度改变其弹性模量，达到与人体肌肉或骨组织相匹配的目的。同时也利于人体组织长入孔隙，增强植入体固位和稳定。尤其是用作组织损伤后的修复，多孔性镍钛合金更具使用价值。镍钛合金不足之处是焊接困难、制件转变温度要求严格，而材料转变温度对其化学成分、微量元素含量极敏感而不易控制，同时还会影响合金的温度加工性能及制品性能的稳定性。

镍钛合金组织相容性好，不引起排异反应，也无刺激性。

【临床应用】 镍钛合金临床应用广泛。镍钛合金丝主要用于口腔正畸唇弓制作，因镍钛合金丝具有高弹性回复力和弹力持续柔和的特点，使牙体能在生理范围内很快移动而不损伤牙周组织，故不需经常调整；镍钛合金制作人工股骨头、人工髋臼、人工颈椎间关节、颌骨内固定板、颅骨板、螺丝钉、接骨板、聚髌器、脊椎侧弯症矫治器等用于骨外科治疗或矫形；形状记忆合金支架可用于治疗前列腺增生所致尿道梗阻和胆道狭窄或梗阻等。

【不良反应与防治】 镍钛合金临床应用安全。但部件长期植入体内，镍离子缓慢向周围组织扩散，可能产生毒性反应。为此，目前正在研制和开发无镍的形状记合金。

【思考与实践】

1. 美容生物医用材料有几类？说出各类主要材料的应用及优缺点是什么？

2. 上机查阅文献，输入关键词"弹性模量"、"形状记忆"及"马氏体变形"弄清含义。

第二十二章

美容中草药

第一节　美容中草药常用制剂

美容中草药制剂是指对颜面皮肤有保护作用及对某些损容性疾病如黄褐斑、痤疮、扁平疣等有治疗作用的中药制剂，它已由中医传统的汤剂、丸剂、散剂、膏剂、丹剂发展到颗粒剂、胶囊剂、酒剂、酊剂、洗剂、面膜剂和露剂等。现将其常用制剂介绍如下：

一、汤剂

系指将药材饮片或粗颗粒加水煎煮，去渣取汁服用的液体剂型，故汤剂又称汤液。以药材粗颗粒与水共煮，去渣取汁而制成的液体药剂又称为"煮散"。汤剂是中医使用最广泛的一种剂型，它具有吸收快，易发挥药效，且便于随证加减使用的特点。汤剂主要供内服，但在中医美容临床上亦常外用于洗浴、湿敷、熏蒸、含漱等。

二、丸剂

系指药材细粉或药材提取物加适宜的黏合剂或其他辅料制成的球形或类球形剂型，主要供内服。根据赋形剂的不同，丸剂可分为水丸、蜜丸、水蜜丸、浓缩丸、糊丸、蜡丸等。根据制法不同，丸剂又可分为泛制丸、塑制丸、滴制丸等。如六味地黄丸，有补虚抗衰老之功。

三、散剂

系指一种或多种药材经粉碎、过筛、混合而制成的粉末状制剂。依用途可分内服和外用两类。内服散剂可直接用水冲服，如人参蛤蚧散等。外用散剂一般作外敷、外洗之用，亦有作为喷鼻、吹喉之用者，如冰硼散。

四、膏剂

分内服、外用两种。

1. 内服膏剂

（1）煎膏剂：系指将药材加水煎煮，去渣浓缩后，加糖或蜂蜜制成的稠厚状半流体剂型。煎膏剂是中药传统剂型之一，功能滋补，因药性滋润，又称膏滋。如参芪膏，能补虚延年。

（2）浸膏剂：系指药材用适宜的溶剂浸出有效成分后，低温蒸去全部溶剂，浓缩成固体或半固体的浸出剂型。浸膏剂每1g相当于原药材2~5g。由于浸膏不含溶媒，浓度高、体积小、剂量小，可直接装入胶囊服用或制成片剂、散剂、颗粒剂、丸剂使用。

（3）流浸膏剂：系指药材用适宜的溶剂浸出有效成分之后，将浸出液中一部分溶剂用低温蒸发除去，并调整浓度及含醇量至规定标准而制成的液体浸出剂，流浸膏剂每1ml相当于原药材1g。流浸膏一般多用于配制酊剂、合剂、糖浆剂等。

2. 外用膏剂

（1）软膏剂：是用适当的基质与药物均匀混合制成的一种容易涂于皮肤、黏膜的半固体外用剂型。软膏剂对皮肤具有保护、润滑和局部治疗作用。根据其基质组成不同，可分为油脂性基质、乳剂性基质和水溶性基质软膏。中医美容中大量的驻颜悦色、增白防皱的面脂、手脂，多为软膏剂，因此软膏剂在中医美容上具有较大的发展前途。

（2）硬膏剂：是用油类将药物煎熬到一定程度，去渣后再加入黄丹、白蜡等收膏，待成暗黑色的膏药后，涂于布或纸等裱褙材料上，供贴敷于皮肤用的一种外用剂型，亦称黑膏药。硬膏剂用法简单，携带、贮存方便，中医美容中多用于牛皮癣、寻常疣、瘢痕疙瘩等肥厚性、角化性皮肤疾患。

五、丹剂

"丹"有广义和狭义之分。广义指中药制剂中广泛的"丹"，通常以疗效好者称为丹。如丸剂中大活络丹，散剂中九一丹，锭剂中玉枢丹，液体制剂中化癣丹等。也有的以药剂的色赤者为丹，如红绿丹等。但就剂型而论，上述剂型并非属于丹药。狭义的丹剂是指用汞和某些矿物药炼制的化合物。其制备方法有升法、降法和半升半降法等。美容中药如养寿丹，服用可延年益寿。

六、露剂

是将含有挥发性成分的药物放入水中加热蒸馏所收集的蒸馏液，多使用新鲜药物制成。气味清香，便于口服，多在夏季作清暑饮料服用，如金银花露。

七、颗粒剂

系指药材的提取物与适宜的辅料或药材细粉制成的干燥颗粒状制剂，原称冲剂或冲服剂。颗粒剂是在中药汤剂和干糖浆等剂型的基础上发展起来的新剂型，具有体积小、作用迅速、服用携带方便等特点。

八、胶囊剂

系指将药物细粉或提取物直接分装于硬质空胶囊或具有弹性的软质胶囊中制成的固体制剂。空胶囊多以明胶为原料制成。现已有硬胶囊、软胶囊和肠溶胶囊等剂型，如排毒养颜胶囊。

九、酒剂

又称药酒。是将药物用酒浸泡而制成的一种液体剂型。其特点是制作简单、服用方便、吸收较快，多用于祛风通络、活血止痛，如五加皮酒等，中医美容临床多用于抗衰老、延年驻颜，如枸杞酒。

十、酊剂

系指药物用规定浓度的乙醇浸出或溶解而制得的澄清液体制剂，亦可用流浸膏稀释制成。酊剂浓度一般随药物的性质或用途而异，用普通药物制成的酊剂浓度为20%（g/ml），含剧毒药物酊剂的浓度为10%（g/ml）。酊剂多数供内服，少数供外用，其有效成分含量高，深入性较水剂强，使用方便，具有止痒、杀虫、活血通络等功效，如生发酊，外用可治脱发、斑秃；黄连酊，外用可治体癣。

十一、洗剂

是用水和不溶性粉剂混合而制成的一种液体制剂。一般含粉量达30%～50%，用时需振荡均匀，故又称混合振荡剂，为外用剂型。具有干燥、止痒、凉爽及保护皮肤等作用。如头屑洗剂，治头屑过多；硫黄洗剂，治脱发及头皮瘙痒。

十二、面膜剂

美容中药所使用的膜剂主要是面膜，它是将面膜料以适宜的厚度涂于面部，经一定时间变干并揭剥，具有柔软皮肤、营养皮肤、保养和清洁皮肤，治疗皮肤疾患等作用。按面膜的基质和使用方式可分为成膜面膜、粉末型面膜、石膏面膜、蜡状面膜等。如人参珍珠软膜、芦荟面膜等。

第二节　常用美容中草药

一、祛风药

凡具有祛散在表之风邪作用的药物，称为祛风药。

祛风药多具有辛味，性能发散，能使肌表之病邪外散或从汗而出。主要适应于皮肤瘙痒、黄褐斑、白癜风等风邪为患的病证。

防　风

【来源】为伞形科多年生草本植物防风的根。

【性味归经】辛、甘，微温。归膀胱、肝、脾经。

【美容功效】祛风，止痒，增白。

【药理作用】本品含挥发油、甘露醇、酚性成分、多糖等。有解热、抗炎、镇痛、抗惊厥等作用；煎剂对痢疾杆菌、溶血性链球菌、流感病毒及皮肤真菌等有抑制作用。能促进皮肤血液循环，使损伤皮肤或疮疡病变组织好转并收口，对祛除皮肤疤痕有辅助作用。

【临床应用】

1. 皮肤瘙痒症。防风味辛，长于祛风止痒，治疗各种皮肤瘙痒症，尤以风邪所致隐疹瘙痒更为常用。风热型配伍薄荷、蝉蜕等疏散风热之品；风寒型配伍荆芥、白芷等祛风散寒之品。

2. 黄褐斑、雀斑等。可配白芷、白僵蚕等作面脂用。

3. 酒渣鼻。可配栀子、连翘等煎汤内服。

4. 白癜风。可配生地、人参等煎汤内服。

【用法用量】水煎服，3～10g。外用适量，研末涂敷。

【使用注意】阴虚火旺者慎用。

白　芷

【来源】为伞形科多年生草本植物白芷或川白芷和杭白芷的根。

【性味归经】辛，温。归肺、胃经。

【美容功效】祛风润肤，祛斑增白，洁齿香口，除臭香身。

【药理作用】本品含白芷素、白芷醚、白芷毒素等。对大肠杆菌、结核杆菌、痢疾杆菌、伤寒杆菌及某些癣菌有一定的抑制作用；小量的白芷素有兴奋中枢神经，升高血压作用。另外还有镇痛作用。

【临床应用】

1. 面色黑暗、不泽。本品味极香，质滑细腻，多配伍白术、白附子作面脂用，如七白膏。

2. 黄褐斑。可用单味白芷，去粗皮后，研细过筛，配猪油或凡士林调膏后外涂面部，每天早晚各 1 次，每次 1 小时，或配用桃花白芷酒内服，效果更好。

3. 痤疮。可配菊花、丹参、防风等制成洗剂，早晚洗面，或配黄芩、黄柏、金银花等制成痤疮霜外用。

4. 酒渣鼻。可配石膏、木芙蓉叶、冰片等外擦。

5. 白癜风。可配白蒺藜、旱莲草、何首乌内服，再用白芷酊剂或软膏局部外涂。

6. 面部扁平疣。可配夏枯草、苍术、苦参等水煎服，药渣外敷患处。

7. 口臭、牙垢、牙龈肿胀。本品与川芎等份研细末，炼蜜为丸，饭后或睡前嚼化，有防治之功。

【用法用量】水煎服，3～10g。外用适量，研末涂敷。

【使用注意】

1. 阴虚血热者忌服。

2. 本品含光毒活性物质，外用宜慎重，个别患者可引起皮肤过敏反应。

白附子

【来源】为天南星科多年生草本植物独角莲的块茎。

【性味归经】辛、甘，温。有毒。归肝、胃经。

【美容功效】润肤增白，灭瘢除疤，引药上行，祛风止痉。

【药理作用】本品含 β – 谷甾醇，黏液质等。具有抗结核杆菌，止咳祛痰，降血清胆固醇及抗癌等作用。

【临床应用】

1. 面黑粗糙、色素沉着、黄褐斑等。本品性极燥烈，善能引药上行，治疗头面部疾患，可配白及、冬瓜子、石榴皮等份为末，酒浸 3 日，洗面后敷面，能祛面上黑气，久用则面白如玉。

2. 痤疮、酒渣鼻。可将单味白附子研末后，水调外涂。

3. 瘢痕疙瘩。可用本品配煅牡蛎、川芎、白茯苓、密陀僧共为细粉，水调后每晚涂于瘢痕处，次晨洗去。

4. 白癜风。可用本品与硫黄等份为末，姜汁调稀糊状，用茄蒂蘸搽，每日数次。

5. 口眼歪斜。可配白僵蚕、全蝎，即牵正散，每次3g，黄酒送服。

【用法用量】水煎服，3～6g。外用适量，研末涂敷。

【使用注意】

1. 阴虚内热者忌服。

2. 孕妇忌服。

3. 生品不宜内服。

细　辛

【来源】为马兜铃科多年生草本植物北细辛或华细辛的全草。

【性味归经】辛，温。有小毒。归肺、肾经。

【美容功效】祛风止痛，香口除臭。

【药理作用】本品含挥发油，油中主要成分是甲基丁香油酚。具有解热、抗炎、镇静、抗惊厥、局部麻醉作用；对鼻黏膜血管有收缩作用。此外，还有强心，扩张血管，抗高血压，抗心绞痛，抗氧化，提高SOD活性等作用。

【临床应用】

1. 荨麻疹。可配伍桂枝、防风、浮萍等祛风止痒之品同用。

2. 面黑晦暗。可配伍乌贼骨、瓜蒌、干姜等醋浸3日，用炼好的牛骨髓煎之，研粉涂面。

3. 口腔疾患。本品善能祛风止痛，是历代牙科常用之品。治口臭，可配白豆蔻煎汤含漱。治牙齿黄黑，可配川芎、藁本、寒水石等共研细末擦牙。治疗口腔溃疡，可用细辛单味研细末，水调后，外敷肚脐或配伍吴茱萸、肉桂共研细末，醋调后，外敷双脚涌泉穴。

【用法用量】水煎服，2～5g；散剂每次0.5～1g。外用适量，研末涂敷。

【使用注意】

1. 阴虚阳亢之头痛，肺燥伤阴之干咳者忌用。

2. 散剂用量不宜过大。

3. 反藜芦。

藁　本

【来源】为伞形科多年生草本植物藁本和辽藁本的根茎。

【性味归经】辛，温。归膀胱经。

【美容功效】润肤悦颜，除黑增白。

【药理作用】本品含挥发油，主要是3-丁基苯肽，蛇床肽内酯。藁本煎剂对多种致病性皮肤真菌有抑制作用，并能抗炎，防止色素形成；对中枢神经有镇静、催眠、镇痛作用。

【临床应用】

1. 黄褐斑、面色黧黑。本品辛温,能外达肌肤,上行颜面,祛风除湿,温通散寒,以达祛斑、增白、悦色之功,历代多作皮肤病及美容护肤的常用品。如治疗面黑不白,可配伍牵牛子、皂荚、黑豆为散外用,如藁本散。治疗黄褐斑,可配白僵蚕、防风、绿豆等研末外用。此外,在一些洁面护肤品中,配用藁本能防止色素形成。

2. 粉刺、酒渣鼻。可单味研细末,用蒸馏水或蜂蜜水调涂患处,或配黄芩、大黄同用。

3. 神经性皮炎、皮疹。可用50%藁本注射液在病损处作皮下注射,每次5~10ml,每周2次。

4. 口臭、牙齿黄黑。本品气味辛烈,除臭之功较好,治疗口臭生疮,可配伍川芎、细辛、肉桂等共研细末,用少量外敷在疮面上,每日3次。治疗牙齿黄黑,可配伍沉香、丁香、寒水石等共研细末,每日早晚用少许擦牙,可使牙齿洁白。

【用法用量】水煎服,3~10g。外用适量,研末涂敷。

【使用注意】血虚头痛者禁用。

荆 芥

【来源】为唇形科一年生草本植物荆芥的地上部分或花穗。

【性味归经】辛,微温。归肺、肝经。

【药理作用】本品含挥发油、右旋薄荷酮、消旋薄荷酮等。具有微弱的发汗解热作用;对金黄色葡萄球菌、白喉杆菌有较强的抗菌作用;对痢疾杆菌、乙型链球菌及麻疹病毒亦有抑制作用。此外,还能抗过敏、抗氧化。

【美容功效】祛风止痒,洁肤。

【临床应用】

1. 皮肤瘙痒、荨麻疹。本品味辛性温,药性升浮,善能祛风止痒,凡风邪郁闭肌肤的皮肤瘙痒,单用就有效,或配伍蝉蜕、白蒺藜、地肤子来加强祛风止痒之功,如属血虚风燥而瘙痒者,可配生地、当归、何首乌等养血之品。治疗荨麻疹,可配金银花、牛蒡子、赤芍等煎汤内服,或用荆芥穗研为细面,撒布患处,反复揉搓,致患部发热,轻者1~2次即可见效。

2. 肺风粉刺、酒渣鼻。可配防风、白蒺藜、白僵蚕、杏仁等共研细末,每服6g,饭后清茶送服,如《杨氏家藏方》荆芥散。

3. 口眼歪斜。可用鲜荆芥、鲜薄荷等份捣汁内服,药渣外敷。

【用法用量】水煎服，后下，3～10g。外用适量。

【使用注意】服药期间，忌食鱼虾等发物。

薄 荷

【来源】为唇形科多年生草本植物薄荷的茎、叶。

【性味归经】辛，凉。归肺、肝经。

【美容功效】祛风止痒，芳香辟秽，香口除臭。

【药理作用】本品含挥发油，油中主要成分有薄荷醇、薄荷酮、异薄荷酮等。还含薄荷烯酮、柠檬烯等。煎剂对金黄色葡萄球菌、甲乙型链球菌、肠炎球菌、痢疾、白喉、伤寒、大肠、绿脓杆菌等有抗菌作用；对单纯性疱疹病毒、流行性腮腺炎病毒均有抑制作用。挥发油有发汗解热、消炎止痛及局部刺激作用。此外，尚能促进呼吸道腺体分泌，抑制胃肠道平滑肌收缩，镇痛，抗阴道滴虫等。

【临床应用】

1. 风疹瘙痒。本品味辛，善能祛风止痒，对风邪所致皮肤瘙痒，多与蝉蜕同用。

2. 口臭。鲜薄荷叶洗净含化，能令人口气清香，治疗口臭。或配伍藿香、丁香等煎汤含漱。

3. 痤疮。肺经风热，痤疮初期，可用本品配伍丹参制成露剂，清洁面部后，将药水直接涂于患处，每日3次。

4. 黄褐斑。多用于肝郁气滞型黄褐斑，可配伍柴胡、香附等舒肝理气之品同用，如逍遥丸。

【用法用量】水煎服，3～6g，宜后下。外用适量，研末涂敷。

【使用注意】本品芳香辛散，发汗耗气，故体虚多汗者不宜使用。

桑 叶

【来源】为桑科落叶乔木植物桑树的叶。

【性味归经】苦、甘，寒。归肺、肝经。

【美容功效】疏风止痒，清热凉血，清肝明目，生发乌发。

【药理作用】本品含脱皮固酮、牛膝固酮、芸香苷、桑苷及多种氨基酸和维生素。对金黄色葡萄球菌、乙型溶血性链球菌、白喉杆菌、大肠杆菌、痢疾杆菌等都有抗菌作用。还有降血糖、降血脂作用。

【临床应用】

1. 多种皮肤病。本品善能疏散皮肤风热之邪，又能清热凉血，可用治荨麻疹、多形性日光性皮炎、神经性皮炎、脂溢性皮炎、湿疹等多种皮肤病，常配伍蚤休、生地、甘草等水煎内服。

2. 痤疮。多用于肺经血热郁滞之寻常痤疮，可配伍生石膏、牡丹皮、赤芍等清热凉血药水煎内服。

3. 扁平疣。可配伍紫草、板蓝根、薏苡仁等同用。

4. 面部色素沉着。可每日用桑叶15g煎汤代茶饮，或用冬桑叶煎浓汁，每日早晨用少量掺入水中洗面，久用能防治面部色斑，令面色光滑如镜。

5. 多种目疾。肝经风热，目赤肿痛，可配菊花、夏枯草等同用；肝肾不足，眼目昏花，可配黑芝麻等同用。

6. 脱发、须发早白。多与黑芝麻、生地、牡丹皮等配伍使用。

【用法用量】水煎服，5～10g。外用适量。

菊　花

【来源】为菊科多年生草本植物菊的头状花序。

【性味归经】辛、甘、苦，微寒。归肺、肝经。

【美容功效】驻颜悦色，疏风清热，清肝明目，生发乌发。

【药理作用】本品含挥发油，还含有菊苷、腺嘌呤、胆碱、维生素 A、B_1、氨基酸等。对金黄色葡萄球菌、结核杆菌、伤寒杆菌等多种致病杆菌及皮肤真菌、流感病毒有抑制作用。还有扩张冠脉血管、降压、抗炎、解热等作用。近年发现菊花水煎液有明显的抗衰老作用，其提取物对超氧阴离子自由基有很好的消除作用。

【临床应用】

1. 早衰。菊花，尤其是白菊花，具有较好的抗衰老之功，古方中常用其配伍当归、地黄等炼蜜为丸，长期服用抗衰老，或每日早晚空腹食用菊花粥（菊花10～15g、粳米30～60g），能养肝血、悦颜色、除热解渴、明目，对面部皱纹渐多、色素沉着、头晕目眩、两目干涩、流泪等早衰之证，具有较好的防治作用。

2. 肺经风热、痤疮初起。可用菊花煎汤代茶饮，或配伍黄芩、桑白皮、枇杷叶等，如枇杷清肺饮。

3. 黄褐斑。可配伍白僵蚕、白附子、当归等煎汤内服。或用新鲜白菊花捣烂，加适量白蜜外敷患处，此法亦可用于去眼袋、消除眼部皱纹。

4. 多种目疾。本品善能清肝明目，对肝经风热，目赤肿痛，可配夏枯草、桑叶、蝉蜕等同用；又能养肝血，治疗肝肾阴虚，两目干涩，视物昏糊，可配枸杞子、熟地黄等同用，如杞菊地黄丸。此外还可用本品配伍桑叶，水煎外洗，治疗各种目疾。

5. 脱发、须发早白。可用鲜菊花水煎后去渣，浓缩，加蜜制成膏剂，每次9~12g，开水冲服。或用菊花配伍细辛、防风、皂荚等水煎后洗发。

6. 腋臭。可配伍辛夷、滑石粉、冰片等共研细末，外用。

7. 肥胖、高脂血症。可配丹参、山楂等煎汤代茶饮。

【用法用量】水煎服，5~15g。外用适量。

白僵蚕

【来源】为蚕蛾科昆虫家蚕蛾的幼虫在未吐丝前，因感染或人工接种白僵菌而发病致死的僵化虫体。

【性味归经】咸、辛，平。归肝、肺经。

【美容功效】祛风止痒，祛斑增白，息风止痉。

【药理作用】本品含蛋白质、脂肪等，体表白粉中含草酸铵。具有催眠、抗惊厥作用，对金黄色葡萄球菌、绿脓杆菌等有抑制作用。

【临床应用】

1. 皮肤瘙痒。本品善能祛风止痒，对外感风热之邪，郁于肌表，皮肤瘙痒，可单味研末，黄酒送服，或配伍防风、蝉蜕、薄荷等祛风止痒之品同用。

2. 面上黑气，黄褐斑。外受风邪，皮肤气血失和，可致黑色素代谢失常，面见黑气，或生褐斑。本品味辛入肺，善能祛风退斑，可单味研末，水调后外擦患处，或配伍牵牛子、细辛等份研末，水调后敷面，能祛斑增白。

3. 酒渣鼻、粉刺。可配大黄、白附子、白芷等，洗脸擦面。

4. 面瘫、口眼歪斜。本品能息风止痉，配全蝎、白附子，即牵正散，治疗面神经麻痹有效。

【用法用量】水煎服，3~10g。外用适量。

刺蒺藜

【来源】为蒺藜科一年生或多年生草本植物蒺藜的果实。

【性味归经】苦、辛，平。归肺、肝经。

【美容功效】祛风止痒，活血行气，明目，灭瘢，固齿。

【药理作用】本品含脂肪油、挥发油、鞣质、树脂、钾盐、生物碱等。有降压、利尿作用；对金黄色葡萄球菌、大肠杆菌等有抑制作用。有清除氧自由基和抑制脂质过氧化作用。

【临床应用】

1. 皮肤瘙痒。本品辛散苦泄，善能祛风止痒，常用于顽固性的皮肤瘙痒症，如慢性荨麻疹、神经性皮炎、慢性湿疹等，多与苦参、白鲜皮等祛风止痒之品配伍使用。另用本品配伍当归、生地等养血润燥之品，可治疗老年性皮肤干燥瘙痒症。

2. 白癜风。可单味水煎内服，或作散剂内服，也可配伍当归、川芎、黄芪等调和气血，治疗气血不和之色素脱失。

3. 风热上攻，目赤多泪。可配伍桑叶、菊花等疏风明目之品同用。

4. 面上瘢痕。可配栀子共研细末，食醋调和，夜涂旦洗。

5. 口腔疾患。生蒺藜研末，加适量温盐水漱口，能固齿，可治疗牙齿松动；另将本品与葶苈子的醇提取物配入牙膏基质中，制成药物牙膏，可治疗牙本质过敏。

【用法用量】水煎服，6~15g。外用适量。

二、清热药

凡具有清泄里热作用的药物，称为清热药。

清热药多具有苦寒之性，能清热泻火、凉血解毒、燥湿。主要适应于疮、疡、疖肿、痤疮、酒渣鼻等热毒壅结的病证。

石　膏

【来源】为硫酸盐类矿物石膏的块状体（含结晶水硫酸钙）。

【性味归经】辛、甘，大寒。归肺、胃经。

【美容功效】清热泻火，除臭固齿，生肌敛疮。

【药理作用】本品主要成分为含水硫酸钙及有机质、硫化物、微量铁、镁等。具有解热作用，并可减轻口渴状态，对机体的免疫功能有一定影响。能增强巨噬细胞的吞噬能力，具有抗渗、抗过敏、抗炎等作用，能缩短凝血时间，促进胆汁排泄，并有利尿作用。外用有收敛、止血等作用。

【临床应用】

1. 胃热口臭、口疮、牙龈肿痛。可内服玉女煎，由本品配伍熟地、麦冬、牛膝等组成；外用石膏、青盐、细辛、白芷等共研细末，每日早晚用少许，温开水溶解后漱口，或直接用药粉擦牙。

2. 牙齿黄垢不洁。可用本品配伍香附、甘松、川芎、白芷等，共研细末，先用温水漱口，再用药粉擦牙，可使牙齿洁白。现代使用的药物牙膏中，主要用石膏做摩擦剂，再配以中药提取物加工而成，如两面针牙膏、田七牙膏等。

3. 酒渣鼻、颜面红斑。可配伍黄芩、知母、生地等清泄肺胃之品同用。

4. 痤疮、湿疹、急性荨麻疹、过敏性皮炎等见气分实热之证者。本品善入气分，长于清泄气分实热，多与知母、栀子等清热泻火之品同用，治疗气分实热证。另用本品配伍牡丹皮、赤芍等清热凉血之品，还可治疗过敏性皮炎、重症多型性红斑、药疹等气血两燔证，有双清气血之功。

5. 干裂脱屑型唇炎、唇疱疹。可用煅石膏、冰片共研细末，蜂蜜调涂患处。

【用法用量】水煎服，打碎先煎，15～60g。内服生用，外用火煅。

【使用注意】脾胃虚寒者忌用。

金银花

【来源】为忍冬科多年生半常绿缠绕性木质藤本植物忍冬的花蕾。

【性味归经】甘，寒。归肺、心、胃经。

【美容功效】清热解毒，疏散风热。

【药理作用】本品含环己六醇、黄酮类、皂苷、鞣质及木樨草素等。抗菌谱较广，对金黄色葡萄球菌、痢疾杆菌、溶血性链球菌、脑膜炎双球菌、结核杆菌、肺炎双球菌等都有抑制作用，并能抗流感病毒，对某些致病霉菌也有抑制作用。尚有抗炎、解热、降低胆固醇、抗心绞痛、促进胆汁分泌、抗酸和抗溃疡等作用。所含木樨草素具有较强的渗透力，能达皮层深处，抑制透明质酸酶的活性，抑制和消除皮肤色斑的形成，尤其是老年斑。

【临床应用】

1. 痤疮。本品既能疏散风热，又善清热、凉血、解毒，故多用于皮肤血热之证。治疗痤疮，可配伍连翘、野菊花、黄芩等煎汤内服，如痤疮煎。

2. 荨麻疹。可用新鲜金银花每天30g，煎汤内服。

3. 急慢性湿疹、皮炎、脚癣合并感染者。可与没药等份，加水煎煮，用纱布浸取药液，外敷患处。

4. 痈肿疔疮。本品消散痈肿之力较强，也是外科常用之品，可用鲜品单味捣烂外敷，或配伍紫花地丁、野菊花、蒲公英等煎汤内服。

【用法用量】水煎服，10～15g。外用适量。

连　翘

【来源】为木樨科落叶灌木植物连翘的果实。

【性味归经】苦，微寒。归肺、心、胆经。

【美容功效】清热解毒，疏散风热，消痈散结，去屑止痒。

【药理作用】本品含三萜皂苷，生物碱，齐墩果酸，维生素P及挥发油等。对金黄色葡萄球菌、肺炎双球菌、溶血性链球菌、痢疾杆菌、百日咳杆菌、结核杆菌、伤寒杆菌都有抑制作用，并能抗真菌、抑制流感病毒。此外，尚能利尿、抗炎、抗肝损伤，降低谷丙转氨酶。

【临床应用】

1. 痤疮。可配伍黄芩、桑白皮、栀子等清泄肺热之品同用。

2. 疮疡肿毒。本品善能清热解毒，消痈散结，素有"疮家圣药"之称，多用于疮疡红肿热痛之证，可配伍金银花、蒲公英、野菊花等同用。

3. 头癣、毛囊炎。多经提取后，配用于头发用品中，有良好的去屑止痒，生发护发作用。

【用法用量】 水煎服，3～10g。外用适量。

【使用注意】 本品苦寒，脾胃虚寒者慎用。

蒲公英

【来源】 为菊科多年生草本植物蒲公英及同属多种植物的带根全草。

【性味归经】 苦、甘，寒。归肝、胃经。

【美容功效】 清热解毒，消肿散结，乌须黑发。

【药理作用】 本品含蒲公英甾醇、蒲公英素、菊糖、果胶、胆碱等。对金黄色葡萄球菌，溶血性链球菌、肺炎双球菌、脑膜炎球菌、痢疾杆菌、伤寒杆菌等有一定杀灭作用；对某些真菌、病毒也有抑制作用。还有促进胆汁分泌，保肝、促进肝细胞再生，促进乳腺发育和乳汁分泌、利尿、轻泻、促进细胞免疫等作用。

【临床应用】

1. 脓疱型痤疮。本品清热解毒之功较强，多用于炎症明显，红肿疼痛较重的脓疱型痤疮，可单味煎汤内服，或用鲜品捣烂外敷。

2. 疮疡肿毒。可配伍金银花、野菊花、紫花地丁等，即五味消毒饮。治疗各种疔毒、疮痈。

3. 须发早白。可与青盐、血余炭、黄酒等同用。近代多将其配入止痒去屑发乳或洗发膏、化妆品中使用。

【用法用量】 水煎服，10～30g。外用适量。

【使用注意】 用量不宜过大，否则易致缓泻。

马齿苋

【来源】 为马齿苋科一年生肉质草本植物马齿苋的全草。

【性味归经】 酸，寒。归大肠、肝经。

【美容功效】 清热解毒，祛疣除臭。

【药理作用】 本品含L–去甲基肾上腺素和多巴胺及少量的多巴；尚有维生

素 B$_1$、维生素 B$_2$、C、P、胡萝卜素、钾盐等。煎剂对痢疾杆菌、伤寒杆菌、金黄色葡萄球菌及某些致病性真菌等有不同的抑制作用，能抗疱疹病毒，有明显的抗组胺作用和收缩血管作用。还有利尿、兴奋子宫等作用。

【临床应用】

1. 扁平疣。可配伍大青叶、紫草、败酱草等煎汤内服，并可配合药液外擦。

2. 头癣、面部糠疹。前者可将马齿苋熬成膏剂，外涂患处；后者可用新鲜马齿苋捣汁，调入少量食醋，涂擦患处。

3. 湿疹、接触性皮炎。可用新鲜马齿苋捣烂湿敷，或单味水煎后，冷湿敷，有明显的收敛、消炎、止痒作用，对急性、渗出性、糜烂性皮肤病有良好的效果。另用此法对疮疡、丘疹、烧伤、创伤所引起的面部瘢痕亦有效。

4. 腋臭。可将马齿苋研末，用蜜和团，草纸包裹，外封黄泥，晒干，烧后，去泥研末。使用时，先用酒精棉消毒腋窝，再用蜂蜜调和药粉做成药饼，夹腋下，至感疼痛，每日 1 次，直至痊愈。

【用法用量】水煎服，30～60g，鲜品加倍。外用适量。

【使用注意】脾胃虚寒，肠滑泄泻者忌用。

栀 子

【来源】为茜草科常绿灌木植物栀子的成熟果实。

【性味归经】苦，寒。归心、肺、胃、肝、三焦经。

【美容功效】清热泻火，凉血解毒，养发护发。

【药理作用】本品含栀子苷、去羟栀子苷、栀子酮苷、藏红花素等。对金黄色葡萄球菌、脑膜炎双球菌、卡他球菌及多种皮肤真菌有抑制作用，还具有利胆、镇痛、镇静、降压、解热、止血等作用。其提取物制成油膏，能加速软组织的愈合。

【临床应用】

1. 痤疮、酒渣鼻。本品既入气分，清热泻火，又入血分，凉血解毒，治疗肺胃热盛，痤疮、酒渣鼻、皮肤油腻及头面部红斑类皮肤病，常与黄芩、枇杷叶、菊花等配伍使用。

2. 口疮口臭。本品苦寒，能清热燥湿，治疗脾胃湿热郁结上熏所致的口疮口臭、口燥唇干、烦渴易饥等，多配黄连、大青叶、升麻等同用。

3. 烫发、染发等所致的头发枯黄。多配在染发液、洗发水中使用，有修护头发之功。

【用法用量】水煎服，3～10g。外用适量。

【使用注意】脾虚便溏者慎用。

黄　芩

【来源】为唇形科多年生草本植物黄芩的根。

【性味归经】苦，寒。归肺、胆、胃、大肠经。

【美容功效】清热燥湿，泻火解毒。

【药理作用】本品含黄芩素、黄芩苷、汉黄芩素、汉黄芩苷、黄芩新素及 β-谷固醇、苯甲酸、黄芩酶等。具有较广的抗菌谱，对金黄色葡萄球菌、肺炎球菌、溶血性链球菌、脑膜炎球菌、痢疾杆菌、白喉杆菌等有不同程度抑制作用；对流感病毒、钩端螺旋体及多种致病真菌亦有抑制作用。此外，还有解热、降压、降血脂、镇静、利尿、利胆、解痉、保肝、解毒等作用。黄芩素还能抗氧化，清除氧自由基，抑制过氧化脂质的生成；黄芩苷能吸收紫外线，抑制黑色素的生成。

【临床应用】

1. 肺热痤疮、酒渣鼻。本品苦寒，主入肺经，长于泻肺火，解肌表之热，故多用于肺热痤疮，红肿结节，有脓头，炎症反应明显，并伴有便秘、口苦、舌红苔黄、脉数有力等证，多与黄连、蒲公英、茵陈等配伍使用。如属肺经风热，痤疮初期，则配防风、连翘、薄荷等疏散风热、凉血解毒之品同用。治疗肺热酒渣鼻，还可配伍赤芍、栀子等凉血解毒之品同用。

2. 颜面丹毒。本品善能泻火解毒，常用于面部火毒壅结之证，可单味或配伍大黄、黄连共研细末，水调外敷。

【用法用量】水煎服，3~10g。外用适量。

【使用注意】本品苦寒，易伤胃气，故脾胃虚寒者慎用。

黄　连

【来源】为毛茛科多年生草本植物黄连、三角叶黄连或云连的根茎。

【性味归经】苦，寒。归心、肝、胃、大肠经。

【美容功效】清热燥湿，泻火解毒。

【药理作用】本品主含小檗碱及黄连碱、甲基黄连碱、棕榈碱等。对葡萄球菌、链球菌、肺炎球菌、白喉杆菌、结核杆菌等都有抗菌作用，对痢疾杆菌作用尤强，对流感病毒、钩端螺旋体、阿米巴原虫、滴虫及各种致病性皮肤真菌也有抑制作用。又能降压、利胆、解热、镇痛、镇静。近年研究有抗癌，抗心律失常、抗心绞痛和抗过敏作用。

【临床应用】

1. 疮疡疔肿、耳目肿痛及颜面红斑类皮肤病。本品苦寒，为清热燥湿、泻火解毒之佳品，凡内有实热，毒气熏蒸所致痈肿疔疮，耳目肿痛及一切皮肤化脓性感染，均可作为要药使用，内服多配伍黄芩、黄柏、栀子等，如黄连解毒汤。外用可用黄连软膏。

2. 痤疮。可配伍枇杷叶、桑白皮等煎汤内服，如枇杷清肺饮。

3. 心烦口臭、唇齿干燥。本品入心胃经，长于泻心火、清胃热，治疗心胃积热所致口舌生疮，心烦口臭，唇齿干燥，小便短赤等，可配伍生地、牡丹皮、升麻同用，如清胃散，也可用单味黄连煎汤，时时含漱。

4. 唇风、茧唇、唇肿。可配伍生地、白鲜皮、白僵蚕、冰片等制成膏剂，外涂唇部。

【用法用量】水煎服，3～10g。外用适量。

【使用注意】本品苦寒，易伤胃气，故脾胃虚寒者慎用。

黄　柏

【来源】为芸香科落叶乔木植物黄檗（关黄柏）和黄皮树（川黄柏）除去栓皮的树皮。

【性味归经】苦，寒。归肾、膀胱、大肠经。

【美容功效】清热燥湿，泻火解毒。

【药理作用】本品主要含小檗碱，另含黄柏碱等多种生物碱。还有黄柏内脂、黄柏酮等。对金黄色葡萄球菌、溶血性链球菌、痢疾杆菌、肺炎双球菌及多种致病性皮肤真菌均有不同程度的抑制作用，对乙肝表面抗原亦有抑制作用。此外，尚有利胆、利尿、降压、解热、降血糖等作用。

【临床应用】

1. 痤疮、酒渣鼻。本品苦寒，既能清热燥湿、又可泻火解毒，对于火热毒盛所致痤疮红肿结节、脓疱等炎症反应明显者，可配伍黄芩、大黄、苦参等水煎外洗，如三黄洗剂，有清热止痒、消炎祛脂之功。

2. 耳部湿疹。黄柏研末，香油调成糊状，外涂患处。

【用法用量】水煎服，5～10g。外用适量。

【使用注意】本品苦寒，易伤胃气，故脾胃虚寒者慎用。外用易致皮肤黄染，故面部美容须慎重。

大　黄

【来源】为蓼科多年生草本植物掌叶大黄、唐古特大黄或药用大黄的根及根茎。

【性味归经】苦，寒。归脾、胃、大肠、肝、心经。

【美容功效】清热泻火，凉血解毒，通利大便，降脂减肥。

【药理作用】本品主要含蒽醌衍生物、大黄酸、大黄酚、大黄素、芦荟大黄素及鞣质、脂肪酸、淀粉等，有缓泻作用。对葡萄球菌、溶血性链球菌、白喉杆菌、痢疾杆菌、淋病双球菌及常见致病真菌、麻风杆菌等都有抑制作用，对流感病毒有较强抑制作用。此外，尚有的利胆、止血、保肝、降压、降血清胆固醇、健胃、抗肿瘤、促进子宫收缩，升高血小板等作用。近年研究还发现大黄有延缓衰老、抗氧化、强壮作用；给豚鼠喂生大黄水煎剂，有润泽毛发作用；大黄素体外试验能抑制酪氨酸酶活性，阻滞色素生成；生、熟大黄均有明显的减肥作用。

【临床应用】

1. 囊肿型、聚合型痤疮及酒渣鼻。本品善能清热泻火、凉血解毒、祛瘀生新，内服常配丹参、黄连等，外用可将单味大黄研粉，冷开水调涂患处或与硫黄等份研末，外涂患处，即颠倒散。

2. 胃热口臭、口腔炎、口唇溃疡、齿衄及毛囊炎。可用生大黄水煎液漱口、外敷或配伍黄连、青黛等同用。

3. 烧伤、烫伤。可将生大黄、地榆共研细粉，麻油调涂。

4. 肥胖症。本品有较好的通泄肠胃，降脂减肥之功，常用大黄片、大黄粉胶囊内服并配合控制饮食来减肥。

【用法用量】水煎服，5~10g。外用适量。

【使用注意】本品苦寒沉降，故脾胃虚弱者慎用；又善活血祛瘀，故妇女孕期、月经期、哺乳期忌用。

苦 参

【来源】为豆科多年生落叶亚灌木植物苦参的根。

【性味归经】苦，寒。归心、肝、胃、大肠、膀胱经。

【美容功效】清热燥湿，杀虫止痒，祛疣洁齿。

【药理作用】本品主要含苦参碱、氧化苦参碱，还含苦参黄酮及金雀花碱等。苦参碱对痢疾杆菌、大肠杆菌、乙型链球菌及金黄色葡萄球菌、结核杆菌、多种皮肤真菌均有较明显的抑制作用。并能抗滴虫，抗肿瘤，抗心律失常。其萃取物能抑制酪氨酸酶活性。有抗过敏作用，并能促进生发。

【临床应用】

1. 湿疹湿疮，皮肤瘙痒。本品长于清热燥湿，祛风杀虫止痒，是皮肤美容常用之品，多与防风、白鲜皮、刺蒺藜等配伍使用。

2. 粉刺、酒渣鼻。前者可配伍赤芍、玄参、冬瓜子共研细末，水调后外敷；后者可配伍当归，用酒糊丸，饭后热茶送服。

3. 扁平疣。可配大青叶、板蓝根、红花等煎汤内服，并可用第三煎药液反复涂擦患处。

4. 龋齿、口臭等口腔疾患。单味苦参煎汤漱口，连用数日，有防治作用。

5. 阴肿阴痒、带下过多。内服可配伍黄柏、苍术，外用苦参栓或配白鲜皮煎汤外洗。

【用法用量】水煎服，3～10g。外用适量。

【使用注意】本品苦寒，故脾胃虚弱者慎用。

白鲜皮

【来源】为芸香科多年生草本植物白鲜的根皮。

【性味归经】苦，寒。归脾、胃经。

【美容功效】清热燥湿，祛风止痒，灭疣消瘢。

【药理作用】本品含白鲜碱、白鲜内脂、谷甾醇、胆碱等。水浸剂对堇色毛癣菌、许兰氏黄癣菌都有不同程度的抑制作用。

【临床应用】

1. 湿疹疥癣，皮肤瘙痒。本品善能清热燥湿，祛风止痒，为皮肤病要药，多用于风邪或湿热所致的皮肤瘙痒、荨麻疹、神经性皮炎等，多与地肤子相须为用。

2. 扁平疣。多配伍枯矾水煎后外擦。

3. 黄褐斑，面黑不净。可配白芷、白附子、杏仁等共研细末每天用之洗面，能使皮肤白皙。

4. 皮肤瘢痕疙瘩。多配伍白僵蚕等灭疣消瘢之品同用。

【用法用量】水煎服，3～10g。外用适量。

芦 荟

【来源】为百合科多年生常绿植物库拉索芦荟及好望角芦荟等同属近缘植物的新鲜叶片。

【性味归经】苦，寒。归肝、大肠经。

【美容功效】清热祛痘，滋润皮肤，养发护发。

【药理作用】本品含芦荟大黄素苷、对香豆酸、多种氨基酸等。具有刺激性泻下作用。对多种皮肤真菌和结核杆菌有抑制作用，并能抗肿瘤。芦荟苷可吸收290～320nm范围内的紫外线，具有防晒、保湿功能，与皮肤的生理适应性好，易被吸收。另含19种微量元素、氨基酸和大量黏多糖，有滋养皮肤作用，所含芦荟胶有明显的柔润皮肤作用。

【临床应用】

1. 痤疮。可用新鲜芦荟涂擦或用芦荟凝胶外涂患处。

2. 黄褐斑、雀斑及面生皱纹。可将芦荟配入面膜、营养霜、保湿霜中外用，能防晒、滋润皮肤、减轻皱纹，延缓皮肤衰老。

3. 脱发、白发及头皮屑增多。可将芦荟添加在洗发香波或护发素中使用，具有去屑止痒，润泽毛发，预防脱发、白发之功。

【用法用量】新鲜叶片，外用适量；或配入化妆品中使用。

【使用注意】外用偶有过敏现象，故应慎重。

桑白皮

【来源】为桑科小乔木植物桑树的根皮。

【性味归经】甘，寒。归肺经。

【美容功效】清热祛痘，利水消肿，生发乌发，洁齿白牙。

【药理作用】本品主含黄酮衍生物。有利尿作用，还能镇静、镇痛、抗惊厥。对金黄色葡萄球菌、痢疾杆菌有抑制作用。

【临床应用】

1. 酒渣鼻、痤疮。本品甘寒入肺，长于清泄肺热，治疗肺热酒渣鼻、痤疮等多配黄芩、赤芍、金银花等煎汤内服。

2. 面目浮肿。本品清降肺气，通调水道而利水消肿，故水肿、面目浮肿均可用之，常配伍陈皮、茯苓皮、大腹皮等同用，如五皮饮。

3. 毛发枯黄无光、脱发。可配伍侧柏叶水煎去渣后洗发或配入洗发剂中使用。

4. 牙齿黄黑。将桑白皮用醋浸 3 日后擦牙，可治牙齿黄黑不白。

【用法用量】水煎服，5 ~ 10g。外用适量。

三、祛湿药

凡具有通利水道，渗泄水湿或化湿运脾作用的药物，称为祛湿药。

祛湿药多具淡味，能渗能利，通利小便，服用后能使尿量增加，从而将蓄积的水湿从小便中排泄。主要适应于肥胖症、湿疮、粉刺、脱发等证。

薏苡仁

【来源】为禾本科多年生草本植物薏苡的成熟种仁。

【性味归经】甘、淡，微寒。归脾、胃、肺经。

【美容功效】健脾利湿，清热祛疣，防晒增白。

【药理作用】本品含薏苡仁油、薏苡仁内酯、脂肪油、氨基酸等。具有解热、镇痛、镇静、兴奋子宫、降低横纹肌挛缩及降血糖等作用。煎剂对癌细胞有一定抑制作用，还能兴奋垂体－肾上腺皮质系统，促进细胞免疫功能，解苯中毒。外用薏苡仁内酯可加速皮层的血液循环，能吸收紫外线，抑制黑色素形成，有柔滑和调理皮肤作用。

【临床应用】

1. 脾虚湿盛型肥胖症。本品甘淡凉性，入脾胃经，能健补脾胃，延年益寿，轻身不老，多用于单纯性肥胖症辨证属于脾虚湿盛型者，可配伍茯苓、白术等健脾益气之品同用，亦可配伍山楂、陈皮等用开水冲泡代茶饮，有一定减肥作用。

2. 痤疮。本品善能清热、排脓、消肿，治疗痤疮，可与紫背天葵草同煮为粥，隔日 1 剂，连用 1 周，同时还可用适量热粥擦洗患处。

3. 扁平疣。可单味煮粥食用，或配伍大青叶、板蓝根等水煎内服。

4. 黄褐斑。可配伍苍术、黄柏等煎汤内服或制成各种保健药膳食用。亦可将其提取物配入化妆品中外用，能使皮肤细腻白净，有防晒抗皱作用。

5. 牙齿垢污，龋齿疼痛。可用薏苡仁根煎汤含漱，每日数次。

6. 唇肿。可配防风、赤小豆水煎服。

【用法用量】水煎服，10～30g，或煮粥食用。外用适量。

白扁豆

【来源】为豆科一年生缠绕草本植物扁豆的成熟种子。

【性味归经】甘，微温。归脾、胃经。

【美容功效】健脾化湿，消脂减肥，洁面润肤。

【药理作用】本品含蛋白质、维生素 B_1、脂肪、钙、磷等。对痢疾杆菌有抑制作用，还有解毒作用。

【临床应用】

1. 脾虚湿盛型肥胖症。多配茯苓、薏苡仁等同用。

2. 慢性湿疹、皮炎及肥厚性皮肤病。可配白术、山药、茯苓等同用。对夏季由暑湿郁蒸而引起的汗疹、日光性皮炎等，可配伍藿香、佩兰等化湿解暑之品，也可配入面膜中外用，增白祛斑。

【用法用量】水煎服，10～30g。外用适量。

车前子

【来源】为车前科多年生草本植物车前或平车前的成熟种子。

【性味归经】甘，寒。归肾、肝、肺经。

【美容功效】清热利湿，清肝明目。

【药理作用】本品含黏液质、琥珀酸、车前烯醇、胆碱、车前子碱、脂肪油、维生素 A、B 等。具有显著利尿作用，并能促进呼吸道黏液分泌，稀释痰液。对痢疾杆菌、大肠杆菌、金黄色葡萄球菌及某些真菌均有抑制作用。

【临床应用】

1. 湿疹、脂溢性皮炎。本品甘寒，长于清利湿热，治疗湿邪为患的湿疹湿疮、脂溢性皮炎等，多与白术、茯苓等健脾利湿之品配伍使用。

2. 斑秃、脂溢性脱发。可配泽泻、猪苓等渗湿之品同用，如《赵炳南临床经验集》祛湿健发汤。

3. 肝热目赤肿痛。可配伍夏枯草、菊花、决明子等煎汤内服。

【用法用量】宜布包，水煎服，10～15g。外用适量。

地肤子

【来源】为藜科一年生草本植物地肤的成熟果实。

【性味归经】苦，寒。归膀胱经。

【美容功效】清热利湿，祛风止痒。

【药理作用】本品含三萜皂苷、脂肪油、维生素 A 类物质。其水浸剂对许兰氏黄癣菌、铁锈色小芽孢癣菌等皮肤真菌有不同程度抑制作用。

【临床应用】

1. 湿疹湿疮、皮肤瘙痒。本品长于去皮肤积热而止痒，尤宜于湿热毒邪所致皮肤瘙痒，常配伍白鲜皮、蛇床子、苦参等水煎外洗。

2. 扁平疣。可将地肤子水煎去渣，加入枯矾，溶化冷却后装瓶备用。使用时可用棉球蘸药液在患处用力涂擦，每天3～6次，连用1周。

此外，本品还常配在日化产品中，可作沐浴露、清洁剂使用。

【用法用量】水煎服，10～15g。外用适量。

茵陈蒿

【来源】为菊科多年生草本植物茵陈蒿或滨蒿的幼苗。

【性味归经】苦，微寒。归肝、胆、脾、胃经。

【美容功效】清热利湿，悦颜增白。

【药理作用】本品主含挥发油，其主要成分是 β-蒎烯、茵陈烃、茵陈酮及叶酸。具有明显的利胆作用，并有保肝、促进肝细胞再生，解热，降压等作用。对结核杆菌、流感病毒等有抑制作用。此外，还有降低血清胆固醇，延缓动脉粥样硬化作用。

【临床应用】

1. 痤疮。本品清热利湿，多用于脓疱、结节等湿热较重、炎症明显的痤疮，可单味或配伍桑白皮、黄芩、丹参等煎汤内服。

2. 酒渣鼻。多与野菊花、栀子、大黄等配伍使用。

3. 湿疹、荨麻疹、黄水疮、皮肤肿痒。可配地肤子、白鲜皮、丹皮、赤芍等清热利湿、凉血之品，内服或外用。

4. 黄褐斑。多用于脾胃湿热、面色浊垢，色斑范围较大者，可与白扁豆、白术等健脾利湿之品同用。

【用法用量】水煎服，10~15g。外用适量。

泽　泻

【来源】为泽泻科多年生沼泽植物泽泻的块茎。

【性味归经】甘、淡，寒。归肾、膀胱经。

【美容功效】利水消肿，降脂减肥，延年驻颜。

【药理作用】本品主要含三萜类化合物、挥发油、生物碱等。有明显的利尿作用，还有降血压、降血脂、降血糖、抗脂肪肝等作用。对肺炎双球菌、结核杆菌、金黄色葡萄球菌有抑制作用。动物实验对大剂量谷氨酸钠引起的肥胖有减肥作用。

【临床应用】

1. 肥胖症。本品有较强的利水作用，凡水液代谢障碍，水湿停滞所致肥胖者均可使用，如中年肥胖症，可口服泽泻片，或配伍茵陈、山楂、大黄等制成降脂煎剂，每天 1 剂，连用 1 月。

2. 中老年养生保健。可单味研细为散，每天服用，或配入驻颜美容方中使用。

【用法用量】水煎服，3~10g。外用适量。

苍　术

【来源】为菊科多年生草本植物南苍术和北苍术的根茎。

【性味归经】辛、苦，温。归脾、胃经。

【美容功效】健脾减肥，驻颜润肤，乌须黑发。

【药理作用】本品主要含挥发油、苍术醇、茅术醇，尚含有胡萝卜素、维生素 B 等。所含挥发油小剂量有镇静作用，大剂量则呈中枢抑制作用。还有利尿、降血糖、抗疟原虫、抗过敏作用。

【临床应用】

1. 脾虚湿重，形体肥胖臃肿。本品苦温，入脾胃经，燥湿健脾，减肥祛脂，对形体肥胖臃肿，伴有胸闷脘胀、食欲不振、下肢浮肿、舌苔白腻、脉象濡滑等脾虚湿盛之证，多配伍薏苡仁、陈皮、半夏等同用。

2. 颜面苍老、须发早白。本品能健脾胃，补虚损，驻颜色，润肌肤。历代常作美容品使用。如苍术丸，用之配木瓜为丸，空腹盐汤送服，能祛老驻颜，治疗面色苍老。

3. 脂溢性皮炎、急慢性湿疹及手足汗疱疹。可配黄柏同用，即二妙散。

【用法用量】水煎服，3～10g。外用适量。

四、理气药

凡具有舒畅气机，使气行通顺的药物，称为理气药。

本类药多属辛香性温之品，味辛能行能散，善于行散气滞，疏理肝气，顺气降逆，调整脏腑功能。主要适应于黄褐斑、粉刺、浮肿等损容性疾病。

柴 胡

【来源】为伞形科多年生草本植物柴胡（北柴胡）和狭叶柴胡（南柴胡）的根或全草。

【性味归经】苦、辛，微寒。归肝、胆经。

【美容功效】疏肝解郁，祛疣。

【药理作用】本品主含皂苷、挥发油、槲皮素、芸香苷等。具有明显的镇静、镇痛、解热、镇咳、抗炎、抗流感病毒等作用。能降低胆固醇，抗脂肪肝，抗肝损伤，利胆，降转氨酶，增强免疫功能等。柴胡皂苷还能改善皮肤新陈代谢，增加毛细血管通透性，使皮层细胞增殖，与甘草酸协同有愈伤、柔滑粗糙皮肤、防治皮肤老化等作用。体外试验表明柴胡皂苷还能吸收紫外线，有抑制黑色素形成的作用。

【临床应用】

1. 黄褐斑。本品主入肝经，为足厥阴肝经的引经药，善治肝郁气滞诸证，临床尤以肝郁气滞所致面部黄褐斑多用，可配伍香附、川芎、白芍等同用，如柴胡疏肝散、逍遥丸等。

2. 扁平疣。可配伍蝉蜕、木贼、薏苡仁等制成酊剂，外擦患处。也可用柴胡注射液肌肉注射或外涂患处。

【用法用量】水煎服，3～10g。

香 附

【来源】为莎草科多年生草本植物莎草的根茎。

【性味归经】辛、微苦、微甘，平。归肝、三焦经。

【美容功效】疏肝理气，驻颜悦色，祛斑白面，洁牙固齿，香口除臭。

【药理作用】本品含挥发油及生物碱、强心苷和黄酮类。能抑制子宫收缩，对子宫有弛缓作用，能提高痛阈，有止痛作用；对金黄色葡萄球菌、痢疾杆菌及某些真菌有抑制作用。此外，尚能抗炎、强心及降低血压。其提取物具有湿润干性皮肤和防止日晒等功效。

【临床应用】

1. 黄褐斑。本品善能调和气血，有"气病之总司，女科之主帅"之称，常配伍柴胡、白芍等疏肝理气之品煎汤内服，治疗肝郁气滞型黄褐斑。

2. 扁平疣、寻常疣。可配伍板蓝根、金银花等水煎浓缩冷却后，反复涂擦患处。

3. 牙齿松动、牙面黄黑。可配伍细辛、防风、青盐等研末，每晚擦牙后，温水漱口，能牢牙固齿，使牙面洁白。

4. 口臭。香附研末，醋调为丸，内服；或用香附末早晚擦牙。

【用法用量】水煎服，3～10g。外用适量。

木 香

【来源】为菊科多年生草本植物云木香或川木香的根。

【性味归经】辛、苦，温。归脾、胃、大肠、胆、三焦经。

【美容功效】香身除臭，祛斑增白。

【药理作用】本品含有挥发油、云木香烯、木香内脂、木香酸、木香醇及木香碱等。对胃肠道有兴奋或抑制的双向作用，能促进消化液分泌，松弛支气管平滑肌。对痢疾杆菌、大肠杆菌及多种皮肤真菌都有抑制作用。

【临床应用】

1. 腋臭。本品气味芳香，配伍附子、枯矾等共为散剂，外敷腋下，可治腋臭。亦可用木香煎汤沐浴，能使体香无异味。

2. 口臭。可配伍丁香、藿香、白芷等，水煎后分次漱口，可祛口臭。

3. 黄褐斑。可配柴胡、当归等疏肝调经之品煎汤内服，或配白附子、白芷等做面脂使用。

【用法用量】水煎服，3～10g。外用适量。

橘　皮

【来源】为芸香科常绿小乔木植物橘及其栽培变种的成熟果实的干燥外层果皮。

【性味归经】辛、苦，温。归脾、肺经。

【美容功效】理气健脾，燥湿止痒。

【药理作用】本品主要含挥发油、还含橙皮苷、柑橘素、肌醇及维生素 B_1 等。具有芳香健胃，祛痰，平喘，利胆，抗过敏，抗炎，抗胃溃疡作用。此外，尚有升高血压、兴奋心脏、降低毛细血管脆性、降低胆固醇等作用。

【临床应用】

1. 脾虚湿盛型皮肤病。本品健脾燥湿，配伍苍术、黄柏、滑石等煎汤内服，对脾虚湿盛型皮肤病，如带状疱疹、慢性及亚急性皮肤病、神经性皮炎及疱疹性、渗出性皮肤病等均有较好的疗效。亦可用新鲜橘皮外擦，治疗癣疮。

2. 单纯性肥胖症。可配伍半夏、竹茹等煎汤内服。

3. 口臭、体臭。可用橘皮泡水代茶饮。

【用法用量】水煎服，3～10g。外用适量。

五、理血药

凡具有补血活血之功，调理血分疾病的药，称为理血药。

理血药中，补血药多具有甘温之性，以滋补阴血为特点，主要适应于血虚引起的面色萎黄、头晕、早衰、脱发等；活血药多具有辛温之性，以通利血脉、促进血行、消散瘀血为特点，主要适应于血瘀引起的面色晦暗、黄褐斑等。

当　归

【来源】为伞形科多年生草本植物当归的根。

【性味归经】甘、辛，温。归肝、心、脾经。

【美容功效】补血和血，祛斑增白，润泽肌肤，固发乌发。

【药理作用】本品含挥发油、阿魏酸、菸酸、多糖、氨基酸、维生素等。有减慢心率，抗心律失常、抗心绞痛、抗动脉硬化及抗高血压、降血脂作用；有保肝、降转氨酶，消除蛋白尿，恢复肾功能作用；对子宫有兴奋和抑制双向调节作用；能刺激造血系统；能抗凝血、抗化疗放疗所致的白细胞减少。近年研究本品还能抑制酪氨酸酶活性，减少黑色素形成，有抗维生素 E 缺乏、抗氧化和清除自由基作用。能扩张皮肤毛细血管，增加皮肤营养，使皮肤光洁滋润，弹性增加。所含微量元素能改善发质，固发生发，减少白发。

【临床应用】

1. 血虚面色萎黄、毛发稀枯、唇甲苍白。本品为补血良药，凡血虚引起的面色萎黄、唇甲苍白等均可使用，常配伍黄精制成当归黄精丸内服。

2. 血瘀面色晦暗、面生褐斑。内服多配川芎、香附等活血疏肝之品同用；外用当归提取液制成的化斑霜外涂患处，并加按摩，或用当归、丹参、白芷共研细末，加鸡蛋清调制成面膜外用，或用新鲜当归制成的当归嫩肤水外用。

3. 血虚皮肤瘙痒。可配伍鸡血藤、防风等补血养血、祛风止痒之品同用。

4. 牙痛、口臭。可配生地、防风、细辛等煎汤内服，或将其提取液配入牙膏中刷牙。

5. 脱发、白发。内服多配伍白芍、熟地黄等补血之品，外用多配入洗发用品之中使用。

【用法用量】 水煎服，5～10g。外用适量。

丹　参

【来源】 为唇形科多年生草本植物丹参的根和根茎。

【性味归经】 苦，微寒。归心、肝经。

【美容功效】 活血祛瘀，凉血消疮，生发乌发。

【药理作用】 本品含丹参酮、异丹参酮、隐丹参酮、丹参酚、维生素 E 等。能明显使冠脉血流量增加及保护缺血心肌；可降低血小板聚集，抗凝血，改善微循环；还有镇痛、抗炎、抑菌及调节体液免疫及细胞免疫作用。又能镇静、催眠、降压、降血脂、保肝、抗化疗放疗所致白细胞减少、软缩肝脾肿大。丹参酮有抗雄性激素及温和的雌激素活性。

【临床应用】

1. 痤疮。丹参的乙醚提取物丹参酮对痤疮棒状杆菌高度敏感，能抗炎消炎，治疗各种类型的痤疮，可内服丹参酮片剂，外用25%的丹参酮霜剂涂擦。

2. 黄褐斑。内服可配伍桃仁、红花等活血祛瘀之品，治疗血瘀气滞型黄褐斑；外用由丹参、人参、益母草提取液配入化妆品基质所制成的祛斑霜每天早晚按摩面部，有效。

3. 瘢痕疙瘩。可用丹参注射液在皮损周围作封闭，治疗陈旧性、增生性瘢痕有效。

4. 毛发干枯、脱发、斑秃等。可将丹参提取物添加在发乳、头油、洗发香波中，有生发乌发、防止脱发等作用，治疗白发、黄发、头发干枯等毛发缺陷。

5. 皮肤瘙痒。可配苦参、蛇床子等燥湿止痒之品煎汤外洗。

6. 神经衰弱、失眠多梦、面色憔悴。多配五味子煎汤内服。

7. 肥胖、高脂血症。可配山楂、决明子煎汤代茶饮。

【用法用量】 水煎服，3～10g。外用适量。

【使用注意】

1. 反藜芦。

2. 丹参注射液偶有过敏现象，应慎重。

红　花

【来源】 为菊科一年生草本植物红花的筒状花冠。

【性味归经】 辛，温。归心、肝经。

【美容功效】 活血通经，疏肝解郁。

【药理作用】 本品含红花苷、红花醌苷、红花素、糖类、脂肪油等。具有兴奋心脏、增加冠脉血流量及降压、降脂作用；对子宫有兴奋作用，明显使收缩加强；有抑制血小板聚集，增加纤溶酶活性作用。并有很强的抗氧化作用，能抑制透明质酸酶活性，有类性激素样作用。

【临床应用】

1. 面色晦暗、憔悴、面无光泽。可配伍当归、红枣、糯米等做保健药膳用，亦可随证配伍。

2. 黄褐斑属血瘀气滞型者。多与桃仁、香附、柴胡等配伍使用。

3. 痤疮结节、色泽暗红。可配伍丹皮、赤芍、三棱等凉血活血、软坚散结之品同用。

【用法用量】 水煎服，3～6g。外用适量。

【使用注意】

1. 孕妇忌用。

2. 有出血倾向者慎用。

桃　仁

【来源】 为蔷薇科落叶小乔木植物桃或山桃的成熟种仁。

【性味归经】 苦、甘，平。有小毒。归心、肝、肺、大肠经。

【美容功效】 活血祛瘀，润泽肌肤。

【药理作用】 本品含苦杏仁苷、苦杏仁酶、维生素 B_1、挥发油、脂肪油等。有抗凝作用，可改善血流阻滞或血行障碍，能增加脑血流量。并有抗炎、镇咳、镇静、免疫抑制作用。脂肪油有润肠作用。

【临床应用】

1. 面色憔悴、皮肤粗糙。可配伍白芷、冬瓜仁、白附子等共为细末，早晚洗面，能退面上黑气，令人面光润不皱。

2. 黄褐斑属血瘀气滞型者。多与红花、香附、柴胡等配伍使用。

3. 痤疮囊肿、结节、瘢痕。可配伍山楂、三棱、莪术等活血祛瘀、软坚散结之品同用。

4. 酒渣鼻。可配伍白茅根、当归、葛粉等同用。

5. 须发早白、脱发及少白头。多与黑芝麻、黑大豆等加工成药膳，长期服用。

【用法用量】 捣碎，水煎服，3~10g。外用适量。

【使用注意】

1. 有毒性，用量不宜过大。

2. 孕妇忌用。

3. 便溏者慎用。

益母草

【来源】 为唇形科一年生或二年生草本植物益母草的全草。

【性味归经】 辛、苦，微寒。归肝、心、膀胱经。

【美容功效】 活血祛瘀，润泽肌肤，洁面消斑。

【药理作用】 本品含益母草碱等多种生物碱及苯甲酸、维生素 A 等。对子宫有直接兴奋作用，对实验性血栓形成有明显抑制作用。此外尚有扩张血管、降压、利尿作用。

【临床应用】

1. 面色憔悴、皮肤粗糙。可配伍白芷、冬瓜仁等共为细末，早晚洗面，能退面上黑气，令人面光润不皱，并能预防痤疮、黄褐斑等。

2. 黄褐斑。可配伍夏枯草、白花蛇舌草等煎汤内服，亦可将益母草火煅后，用蜜调和，每晚洗面后涂之，清晨洗去。

3. 痤疮、红肿结节。可配伍丹参、桃仁、红花等活血之品同用。

【用法用量】 水煎服，5~15g。外用适量。

【使用注意】

1. 孕妇忌用。

2. 血虚无瘀者慎用。

川 芎

【来源】 为伞形科多年生草本植物川芎的根茎。

【性味归经】 辛，温。归肝、胆、心包经。

【美容功效】祛风活血，疗痤消斑，香口除臭。

【药理作用】本品含挥发油、生物碱、酚性物质、有机酸等。有强心，扩张冠脉，增加冠脉流量，降低心肌耗氧量等作用；能使外周血管阻力降低，血压下降；有抑制血小板聚集，抗血栓形成作用；对子宫平滑肌呈双向调节作用。此外，还有镇静、抑菌、抗癌、抗维生素 E 缺乏症等作用。近年研究还发现本品能抗自由基、显著降低大鼠脑组织和血液中过氧化脂质含量。能明显抑制成纤维细胞的生长和增殖，对治疗结缔组织增生性疾病有积极意义。能抑制酪氨酸酶活性，可用作生发助剂。

【临床应用】

1. 黄褐斑。本品活血祛瘀，能改善皮肤血液循环，延缓皮肤老化，从而达到润滑皮肤，祛斑增白之功，内服可配伍当归、熟地、赤芍等同用，外用其提取液配入护肤品或面膜中使用。

2. 痤疮、酒渣鼻。可配伍金银花、黄芩、连翘等清热消痤之品煎汤内服。

3. 扁平疣。可配伍板蓝根、薏苡仁等煎汤内服，或用 10% 川芎注射液穴位注射。

4. 牙黄口臭。可用单味川芎水煎频频含咽，或用川芎配伍丁香共为细末，外用擦牙。

5. 斑秃脱发。可配伍菟丝子、当归、白芍等共研细末，炼蜜为丸，开水冲服。

6. 体臭。可配白芷、炙甘草共为散剂，长期服用，能香口香身。

【用法用量】水煎服，3～10g。外用适量。

【使用注意】阴虚火旺、月经过多者慎用。

六、补益药

凡具有补充人体物质，增强机能活动的药物，称为补益药。

本类药多具有甘味，能补益虚损，增强机能活动，多用于美容保健，如驻颜、防皱、润面、明目、生发乌发等。

人 参

【来源】为五加科多年生草本植物人参的根。

【性味归经】甘、微苦，微温。归脾、肺、心经。

【美容功效】驻颜润肤，生发乌发。

【药理作用】本品含多种皂苷、挥发油、糖类、氨基酸、维生素和微量元素等。能调节中枢神经系统的活动，促进蛋白质及核酸合成。能强心，抗心绞痛，抗心律失常。能促进造血机能，提高机体免疫力。能提高细胞寿命和动物整体寿命，提高体力和脑力劳动效率。能清除体内衰老的自由基，提高 SOD 活性，降低脂褐素及过氧化脂质含量，有明显的抗衰老、抗氧化、抗疲劳作用。人参总皂苷能显著升高皮肤中羟辅氨酸含量，延缓皮肤衰老，并对皮肤细胞的再生有激活作用，能使其再生速度加快。人参提取物还能减少紫外线对皮肤的损害、防治皮肤光老化，并有保湿作用。能增加头发的营养，提高其韧性、延伸度和抗拉度，对损伤头发具有保护作用，已被广泛用于各类化妆品中。

【临床应用】

1. 气血两亏，面容憔悴。人参功能补气，配伍补血药又能补气生血，治疗气血两亏、疲乏无力、面容憔悴等早衰之证，可含化人参片，或用人参泡酒喝，或作药膳使用，或配伍白术、当归等补益气血之品，如八珍汤。现多用人参口服液、人参皂苷片等抗衰老、延年益寿。外用人参提取液配制的护肤品可使皮肤滋润光滑、柔软、富有弹性，并可治疗黄褐斑、痤疮等损容性疾病。

2. 须发早白，毛发干枯，脱发等。人参生发液具有养血生发，改善局部血液循环，增加毛囊口的营养供给，减少皮脂分泌，预防毛囊口角化过度，促进毛发生长，同时还能止痒、杀菌、增强毛发韧性，治疗斑秃、脱发有效。

【用法用量】 入汤剂，宜文火另煎兑付，3~10g；研末吞服，每次 1.5~2g。

【使用注意】

1. 实证、热证，凡正气不虚者忌用。

2. 反藜芦，畏五灵脂。

3. 服药期间，不宜喝茶、吃萝卜，以免影响药力。

党　参

【来源】 为桔梗科多年生草本植物党参、素花党参或川党参的干燥根。

【性味归经】 甘，平。归脾、肺经。

【美容功效】 补中益气，养血润肤。

【药理作用】 本品含皂苷、菊糖、微量生物碱及淀粉等。有兴奋中枢神经，刺激造血系统，增加红细胞及血红蛋白，增强巨噬细胞的吞噬功能，促进体液免疫，促进消化液分泌作用。有延缓衰老作用，其提取物能提高人血的 SOD 活性，增进或改善小鼠记忆的获得，有益智作用。

【临床应用】

1. 气血亏虚，面色萎黄。本品味甘，善能补气血，润肌肤，常配当归、黄芪等益气养血之品，治疗气血亏虚引起的面色萎黄，疲乏无力等。

2. 黄褐斑。多用于脾虚湿阻、气滞血瘀型黄褐斑，可配伍白术、薏苡仁、木香等同用。

【用法用量】水煎服，10～30g。外用适量。

黄　芪

【来源】为豆科多年生草本植物黄芪和内蒙黄芪的根。

【性味归经】甘，微温。归脾、肺经。

【美容功效】驻颜悦色，乌须生发，减肥轻身。

【药理作用】本品含黄芪皂苷、黄芪多糖及多种氨基酸、微量元素、亚油酸等。有强心、抗心绞痛、降血脂及抗动脉硬化、抗高血压、双向调节血压，改善皮肤毛细血管循环作用，还有利尿、消除蛋白尿恢复肾功能作用。此外，能兴奋垂体－肾上腺皮质系统，兴奋性腺机能，刺激造血系统，促进免疫功能，抗过敏等。黄芪多糖还有明显的抗疲劳、抗辐射、耐缺氧作用，能增强网状内皮系统的吞噬功能，促进抗体生成。有延缓衰老作用。

【临床应用】

1. 各种美容保健品。本品通过补中益气，可使形体壮实，肌肉丰满，面色红润，毛发黑亮，声音洪亮。古时补血美容方中，多用黄芪配伍当归、龙眼肉、熟地等润泽肌肤，或配入膏剂外用，治疗老年斑、雀斑及面生皱纹等。

2. 脱发、白发。本品能促进头发生长，防止脱发，可配桂枝、白芍、甘草等煎汤内服，或将其提取液配入洗发香波中外用洗发。

3. 气虚肥胖。多与白术、防己等益气健脾、利水消肿之品同用。

【用法用量】水煎服，10～15g。外用适量。

【使用注意】凡表实邪盛，内有积滞，阴虚阳亢，热毒疮疡均不宜使用。

菟丝子

【来源】为旋花科一年生寄生缠绕草本植物菟丝子或大菟丝子的成熟种子。

【性味归经】甘，温。归肝、肾、脾经。

【美容功效】滋补肝肾，驻颜增白，润肤悦色。

【药理作用】本品含树脂苷、糖类、维生素 A 类物质。有增强离体蟾蜍心脏收缩力，降低麻醉犬血压，抑制肠管运动，兴奋离体子宫作用。有雌激素样活性，能增强生殖能力；有抗衰老作用，可延长家蚕的幼虫期和生存寿命；并能抗氧化，防治粉刺、皮肤粗糙、皮屑增多等。

【临床应用】

1. 肝肾不足，面容憔悴，视物昏暗，须发早白等早衰之证。本品益阴而不腻，温阳而不燥，具有平补肝肾之功，治疗肝肾亏虚，早衰之证，可单味水煎服或配伍车前子、肉苁蓉、杜仲等补益肝肾之品同用。

2. 黄褐斑。可配伍女贞子、墨旱莲、当归、枸杞子等同用。

3. 白癜风。可将新鲜的菟丝子全草，加入75%的乙醇中浸泡1周，过滤去渣，棉签蘸药液涂擦，每日2~3次。

4. 痤疮。可用生菟丝子捣汁外涂。

【用法用量】水煎服，5~15g。外用适量。

枸杞子

【来源】为茄科落叶灌木植物宁夏枸杞和枸杞的成熟果实。

【性味归经】甘，平。归肝、肾、肺经。

【美容功效】滋补肝肾，延年驻颜，润肤悦色，乌须发。

【药理作用】本品含甜菜碱、胡萝卜素、维生素 B_1、维生素 B_2、维生素 C及钙、磷、铁等。有抑制脂肪在肝细胞内沉积和促肝细胞新生的作用；有增强非特异性免疫作用；对造血功能有促进作用，并能降血脂、降血糖、抗肿瘤等。能抑制血清过氧化脂质含量，增强 SOD 活性，有明显的抗衰老作用。

【临床应用】

1. 肝肾不足，面色晦暗，发色早白，视力减退等早衰之证。本品为养血补精，治疗肝肾亏虚之要药，可单味长期服食，如泡茶、熬膏、做菜、酿酒等，能延年益寿、驻颜润肤、抗衰老、强壮身体。也可配伍黄芪、党参、黄精等同用，如抗衰灵口服液。

2. 黄褐斑、面部色素沉着。多配伍菟丝子、菊花等煎汤内服。或将本品提取物配入膏霜类化妆品中外用，能营养皮肤，使皮肤细腻光滑，减少色素沉着。

3. 高脂血症。可配伍女贞子制成降脂冲剂，长期服用。

4. 单纯性肥胖症。可每日用本品30g代茶饮。

5. 须发早白。本品含维生素 B_2 及微量元素，可作为发用化妆品，其提取物能防止脱发，促进头发黑色素生成，使头发乌黑发亮，对缺乏微量元素引起的黄发、白发均有效。

【用法用量】水煎服，10~15g。外用适量。

麦 冬

【来源】为百合科多年生草本植物麦冬的块根。

【性味归经】甘、微苦，微寒。归心、肺、胃经。

【美容功效】驻颜润肤，清火消疮。

【药理作用】本品含沿阶草苷甲、乙等多种甾体皂苷，黏液质，葡萄糖等。

对葡萄球菌、大肠杆菌等有抑制作用，能耐缺氧，提高机体免疫功能，还有强心、抗心律失常和扩张外周血管及降血糖的作用。能延长实验动物寿命，水提液对大鼠心、肝、肾、脑内的过氧化脂质形成有明显的抑制作用。

【临床应用】

1. 阴虚内热，咽干口燥，面色枯槁干皱，毛发干枯。本品入肺胃经，善滋养肺胃之津液，治疗肺胃阴亏内热的口舌干燥、唇赤、面色干枯等，多与生地、沙参、石斛等养阴生津之品配伍使用。另用鲜麦冬捣汁，加蜜制成膏剂，长期服用，能补中益气，悦泽面色，延年益寿。

2. 痤疮。可用麦冬、橘红水煎浓缩后，加白蜜制成膏剂，每次 10g，每天 3次，饭后服用，治疗面上肺风粉刺。

此外，麦冬含多糖，是天然保湿成分之一，能加强皮肤的粘着性、伸展性，可用于保湿霜、唇膏、口红和粉饼中。

【用法用量】水煎服，10~15g。外用适量。

天 冬

【来源】为百合科多年生攀援草本植物天冬的块根。

【性味归经】甘、苦，大寒。归肺、肾经。

【美容功效】驻颜润肤，增白抗皱，乌须黑发，固齿牢牙。

【药理作用】本品含天冬酰胺、β-谷甾醇、黏液质等。对金黄色葡萄球菌、溶血性链球菌、肺炎双球菌、白喉杆菌等有不同程度的抑菌作用，还有抗肿瘤、镇咳、祛痰作用。所含谷甾醇有明显的抗炎抗氧性，能与维生素类营养物协同，延缓和治疗皮肤的角质化，保持皮肤的柔滑和湿润；所含天冬酰胺有抗氧性，能阻止不饱和脂肪酸的氧化，可在化妆品中用作维生素 E 的稳定剂，易被头发吸附，提高抗静电性和梳理性。

【临床应用】

1. 皮肤干燥、粗糙、手足皲裂、肤色沉暗。本品甘寒滋润，善能滋养肺肾之阴，治疗皮肤干燥等早衰之证，如《普济方》驻颜延年方，由天冬、熟地、枳实、甘菊等量组成，共研细末，每晨空腹服用9g，能悦泽肌肤，轻身明目，延年益寿。亦可用单味天冬捣汁熬膏，每晨1~2匙，能增白抗皱。

2. 扁平疣。可用新鲜天冬的断面直接涂擦患处，每天2~3次，连用1个月有效。

3. 肺火鼻红。可配伍侧柏叶、绿茶，共研细末，每天 3g，开水冲泡代茶饮。

4. 须发早白、牙齿松动。可配伍枸杞子、熟地黄、黄精等补益肝肾、牢牙固齿之品同用。

【用法用量】水煎服，10～15g。外用适量。

女贞子

【来源】为木樨科常绿乔木植物女贞的成熟果实。

【性味归经】甘、苦，凉。归肝、肾经。

【美容功效】滋补肝肾，明目乌发，降脂轻身。

【药理作用】本品含齐墩果酸、熊果酸、甘露醇、脂肪油等。对化疗或放疗所致的白细胞减少有升高作用；能增强网状内皮系统吞噬能力，增强细胞免疫和体液免疫，还有强心、利尿、保肝、抗菌、抗癌等作用。能降血脂、预防动脉粥样硬化，并有强壮作用。

【临床应用】

1. 肝肾阴虚，面色晦暗，目暗不明，须发早白等早衰之证。本品具有较好的滋补肝肾，抗衰老之功，多配伍墨旱莲、枸杞子、菟丝子等同用。

2. 高脂血症。可配伍枸杞子制成降脂冲剂长期服用。

【用法用量】水煎服，10～15g。外用适量。

茯 苓

【来源】为多孔菌科真菌茯苓的干燥菌核。

【性味归经】甘、淡，平。归心、脾、肾经。

【美容功效】驻颜泽面，祛斑增白，延年固齿，乌须发。

【药理作用】本品含 β - 茯苓聚糖、茯苓酸、蛋白质、脂肪、卵磷脂、胆碱、组胺酸及钾盐等。具有缓慢而持久的利尿作用；茯苓多糖能增强细胞免疫能力。此外，尚有强心、镇静、降血糖，刺激造血系统，增加红细胞及血红蛋白，促进乳腺发育和乳汁分泌的作用。

【临床应用】

1. 面色晦暗，黄褐斑，雀斑等。可配伍天冬、黄精、白术等，共为散剂，每日饭前9g，温开水冲服，每天2次，或作保健食品长期服用，能补虚延年。亦可将茯苓研极细末，每晚临睡前用蜂蜜调膏后外涂面部，次晨洗去。近年临床观察发现用茯苓提取物配制的化妆品能改善皮肤的粗糙状况，使皮肤湿润、光泽、细腻、富有弹性，适用于干性皮肤或中老年人。

2. 脾虚湿盛、形体肥胖。本品善能补气健脾，利水渗湿，对脾虚湿盛的形体肥胖，面色㿠白，肌肉松软下垂等，常配伍薏苡仁、泽泻、山楂等同用。或制成健美减肥茶（由茶叶、茯苓、麦芽、山楂等组成）长期使用。

3. 牙齿松动疼痛。可配伍石膏、龙骨、白芷、细辛等共研细末，早晚刷牙，能固齿。

4. 脱发、毛发稀疏。可配陈皮、半夏等煎汤内服。

【用法用量】水煎服，10～15g。外用适量。

七、其他药

除以上六类中药之外，尚有一些具有养颜祛斑、增白抗皱、消痤祛痘等功效的中药归属其它药。

珍　珠

【来源】为珍珠贝科动物马氏珍珠贝、蚌壳动物三角帆蚌或褶纹冠蚌等双壳类动物受刺激所形成的珍珠。

【性味归经】甘、咸，寒。归心、肝经。

【美容功效】驻颜抗衰，润肤白面，明目消翳，洁齿白牙，解毒生肌。

【药理作用】本品主含碳酸钙、微量元素、氨基酸和卟啉类化合物。珍珠粉混悬液有抑制脂褐素和清除自由基的作用，能使实验小鼠心肌和脑组织中的脂褐素含量明显降低，有抗衰老、抗心律失常作用；珍珠粉提取物还有抗肿瘤作用；珍珠膏能使家兔耳背实验性创伤灶在 12 天内完全愈合，有促进创面肉芽增生作用。此外，珍珠还有镇静、镇痛、退热作用。

【临床应用】

1. 肌肤粗糙、皱纹增多、面色晦暗等早衰之证。本品为历代常用的美容抗衰老之品，多制成散剂定期内服。现已有以珍珠为主，辅以黄精、枸杞子等中药经提取制成的"复方珍珠口服液"，具有促进机体新陈代谢，提高免疫力，延缓衰老等作用，能明显改善中老年人由于肾虚所引起的衰老症状。亦可将珍珠粉用牛奶调和后，每日敷面，或将珍珠提取液加入化妆品中外用，如人参珍珠美容霜、三七珍珠霜等，均能使皮肤白皙娇嫩，并有祛除色斑作用。

2. 目赤肿痛、目生翳膜。多制成眼药膏或眼药水外用，如珍珠明目液。

3. 牙齿黄黑、口舌生疮。多与青黛、冰片等制成散剂外用或擦牙。

4. 热毒疮疡、皮肤溃烂。本品有良好的收敛生肌、清热解毒之功，对多种疮疡肿痛、溃烂，尤为久溃、疮口不敛者疗效较好，如：珍珠散、珠黄散等均为中医外科常用之品。

【用法用量】入丸、散剂，每次 0.3～1g，每天 2～3 次。外用适量，研末干撒、点眼、吹喉或配入面膜剂中使用。

杏 仁

【来源】 为蔷薇科落叶乔木植物山杏、辽杏、西伯利亚杏及杏的成熟种子。

【性味归经】 苦，微温。有小毒。归肺、大肠经。

【美容功效】 润肤增白，除皱消痤。

【药理作用】 本品含苦杏仁苷及脂肪油等。能抑制咳嗽中枢而镇咳平喘。对伤寒杆菌等有抑制作用。杏仁油天然润滑性好，能被皮肤迅速吸收，无油腻感，可用作化妆品的护肤原料。

【临床应用】

1. 皮肤皲裂、粗糙，面生黑斑。杏仁质润多油，具有滋润性，能美白滋润皮肤，常用作化妆品，如杏仁蜜、杏仁润肤露等，能改善面部粗糙、脱屑现象。亦可用治面生黑斑：将杏仁去皮捣烂，晚上临睡前用鸡蛋清调后外敷面部，晨起洗去，能使面部光滑白润，或配滑石粉外用也能防治色素斑。

2. 痤疮、粉刺。可配伍硫黄、密陀僧等，共研细粉，凡士林调后外涂。

3. 身面疣目、扁平疣。可将杏仁烧黑，研成膏状，将疣表面擦破，天天涂之。

【用法用量】 水煎服，5~10g。外用适量。

白 及

【来源】 为兰科多年生草本植物白及的块茎。

【性味归经】 苦、甘、涩，寒。归肺、胃、肝经。

【美容功效】 润泽肌肤，增白祛斑，消肿生肌。

【药理作用】 本品含黏液质、淀粉、挥发油等。能缩短凝血时间及抑制纤溶酶，有良好的局部止血作用，能形成人工血栓。对结核杆菌有明显的抑制作用，对某些真菌亦有抑制作用。

【临床应用】

1. 黄褐斑、皮肤粗糙。本品富含黏液质，能滋润皮肤，治疗黄褐斑、皮肤粗糙等，多与白芷、白蔹等配伍后，制成面膜外用。

2. 痤疮、酒渣鼻。可配伍黄芩、桑白皮等煎汤内服。

3. 手足皲裂。可用白及粉加凡士林制成软膏外涂，或用鲜品直接涂擦。

4. 疮疡肿毒、烫火伤。本品善能消肿生肌，并可在局部形成保护膜，促进创面愈合，可配伍虎杖等制成药膜外用，疗效较好。

【用法用量】 水煎服，5~10g。外用适量。

皂 荚

【来源】 为豆科植物皂荚树的干燥成熟果实。

【性味归经】 辛，温。有小毒。归肺、大肠经。

【美容功效】 去垢洁肤，洁齿乌髭。

【药理作用】 本品含多种三萜皂苷及鞣质、蜡醇、豆甾醇、谷甾醇等。其所含皂苷能刺激胃黏膜，反射性的引起呼吸道黏膜分泌物增多，产生祛痰作用，并可表现出原浆毒及溶血作用。其水浸剂对一些皮肤真菌有抑制作用。

【临床应用】

1. 青年痤疮或面上黑气。青年痤疮每逢月经前期起痤疮或原有痤疮加重，或因化妆品皮炎致面部红色丘疹者，均可用本品配伍薄荷、浙贝母、野菊花、橘叶等份水煎取药液，用脱脂棉蘸取药液，外敷面部，每天 1 次，每次 10 分钟，有明显疗效。治疗面上黑气，可配伍杏仁等份研匀，冷开水调涂，每日 1 次。

2. 牙齿黄黑、鬓髭发白。可配伍生姜、地黄、青盐等制成牙粉擦牙，能使牙齿坚固变白，髭发由白转黑。

此外，皂荚还有良好的去屑止痒，除去垢腻之功，现多制成洗发膏、洗发精使用，有较好的乌发、养发护发作用。

【用法用量】 外用适量，煎汤洗或捣烂研末外敷。

【思考与实践】

1. 治疗黄褐斑的中药有哪些？说明其中 3~5 味中药的具体用法。

2. 治疗痤疮的中药有哪些？说明其中 3~5 味中药的具体用法。

3. 简述白芷、芦荟、薏苡仁、香附、丹参、黄芪、珍珠的美容功效及临床应用。

第二十三章

液体制剂

第一节 概 述

一、定义与特点

液体制剂是指药物分散在液体分散介质中制成的内服或外用的液体形态制剂。

(一) 液体制剂的特点

液体制剂与固定制剂相比较,主要有下列特点。

1. 液体制剂的优点

(1) 液体制剂药物的分散度大,吸收快,能迅速发挥药效。

(2) 液体制剂的给药途径广泛,可内服,也可外用于皮肤、黏膜和人体腔道等。

(3) 液体制剂易于分剂量,服用方便。

(4) 液体制剂可通过调整制剂的浓度以减少刺激性。

(5) 某些固定药物制成液体制剂后,有利于提高生物利用度。

2. 液体制剂的缺点

(1) 液体制剂的分散度大,易引起药物的化学降解。

(2) 液体制剂的体积大,携带、运输、贮存都不方便。

(3) 水性液体制剂容易霉变,需加入防腐剂。

(4) 非均匀性液体制剂,药物的分散度大,表面积也大,易产生一系列的物理稳定性问题。

(二) 液体制剂的质量要求

对液体制剂的质量要求是:

1. 液体制剂浓度应准确。

2. 均匀相液体制剂应为澄明溶液；非均匀相液体制剂药物粒子应分散均匀。

3. 口服的液体制剂，外观应良好，口感应适宜；外用的液体制剂应无刺激性。

4. 液体制剂应有一定的防腐能力，在保存和使用过程中不应发生霉变。

5. 液体制剂的包装应便于患者携带和用药。

由浸出法或经灭菌法制备的以及五官科用的液体制剂不在本章论述。

二、液体制剂的分类

液体制剂的分类有两种，即按分散系统分类和按应用方法分类。

（一）按分散系统分类。

按其分散情况可分为均匀相液体制剂与非均匀相液体制剂。

1. 均匀相液体制剂　均匀相液体制剂中的固体或液体药物均以分子、离子形式分散于分散介质中，均匀相分散体系也称为溶液（真溶液），其中分散相的分子量小的称低分子溶液，分散相的分子量大的称高分子溶液，他们都属于热力学和动力学稳定体系。

2. 非均匀相液体制剂　非均匀相液体制剂中的固体或液体药物以分子聚集体（微粒或液滴）为分散相分散在液体分散介质中，由于其分散相与液体分散介质之间具有相界面，因此在一定程度上属于热力学和动力学不稳定体系。

按分散体系分类，分散微粒大小决定了分散体系的特征，见表 23-1。

表 23-1　　　　　　　　　　　分散体系中微粒大小与特征

液体类型	微粒大小（nm）	特　征	举　例
溶液剂	<1	分子或离子分散，为澄明溶液，体系稳定，用溶解法制备	氯化钠、葡萄糖等水溶液
胶体溶液	1~100	胶态分散，形成多相体系，有聚结不稳定性，用胶溶法制备	胶体硫、氢氧化铁等溶胶明胶、蛋白质等水溶液
混悬溶液剂	>500	固体微粒分散，形成多相体系，有聚结和重力不稳定性，用分散法和凝聚法制备	无味氯霉素混悬型液体制剂
乳浊溶液剂	>100	液体微粒分散，形成多相体系，有凝结和重力不稳定性，用分散法制备	鱼肝油乳剂等

（二）按应用方法分类

按应用方法可分为内服和外用两大类液体制剂。

1. 内服的液体制剂 内服的液体制剂有合剂、芳香水剂、糖浆剂、部分溶液剂等。

2. 外用的液体制剂 外用的液体制剂有洗剂、擦剂、灌肠剂、含漱剂、滴耳剂、滴鼻剂和部分溶液剂等。

液体制剂是内容十分广泛的一大类制剂，在美容药物制剂中常用的液体剂型有溶液剂、洗剂、搽剂、涂剂、胶体溶液剂、混悬溶液剂、乳浊溶液剂等。

第二节 溶液制剂的制备

一、定义与特点

溶液制剂是指小分子药物以分子或离子（直径在1nm以下）状态分散在溶剂中形成的真溶液。在液体制剂中以溶液制剂分散度最大，溶液均匀、澄明并能通过半透膜，服用后与机体的接触面最大，吸收最迅速、最完全，所以比固定药剂在呈现作用和疗效方面快，而且比同一药物的混悬溶液剂和乳浊溶液剂也快。液体的均匀性，有助于分剂量的准确，有利于剂量的灵活增减。

溶液制剂的溶质一般均为不挥发性化学药物，其溶剂多为水，但也有用其他溶剂，如乙醇、脂肪油或水、醇等混合物。

溶液制剂的特点：

1. 服用方便、剂量准确、作用迅速。

2. 以量取代替了称取，特别对小剂量药物更为适合。

3. 有利于贮存安全和使用方便。

二、溶液制剂的制备方法

溶液制剂有溶解法、稀释法和化学反应法三种制备方法，目前化学反应法比较少用。

（一）溶解法

溶解法是指将固体药物直接溶于溶剂中的制备方法。溶解法是溶液制剂的主要制备方法，该法操作较简单，是大多数药厂生产溶液制剂的主要制法。适用于比较稳定的化学药物。

溶解法的制备过程是：药物称量→溶解→滤过→质量检查→包装。

溶解法的注意事项：

1. 取处方总量 1/2 ~ 3/4 的溶剂，加入固体药物，搅拌溶解。

2. 处方中若有附加剂或溶解度较小的药物，应先将其溶解，再加入其他药物。

3. 处方中含有糖浆、甘油等黏稠液体时，用量器量取后，加少量溶剂将黏附在容器壁上的稀释倾出。

4. 处方中的溶剂是乙醇、油、液状石蜡等时，制备所用的容器、用具应保持干燥。

5. 制备时先将制得的部分溶液用适当的滤器过滤后再添加溶剂至总量。

6. 制备完成的溶液应及时分装于事先消毒灭菌的容器中，加塞后用布擦净容器壁，最后贴上封签。

（二）稀释法

稀释法是先将药物制成高浓度溶液或易溶性药物先制成贮备液，再用溶剂稀释至所需要浓度的制备方法。

稀释法的制备过程是：先取一定量的浓溶液，再加入规定量的溶剂稀释，至所需浓度即可。

稀释法的注意事项：

（1）应先弄清处方中溶液的性质、浓度及所需的稀释浓度，计算添加溶剂的量。

（2）处方中有易氧化的药物时，应先将溶剂加热，放冷后再溶解药物，同时还可添加适当的抗氧化剂。

（3）处方中有易挥发性的药物时，应在最后加入。

（4）浓溶液有较大挥发性与腐蚀性时，如稀氨溶液等，在稀释时操作一定要迅速，配备完后应立即密塞，以免过多挥散。

（5）制备操作时，应注意量取的正确性和准确性。

三、溶液制剂的制备实例

例1：克霉唑癣药水

【处方】克霉唑 20g   二甲基亚砜 400ml

乙醇加至 1000ml

【制法】先将克霉唑加入二甲基亚砜中使其溶解，再加入乙醇至1000ml，搅拌均匀即得。

【功效与用途】本品有抑制真菌的作用，主要用于手足癣、体股癣、花斑癣等表皮癣菌病。外用涂擦患处，每日2次。

例2：甲醛水杨酸涂剂

【处方】甲醛溶液 50ml　　　　　　　水杨酸 15g

　　　　樟脑 15g　　　　　　　　　95％乙醇 500ml

　　　　蒸馏水加至 1000ml

【制法】先将樟脑与水杨酸加入95％乙醇使其溶解，再缓缓加入甲醛溶液，混匀，过滤，加蒸馏水至1000ml，搅拌均匀即得。

【功效与用途】本品有减少汗腺分泌、抑菌止痒的作用，主要用于腋臭、汗疱疹、多汗症等病。外用涂擦患处，每日2～3次。

例3：浓薄荷水

【处方】薄荷油 20ml　　　　　　　　95％乙醇 600ml

　　　　蒸馏水加至 1000ml

【制法】先将薄荷油溶于95％乙醇中，少量分次加入蒸馏水至足量，每次添加后用力振摇，再加滑石粉50g，振摇，放置数小时，并经常振摇，过滤，自滤器上添加适量蒸馏水至全量，即得。

【功效与用途】本品气味芳香，可祛除异味，并有行气祛风之效，主要用于口腔异物，胃肠胀气等。口服，每次10～15ml，每日3次。

例4：收敛化妆水

【处方】苯酚磺酸锌　1g　　　　　　　硼酸 4g

　　　　聚山梨酯－20　3g　　　　　　甘油　10ml

　　　　乙醇　13.5ml　　　　　　　　香精　0.5g

　　　　精制水　68ml

【制法】先将苯酚磺酸锌、硼酸溶于甘油中，聚山梨酯－20、乙醇、香精混合后加入精制水中，然后将甘油液与水液混合均匀即得。

【功效与用途】本品有收缩毛孔，减少油脂分泌的作用，主要用于皮肤油脂过多，并可预防痤疮的形成。外用涂于面部，每日1～2次。

第三节　美容胶体溶液

一、定义、特点与分类

美容胶体溶液是指具有胶体微粒的固体药物或高分子化合物以微细粒子分散在溶剂中形成的非均匀分散的液体制剂。将药物分散成胶体溶液状态，它们的药效会出现增大或异常。胶体溶液所用的分散剂大多为水，少数为非水溶剂如乙醇、乙醚、丙酮等。

胶体溶液可按胶粒与分散剂（水）之间的亲和力的不同分为亲水胶体和疏水胶体两类，即分子胶体和微粒胶体。除此之外，亲水胶体和疏水胶体又可形成保护胶体、凝胶、触变胶等。

1. 亲水胶体　亲水胶体也称分子胶体。亲水性胶体多为高分子化合物，这类高分子结构中有很多亲水基团（或极性基团），如 – COOH、– NH$_2$、– OH 等，这些基团和水有较强的亲和性，而发生水化作用，在高分子周围形成比较坚固的水化膜。水化膜能够阻碍质点的相互聚集，所以高分子溶液的稳定性较高，如阿拉伯胶、西黄蓍胶、明胶、胃蛋白酶、淀粉、纤维素及合成的右旋糖酐、聚乙烯吡咯烷酮等。

2. 疏水胶体　疏水胶体也称微粒胶体。疏水胶体（亦称溶胶）分子中以疏水基团占优势，与水的亲和作用较弱，不能形成水合物，只能以多个分子聚集成微粒，与水有明显界面，属于多相不均匀体系。因其存在强烈的布朗运动，能克服重力作用而不沉降，属于动力学稳定体系；但由于巨大的界面能，是热力学不稳定体系。一旦粒子相互聚集长大，微粒胶体的动力学稳定性亦将丧失，此时微粒胶体沉淀，这种现象称为聚集。微粒胶体聚集后往往不能恢复原状。药剂中使用疏水胶体的为数不多，常见的有金属氧化物、硫化物等胶体溶液。

3. 保护胶体　保护胶体是指用以增加疏水胶体稳定性所加的亲水胶体。因为疏水胶体与水的亲和力小，不能形成水化膜，故不稳定。为了增加疏水胶体的稳定性，使胶粒不至于聚集合并，常加入亲水胶体，当加入一定量的亲水胶体时，疏水胶粒表面吸附了亲水胶体，并形成了水化膜，从而使溶液具有亲水性，阻碍了疏水胶粒的凝聚，使其稳定性增加。这种在疏水胶体中加入的亲水胶体称为保护胶体。如氧化银是疏水胶体，加入亲水胶体明胶后，变成了有亲水性的胶体蛋白银，所加的明胶即称氧化银的保护胶体。

4. 凝胶　凝胶是指亲水胶体形成的不流动半固体状物。某些亲水胶体溶液如明胶溶液、琼脂水溶液等，在温度升高时是一种可流动的黏稠液体（溶胶），在温度降低时则变成不流动的半固体状凝胶。这是由于呈链状分散的高分子化合物在温度降低时形成网状结构，水被包围在网状结构中，失去流动性的缘故。凝胶再失去网状结构中的水分，即变为干胶。当加热时网状结构被破坏，水分又从网状结构中出来，胶体溶液恢复黏稠性且可流动。这种形成凝胶的过程称为胶凝。

5. **触变胶** 触变胶是指具有触变性的胶体。某些亲水性胶体溶液，在一定温度下静置时，逐渐变为凝胶，一经搅拌或振摇时，又复变为可流动的胶体溶液，胶体溶液的这种可逆的变化性质称为触变性。

胶体溶液的临床应用非常广泛，其特点有如下几个方面：

（1）可降低药物的扩散作用，滞缓药物的吸收，故有延长药效的作用。

（2）可掩盖药物的气味，便于使用。

（3）能覆盖在皮肤、黏膜的表面，可减少药物对皮损部位的刺激。

（4）可作为混悬溶液剂的稳定剂。

（5）可润滑腔道，常用于口腔、阴道黏膜疾患的治疗。

（6）胶体溶液因其有黏性，可使皮肤柔软，保持光滑湿润。

二、胶体溶液的稳定性

胶体溶液的稳定性主要取决于胶粒的水化作用和胶粒的电荷。

1. **亲水胶体的稳定性** 亲水胶体的稳定性主要决定于水化作用与水化膜，胶粒的水化作用是亲水胶体中含有亲水基团，水在胶粒周围形成较坚固的水化膜，起到阻滞胶粒合并与聚结的作用，水化膜越厚，其稳定性就越大，如果亲水性胶体的水化膜遭到破坏，高分子则易聚集沉淀。破坏水化膜的方法是加入与水亲和力强的物质，如乙醇、丙酮、大量的电解质等。在纯化高分子物质如右旋糖酐、羧甲基淀粉钠时，即采用加入大量乙醇的方法，使它们失去水化膜而沉淀分离。控制加入乙醇的浓度，还可获得不同分子量的产品。由于大量电解质的加入，导致高分子质点水化膜的破坏使其沉淀，这一过程称为盐析。起盐析作用的主要是电解质中的阴离子，不同电解质阴离子盐析能力的强弱顺序称为感胶离子序，一般是：枸橼酸根 > 酒石酸根 > SO_2 > Ac > Cl > NO_3 > Br > I。

亲水胶体溶液常常带有电荷，如血红素带正电荷；纤维素及其衍生物、海藻酸钠、阿拉伯胶等溶液带负电荷；蛋白质分子根据溶液的 pH 不同而其荷电情况不同，在等电点时蛋白质分子呈中性，在 pH 小于等电点时，蛋白质分子带正电，在 pH 大于等电点时，蛋白质分子带负电。因此两种带有相反电荷的亲水胶体溶液混合时，可因电荷中和而发生絮凝现象。

亲水胶体溶液在放置过程中自发地聚集而沉淀的现象称为陈化现象。这是由于光线、空气、盐类、pH、絮凝剂、射线等共同作用的结果。

2. 疏水胶体的稳定性 疏水胶体的稳定性主要依靠胶粒表面所带的同性电荷的相互排斥，避免合并与凝聚而使胶液稳定，因其胶粒亲水性很小，不能形成水化膜，故疏水胶体的稳定性与水化膜无关。为增加疏水胶的稳定性，可加入适量的保护胶体，如氧化银是一种疏水胶体，利用明胶的保护作用，而将氧化银制成银的胶态制剂。常用的保护胶体有蛋白质、明胶、琼脂、糊精、羧甲基纤维素钠、阿拉伯胶，西黄蓍胶等。

在疏水胶体中加入保护胶体时，应注意它们之间的电荷关系。虽然可以加入相反电荷的保护胶体，但是如果所带的电荷量恰能中和疏水胶体的电荷量时，则仍有产生凝聚的可能，故在制备时应使其中一种成分达到过量之程度。

疏水胶体溶液因其存在强烈的布朗运动，能克服重力作用而不沉降，

三、胶体溶液的制备

（一）亲水胶体溶液的制备

制备亲水胶体溶液的方法比较简单，即可直接将亲水胶体投入水中，由于亲水胶体分子中含有较多的亲水性基团，与水的亲和性较大，可在水中自动溶胀分散，无需特殊处理。

亲水胶体的溶胀，一般需经过有限溶胀和无限溶胀两个过程。水分子渗透进入亲水胶体即高分子化合物分子间的空隙中，与极性基团发生水化作用而使胶体体积膨胀变大的过程，称为有限溶胀。由于水分子充满亲水胶体即高分子化合物的分子间隙内，降低了分子间的相互作用（范德华力），溶胀过程不断进行，体积不断增大，最后高分子化合物以分子、离子状态完全溶散在水中，形成亲水胶体溶液，这一过程称为无限溶胀。无限溶胀往往需要搅拌或加热才能完成。形成亲水胶体溶液的过程称为胶溶。

亲水胶体的种类很多，其有限溶胀和无限溶胀的快慢也不相同。应根据其性质和种类加以区别。

如制备明胶溶液时，应先将明胶碎成小块后，投入水中浸泡3～4小时使体积膨胀（有限溶胀过程），然后再在水浴（40℃～50℃）上加热，并搅拌使明胶溶解（无限溶胀过程）。

甲基纤维素及吐温类在冷水中比在热水中更容易溶解。这是因为在加热时，亲水胶体溶液中水分子和化合物中一些极性基团形成的氢键受到破坏，水化作用降低，于是胶体溶液变得浑浊；当温度降低时，氢键又形成，胶体溶液重新变得

澄明，因此在配制这类亲水胶体溶液时不应加热，而应冷藏。

（二）疏水胶体溶液的制备

疏水胶体溶液的制备不同于亲水胶体溶液，需要特殊的处理方法，通常有两种制备方法。一种是把大块物质分散成胶体粒子的分散法，另一种是把离子或分子凝聚成胶体粒子的凝聚法。

1. **分散法** 把粗大的胶体物质分散成胶体微粒，常用的方法主要包括机械分散、超声分散和胶溶法等。机械分散是利用胶体磨等设备将大块固体物料粉碎成胶体大小的微粒，分散在溶剂中。超声分散是利用超声波产生的能量分散固体。胶溶法是将刚刚聚集的胶体粒子重新分散而成微粒胶体。胶体粒子之所以聚集成沉淀，是由于电解质过多或者制备时缺少稳定剂，可设法洗去过量的电解质或者加入少量的稳定剂，则可形成微粒胶体。胶溶法仅适用于新鲜沉淀。

2. **凝聚法** 是利用物理或化学方法，如氧化、还原、水解、复分解、改变溶解条件等，使分子或离子凝聚成胶粒的方法。本法的基本原则是使药物分子溶液达到过饱和状态，然后控制适宜的条件，使分子或离子以胶体大小的质点析出。

用凝聚法制备胶体溶液时，关键是控制胶体成长的大小，防止进一步凝聚形成粗粒沉淀。在药剂的大量生产中采用凝聚法制备胶体溶液的比较少。

四、美容胶体溶液的制备实例

例1：壬二酸胶浆

【处方】壬二酸　15g　　　　　　　　甘油　200ml

　　　　月桂氮草酮　20ml　　　　　尼泊金乙酯醇液（10%）　10ml

　　　　羧甲基纤维素钠　6g　　　　蒸馏水　加至　1000ml

【制法】先取壬二酸与约180ml甘油、月桂氮草酮及适量蒸馏水湿润，放置24小时；然后另取羧甲基纤维素钠与剩余甘油迅速研匀，加适量蒸馏水研磨，充分膨胀，放置24小时。次日分别将放置24小时的上述两种物质研匀，混合，加尼泊金乙酯醇液，加蒸馏水使其成1000ml，搅匀，即得。

【功效与用途】壬二酸胶浆为皮肤脱色剂。主要用于局部治疗黄褐斑、雀斑、酒渣鼻、痤疮、黑变病等。用时薄涂患处，每日2次。

例2：护肤胶

【处方】水解胶原蛋白　5%　　　　　聚丙烯酸940　1%

　　　　三乙醇胺　pH值为7　　　　尼泊金甲酯　0.02%

　　　　尼泊金乙酯　0.17%　　　　去离子水　至100%

【制法】 将羟苯乙酯类溶于70℃的去离子水中，缓缓添加聚丙烯酸，并用三乙醇胺中和。冷却至55℃后，加入水解胶原蛋白，即得。

【功效与用途】 护肤胶是以去离子水、油、蜡、酯、高级醇和乳化剂为主，辅以胶黏剂、营养添加剂、保湿剂、防腐剂和香精，有的护肤胶还加入适量的调理剂等成分，该方中加入了水解胶原蛋白，有增加皮肤弹性，减少皱纹的作用，主要用于干性和衰老皮肤的护理。用时薄涂面部，每日2次。

举例3：防晒胶

【处方】 A. 去离子水 60.5%　　　　　　三乙醇胺 3.7%

　　　　三梨醇（70%）4.2%　　　　聚丙烯酸 0.1%

　　　　尼泊金丁酯 0.1%

　　　B. 羊毛脂（无水）1.7%　　　　豆蔻酸异丙酯 2%

　　　　鲸蜡醇（十六烷醇）0.2%　　硬脂酸 5.1%

　　　C. 20% 5 - 苯甲酰基 - 4 - 羟基 - 2 - 甲氧基苯磺酸单钠盐水溶液

　　　　（紫外线吸收剂）　　　　　　25%

　　　　香精　　　　　　　　　　　　0.2%

【制法】 使三梨醇和尼泊金丁酯溶于去离子水中，把聚丙烯酸分散在此水溶液中，加入三乙醇胺，搅拌混合；另使羊毛脂、十四烷酸异丙酯、鲸蜡醇（十六烷醇）和硬脂酸加热熔融混合。把这两种混合物分别加热至75℃，在强烈搅拌下把B加入A中，用三乙醇胺调节pH值，徐徐加到前两种溶液形成的乳胶中，冷却，在45℃时加入香料，快速冷却到30℃，即得。产品为光滑均匀的胶状物。

【功效与用途】 防晒胶的基本成分是油脂、乳化剂和胶黏剂。本品含有紫外线吸收剂，能吸收紫外线而起到防晒效果，主要用于夏天防晒。夏天外出时薄涂面部及全身皮肤。

例4：眼部凝胶

【处方】 硬脂酸 3%　　　　　　　　　乳化蜡 NF 4%

C_{12-15}烷基苯甲酸酯 12%　　　羊毛脂 5%

蜂蜡 3%　　　　　　　　　　甘油单硬脂酸酯 2%

精制脂肪酸 2%　　　　　　　油溶性蛋白膦酸酯 1%

丙二醇 5%　　　　　　　　　硅酸铝镁 1.5%

羧甲基纤维素（CMC）0.5%　　羊毛油（PO）$_{12}$（EO）$_{65}$醚 1%

水解弹性硬朊 1%　　　　　　可溶性骨胶原 1%

骨胶原氨基酸和乙酰单乙醇胺 2%　三乙醇胺 1%

聚胺丙基双胍和聚二甲苯酚 0.4%　去离子水 余量

【制法】加热油相至 75℃，将硅酸铝镁、CMC、羊毛油（PO）$_{12}$（EO）$_{65}$ 醚分散到去离子水中，加入丙二醇、三乙醇胺及防腐剂。将混合物加热至 75℃。将油相加入水相中，冷却至 30℃加入骨胶原和弹性硬朊，再加入香精即得。

【功效与用途】本品是由润肤剂为基础的精制脂肪酸和羊毛脂的复合物，它能迅速渗入皮肤。骨胶原弹性硬朊和骨胶原氨基酸能形成一层湿润的保护膜，有增加眼部皮肤弹性，减少眼部皱纹的作用，主要用于眼部皮肤的护理。用时薄涂眼部，每日 2 次。

第四节　混悬溶液剂

一、定义及要求

混悬剂系指难溶性固体药物以微粒状态分散于分散介质中形成的非均匀的液体制剂，简称"混悬剂"。混悬剂中药物微粒一般在 0.5～10um 之间，小者可为 0.1um，大者可达 50um 或更大，所用分散介质大多数为水，也可用植物油。混悬剂在医疗上应用较广，在口服、外用、注射、滴眼、气雾以及长效等剂型中都有应用。

凡符合下述条件之一者，都可以考虑制成混悬剂：

1. 难溶性药物需制成液体制剂供临床应用时。

2. 两种溶液混合时药物的溶解度降低而析出固体药物时。

3. 药物的剂量超过了溶解度而不能以溶液形式应用时。

4. 为了使药物产生缓释作用等。

混悬剂的质量要求应严格，具体要求如下：

1. 混悬剂中微粒大小根据用途不同而有不同要求，但应符合一定的粒度范围，下沉缓慢，沉降后不应有结块现象，轻摇后应迅速均匀分散。

2. 混悬液中的药物本身的理化性质应稳定，在使用或贮存期间含量应符合要求。

3. 混悬液应有一定的黏稠度，便于倾倒，不粘瓶壁。

4. 外用混悬液应容易涂布，不宜流散，干后能形成保护膜。在使用时对机体组织无不适感、无刺激或毒性等。

5. 混悬液应色、香、味适宜，不腐败、不分解。

二、混悬溶液剂的稳定性

混悬剂不仅要求化学稳定性而且要求物理稳定性，主要存在物理稳定性问题。由于混悬剂中药物微粒分散度较大，微粒与分散介质之间存在着物理界面，使混悬微粒具有较高的表面自由能，混悬剂处于不稳定状态，是热力学不稳定体系。并且混悬剂中分散相的固定粒子粒径大于胶粒，易受重力作用而沉降，是动力学不稳定体系。疏水性药物的混悬剂比亲水性药物的混悬剂存在更大的稳定性问题。以下主要介绍物理稳定性及其稳定化措施。

（一）混悬粒子的沉降

为了保持混悬液分散均匀，希望混悬微粒沉降缓慢甚至不沉降，但混悬剂中药物微粒密度较大，与液体介质之间存在密度差，由于微粒受到重力作用，静置时会发生沉降，沉降速度符合 Stokes 定律。

$$V = 2r^2 （P_1 － P_2）g/9\eta$$

式中 V 为沉降速度，r 为混悬微粒半径，P_1、P_2 分别为混悬微粒和分散介质的密度，η 为分散介质的黏度，g 为重力加速度。由以上公式可见，混悬微粒的沉降速度与混悬微粒的半径平方、混悬微粒与分散介质的密度差成正比，而与分散介质的黏度成反比。混悬微粒沉降速度（V）愈大，混悬液的动力稳定性就愈低；混悬微粒沉降速度（V）愈小，混悬液的动力稳定性就愈高。为增加混悬液的动力稳定性，减小沉降速度，最有效的方法就是尽量减小混悬微粒的半径，将药物粉碎得愈细愈好。另外一种方法是增加分散介质的黏度，以减小混悬微粒与分散介质间的密度差，可向混悬液中加入高分子助悬剂，在增加分散介质黏度的同时，也减小了混悬微粒与分散介质之间的密度差。但是混悬液的黏度不仅取决于分散介质，还与混悬微粒的含量及温度有关，且过高的黏度会导致不易倾倒及剂量不准，所以减小混悬微粒的半径以保持混悬液的物理稳定性要比增加分散介质的黏度更有效。在临床应用时减小混悬微粒的半径，可使药物易于在黏膜或皮肤上均匀分散，便于吸收。

（二）结晶增长与转型

难溶性药物制成混悬液时，混悬微粒的大小不可能完全一致，当大小微粒共存时，在放置过程中，半径小的微粒溶解度较大。微粒的半径相差愈多，溶解度相差愈大。在结晶和溶解的动态平衡中，混悬液中的小微粒溶解度大，在不断的溶解；而大微粒则不断地增长变大，沉降速度加快，致使混悬液的稳定性降低。

混悬微粒沉降到底部紧密排列，有小微粒时，它们更容易填充在稍大微粒的空隙之间，而底层的微粒受上层微粒的压力而逐渐被压紧，这样便容易形成硬块，振摇时难以再分散。这不仅会破坏混悬液的物理稳定性，而且会可能降低药效。

因此，在制备混悬液时，不仅要考虑混悬液微粒的粒度，而且还要尽量使混悬液微粒的粒度均匀。此外还可添加亲水性高分子材料表面活性剂（膜屏障）以延缓结晶转化及微粒成长。

（三）微粒的荷电与水化

混悬液中微粒可因本身离解或吸附分散介质中的离子而荷电，具有双电层结构，即有 δ - 电势。由于微粒表面带电，水分子可在微粒周围形成水化膜，这种水化作用的强弱随双电层的厚度而改变。微粒荷电使微粒间产生排斥作用，水化膜的存在也可阻止微粒间的相互聚结，有利于混悬液的稳定。

向混悬剂加入少量的电解质，可以改变双电层的构造和厚度，会影响混悬液的稳定性并产生絮凝。疏水性药物制备的混悬剂，微粒水化作用弱，对电解质更加敏感；亲水性药物制备的混悬液微粒，除荷电外，本身具有水化作用，受电解质的影响较小。

（四）絮凝与反絮凝

混悬液中微粒的表面因有游离基因的存在或吸附溶液中的离子而带有正电或负电，带电的表面形成吸附层在分散剂中吸附离子，由于静电引力作用形成扩散层，吸附层与扩散层外面正负离子分布均匀处的电位差称为 Zeta 电位。

Zeta 电位受外加电解质的影响较大，在混悬液中加入与微粒表面电荷相反的某种电解质后，可使微粒的 Zeta 电位下降，当 Zeta 电位控制在 $20 \sim 25mV$ 范围内，微粒间斥力小于引力，混悬液中的微粒形成疏松的絮状聚集体，使混悬剂处于稳定状态，经振摇又可恢复成均匀的混悬液，混悬微粒形成絮状聚集体的过程称为絮凝状态。加入的电解质称为絮凝剂。

当 Zeta 电位相对高时，微粒间斥力大于引力，混悬液中的微粒无法聚集而处于分散状态，由于高表面电位的存在，甚至当搅拌或随机运动使微粒接触时，微粒也不会聚集，这种过程称为反絮凝状态。

可使混悬液的 Zeta 电位降低，微粒絮凝的电解质称为絮凝剂；可使混悬液的 Zeta 电位增加，防止微粒絮凝的电解质称为反絮凝剂。

絮凝剂所用的电解质可与反絮凝剂相同，但其用量不同，有枸橼酸盐、枸橼酸氢盐、酒石酸盐、酒石酸氢盐、磷酸盐及氯化物等。

絮凝剂离子的化合价和浓度对絮凝的影响很大。在电解质与固体表面离子不发生化学反应的条件下，二价离子的絮凝作用较一价离子约大 10 倍，三价离子较一价离子约大 1000 倍。

（五）分散相的浓度和温度

在同一分散介质中，当分散相的浓度增加时，混悬剂的稳定性会降低。而温度对混悬剂的影响更大，温度升高时，可使介质黏度变小而加大沉降速度，并使微粒碰撞加剧，促进聚集。因此，混悬液在贮存中及跨地区运输时，应考虑气温变化或地区温差的影响。

三、稳定剂

在制备时为了增加混悬剂的物理稳定性，需加入能使混悬剂稳定的附加剂，称为稳定剂。稳定剂包括助悬剂、润湿剂、絮凝剂和反絮凝剂等。

（一）助悬剂

助悬剂系指能增加分散介质的黏度以降低微粒的沉降速度或增加微粒亲水性的附加剂。助悬剂的作用表现在：能增加分散介质的黏度，而使微粒的沉降速度降低；被吸附在微粒表面，防止或减少微粒间的吸引，阻止微粒的聚集；延缓结晶的转化和成长。

助悬剂包括的种类很多，其中有低分子化合物、高分子化合物及某些表面活性剂。下面介绍常见的助悬剂。

1. 低分子助悬剂　如甘油、糖浆、山梨醇等低分子化合物，可增加分散介质的黏度，也可增加微粒的亲水性。在外用混悬剂中常加入甘油，具有助悬和润湿作用，亲水性药物的混悬剂可少加，疏水性药物的混悬剂应多加，如复方硫磺洗剂就加有甘油。

2. 高分子助悬剂　天然高分子助悬剂主要是树胶类和植物多糖类，常用的有：阿拉伯胶、西黄蓍胶、桃胶、白及胶、海藻酸钠、琼脂、淀粉浆等。

合成或半合成高分子助悬剂，常用的有：甲基纤维素、羧甲基纤维素钠、羟丙甲基纤维素、羟乙基纤维素钠、卡波普、聚维酮、葡聚糖、丙烯酸钠等。此类助悬剂大多数性质稳定，受 pH 影响小，但应注意某些助悬剂能与药物或其他附加剂有配伍变化，如甲基纤维素与鞣质、浓盐溶液有配伍禁忌。

3. 硅皂土　如硅皂土和胶体硅酸镁铝，不溶于水和酸，但在水中可膨胀，体积增加约 10 倍，形成高黏度并具触变性或假塑性的凝胶，在 pH >7 时，膨胀性更大，黏度更高，助悬效果更好。如炉甘石洗剂中加有硅皂土，助悬效果好。

4. 触变胶　利用触变胶的触变性，静置时形成凝胶，防止混悬微粒沉降，振摇后变为溶胶，使用触变性助悬剂有利于混悬液的稳定。单硬脂酸铝溶解于植物油中可形成典型的触变胶。一些有塑性流动或假塑性流动的高分子化合物水溶液常具有触变性，可供选择。

（二）润湿剂

润湿剂系指能增加疏水性药物微粒被水湿润的附加剂。有许多疏水性药物如硫磺等，其表面可吸附空气，不能被水所润湿，在配制混悬剂时，必须加入润湿剂，润湿剂可破坏疏水微粒表面的气膜或降低固液之间的界面张力，从而使药物能被水润湿。

选用恰当的润湿剂对于混悬剂配制的难易，质量的好坏以及稳定性关系很大。润湿剂应具有表面活性作用，HLB 值一般在 7~9 之间，并且具有合适的溶解度。常用的润湿剂有吐温类、司盘类以及长链烃基或烷烃芳基的硫酸盐和磺酸盐等。

（三）絮凝剂与反絮凝剂

制备混悬剂时，当加入适当电解质，使混悬液的 Zeta 电位降低，微粒絮凝的称为絮凝剂；当加入适当电解质，使混悬液的 Zeta 电位增加，防止微粒絮凝的称为反絮凝剂。制备混悬剂时常需加入絮凝剂和反絮凝剂，使混悬剂处于絮凝状态，以增加混悬剂的稳定性。

絮凝剂和反絮凝剂的种类、性能、用量、混悬剂所带的电荷以及其他附加剂等均对絮凝剂和反絮凝剂的使用有很大影响，需通过实验进行选择。常用的絮凝剂和反絮凝剂有：枸橼酸盐（酸性盐或正盐）、酒石酸盐、酸性酒石酸盐、磷酸盐等。

四、混悬溶液剂的制备

制备混悬剂时，应使混悬微粒尽可能地分散均匀，有适当的分散度，以减小微粒的沉降速度，使混悬剂处于稳定状态。混悬剂的制备可分为分散法和凝聚法两种。

（一）分散法

分散法是利用研磨器械或其他方法将粗颗粒的药物粉碎成符合混悬微粒要求的分散程度，再分散于分散介质中制成混悬剂的方法。

用分散法制备混悬剂与药物的亲水性有密切关系。对于亲水性药物，如氧化锌、炉甘石等，一般应先将药物粉碎到一定细度，再加处方中的液体（水、芳香水、糖浆或甘油等）适量，研磨到适宜的分散度，最后加入处方中的剩余液体使其成全量。小剂量制备混悬液可用乳钵即可，而大量生产时则需用乳匀机、胶体磨等机械。

药物粉碎时加入适量的液体进行研磨，这种方法称为加液研磨。固体药物在粉碎时，加入适当液体研磨，可使药物更容易粉碎且更细，微粒可达到 0.1 ~ 0.5um。一般 1 份药物可加 0.4 ~ 0.6 份液体，能产生最大的分散效果。

对于一些质重的药物可在加水研磨后，加入大量水（或分散介质）搅拌、静置，倾出上层液体，研细的悬浮微粒随上清液被倾倒出去，余下的粗粒再进行研磨，即"水飞法"，如此反复，直到符合混悬剂的分散度为止。

疏水性药物如硫磺等，不能被水润湿，制备时先加入一定量的润湿剂，与疏水性药物研磨，再加其他液体研磨，最后加水性液体稀释，制成均匀的混悬剂。

（二）凝集法

凝集法是利用物理或化学反应，使分子或离子状药物凝聚成不溶性药物微粒来制备混悬液的方法。

1. 物理凝聚法 物理凝聚法亦称微粒结晶法，是将分子和离子分散状态的药物溶液，用物理方法使其在分散介质中凝聚成混悬液的方法。一般是将药物溶解在良性溶剂中，制成热饱和溶液，在急速搅拌下加至另一种冷却的不良溶剂中，使药物快速结晶，可得成10um 以下（占80% ~ 90%）的微粒，再将微粒混悬分散于适宜的分散介质中制成混悬剂。

由于药物的量、溶剂的种类用量、搅拌速度、加入速度、温度等因素均影响微粒的大小，所以，应通过试验获得适宜的析晶条件。

2. 化学凝聚法 化学凝聚法是将两种或两种以上的药物，用化学反应法生成难溶性的药物微粒，再混悬于分散介质中制成混悬液的方法。制备时注意化学反应应在稀溶液中和低温条件下进行，并应迅速搅拌，才能得到较细的不溶性微粒及分散均匀的混悬液。目前此法已较少使用。

五、混悬溶液剂的制备实例

举例1：复方炉甘石洗剂

【处方】炉甘石 150g   氧化锌 50g

苯酚 10g   薄荷脑 5g

甘油 50ml   蒸馏水加至 1000ml

【制法】先将炉甘石、氧化锌加入适量蒸馏水中，制成糊状物，再取苯酚及薄荷脑共溶物溶解于甘油之中，然后再将其缓缓加至上述糊状物中，在加入时应边加边搅拌，最后再加蒸馏水，并边加边研匀，加蒸馏水至总量，搅匀，即得。

【功效与用途】本药有止痒与轻度收敛、保护皮肤作用。用于湿疹、皮炎、荨麻疹、皮肤瘙痒症等。用时薄涂患处，每日2～3次。

举例2：**复方硫洗剂（二硫洗剂）**

【处方】硫酸锌　30g　　　　　　升华硫（过六号筛）　30g

樟脑醑　250ml　　　　　　甘油　100ml

甲基纤维素　5g　　　　　　蒸馏水加至　1000ml

【制法】取甲基纤维素，加于适量蒸馏水中，并迅速搅拌，使成胶浆状；另取升华硫分次加甘油研至细腻后，与前者混合。又取硫酸锌溶于200ml蒸馏水中，过滤，将滤液缓缓加至上述混合物中，再缓缓加樟脑醑，随加随研，最后加蒸馏水使成1000ml，搅匀，即得。

【功效与用途】本药可保护皮肤，有抑制皮脂分泌、轻度杀菌与收敛的作用。主要用于干性皮脂溢出症、痤疮等。用时薄涂患处，每日2～3次。

举例3：**紫草当归油**

【处方】紫草当归油　100g　　　　氧化锌　65g

【制法】先将紫草8g、当归6g装入布袋浸入油中，放置过夜，次日用力压榨布袋，挤出油浸液，再将油浸液用纱布过滤即得紫草当归油，取出100g备用。再取氧化锌研细，过筛，取65g分次加至100g紫草当归油中，研匀即得。

【功效与用途】紫草有凉血活血，解毒透疹之功；当归有活血止痛之用。紫草当归合用共奏凉血解毒，活血止痛之效。用于湿疹、皮炎、烫伤等症。用时薄涂患处，每日2～3次。

第五节　乳浊溶液剂

一、定义与特点

乳浊溶液剂也称"乳浊液"或"乳剂"，系指由两种互不混溶的液体，经过乳化构成的不均匀的液体制剂。其中一种液体以小液滴的形式分散在另外一种液体中，通常把前者称为分散相、内相或不连续相；后者称为分散介质、外相或连续相。乳剂中的分散相液滴具有很大的分散度，由于表面积大，表面自由能高，属于热力学不稳定体系。

分散相液滴的直径一般都超过0.1um，大多为0.25～25um。当分散相液滴在0.01～0.1um范围时，乳浊溶液剂呈透明或半透明的液体，称为微乳，属于胶体分散系统；当分散相液滴在 0.1～100um 范围时，乳浊溶液剂是常见的呈不透明的乳白色液体，属于粗分散体系。两种乳浊溶液剂在性质上有非常明显的差异。本节主要讨论分散相液滴在 0.1～100um 范围的乳浊溶液剂。

乳浊溶液剂中两种液体具有相反的性质，亲水的一相通常是水或水溶液，水相用 W 表示；亲油的一相通常是各种植物油、矿物油或动物油脂等，油相用 O 表示。水相和油相可以形成两种乳浊溶液剂，即油成球滴分散在水中，称为水包油（O/W）型乳浊溶液剂；水为分散相，油为分散介质，称为油包水（W/O）型乳浊溶液剂。前者以油为内相、水为外相；后者则以水为内相、油为外相。

依据水或油的某些性质可鉴别乳浊溶液剂的类型。常用的鉴别方法有三种。

1. 稀释法 鉴于乳浊溶液剂分散相不能被分散介质液体稀释，而分散介质可以和分散介质液体混合，水包油（O/W）型乳浊溶液剂可加水稀释而不能加油稀释；油包水（W/O）型乳浊溶液剂可加油稀释，若加水则乳剂会集聚而不分散。此法不适用于含有大量黏胶的水包油（O/W）型乳浊溶液剂的鉴别。

2. 染色法 鉴于水溶性染料可溶解在乳浊溶液剂的水相（W）中，油溶性染料可溶解在乳浊溶液剂的油相（O）中，因此，选择某一类溶解性的染料可以用来鉴别乳浊溶液剂的类型。例如油溶性染料苏丹—Ⅲ可溶于油包水（W/O）型乳浊溶液剂的外相，使乳浊溶液剂染成红色；对水包油（O/W）型乳浊溶液剂，该染料只浮在乳浊溶液剂的表面而不能分散。而用水溶性染料亚甲蓝可使水包油（O/W）型乳浊溶液剂染色，不能使油包水（W/O）型乳浊溶液剂染色。此法适用于黏稠性乳浊溶液剂的鉴别。

3. 导电法 以水为外相的水包油（O/W）型乳浊溶液剂能导电；以油为外相的油包水（W/O）型乳浊溶液剂几乎不能导电。此法适用于乳浊溶液剂型软膏的鉴别。

乳浊溶液剂的特点：

1. 制成乳浊溶液剂后药物液滴被分散得很细，因而能被较快地吸收并发挥作用，从而有利于提高生物利用度。

2. 制成乳浊溶液剂后油性药物能保证其剂量准确，制成的外用乳浊溶液剂能改善药物对黏膜和皮肤的渗透性，并能减少皮肤黏膜的刺激性，促进药物吸收，增加局部作用。

3. 外用的油包水（W/O）型乳浊溶液剂比较细腻，容易被水稀释，不容易清洗，容易污染衣物，适用于干性皮肤、角质过度的皮损或鳞屑脱落较多的皮损，但容易酸败，常需加入抗氧剂等；外用的水包油（O/W）型乳浊溶液剂容易被水稀释，容易清洗，不容易污染衣物，适用于油性皮肤、有少量渗出的皮损或表皮不完整的皮损，但容易干燥、霉变，常需加入保湿剂、防腐剂等。

4. 水包油（O/W）型乳浊溶液剂能够掩盖油类药物的异味，添加芳香矫味剂后，便于服用。

乳浊溶液剂可供内服，也可外用。乳浊溶液剂型制剂存在于许多剂型中，如口服乳浊溶液剂、搽剂、洗剂、滴眼剂、注射剂、软膏剂、眼膏剂以及气雾剂中的部分制剂。护肤护发品中有护肤奶液、护肤蜜类、洗面乳、洗发香波、护发素等。

二、乳化剂

乳化剂是乳浊溶液剂的重要组成部分，在乳浊溶液剂的形成、稳定及药效发挥等方面起着重要的作用。

（一）乳化剂的基本要求

乳化剂的作用是降低界面张力、在分散相液滴表面形成界面膜或形成电屏障即乳化膜。乳化剂的选择对乳浊溶液剂的形成和稳定有重要的影响。制备乳浊溶液剂时应选择具有很强乳化能力的乳化剂，外用乳浊溶液剂不应对机体产生毒、副作用，对局部不应有刺激性。在乳浊溶液剂处方中，除药物外常加入酸、碱、电解质、辅助乳化剂等其他成分，乳化剂应不受这些成分的影响。乳化剂在乳浊溶液剂贮存时对温度变化要有一定耐受能力。

（二）乳化剂的种类

常用的乳化剂有四种。

1. **合成乳化剂**　合成乳化剂多为表面活性剂，主要作用是降低界面张力，而在分散相液滴表面形成单分子膜。主要特点是：乳化能力较强，且性质稳定，在混合使用或与油溶性极性化合物联用时，可以形成复合膜，以增加乳浊溶液剂的稳定性。

常见的阴离子型乳化剂有：硬脂酸钠、硬脂酸钾、油酸钠、油酸钾、硬脂酸钙、十二烷基硫酸钠、十六烷基硫酸化蓖麻油等。

常见的非离子型乳化剂有：聚甘油油酸酯、聚甘油棕榈酸酯、聚甘油月桂酸酯、聚氧乙烯蓖麻油类、聚氧乙烯氢化蓖麻油类、司盘类、吐温类、波洛沙姆等。

2. **天然乳化剂**　天然乳化剂多为高分子化合物，主要作用是形成多分子膜，其水溶液的表面张力及界面张力均比表面活性剂要高。主要特点为：亲水性较强，能形成水包油（O/W）型乳浊溶液剂；主要来自植物、动物及纤维的衍生物等；多数有较大的黏度，能增加乳剂的稳定性；由于分子量较大、扩散到界面较慢，在制备初乳时需要用较高浓度的这类乳化剂才易于形成乳剂；易被微生物污染，故使用这类乳化剂时一般需加入防腐剂。

常见的天然乳化剂有：卵磷脂、胆固醇、阿拉伯胶、明胶、西黄蓍胶、杏树胶、桃树胶、白及胶、琼脂、海藻酸钠、皂苷、果胶、羊毛脂、酪蛋白、蜂蜡等。

3. 固体微粒乳化剂　水包油（O/W）型乳化剂有氢氧化镁、氢氧化铝、二氧化硅、碳酸钙、皂土、白陶土等亲水性固体粉末；油包水（W/O）型乳化剂有氢氧化钙、氢氧化锌、硬脂酸镁、松香、炭黑等亲油性固体粉末。

4. 辅助乳化剂　辅助乳化剂主要是指能增加乳剂稳定性的乳化剂。其本身无乳化能力或乳化能力很弱，但能提高乳剂的黏度，同时增强界面膜（即乳化膜）的强度，防止乳滴合并，而有利于乳浊溶液剂的稳定。

常用于增加水相黏度的辅助乳化剂有：甲基纤维素、羧甲基纤维素钠、西黄蓍胶、阿拉伯胶、黄原胶、瓜耳胶等。常用于增加油相黏度的辅助乳化剂有：鲸蜡醇、蜂蜡、单硬脂酸甘油酯、硬脂酸、硬脂醇等。

（三）乳化剂的选择

乳化剂的选择原则应以选择无毒、刺激性小或无刺激性、乳化作用强、化学性质稳定、不影响主要药物的性质、不易霉败变质、且能制成最稳定的乳浊溶液剂为宜。

1. 根据乳浊溶液剂的类型来选择

根据乳浊溶液剂的类型来选择乳化剂，是以乳化剂的 HLB 值为依据。HLB 值是指在乳化剂分子中所含亲水基团与亲油基团间比例关系的数值，即亲水亲油平衡值。

HLB 值是为了定量表示乳化剂分子中亲水基团与亲油基团之间的比例关系而产生的数值。乳化剂的 HLB 值愈高，亲水性愈强，反之，HLB 值愈低，亲油性愈强。一般来说，HLB 值在 3～6 的乳化剂为亲油性，适宜制备油包水（W/O）型乳浊溶液剂；在 8～18 之间的乳化剂为亲水性，适宜制备水包油（O/W）型乳浊溶液剂。

2. 根据乳浊溶液剂的用途来选择

外用乳浊溶液剂应选用对皮肤、黏膜等局部无刺激性的表面活性剂，同时还应注意应用部位的皮肤性质及状况。如皮肤有破损时使用的乳浊溶液剂，最好不要使用表面活性剂作乳化剂，因为一般表面活性较强的物质，可以引起局部刺激而产生皮炎、过敏等，并且还可被破损处吸收而出现毒性症状；一般也不宜采用高分子溶液作乳化剂，因其易干结成膜。

内服乳浊溶液剂的乳化剂必须选用无毒无刺激性的乳化剂，如阿拉伯胶、西黄蓍胶、琼脂、吐温等高分子乳化剂以及多糖、蛋白质等。但在使用吐温等表面活性剂时，要尽量避免副作用。

肌肉注射的乳浊溶液剂可选用某些非离子型表面活性剂为乳化剂，如吐温80 等。

静脉注射的乳浊溶液剂也可选用非离子型表面活性剂为乳化剂，如精制豆磷脂、卵磷脂等。

3．乳化剂的配伍使用

在制备乳浊溶液剂的过程中，常常混合使用乳化剂，以此来提高界面膜的强度，增加乳浊溶液剂的稳定性，调节乳浊溶液剂的稠度、柔润性和涂展性，通过改变 HLB 值，得以改变乳化剂亲水亲油性，使其具有更大的适应性。

乳化剂的配伍使用时应当慎重，配伍使用的一般原则是：①类型相反的水包油（O/W）型和油包水（W/O）型的阴阳离子型乳化剂不能配伍使用（胆甾醇与卵磷脂除外）；②非离子型的乳化剂可配伍使用，如司盘类和吐温类经常配伍使用；③非离子型表面活性剂可与其他乳化剂配伍使用；④天然的乳化剂也可配伍使用，如阿拉伯胶与西黄蓍胶、果胶等。

三、乳浊溶液剂的形成条件

乳浊溶液剂是一种液体高度分散在另一种液体中形成的不稳定体系，是由水相、油相和乳化剂组成的液体制剂。因为两种液体互不相溶，因此这种体系具有相当大的界面以及界面自由能。通常把制备乳浊溶液剂的过程称为乳化，而要得到稳定的乳浊溶液剂，必须加入起稳定作用的第三种物质，即乳化剂。乳化剂之所以能起稳定乳浊溶液剂的作用，主要是由于乳化剂具有降低界面张力、形成界面膜、电屏障等作用。

（一）降低界面张力

一般情况下，两种不相混溶的液体混合在一个容器中时，可分成两层，密度大的液体会沉到另一个液体的下面，在两层之间有一分界面，此分界面叫做界面。此时可借助机械力的作用，将一相似球滴的形状分散到另一相中，但是机械力的作用一旦停止，球滴又会自动合并，恢复原来的油水两层。这是由于形成乳浊溶液剂的两种液体存在着表面张力，所谓表面张力是指在液体表面的分子总是紧紧地被拉向液体内部产生一种使液体表面减缩的力，由于这种张力的存在，往往使液体向内收缩成球形，因为在同体积中球形具有最小的表面积。在界面中即有相当于表面张力的力存在，这种力即为"界面张力"。能够混溶的液体之间，因为不存在界面，所以也就没有界面张力。

在乳浊溶液剂中加入乳化剂时，可以使乳浊溶液剂处于较稳定的状态。这是因为常用的乳化剂多具表面活性作用，可降低界面张力，一般能使油水两相之间的界面张力降低为原来的 1/20～1/25，从而降低分散相液滴的表面自由能以至不易重新聚合。

但是，降低界面张力是形成乳浊溶液剂的有利因素而不是决定因素。如有的体系有很低的界面张力，但若没有形成界面膜，则不能获得稳定的乳浊溶液剂；相反，一些含有高分子物质的体系，尽管界面张力较高，仍能形成较稳定的乳浊溶液剂。

（二）形成界面吸附膜

乳浊溶液剂中高分散度液滴所具有的强吸附性以及乳化剂的两亲性结构，使乳化剂分子聚集并吸附在两相界面上，形成一层坚固的膜，此层乳化剂的薄膜，称为界面吸附膜。界面吸附膜在两相间起机械屏障的作用。

界面吸附膜的机械强度决定了乳浊溶液剂的稳定性。根据乳化剂的种类，界面吸附膜分为三类。

1. 单分子膜　用表面活性剂作乳化剂时，可吸附于两相界面而形成单分子膜。乳化后，乳化剂吸附于两相界面，明显地降低了两相的界面张力；并且乳化剂在分散相液滴表面有规则地定向排列，其亲水基团朝向水相，亲油基团朝向油相，形成单分子膜，从而有效地防止内相液滴相遇时发生聚结合并，稳定乳浊溶液剂。如果有些物质能和乳化剂共同形成致密的界面吸附膜，则更有利于乳浊溶液剂的稳定。

2. 多分子膜　用高分子溶液（即亲水性胶体）作乳化剂时，不能明显地降低界面张力，但是可吸附在分散相液滴的界面上，形成机械强度较大的多分子膜，成为两相界面的牢固的屏障，从而有效地阻止油滴的合并。此外，高分子溶液还可增加外相（水相）的黏度，也有利于乳浊溶液剂的稳定。

3. 固体微粒膜　用极其细微的固体粉末作乳化剂，所形成的界面吸附膜为固体微粒膜。作为乳化剂的固体粉末必须同时被水相和油相所润湿，因而可聚集在两相界面间形成固体微粒膜，避免分散相液滴的接触和合并。若固体微粒亲水性大，降低水的表面张力大，粒子体积大部分保持在水相，形成的是水包油（O/W）型乳浊溶液剂；若固体微粒亲油性大，粒子体积大部分保持在油相，降低油的表面张力大，形成的是油包水（W/O）型乳浊溶液剂。

固体粉末作为乳化剂的另一个必要条件是其粒径应比分散相液滴小得多，也就是固体粉末足够细时，才能在分散相液滴界面排列成膜。

（三）形成电屏障

乳浊溶液剂中，当乳化剂有规则地定向排列在分散相液滴表面时，在互相趋近的液滴间能产生电的排斥力，这种电斥力是由于乳化剂在液滴表面上带电荷的基团作定向排列形成双电层而产生的，即为电屏障。

若是水包油（O/W）型乳浊溶液剂，则亲水基团向外，可因乳化剂分子的解离或吸附而带电，从而使分散相小液滴带同种电荷。带同种电荷的液滴互相接近时，可因静电斥力使液滴分开，起到电屏障的稳定作用。

但油包水（W/O）型乳浊溶液剂，由于乳化剂的疏水基团向外，分散相液滴不具有电屏障，因此油包水（W/O）型乳浊溶液剂往往不如水包油（O/W）型乳浊溶液剂稳定。

四、乳浊溶液剂的稳定性

乳浊溶液剂属于热力学不稳定体系，其分散相有趋向合并而改变均匀状态的性质。乳浊溶液剂的不稳定性表现有转相、分层、絮凝、破裂、败坏等几种现象。

（一）转相

乳浊溶液剂从油包水（W/O）型变为水包油（O/W）型称为转相（也称变型），反之亦然。外加物质、分散相浓度（相体积比）的改变、温度的变化都可能导致转相。

转相一般是因外加物质导致的，这是由于外加物质改变了乳化剂的性质。例如钠肥皂可以形成水包油（O/W）型乳浊溶液剂，但加入足量的氯化钙溶液后，生成的钙肥皂可使其转变为油包水（W/O）型乳浊溶液剂。此过程具有转相临界点，转相临界点是指转相时两种乳化剂的量。当两种乳化剂的量接近相等时，容易转相。在转相临界点上乳浊溶液剂不属于任何类型，处于不稳定状态，可以随时向某种类型的乳浊溶液剂转化。

分散相浓度（也称为相体积比），对分散相浓度而言，分散相浓度为50%左右时，乳浊溶液剂最稳定。若是油包水（W/O）型乳浊溶液剂分散相浓度达到50%以上时容易发生转相；油包水（W/O）型乳浊溶液剂分散相浓度要达到60%以上时才容易发生转相。

温度升高可引起界面吸附膜的改变而导致转相，40℃以上这种作用常常变得很明显。

（二）分层

由于乳浊溶液剂的分散相和连续相之间存在着密度差，在放置的过程中，引起分散相液滴的上浮或下沉，这种现象称为分层（或称为乳析）。

分层现象主要是重力的作用，一般是可逆的，分层的乳浊溶液剂尚未被破坏，经振摇后很快又可恢复均匀分散的状态，但是药品不应发生这种情况，若为优良的乳浊溶液剂，其分层过程应进行得十分缓慢，以致不易察觉。

乳浊溶液剂液滴的分层速度受 Stokes 公式中诸因素的影响。通过增加连续相的黏度，减小乳滴的粒径，降低分散相和连续相之间的密度差，以降低分层速度。其中最常用的方法是增加连续相的黏度。但是，增加乳浊溶液剂的黏度不应影响到乳浊溶液剂的倾倒。

（三）絮凝

乳浊溶液剂中分散相的乳滴聚集成团，但仍保持各乳滴的完整分散个体而不呈现合并的现象，称为絮凝。乳浊溶液剂中的电解质和离子型乳化剂的存在是产生絮凝的主要原因。

絮凝时乳滴的聚集和分散是可逆的。但絮凝的出现说明乳剂的稳定性已降低，絮凝状态进一步发展会引起乳浊溶液剂的破裂。

（四）破裂

乳浊溶液剂的分散相乳滴不断合并，最后形成不相混合的油水两层的现象，称为破裂。破裂后的乳浊溶液剂，虽经振摇也不能恢复原有乳浊溶液剂的状态，所以，破裂是不可逆的。

破裂可发生在分层之后，也可与分层同时发生。延缓分层现象的发生，对于阻止乳浊溶液剂的破裂有一定的作用。

（五）败坏

乳浊溶液剂受外界因素（光线、高热、空气等）以及微生物的影响，使乳浊溶液剂中的油或乳化剂发生发霉、酸败等变质的现象称为败坏。

根据实际情况，可通过添加抗氧剂以防止乳浊溶液剂的氧化变质。油相中常选用卵磷脂、羟基甲苯丁酸醋、次没食子酸丙酯和维生素 E 等抗氧剂；水相中常选用亚硫酸氢钠和焦亚硫酸钠等抗氧剂。

因为微生物对乳浊溶液剂有一定的破坏性，故应在处方中加入防腐剂，特别是对水包油（O/W）型乳浊溶液剂。常用于乳浊溶液剂的防腐剂及其浓度如下：

乙醇 5% ~10%，苯甲酸或苯甲酸钠 0.1% ~0.2%，苯酚、甲酚或三氯叔丁醇 0.5%，山梨酸 0.2%，阳离子表面活性剂（1∶10000）~（1∶50000），硝酸（或醋酸）苯汞（1∶10000）~（1∶25000）。对霉菌、酵母菌及细菌较好的防腐剂为尼泊金类。注意防腐剂在油水两相中的分配系数，使其在油水两相中都有一定的防腐能力，是选用防腐剂的原则。

此外，采用适宜的包装及贮存方法，也可以防止乳浊溶液剂的败坏。

五、乳浊溶液剂的制备

（一）处方拟定的基本原则

在配置乳浊溶液剂之前，需要拟定处方，处方的拟定必须遵循如下原则：

1. 乳浊溶液剂中内相的分散相浓度（相体积比）最好控制在 25% ~50% 之间。

2. 按照乳浊溶液剂的类型来选用与油相 HLB 值接近的乳化剂或混合乳化剂。

3. 按照乳浊溶液剂的类型和用途，选择合适的辅助乳化剂，通过调节乳浊溶液剂的黏度，使乳浊溶液剂具有适宜的流变性。

4. 按照乳浊溶液剂所用原料及用途，加入相应的抗氧剂和防腐剂。

（二）制备工艺

1. 干胶法

干胶法是先将乳化剂与油相混合均匀，然后再加入一定量的水制备乳浊溶液剂的方法。因为乳化剂不是先与水混合，而常用的乳化剂又是树胶类物质（如阿拉伯胶等），故这种乳化方法称为"干胶法"。

应用干胶法制备乳浊溶液剂一般可在乳钵中进行。其基本操作是：先将胶粉按比例置于干燥的乳钵中，加油轻轻研和均匀，然后一次加入一定比例量的水迅速而有力的研磨，混合物很快变成一种白色细匀的糊状，这就是初乳。初乳再在研磨或搅拌下，缓缓加水稀释至规定量。

在初乳中，油、水、胶（乳化剂）是有一定比例的，如植物油类，比例为 4∶2∶1；若是挥发油，比例是 2∶2∶1；若是液状石蜡，比例是 3∶2∶1。所用胶粉通常是阿拉伯胶或阿拉伯胶与西黄蓍胶的混合胶，若改用其他胶体做乳化剂时，其比例则应有所改变。干胶法制乳的原则也可应用于非胶乳剂的制备。

2. 湿胶法

湿胶法是先将乳化剂与水相混合均匀，然后再加入油相制备乳浊溶液剂的方法。

应用湿胶法制备乳浊溶液剂一般也可在乳钵中进行。其基本操作是：取一定量的乳化剂（如阿拉伯胶）置于干燥的乳钵中，研细，加入一定比例量的水，研磨1~2分钟，至成胶浆后，再缓缓加入油，随加随研，每当加入的油全部乳化后再继续滴加，至全部的油被乳化为止并继续研磨3~4分钟，即成初乳。然后初乳再加水稀释至规定量。

此法由于水是过量的存在，故有利于形成水包油（O/W）型乳浊溶液剂。

湿胶法与干胶法在制备乳浊溶液剂时各有利弊，湿胶法操作麻烦，耗费时间，但不易失败；而干胶法操作简便、快捷，但容易失败。

3. 油水混合法

油水混合法是将油和水分次少量地交替加入乳化剂中，以制备乳浊溶液剂的方法。

如制备水包油（O/W）型乳浊溶液剂时，先将一部分油加入所有的油溶性乳化剂中混合，在搅拌时加入含全部水溶性乳化剂的等量水溶液，然后研磨至全部乳化，剩余部分的油和水慢慢交替加入，如此交替相加3~4次，即可制成最终的乳浊溶液剂。

此法由于油水两相液体的少量交替混合，黏度较大而有利于乳化。当乳化剂用量较多时，本法是一个很好的方法。例如用琼脂、海藻酸钠和卵磷脂等乳化剂制备乳浊溶液剂时常用此法，但要注意每次应少量加入油相和水相。

4. 转相乳化法

转相乳化法是将乳化剂在油相中溶解或熔化，然后将水相加入油相中，以制备乳浊溶液剂的方法。

其基本操作是：先将乳化剂在油相中溶解或熔化，然后在缓慢搅拌下，将预热的水相加入热的油相中，开始形成油包水（W/O）型乳浊溶液剂，随着水相体积的增加，黏度突然下降，转相变型为水包油（O/W）型乳浊溶液剂。

若制备油包水（W/O）型乳浊溶液剂，则应先将油相加入到水相中，然后将水包油（O/W）型乳浊溶液剂转型为油包水（W/O）型乳浊溶液剂。转相乳化法制得的乳浊溶液剂粒径较细。

干胶法、湿胶法、油水混合法和转相乳化法均适用于天然乳化剂。

5. 新生皂法

新生皂法是将植物油与含有碱的水相混合搅拌时，发生皂化反应，生成的皂类乳化剂随即乳化而得稳定的乳浊溶液剂的方法。

其基本操作是：先将植物油与含有碱的水相分别加热至一定的温度，混合搅拌使它们发生皂化反应，生成的皂类乳化剂随即乳化而制得稳定的乳浊溶液剂。

因为植物油中含有少量的游离脂肪酸，与适量的碱如氢氧化钙、氢氧化钠的水溶液加热后混合搅拌，可以发生皂化反应。一般来说，和氢氧化钠、氢氧化钾或三乙醇胺等生成的一价皂是水包油（O/W）型乳化剂；和氢氧化钙等生成的二价皂是油包水（W/O）型乳化剂。

6. 直接匀化法

直接匀化法是在用表面活性剂作乳化剂时，将油相、水相、乳化剂加在一起，以制备乳浊溶液剂的方法。

其基本操作是：由于表面活性剂乳化能力强，可直接将预热好的水相和油相及乳化剂，按处方比例加入至乳化设备中（如高效匀乳器）乳化即得。此法主要适合于含表面活性剂的乳浊溶液剂制备。

7. 乳浊溶液剂中药物的添加方法

制备乳浊溶液剂时，除油、水、乳化剂外，还可加入其它药物。若药物能溶于内相，可先加入到内相液体中，再制成乳浊溶液剂；若药物溶于外相，则将药物先溶于外相液体中，再制成乳浊溶液剂；若药物不溶于内相也不溶于外相，可先与亲和性大的液体研磨，然后制成乳浊溶液剂，也可以在制成的乳浊溶液剂中研磨药物，使药物均匀混悬。

（三）乳化器械

常用的乳化器械有乳钵、机械搅拌器、乳匀机、胶体磨、超声波乳化器等。

1. 乳钵、杵棒 通常用带有倾注口、内面粗糙的瓷器或玻璃乳钵和杵棒。适用于小剂量的乳浊溶液剂的制备。因为是手工操作，所以制备的乳浊溶液剂分散相的颗粒较大。

2. 机械搅拌器 乳浊溶液剂可以用多种机械搅拌器制备，如桨式混合器、涡旋混合器等。搅拌制备乳浊溶液剂，大多还需通过乳匀机或胶体磨，以制备小而均匀的液滴。由于搅拌时能带进相当量的空气，因此不宜用于易氧化的药物乳浊溶液剂的制备。

3. 乳匀机 是将用其他方法制成的乳浊溶液剂进一步分散成均匀细粒的器械。其原理是将用其他方法制成的粗分散乳浊溶液剂，在很高压力下高速通过匀化阀的窄缝，因产生强力的剪切作用而使粗品变成很细的乳浊溶液剂。两步乳匀机可将粗分散乳剂连续两次匀化，目前国内使用两步乳匀机制备营养型脂肪乳。

4. 胶体磨 其原理是将乳浊溶液剂处方中的混合物，通过定子和转子之间的空隙，由于受到巨大的切变力使液体乳化而产生均一粒径的细分散体。对要求不高的乳浊溶液剂可用此法制备。

5. 超声波乳化器 由于超声波发生器不同而有不同的乳化器，较常用的是哨笛式乳化器，其原理是将其他方法生产的粗分散乳剂或预混合液体（水、油、乳化剂）细流在高压喷射下，冲击在金属薄片（共振刀）刀刃上，使刀刃激发而产生共振频率振动，液体受到激烈振荡，从而乳化成细的乳滴。

六、乳剂的制备实例

举例1：维生素 E 乳

【处方】维生素 E　15g　　　　　　　鲸蜡醇　15g

　　　　白蜂蜡　1g　　　　　　　　月桂硫酸钠　5g

　　　　尼泊金乙酯　1g　　　　　　　甘油　50ml

　　　　蒸馏水　加至1000ml

【制法】先取鲸蜡醇、白蜂蜡加热熔化，再加入维生素 E，温度控制在80℃以内。另取蒸馏水约900ml，甘油、尼泊金乙酯加热至80℃，再加月桂硫酸钠，使之溶解，将二液体缓缓混合并不断搅拌降温至50℃，再加蒸馏水至总量，继续搅拌完全乳化即得。

【功效与用途】本品有延缓皮肤衰老，改善微循环，抵抗紫外线刺激而保护皮肤的作用。用于干性皮肤及衰老性皮肤的护理。用时薄涂面部，每日2~3次。

举例2：石灰搽剂

【处方】氢氧化钙溶液　50ml　　　　　　花生油　50ml

【制法】取氢氧化钙溶液与花生油混合，用力振摇，成为乳浊溶液剂即得。处方中的花生油可用麻油或其他植物油代用，但用前需用干热灭菌法灭菌。

【功效与用途】本品中的钙能促进毛细血管收缩，促进上皮细胞迅速生成，油类有保护皮肤的作用，用于烫伤的皮肤。用时薄涂患处，每日2~3次。

举例3：护肤乳

【处方】A. 白油　5g　　　　　　　　鲸蜡醇　3g

　　　　　十八醇　3g　　　　　　　　豆蔻酸异丙酯　3g

　　　　　硬脂酸　4g　　　　　　　　叔丁基羟基苯甲醚　0.05g

　　　　B. 去离子水　65.7g　　　　　甘油　12g

　　　　　Tween－60　2g　　　　　　Span－60　1g

　　　　　有机锗溶液（AGO，0.08%）　0.5g

　　　　　尼泊金丁酯　　　　　　　　0.75g

　　　　C. 香精　0.5g　　　　　　　色素　适量

【制法】将 A 混合加热到90℃，将 B 混合加热到95℃，在搅拌下将 B 逐渐加入 A 中，然后在乳匀机中乳化2分钟，然后在80~100r/min 搅拌下逐渐冷却，当温度降至45℃时加入 C，冷却至室温即可。

【功效与用途】本品含有氨基酸锗氧化物（简称 AGO），具有抗衰老、增强免疫作用。对皮肤有良好的滋润和除皱效果。用时薄涂面部，每日 2~3 次。

举例4：洗面乳

【处方】十二烷基（聚氧丙烯）聚氧乙烯羧酸钠　10%

双（羟甲基）二甲基己内酰脲　0.2%

去离子水　19.95%　　　　　　　　　　C_{12} AES　40%

乙二醇双硬脂酸酯　1.5%　　　　　　　甘油　3%

三乙醇胺　2.35%　　　　　　　　　　2.5% HEC　40%

香精　适量

【制法】将十二烷基（聚氧丙烯）聚氧乙烯羧酸钠、甘油、C_{12} AES 和双（羟甲基）二甲基己内酰脲加入去离子水中，同时用中速搅拌，并加热到 65℃，添加三乙醇胺、乙二醇双硬脂酸酯，在均匀分散后停止加热，加入 2.5% HEC 溶液，在 45℃~50℃添加适当的香精即可制得外观乳白色的液体。

【功效与用途】洗面乳是一类液态面部洁面品，主要成分是表面活性剂、油性组分、去离子水和多元醇等，还可根据需要加入黄瓜、柠檬等提取液。本品有能清除面颈部油腻、污垢、皮屑、化妆品等的作用。用于各类皮肤的清洁，每日 2 次。

【思考与实践】

1. 液体制剂的定义、特点、分类如何？

2. 分述溶液制剂、美容胶体制剂、混悬溶液剂、乳浊溶液剂的制备要点。

3. 配制出治疗手足癣的药物（溶液制剂、混悬溶液剂、乳浊溶液剂）各一种。

第二十四章

醑剂与酊剂

第一节 醑 剂

一、定义与特点

醑剂系指挥发性药物的浓乙醇溶液，如化妆品中的香水、古龙水、花露水等均属于醑剂。

挥发性物质在乙醇中较易溶解，故醑剂中所含挥发性物质的浓度较高，一般在5%~10%，也有20%者（W/W）。

醑剂中所含乙醇量一般在60%~90%，在制备时应使用处方规定的乙醇浓度，并在制备过程中及制成成品后要防止乙醇挥发损失，并按药典规定检测乙醇含量。

醑剂与水溶液混合时或在制备时与水接触均可发生浑浊，应注意避免。

挥发性物质易发生氧化、酯化、聚合反应，而使制剂变黄或黄棕色，甚至出现黏性树脂物沉淀，故醑剂应贮存于密闭容器中置冷暗处，且不宜长期贮存。

二、醑剂的制备

醑剂的制备方法主要有两种：溶解法和蒸馏法，一般需根据挥发性物质原料选择制备方法。

1. 溶解法 溶解法是将挥发性物质直接溶于乙醇中，过滤即得。

药物以分子或离子分散在液体分散介质中的过程称为溶解。这一过程可以看作是溶剂与溶质分子间的吸引力大于溶质本身分子间引力的结果。一般可根据"相似者相溶"这一经验规律来预测溶解的可能性。所谓相似除指化学性质的相似之外，主要是以其极性程度的相似作为估计的依据。

（1）溶解度：是指在一定温度下（气体要求在一定压力下），在一定量溶剂的饱和溶液中溶解的溶质量，一般以1份溶质（1g或1ml）能溶于若干毫升溶剂中表示。

（2）溶解速度：是指在某一溶剂中单位时间内溶解溶质的量。溶解速度的快慢，取决于溶剂与溶质之间的吸引力胜过固体溶质中结合力的程度及溶质的扩散速度。有些药物虽然有较大的溶解度，但要达到溶解平衡却需要很长时间，需要设法增加其溶解速度。而溶解速度的大小与药物的吸收和疗效有着直接关系。

（3）影响药物溶解度与溶解速度的因素

①药物的化学结构：各种药物都具有不同的化学结构，因而其极性和晶型也各不相同。一般的药物易溶于结构相似的溶剂中。药物的晶格排列不同，分子间的吸引力也不同，以至使溶解度有所差别。晶格排列紧密稳定，分子间吸引力较大，则表现为熔点高，化学稳定性强，溶解度小。反之，晶格排列松散，分子间吸引力较小，则表现为熔点低，化学稳定性差，溶解度大。

②溶剂：根据溶剂的极性不同，可分为极性溶剂、非极性溶剂和半极性溶剂。根据"相似者相溶"这一经验规律，一般的极性溶剂如水能够溶解离子型药物或其它极性药物，非极性溶剂能够溶解非极性药物，酮、醇等半极性溶剂，能诱导某些非极性溶剂分子，使之产生某种程度的极性，故可作为中间溶剂使极性与非极性液体混溶，如乙醇可用作水和蓖麻油的中间溶剂。中间溶剂也能增加固体药物在水中的溶解度。

③温度：温度对溶解度的影响取决于药物溶解时是吸热还是放热。固体药物溶解时，由于需要拆散晶格而必须吸收热量，所以固体药物在液体中的溶解度通常随温度的升高而增加。与搅拌作用类似，由于温度升高可加快溶质的扩散速度，所以溶解速度也相应加快。

④粒子大小：在一般情况下药物的溶解度与药物粒子的大小无关。但对难溶性药物来说，在一定温度下，固体的溶解度和溶解速度与固体的表面积成正比。当比表面积增大时，溶解度和溶解速度均随之增大，这是因为微小颗粒表面的质点受微粒本身的吸引力降低，而受到溶剂分子的吸引力增大而溶解。因此，对溶解较慢的药物可先行粉碎后再溶解。

⑤搅拌：搅拌能加速溶质饱和层的扩散，从而提高溶解速度。

2. 蒸馏法 蒸馏是指加热使液体气化、再经冷却复凝为液体的过程。蒸馏法是将含挥发性成分的物质置蒸馏器中，加适量的水，然后通入水蒸气蒸馏，至馏液达到规定量（如为挥发性物质总量的6~10倍），滤过，即得。它是药物提取、精制、溶媒回收以及稀溶液浓缩所采用的方法。

此法适用于具有挥发性，能随水蒸气蒸馏而不被破坏，与水不发生反应，又难溶或不溶于水的化学成分的提取、分离，如挥发油的提取。

其操作方法是将药材的粗粉或碎片，浸泡湿润后，直火加热蒸馏或通入水蒸气蒸馏，也可在多能式中药提取罐中对药材边煎煮边蒸馏，药材中的挥发性成分随水蒸气蒸馏而带出，经冷凝后收集馏出液，一般需再蒸馏一次，以提高馏出液的纯度或浓度，最后收集一定体积的蒸馏液，但蒸馏次数不宜过多，以免挥发油中某些成分氧化或分解。

醑剂在制备时应注意：所用器皿要干燥，滤纸和滤器用乙醇湿润，以防止成品浑浊。

三、醑剂的制备实例

1. 樟脑醑

〔处方〕樟脑　100g　　　　　　　乙醇　加至1000ml

〔制法〕取樟脑加乙醇约800ml溶解后，滤过，再自滤器上添加乙醇使成1000ml，即得。

〔作用与用途〕外用皮肤刺激药。适用于肌肉痛、关节痛、神经痛及未破冻疮等。

〔用法〕外用，局部涂擦。

〔附注〕

（1）本品含醇量应为80%～87%。

（2）本品遇水析出结晶。

2. 氨薄荷醑

〔处方〕薄荷脑　100g　　　　　　樟脑　40g

　　　　桉油　50 ml　　　　　　麝香草酚　20g

　　　　浓氨溶液（25%）　60ml　甘油　200ml

　　　　乙醇　加至1000ml

〔制法〕取薄荷脑、樟脑、麝香草酚共熔后，加入适量乙醇、甘油、桉油混匀，然后在通风处迅速加入浓氨溶液，再加乙醇至足量搅匀，即得。

〔作用与用途〕有消肿、消炎、止痒等作用。用于治疗昆虫、蚊虫叮咬引起的局部红肿、瘙痒。

〔用法与用量〕局部涂搽，每隔1小时左右涂1次，至症状消失。

3. 薄荷醑

〔处方〕薄荷油　100 ml　　　　　乙醇（90%）　加至1000ml

〔制法〕取薄荷油，加90%乙醇800ml使其溶解，如不澄明，可加适量的滑石粉，搅拌，滤过，再自滤器上添加90%乙醇使成1000ml，即得。

〔作用与用途〕本品为芳香调味剂与驱风药。用于胃肠充气和制剂矫味。

〔用法〕外用局部涂擦。

〔附注〕本品遇水易析出薄荷油,故所用器材及包装容器均应干燥。

4. 浓薄荷水

〔处方〕薄荷油　20ml

95%乙醇　600ml

蒸馏水　加至1000ml

〔制法〕先将薄荷油溶于乙醇,少量分次加入蒸馏水至足量(每加入后用力振摇),再加滑石粉50g,振摇,放置数小时,并经常振摇,过滤,自滤器上添加适量蒸馏水至全量,即得。

〔作用与用途〕本品供作矫味、驱风、防腐用。

5. 芳香氨醑

〔处方〕碳酸铵　30g　　　　　　浓氨溶液　60ml

枸橼油　5ml　　　　　　八角茴香油　3ml

乙醇(90%)　750ml　　蒸馏水　加至1000ml

〔制法〕将两种挥发油与乙醇共置蒸馏瓶中,加蒸馏水375ml,加热蒸馏,使馏出液达875ml,更换接收器继续馏出55ml,置150ml磨口锥形瓶中,加碳酸铵与浓氨溶液,密塞,置水浴中60℃加热,时时振摇,待溶解、放冷、过滤,滤液并入初蒸馏液中,并添加蒸馏水使成1000ml,摇匀即得。

〔作用与用途〕本品为祛痰、驱风剂。外用涂于虫咬处,可中和酸毒。

四、香水类的组成

1. 香水

香水是各种动物、植物、合成香料的香精溶于乙醇的澄明溶液,再加入适量定香剂(减慢香料的挥发)、色素等。香水含香精量通常在10%~25%。香水用乙醇须经过精制后使用。

2. 古龙水

古龙水是由乙醇、精制水、香精和微量色素组成。香精用量一般在3%~8%之间,通常为香柠檬油、柠檬油、橙叶油、熏衣草油等。香气不如香水。古龙水的乙醇含量在75%~90%之间。如香精用量为2%~5%,乙醇含量则为75%~80%;传统的香型是柑橘型,香料为1%~3%,乙醇含量为65%~75%。

3. 花露水

花露水是以乙醇、香精、蒸馏水为主,辅以配合剂(枸橼酸钠)、抗氧剂(0.02%二叔丁基对甲酚)、耐晒的水(醇)溶性染料组成。香精用量一般在2%~5%之间,乙醇含量为70%~75%,颜色以淡湖蓝、绿、黄为宜,给人以清凉的感觉。价格较香水低廉。

第二节　酊　剂

一、定义与特点

酊剂系指药物用不同浓度的乙醇浸出或溶解而制得的澄清液体制剂，亦可用流浸膏加适量乙醇稀释制成，多数酊剂供内服，少数供外用。也可用于药物的配制使用，如复方樟脑酊通常用于配制止咳制剂。

酊剂的特点是药液内杂质少成分比较纯净，有效成分含量高，含有剧毒药物的酊剂浓度为10%，而非剧毒药物的酊剂浓度为20%（即100ml酊剂中含药物20g），如碘酊；且不易生霉。缺点是储存中容易发生浓度变化，产生沉淀和气味的变化。

二、酊剂的制备

酊剂的制备方法有四种：溶解法、稀释法、浸渍法和渗漉法。可根据药物原料的性状不同进行选择。

1. **溶解法**　溶解法是将药物直接溶解于规定浓度的乙醇中而制成。本法主要适用于化学药物或中药有效成分纯品的制备。

2. **稀释法**　稀释法是以流浸膏为原料，加入规定浓度的乙醇稀释至需要量，静置，分离上清液，残液滤过，上清液与滤液合并，即得。

稀释法所用乙醇浓度一般要求与制备流浸膏时所用的乙醇浓度相同或相似，以避免或减少因乙醇浓度的改变而出现沉淀，如产生沉淀，多为无效物质，因此，药典规定：稀释后放置一定时间，使其彻底沉淀完全后，滤过即可。

3. **浸渍法**　浸渍法（Maceration Process）是取适当粉碎的药材，置有盖容器内，加入规定量和浓度的乙醇密盖，在常温或温热（40℃～80℃）的条件下，并应时时搅拌或振摇，浸渍规定时间后，倾取上清液，压榨药渣，收集压出液，与上清液合并，静置24小时滤过，即得。其浸提液的浓度通常代表一定量的药物。

浸渍法是简便易行而最常用的一种浸出方法。除特别规定外，浸渍法在常温下进行，如此制得的产品，在不低于浸渍温度条件下能较好地保持其澄明度。但该法的操作时间较长，浸提效率较差，不宜用于贵重或有效成分含量低的药材浸提。

操作方法：根据浸渍温度与次数的不同，浸渍法可分为冷浸渍法、热浸渍法和重浸渍法等。

（1）冷浸渍法：是将加工炮制处理合格的药物，置于有盖的容器中，加入定量的浸提溶媒，加盖密闭，时时振摇，在常温下，于阴暗处浸泡3~5日，或至规定时间，使有效成分充分浸出。倾出上层液，用布滤过，收取滤液，药渣压榨收取残液，与滤液合并，静置24小时，滤过即得。经压榨后的残渣弃去，或另作处理。该法常用于酊剂、酒剂的生产。

（2）热浸渍法：本法与上法基本相同，但浸渍温度较高，一般在40℃~80℃进行浸渍，以缩短浸渍时间。因浸渍温度较高，浸出液冷却后常有沉淀析出。一般用于酒剂的制备。

（3）重浸渍法：药材吸液引起的成分损失，是浸渍法的一个缺点，浸渍法中药渣所吸收的药液浓度是与浸液相同的，浸出液的浓度愈高，由药渣吸液所引起的损失就愈大，为了提高浸提效果，减少成分损失，可采用重浸渍法（Multiple maceration），该法能大大地降低浸出成分的损失量。

将全部浸提溶媒分为几份，用其中一份浸渍药材后，药渣再用第二份浸提溶媒浸渍，如此重复2~3次，最后将浸渍液合并，即得。一般情况下，二或三次浸渍即可将损失减小到一定程度，浸渍次数过多并无实用意义。重浸渍法可将有效成分尽量浸出，较一次浸渍法为佳，但仍不能将有效成分浸提完全，而且操作麻烦。

（4）《中国药典》法：取适当粉碎的药材，置于有盖容器中，加入规定量的溶媒密盖，搅拌或振摇，浸渍3~5天或规定的时间，使有效成分浸出，倾取上清液，滤过，压榨残渣，收集压榨液和滤液合并，静置24小时，滤过即得。

本法的浸出是用定量的浸出溶媒进行的。所以浸出液的浓度代表着一定量的药材。制备的关键在于掌握浸出溶媒的量，对浸液不应进行稀释或浓缩。

浸渍法适用于黏性药材、无组织结构的药材、新鲜及易于膨胀的药材制备（如鲜橙皮、大蒜），尤其适用于有效成分遇热易挥发和易破坏的药材。

传统的浸渍容器采用缸、坛等并加盖密封，如用冷浸法制备药酒则多使用这些容器。现代浸渍容器多选用不锈钢罐、搪瓷罐等，如用浸渍法制备酊酒剂型。另外，尚有用木材、陶瓷及铝板制成一定形状的浸渍容器，但均须加盖密封，防止溶媒挥发及保持清洁。若是木制浸渍容器，则要求专用（即只用于同种药材或制剂的浸渍），以防止各种可溶性、挥发性和有毒成分渗入木料中，在浸渍另一种制剂时渗出，影响浸出液的纯度。

大量生产时，为了防止药渣堵塞浸渍器下端出口，应在出口放滤布，同时亦起滤过作用。有时还在浸渍器上装搅拌器以加速浸出。

浸渍过程中的注意事项：

①有效成分在扩散之前必须先使其溶解，如欲获得充分的浸出效果，必须要有足够量的溶媒，以保证成分的溶出。

②在成分扩散过程中，粉粒是扩散点，浓度差是影响扩散的重要因素，为加速扩散应采取搅拌或使溶媒循环流动等措施。当扩散达到平衡时，药渣中总要吸附一部分浸液，为回收药渣中的浸液，需压榨药渣。特别在用较少的溶媒浸出较多的药材时，压榨药渣取其浸液，对提高浸出量更为重要。

③浸出时间的长短，应结合浸出的具体条件和方法，按实际浸出效能来决定，以充分浸取其有效成分为原则。如静置浸渍与搅拌或振荡浸渍相比，所需时间应较长。应该在浸渍过程中定时取样，测定浸液中有效成分的含量，待含量达到稳定不变时，即说明扩散已达到平衡状态，无须再延长浸渍时间。否则，既浪费时间降低工效，又可能增加无效成分的量。

④浸渍法较适用于黏性物质的浸出。如新鲜及易于膨胀的药材如大蒜、鲜橙皮等，既不易粉碎，又易与浸出溶媒形成糊状，无法使溶媒透过药材，所以经切碎后用浸渍法浸取为宜。

4. 渗漉法 渗漉法是将药材适当粉碎后，加规定的溶剂，密闭放置一定时间，使药材均匀湿润，再均匀的装入渗漉器中，然后在药粉上添加溶剂，使其渗过药粉在下部流出漉液（排气），关闭出口，浸渍 24～48 小时后，再以一定速度进行渗漉，收集漉液达酊剂所需要量的 3/4 时停止渗漉，压榨药渣，收集压出液，与漉液合并，添加适量溶剂至所需量，静置，滤过，即得。

渗漉法是往药材粗粉中不断添加浸出溶媒使其渗过药粉，从下端出口流出浸出液的一种浸出方法。渗漉时，溶媒渗入药材的细胞中溶解大量的可溶性物质之后，浓度增高，比重增大而向下移动，上层的浸出溶媒或稀浸液置换其位置，造成良好的浓度差，使扩散较好地自然进行，故浸出效果优于浸渍法，提取也较完全，而且省去了分离浸出液的时间和操作。渗漉法对药材的粒度及工艺技术要求较高，操作不当，会影响渗漉效率，甚至影响渗漉的正常进行。除乳香、松香、芦荟等非组织药材因遇溶媒易软化成团，会堵塞孔隙使溶媒无法均匀地通过药材，而不宜用渗漉法外，其他药材都可用此法浸出。

（1）渗漉容器：一般为圆柱形或圆锥形，筒的长度为筒直径的 2～4 倍。以水为溶媒及膨胀性大的渗漉操作用圆锥形渗漉筒；圆柱形渗漉筒适用于膨胀性不大的药材。

（2）单渗漉法：将药材粗粉放在有盖容器内，再加入药材粗粉量 60%～70% 的浸出溶媒均匀湿润后，密闭，放置 15 分钟至数小时，使药材充分膨胀后备用。另取脱脂棉一团，用浸出液湿润后，轻轻垫铺在渗漉筒的底部，然后将已湿润膨胀的药粉分次装入渗漉筒中，每次投入后，均要压平。松紧程度视药材及浸出溶媒而定，若为含醇量高的溶媒则可压紧些，含水较多者宜压松些。装完后，用滤纸或纱布将上面覆盖，并加一些玻璃珠或瓷块之类的重物，以防加溶媒时药粉被冲浮起来。向渗漉筒中加入溶媒时，应先打开渗漉筒浸液出口之活塞，以排除筒内剩余空气，待溶液自出口流出时，关闭活塞流出的溶媒再倒入筒内，并继续添加溶媒至高出药粉数厘米，加盖放置24～48小时，使溶媒充分渗透扩散。渗漉时滤液流出速度，除个别制剂另有规定外，一般以1000g药材计算，每分钟流出速度为1～3ml或3～5ml。渗漉过程中需随时补充溶媒，使药材中有效成分充分浸出。浸出溶媒的用量一般为1:4～8（药材粉末：浸出溶媒）

渗漉时的注意事项如下：

①供渗漉用的药粉不能太细，以免堵塞孔隙，妨碍溶媒通过。一般用中等粉或粗粉即可，但也不能太粗，否则影响浸提效果。一般要求大量渗漉时药材切成薄片或0.5cm左右的小段；小量渗漉时粉碎成粗粉（过5～20目筛）。若粉碎时残留的细粉较多时，应待粗粉充分湿润后再拌入装筒，这样可避免堵塞现象。

②药粉装筒前一定要先放入有盖容器中用溶媒湿润，并放置一定时间，使充分湿润膨胀，以免在渗漉筒中膨胀造成堵塞，或膨胀不均匀造成浸出不完全，甚至使渗漉停止。所加溶媒的量和放置时间视药材种类、粉碎度和溶媒浓度而定。

③装筒时使用压力要均匀，松紧要适度。即将已湿润膨胀的药粉分次装入渗漉筒中，在每次投料后，均需压平，松紧适度。装筒时药粉的松紧及使用压力是否均匀，对浸出效果影响很大。药粉装得过松，溶媒很快流过药粉，造成浸出不完全，消耗的溶媒量多。药粉过紧又会使出口堵塞，溶媒不易通过，无法进行渗滤。压力不均匀，浸提溶媒将沿着较松的一侧流下，而较紧的一侧不能得到充分的浸提，影响浸提的质量。因此装筒时，要分次一层层地装，要用木槌均匀压平，不能过松过紧。一旦出现上述不正常现象，应将药物取出重新装筒。

④渗滤筒中药粉量装得不宜过多，一般装其容积的2/3，留一定的空间以存放溶媒，可连续渗滤和便于操作。

⑤药粉填装好后，先打开浸液出口，再添加溶媒，否则会因加溶媒造成气泡，冲动粉柱而影响浸出。加入的溶媒必须保持经常高出药面，否则渗漉筒内药粉易于干涸开裂，这时若再加溶媒，则会从裂隙间流过而影响浸出。若采用连续渗漉装置，则可避免此种现象。

⑥控制适当的渗漉速度。渗漉速度不宜太快，否则有效成分来不及渗出和扩散，使浸出液浓度低；太慢则影响设备利用率和产量。药典规定以1000g药材每分钟流出3～5ml为快漉，1～3ml为慢漉。对个别药材品种的渗漉速度，按其性质与不同的制剂，药典都有具体规定。一般药材质地坚硬或要求制备浓度较高的制剂时，多采用慢漉以使成分充分浸出；若药材有效成分为生物碱、苷类等易于

浸出扩散者，则可采用快滤。但难溶的生物碱，如小檗碱等则应采用慢滤，以保证浸出效果。大量生产时的滤速，每小时流出液应相当于渗滤容器被利用容积的1/48～1/24。

（3）重渗滤法：重渗滤法是将浸出液重复用作新药粉的溶媒，进行多次渗滤以提高浸出液浓度的方法。由于多次重渗滤，则溶媒通过的粉柱长度为各次渗滤粉柱高度的总和，故能提高浸出效率。

由于重渗滤法中一份溶媒能多次利用，故溶媒用量较渗滤法为少。同时浸出液中有效成分浓度高，可不必再加热浓缩，因而可避免有效成分受热分解或挥发损失，成品质量较好。但在生产中操作较麻烦，费时也较长。

（4）逆流渗滤法：是利用液柱静压，使溶媒自底向上流，由上口流出渗滤液的方法。由于溶媒是借助于毛细管力和液柱静压由下向上移动，因此对药材粉末浸润渗透比较彻底，浸出效果好。

（5）加压渗滤法：增加粉柱长度虽能提高渗滤效果，但也增加溶媒通过的阻力，要克服此种阻力，必须加压，故称为加压渗滤法。加压后可使溶媒及浸出液通过粉柱、浓浸液从下口流出。

由于渗滤法能较好的浸出药材中的有效成分，因此，适用于含毒剧成分的药材，贵重药材及不易引起渗滤障碍的药材制备。

三、酊剂的制备实例

1. 醋酸洗必泰酊

〔处方〕醋酸洗必泰　5g　　　　乙醇（75%）　加至　1000ml

〔制法〕取洗必泰溶于约 300 ml 乙醇中，滤过，自滤器上添加乙醇使成1000ml 搅匀，即得。

〔作用与用途〕消毒防腐剂，用于手术野皮肤消毒，局部涂搽治疗毛囊炎，脂溢性皮炎等。

〔用法与用量〕用于皮肤消毒时，应先去除表面粘附的有机物。治疗毛囊炎和脂溢性皮炎，局部涂搽，2～3 次/日。

2. 复方水杨酸酊

〔处方〕	I	II
水杨酸	30g	60g
苯甲酸	60g	120g
乙醇（75%）	加至1000ml	1000 ml

〔制法〕取水杨酸、苯甲酸加适量乙醇溶解后，再加乙醇使成1000ml，摇匀，即得。

〔作用与用途〕软化和角质溶解，抑制真菌，用于治疗干燥未破裂的手足癣、叠瓦癣等。

〔用法与用量〕局部涂搽，3~4 次/日

3. 复方焦油酊

〔处方〕煤焦油溶液（20%）　50 ml　　　　水杨酸　10g

　　　　蓖麻油　50 ml　　　　　　　　　薄荷脑　10g

　　　　间苯二酚　10g　　　　　　　　　乙醇　加至　1000ml

〔制法〕取水杨酸、薄荷脑、间苯二酚溶于乙醇中，加入蓖麻油、煤焦油，加乙醇使其成 1000ml，混匀，即得。

〔作用与用途〕用于亚急性、慢性湿疹，神经性皮炎，银屑病等。

〔用法与用量〕局部涂搽，2 次/日

〔附注〕

（1）1% 水杨酸乙醇溶液具有软化角质蛋白和表面角质分离作用，使鳞屑脱落和消除痂皮。本品中薄荷止痒，1% 间苯二酚也具有角化促成及止痒作用。

（2）制备该制剂时忌与铁、铜器皿接触，以免水杨酸变质。

4. 酮康唑酊

〔处方〕酮康唑　20 g　　　　　　　　　甘油　100 ml

　　　　月桂氮䓬酮　10ml　　　　　　　乙醇　700 ml

　　　　蒸馏水　加至1000 ml

〔制法〕取酮康唑加入 700 ml 乙醇中，置水浴（40℃左右）中搅拌溶解，并加入月桂氮䓬酮混匀，另取甘油及适量蒸馏水搅匀，缓缓加入上述醇溶液中。边加边搅拌，最后加蒸馏水至全量，搅匀，即得。

〔作用与用途〕抗真菌药，用于体癣、股癣、头癣、手足癣，念珠菌病及脂溢性皮炎等。

〔用法与用量〕涂擦本品于患处，2 次/日，疗程为 4 周。

5. 足叶草脂酊

〔处方〕足叶草脂　20g　　　　　　　　乙醇（95%）　加至100ml

〔制法〕取乙醇 60ml 加足叶草脂充分搅拌，使之溶解。加余量乙醇至全量 100ml，混匀即得。

〔用途〕用于治疗疣，尤其尖锐湿疣更为有效。

〔附注〕本品刺激性强。使用时应注意保护眼、健康皮肤和黏膜。

6. 碘酊（碘酒）

〔处方〕碘　20g　　　　　　　　　　　碘化钾　15g

　　　　乙醇　500ml　　　　　　　　　蒸馏水　适量

制成　1000ml

〔制法〕取碘化钾加蒸馏水 20ml 溶解后，加入碘搅拌使完全溶解，再加乙醇稀释后，最后加蒸馏水使成 1000ml，搅匀，即得。

〔作用与用途〕消毒防腐药，用于毛囊炎、头癣、皮肤感染和消毒。

〔用法与用量〕外用涂搽，1~3 次/日。

〔附注〕

（1）本品为红棕色的澄清液体；有碘和乙醇的特臭。

（2）碘在水中的溶解度很小，加入碘化钾与碘形成可溶性配合物，该配合反应是可逆性的，当与皮肤接触后，可放出游离碘起杀菌作用。实验证明：碘化钾溶液浓度愈高，愈有利于配合物的生成。故溶解碘化钾时应尽量少加水，即先配成饱和或近饱和溶液（碘化钾在水中的溶解度为 1∶0.7）。

（3）碘与碘化钾形成配合物后，还能有效地防止或延缓碘与水、乙醇发生化学反应，使碘在溶液中更稳定，而且不易挥发损失。碘的化学反应受光线的催化，故碘酊应置带玻璃塞的棕色瓶中，于冷暗处贮藏。

（4）碘酊忌与升汞溶液同用，以免生成碘化汞钾，增加毒性，对碘有过敏反应的忌用本品。

7. 复方樟脑酊

〔处方〕樟脑　3 g　　　　　　　　　　阿片酊　50 ml

八角茴香油　3 ml　　　　　　　　苯甲酸　5 g

乙醇（56%）　适量，共制成 1000 ml

〔制法〕取苯甲酸、樟脑与八角茴香油，加 56% 乙醇 900ml 溶解后，缓缓加阿片酊与 56% 乙醇适量，使全量成 1000 ml，搅匀，滤过，即得。

〔作用与用途〕镇咳、镇痛与止泻。用于干咳、腹痛及腹泻。

〔用法与用量〕口服，1 次 2~5ml，3 次/日。

〔注意〕有成瘾性，不应长期应用。

8. 疣脱净酊剂

〔处方〕鬼臼毒素　5g　　　　　　　　盐酸达克罗宁　3g

冰片　10g　　　　　　　　　　1% 甲紫溶液　10ml

乙醇　适量　　　　　　　　　　甘油　适量

制成　1000ml

〔制法〕取鬼臼毒素＼盐酸达克罗宁、冰片，加入约 700ml 乙醇中搅拌溶解，滤过，加 1% 甲紫溶液，搅匀，最后加甘油使成 1000ml，搅匀，即得。

〔作用与用途〕用于尖锐湿疣。

〔用法与用量〕外用涂搽，早晚各涂 1 次。

9. 远志酊

〔处方〕远志流浸膏　200 ml　　　乙醇（60%）　适量，共制成 1000 ml

〔制法〕取远志流浸膏 200 ml，加 60% 乙醇稀释，使成 1000ml，混匀后，静置，滤过，即得。

〔作用与用途〕祛痰。用于咳痰不爽。

〔用法与用量〕口服，1 次 2～5ml，3 次/日。

10. 土槿皮酊

〔处方〕土槿皮　20 g　　　乙醇（75%）　适量，共制成 l000 ml

〔制法〕取土槿皮粗粉，加 75% 乙醇 900 ml，浸渍 3～5 天，滤过，药渣压榨，滤液与榨出液合并，静置 24 小时，滤过，自滤器上添加 75% 乙醇使成 1000ml，搅匀，即得。

〔作用与用途〕杀菌。治脚癣。

〔用法〕涂搽患处。

11. 冻疮酊

〔处方〕鸡血藤　20 g　　　　　　　　穿山甲　10 g

　　　　栀子　20 g　　　　　　　　　白术　20 g

　　　　乳香　6 g　　　　　　　　　　当归　20 g

　　　　天竺黄　20 g　　　　　　　　红花　20 g

　　　　樟脑球　1 个

　　　　乙醇（95%）　加至 1000 ml

〔制法〕将鸡血藤等药材粉碎成粗粉，置有盖玻璃容器中，加 95% 乙醇浸 7 天滤过。压榨药渣。压榨液与滤液合并，加入樟脑球搅拌溶解，即得。

〔作用与用途〕轻、中度冻疮。

〔用法与用量〕外用涂搽，3～6 次/日，若患部有溃破，在使用本品时需进行局部消毒处理。

12. 补骨脂酊

〔处方〕补骨脂　300g　　　乙醇（75%）　加至 1000ml

〔制法〕取补骨脂粗粉，75% 乙醇，浸渍法提取，即得。

〔作用与用途〕用于白癜风、银屑病和斑秃。

〔用法与用量〕局部涂搽。

〔附注〕可视临床需要制成不同浓度的制剂。

13. 复方龙胆酊

〔处方〕龙胆草（最粗粉）　100 g　草豆蔻（最粗粉）　10 g

　　　　橙皮（最粗粉）　40 g　　乙醇（60%）　适量，共制成 1000 ml

　　〔制法〕取龙胆草、橙皮及草豆蔻，按渗漉法用60%乙醇作溶媒，浸渍24小时后，以每分钟3～5ml的速度渗漉，收集漉液1000 ml，静置，待澄清，滤过，即得。

　　〔作用与用途〕苦味健胃药。

　　〔用法与用量〕口服，1次2～4ml，3次／日。

【思考与实践】

1. 简述醋剂的制备要点。

2. 比较酊剂四种制备方法的适用对象有什么不同。

3. 试述浸渍法的操作步骤。

4. 试述单渗漉法的操作步骤及其注意事项。

5. 采用溶解法制备碘酊（碘酒）。

第二十五章

散　剂

第一节　概　述

一、定义与特点

散剂是一种或多种药物经粉碎并均匀混合制成的干燥粉末状剂型，可供内服或外用，供外用者又称粉剂。美容用粉剂有：香粉、爽身粉、眼影粉、粉饼等。

（一）散剂的特点

1. 散剂用于皮肤上能增大其蒸发面积，降低皮肤的温度，使小血管收缩，呈现凉爽、消炎和干燥作用，尤其对多汗皮肤效果更佳。此作用的大小随粉末的细度增大而增大。

2. 散剂具有吸收和吸附性。能吸收水分、油脂和分泌物，促进血凝，使细菌的活动受到限制，从而加速患部干燥脱屑，使之痊愈。

3. 散剂主要选择收敛药和止汗祛臭药，并配以其他药，起到一定的治疗作用。

4. 散剂的粉末能折射光线，能够保护皮肤免受光线的损伤，而起到防晒作用。

在使用散剂时应注意：散剂的颗粒对糜烂面有刺激性，因此皮损表面有糜烂而渗出液又较多时不宜使用。

（二）散剂的类型

散剂按不同分类方法可分为不同类型：

1. 按药物组成分类

按组成药味多少分为单散剂与复散剂。单散剂系由一种药物组成，如珍珠粉、三七粉、磺胺结晶粉等；复方散剂系由两种或两种以上药物组成，如婴儿散、口服补液散、复方健胃散等。

2．按药物剂量分类

按药物剂量分为分剂量散与不分剂量散。分剂量散系指每包作为一个剂量，如多数的内服散剂；不分剂量散系以多次服用量发出，由病人服用时按医嘱自取，如多数的外用散剂。

3．按药物使用方法分类

按药物使用方法分为内服散剂、外用散剂。内服散剂包括可以直接吞服、冲服或调服的吞服散和须用布袋包煎后服用的煎散剂等。外用散剂包括治疗皮肤或黏膜创伤的撒布剂，如六一散等；吹入腔道使用的吹入散，如冰硼散等；治疗皮肤炎症的调敷散，如活血止痛散等；用于美容的各类粉饼、胭脂、眼影粉等。

4．按药物性质分类

按药物性质不同分为含毒性药物的散剂，如九一散、九分散等；含液体成分的散剂，如蛇胆川贝散等；含共熔成分的散剂，如痱子粉。

二、散剂的质量要求

1．粒度 取供试样品 10g，精密称定，局部用散剂置七号筛，筛上加盖，并在筛下配有密合的接收器，照粒度测定法检查，精密称定通过筛网的粉末重量，除另有规定外，不应低于95%。

2．外观均匀度 取供试品适量，置光滑纸上，平铺约 $5cm^2$，将其表面压平，在亮处观察，应呈现均匀色泽，无花纹与色斑。

3．干燥失重 取供试样品，按照干燥失重法测定，除另有规定外，减失重量不得超过2.0%。

4．装量差异 取散剂 10 包（瓶），除去包装后分别称重，单剂量、1 日剂量包装的散剂，装量差异限度应符合药典规定。

此外，还应作微生物限度或无菌等卫生学检查，并应符合有关规定。

第二节 散剂的制备

一、散剂的制备过程

一般散剂制备的工艺流程是：备料→粉碎→过筛→混合→分剂量→质检→包装→成品。

（一）备料

备料是按照处方的要求，准确称量备齐所需的药物与辅料，并将物料处理到符合粉碎要求的程度，如干燥成净药材供粉碎，西药原料一般需经干燥，控制一定含水量，以满足粉碎要求。

（二）粉碎

1. 粉碎方法　制备散剂的药物均应粉碎，粉碎的方法可分为：干法粉碎、湿法粉碎、单独粉碎、混合粉碎、低温粉碎等。

（1）干法粉碎：干法粉碎是指将药物经过适当干燥，使药物中的水分含量降低至5%以下，再进行粉碎的方法。药物的干燥方法可根据药物的性质来选择，干燥的温度一般不宜超过80℃。某些有挥发性或遇热易分解的药物，可以用石灰干燥器进行干燥。

（2）湿法粉碎：湿法粉碎是指在药物中加入适量的水或其他液体进行研磨粉碎的方法。液体的选用以药物遇湿不膨胀，两者不起变化，不影响药效为原则。薄荷脑、樟脑、冰片等药物均采用这种方法进行粉碎。珍珠、炉甘石等难溶于水的药物，要求特别细时，常采用水飞法粉碎。水飞法是将药物与水共置于研钵或球磨机中研磨，使细粉漂浮在液面或混悬于水中，然后将此混悬液倒出，下沉部分再加水反复操作，至药物全部研磨完毕，所得混悬液合并，沉降后，倒去上层清液，将湿粉干燥，可得极细粉末。

（3）单独粉碎：单独粉碎是指将一味药物单独进行粉碎的方法。氧化性药物如硝石等与还原性药物如硫黄等，必须单独使用，否则容易引起爆炸；贵重药物如羚羊角、鹿茸等，为减少损耗，应单独粉碎；刺激性药物如蟾酥等，为便于保护，也应单独粉碎。

（4）混合粉碎：混合粉碎是指将处方中的部分药物或全部药物掺和进行粉碎的方法。混合粉碎既可避免一些黏性药物单独粉碎的困难，又可使粉碎与混合同时进行，节省工时，提高工作效率。混合粉碎的药物中含有共熔成分时，会产生潮湿或液化现象，这些药物能否混合粉碎取决于制剂的具体要求。

（5）低温粉碎：低温粉碎是指利用物料的低温时脆性增加，易于粉碎性质，将物料在粉碎前或粉碎过程中进行冷却的粉碎方法。低温粉碎可用于如下几种物料的粉碎：①在常温下粉碎困难的物料，如软化点、熔点低的物料及热可塑性物料，例如树胶、树脂、干浸膏等。②含水、含油较少及含糖分，具有一定黏性的药物。③含芳香及挥发性成分的物料。

低温粉碎一般有下列四种方法：①物料先行冷却，迅速通过高速撞击或粉碎机粉碎。②粉碎机壳通入低温冷却水，在循环冷却下进行粉碎。③将干冰或液化氮气与待粉碎的物料混合后进行粉碎。④组合应用上述冷却法进行粉碎。

2. 粉碎器械 粉碎器械是制作散剂的主要设备，它可将原料进行粉碎，达到需要的细度。常用的粉碎机有研钵、铁研船、冲钵、球磨机、万能粉碎机等。

（1）研钵：研钵或称乳钵，由钵（盛器）和杵棒（研器）组成，为粉碎和混合少量药物使用的常用工具，常见的有瓷制、玻璃制、金属制和玛瑙制等几种，最常用的是瓷制和玻璃制的研钵。

瓷研钵内壁较粗糙，适用于结晶性及脆性药物的研磨粉碎，由于内壁粗糙、表面积较大，故吸附作用增加，药物耗损较大，故不宜用于粉碎小量的药物，而影响取量的准确性。玻璃研钵因其内壁比较光滑，吸附作用较小，药物耗损较小，故常用于研磨小量的毒剧药或贵重药。玛瑙研钵内壁光滑坚硬，多用于粉碎质硬而量小的药物，如矿石类药物。

用研钵粉碎时，大块药物应先捣成小块后再研磨，每次所加药物不宜过多，以不超过研钵的1/4为宜，以防研磨时溅出或影响粉碎效果。

研钵适用于粉碎少量结晶性、非纤维性的脆性药物、贵重药物及毒剧药物，同时也是水飞法的常用工具之一。

若量大的药物进行研磨粉碎，可采用电动研钵，还可采用铁研船、球磨机。

（2）铁研船：铁研船是一种以研磨作用为主兼有切割作用的粉碎机械。由一船形槽和一有中心轴的圆形碾轮组成。目前使用的有手工操作铁研船和电动铁研船两种，适用于粉碎质地疏松、不吸湿的药物，以及质脆的角质药料，不与铁发生反应的药物等。粉碎前先将药物碎成适当小块或薄片，然后置于铁研船中，推动碾轮粉碎药物。

（3）冲钵：冲钵小型者常以铜或铁制成。冲钵为一间歇性操作工具，限于冲击捣碎之用，粉碎度由冲击时间及次数来决定，故宜于粉碎含挥发油和易黏结成块的药物如乳香等，也可用于其它较大块的药物。在冲击操作中，应不断倾出被粉碎的药物，筛除细粉，并将粗粒放回重复操作。

（4）球磨机：球磨机是借撞击与研磨作用进行粉碎的器械，包括不锈钢或陶瓷制成的圆筒形球罐，直径不小于65mm的大小不等的用钢、陶瓷或花岗岩制成的圆球，一定转速的电机等部件。一般要求粉碎物料直径不应大于圆球直径1/4～1/9，投料量为筒总容量的15%～20%，圆球、加入量为筒总容量的30%～35%，圆筒内圆球的多少与大小为决定粉末粗细的重要因素，圆球多、小，所得粉末细，圆球少、大，所得粉末则粗。

使用时，将药物装入圆筒密盖后，用电动机带动，使圆筒在一定速度下转动，药物借助筒内圆球起落的冲击作用和圆球与筒壁及圆球之间的研磨作用，使药物达到粉碎的目的。

球磨机适用于粉碎结晶性药物、树胶等脆性物质及非组织性植物药材如儿茶、五倍子等。由于是密闭装置、操作时粉尘不会飞扬，适用于毒剧药、细料药、刺激性及吸湿性药物的粉碎。此外，还可用于湿法粉碎，如水飞法制备炉甘石、朱砂等。

（5）万能粉碎机：万能粉碎机是一种应用较广的粉碎机，其粉碎作用是由撞击伴以撕裂、研磨等作用进行的。其主要由固定圆盘，转动圆盘及环状筛板构成。在每一圆盘的圆周上装置数列同心排列的钢齿，每排钢齿伸入到另一圆盘的两排钢齿之间，成交错排列但互不触及。每排钢齿的数目由中心至圆周渐次增加，而齿间的距离渐次缩小。

粉碎时先开动机器空转，高速转运时再将适度的块状药料加入，以免药料阻塞于钢齿之间，增加电机启动时的负荷。药料经入料口加入后，因离心力的作用，药料被甩向圆盘的钢齿之间而被粉碎，粉碎成一定细度的粉末，随着转盘高速旋转时产生的气流而通过筛板而分出。在粉碎过程中会产生大量粉尘，故须装有用厚布制成的集尘排气装置——放气袋。粉碎时，含有粉尘的气流自筛板处排出后，首先进入集粉器而得到一定速度的缓冲，此时大部分粉末沉积于集粉器的底部，已经缓冲了的气流常有少量较细的粉尘进入放气袋，通过厚布的过滤作用使气体排出，粉尘则被阻留于集粉器中。所收集的粉末再自出粉口放出。

经万能粉碎机粉碎的粉末的粗细度可根据需要，通过更换不同孔径的环状筛板来调节。

万能粉碎机因其可以粉碎各种干燥的物料，还可粉碎植物的根、茎、叶、皮等，故有"万能"之称。但因其高速研磨粉碎时会发热，所以不宜以粉碎含大量挥发性成分的药料和黏性或遇热发黏的药物。

（三）过筛

物料粉碎后得到的粉末，粒度及粗细不一，多需通过一定规格的筛把药粉分成不同等级的细度，以适应临床的需要，此项操作称为过筛。

粉末粒度的控制由粉碎与筛分来控制，而粉碎是关键。粉碎度等于物料粉碎前的粒径与粉碎后的粒径的比值。粒度常以粒径表示，粉碎度愈大粒径愈小，粉碎度与细度是同一含义。散剂的粉碎并不是愈细愈好，而应适度，需根据药物理化性质、稳定性、用药目的和给药途径分别对待，以达有效、安全、省时、省工、节能的目的。《中国药典》对各类散剂中不同药物的粉碎度的要求也不一样。除另有规定外，一般内服散剂应通过六号（80目）筛，儿科和外科用散剂应通过七号（120目）筛，眼用散剂则应通过九号（200目）筛。

（四）混合

混合是制备散剂或其他粉末状制品的重要工艺流程，通过混合可使药物在制剂中均匀分散，以保证制剂的有效性与安全性。混合可使散剂均匀，而散剂的均匀性是散剂安全有效的基础，同时混合也是固体剂型制备的基本操作之一。散剂混合机理的研究多是针对具体设备和物料而进行的，一般认为固体粉末混合是按对流混合、剪切混合、扩散混合或多种混合机理结合进行的。

1. 混合的方法 目前常用的方法有：搅拌混合、研磨混合与过筛混合，通常情况下，除小量药物的混合外，大都采用几种混合方法，或研磨混合后再过筛，或过筛混合后再搅拌，或研磨搅拌混合后，再兼用过筛混合，以确保混合的均匀性。

2. 混合的器械 研磨混合适用于小量药物的混合，常用器械为研钵。混合大量药物时多用混合筒混合，混合筒形状各有不同，其中以 V 形者效率较高，混合筒在旋转时，药粉被分成两部分，然后使两部分再混合在一起，如此反复循环，可产生强烈的翻转作用与切变力。转动速度决定了混合的效果，一般用临界转速的 30% ~ 50% 为宜。

此外，混合器械还有双螺旋锥形混合机。双螺旋锥形混合机是用一固定的锥形容器装物料，通过公转运动的轴与自转的双螺旋，使物料以双循环方式进行混合。该混合机顶部加料，底部出料，可密闭操作，改善环境，减轻劳动强度，且适用于混合润湿、黏性物料粉末。

3. 影响混合质量的因素及防止措施 散剂混合的均匀性是影响散剂质量优劣的主要指标，而散剂中各组分的比例、比重、理化特性等因素又影响着混合的均匀程度。

（1）组分的比例：若以两种基本等量且状态、粒度相近的药物混合，一般容易混合均匀，但数量差异大者，就难以混合均匀，此时应该采用"等量递加混合法（又称配研法）"混合，即量小药物研细后，加入等容积其他药物细粉研匀，如此倍量增加至全部混匀，再过筛混合即成。

（2）组分的比重：比重基本一致、性质相同的二种药粉易混匀，若比重差异较大时，应将比重小（质轻）者先放入研钵等混合容器中，再加入比重大（质重）者，这样可避免质轻者浮于上面或飞扬，质重者沉于底部而不易混匀。

（3）组分的吸附性与带电性：有些药物粉末对混合器械具吸附性，影响混合也造成损失，一般混合时应将量大且不易吸附的药粉或辅料垫底，量少且易吸附者后加入。因混合摩擦而带电的药物粉末常阻碍均匀混合，通常可加少量表面活性剂来克服，或用润滑剂作抗静电剂，如阿司匹林粉中加 0.25% ~ 0.5% 硬脂酸镁有抗静电作用。

（4）含液体或易吸湿性组分：散剂中若含有液体或易吸湿性组分，应在混合前采取相应措施，方能混合均匀。如处方中有液体组分时，可用处方中其他组分吸收，若液体组分量大，宜另加适量的吸收剂吸收至不显潮湿为止，常用的吸收剂有磷酸钙、白陶土、淀粉等。若有易吸湿性组分，则应针对吸湿原因加以解决：如含结晶水的药物，如硫酸钠或硫酸镁结晶，会因研磨释出结晶水引起湿润，故可用等摩尔无水物代替；如本身是吸湿性强的药物（如胃蛋白酶、乳酶生等），则可在干燥环境下，迅速混合，并密封防潮包装；若有的药物本身并不吸湿，因混合引起吸湿，则不应混合，可分别包装，使用时混合。

（5）含可形成低共熔混合物的组分：将两种或两种以上药物按一定比例混合时，在室温条件下，出现润湿与液化现象，称作低共熔现象。此现象的产生不利于组分的混合。一般低共熔现象的发生与药物品种及所用比例量有关，混合物润湿或液化的程度，主要取决于混合物的组成和温度条件。药剂调配中常见的可发生低共熔现象的药物有：水合氯醛、萨罗、樟脑、麝香草酚等，它们以一定比例混合研磨时极易润湿、液化。例如：将45%樟脑（熔点179℃），与55%萨罗（熔点42℃）混合时，其熔点降低6℃，可在室温时液化。这类配伍在口腔制剂中多见。形成低共熔物可使药物呈微晶分散，一般有利于药效的发挥，但需注意毒副作用的出现。液化的共熔物可用其他组分吸收、分散，以克服不利混合的问题。

（五）分剂量

把混合均匀的散剂，根据每次使用量分成若干等分的操作过程称为分剂量。常用方法有：目测法、重量法、容量法。

1. **目测法**　是将称取总量的散剂，根据目测，用药匙或药刀分成若干等分的方法，又称为估分法。此法简便，临时调配少量普通药物散剂可用之，但此法不够准确，为了避免误差过大，称取总量时一次最好不超过10包的剂量。

2. **重量法**　是用天平逐包称取重量的方法。此法分得的剂量准确，适用于含毒剧药或细料药散剂的分剂量，但此法操作麻烦，工作效率较低。

3. **容量法**　是用一定容量或是可以调节容量的器具，进行分剂量的方法。此法较目测法准确，又较重量法简便，常用的有药匙或分量器。机械化生产多用容量法分剂量，但应注意药粉流动性、吸湿性、比重差等理化特性，这些均影响分剂量的准确性。

二、散剂的吸湿、包装与贮藏

散剂的表面积一般比原料药要大，分散度也大，所以其吸湿性与风化性也较显著，散剂吸湿后通常可发生很多变化，如润湿、结块、失去流动性、变色、分解、效价降低、微生物污染等物理、化学、生物学变化，将严重影响散剂质量。故散剂的吸湿特性及防湿措施已成为散剂制备工艺研究的重要内容。

1. **散剂的吸湿**　固体药物表面吸附水分子的现象称为吸湿，药物的吸湿性决定其在恒温下的吸湿平衡。当空气中水蒸气分压大于药物粉末本身（结晶水或吸附水）所产生的饱和水蒸气压时，则会发生吸湿或潮解。药物的吸湿特性可用吸湿平衡曲线表示。先求出药物在一定温度下的平衡吸湿量，再以吸湿量对相对湿度作图，即可得吸湿平衡曲线。水溶性药物粉末在一定湿度下几乎不吸湿，但湿度增加到一定值时，吸湿量则迅速增加，这是因为此时药物自身的饱和水蒸气压较空气中纯水蒸气压低所致。水溶性药物迅速增加吸湿量时的相对湿度为临界相对湿度（CRH）。水溶性药物都有固定的 CRH 值，可以从有关药剂学书籍中查到。

水溶性药物混合后，混合物的 CRH 约等于药物的 CRH 的乘积，与各组分的比例无关。它不适用于相互作用或有共同离子影响的药物。

测定 CRH 有如下意义：

（1）可将 CRH 值作为药物吸湿性指标，一般 CRH 愈大，愈不易吸湿；

（2）作为选择防湿性辅料的参考指标，一般来说，应选择 CRH 值大的物料作辅料；

（3）作为控制生产、贮藏的环境条件，应将生产、贮藏环境的相对湿度控制在药物 CRH 值以下。

水不溶性药物无特定的 CRH 值，仅是药粉表面吸附水蒸汽。有些混合物由互不发生作用的水不溶性药物组成，其吸湿量具有加和性。

2. **散剂的包装与贮藏**　散剂的包装与贮藏的重点在防湿，因为吸湿的散剂可出现潮湿、结块、变色、分解、霉变等一系列不稳定现象，严重者影响用药安全。选用适宜的包装材料与贮藏条件可延缓散剂的吸湿。

用于散剂的包装材料有多种，如光纸、玻璃纸、蜡纸、塑料袋、玻璃管、玻璃瓶、硬胶囊等。分剂量散剂一般可用包装纸包装，非分剂量型的散剂可装在衬有蜡纸的盒中，或装入玻璃管、玻璃瓶中封固。

散剂一般应密闭贮藏，含挥发性和易吸湿性组分的散剂，包装尤应密封。此外，温度和紫外光照射等对散剂质量也有一定影响，在贮藏时也应加以注意。

第三节 各类散剂制备及举例

一、一般性固体药物的散剂制备

一般固体药物是指物理状态以及粉末粗细相接近的药物，配制这类散剂时，如是单散剂，一般不需要作特殊处理，按照散剂的常规制法进行调配即可；如复方散剂，则应按等量递加法配制，并应装满、压紧。

例1：口服补液盐散

【处方】氯化钠　3.5g　　　　　　　氯化钾　1.5g

　　　　碳酸氢钠　2.5g　　　　　　无水葡萄糖　20g

【制法】分别粉碎以上4种药物，过80目筛，按照等量递加的方法混合均匀，分装即得。

【作用与用途】本品为口服补液散剂。在腹泻、脱水等为维持体内水和电解质平衡及治疗酸中毒等情况使用。

【用法与用量】1次28g，1日2~3次，加饮用水至1000ml，口服。

例2：冰硼散

【处方】朱砂　60g　　　　　　　　硼砂　500g

　　　　冰片　50g　　　　　　　　玄明粉　500g

【制法】按水飞法将朱砂制成细粉，干燥备用，将硼砂另行研细，并与事先研细的冰片、玄明粉混匀，然后按套色法将朱砂与上述混合物混匀，过120目筛即得。

【作用与用途】本品有清热解毒，消肿止痛的功能，多用于口舌生疮，牙龈肿痛，咽喉疼痛等。

例3：祛脂除屑洗头粉

【处方】碳酸氢钠　750g　　　　　　硼砂　250g

【制法】取碳酸氢钠与硼砂分别研细过筛，按等量递加法混合制成1000g，分剂量包装即得。

【作用与用途】本品有祛脂除屑，清洁止痒的功能，多用于脂溢性皮炎、皮脂溢出症等。

二、液体药物的散剂制备

在复方散剂中，有时含有少量的液体组分，如挥发油、非挥发性液体药物、酊剂、流浸膏、稠浸膏、药物煎汁等，应根据液体药物的性质、剂量、组分中其它固体粉末的多少而采取不同的处理方法，一般可利用处方中其他固体组分吸收后研匀。如液体成分含量较大而处方中固体组分不能完全吸收时，可另加适量的赋形剂（如磷酸钙、淀粉、蔗糖等）吸收，至不显潮为度。当吸收后湿度仍然过大，且属非挥发成分，可加热蒸去大部分水分后再以其他固体粉末吸入，或加入固体粉末或赋形剂低温干燥研匀。但不得将酊剂等单独蒸干，以免形成薄膜而难以混匀。含挥发成分的酊剂，如复方樟脑酊不能加热，以免有效成分损失。

例1：复方十一烯酸锌散

【处方】 十一烯酸锌 20g　　　　　十一烯酸 20g

硼酸 10g　　　　　丁香油 0.2ml

桂皮油 0.2ml　　　　　滑石粉加到 100g

【制法】 将十一烯酸、桂皮油、丁香油混合，用滑石粉逐步吸收后，混合均匀，再加入研细的硼酸与十一烯酸锌，混合均匀后过筛即得。

【作用与用途】 本品有抑制霉菌的作用，适用于霉菌性皮肤病及癣症。外用撒布患处。

例2：复方氧化锌散

【处方】 氧化锌 30g　　　　　硼酸 30g

薄荷油 0.5ml　　　　　滑石粉加到 100g

【制法】 先将少量滑石粉置于研钵中，加入薄荷油研匀，再将预先过筛好的氧化锌，按递加稀释法分次加入，混合均匀，再加入研细的硼酸，也按递加稀释法混合均匀，然后再逐渐加入滑石粉至 100g 即得。

【作用与用途】 本品有吸湿止痒，抑制霉菌的作用，适用于霉菌性皮肤病及手、足癣等症。外用撒布患处。

三、含共熔药物的散剂制备

共熔是指两种或多种药物混合后，出现湿润或液化的现象。

这是由于各种药物本身都有一定的熔点，当某些药物以不同的比例混合时，所形成的混合物其熔点均低于各自的熔点，当某些药物以不同的比例混合时，所形成的混合物其熔点均低于各自的熔点，此混合物最低的熔点称为低共熔点。若室温高于低共熔点，则共熔混合物呈湿润或液化状态。

对可形成共熔混合物的散剂是否采取先共熔后制备的方法，应根据共熔后对药理作用的影响及处方中所含其他固体成分数量的多少而定，一般有以下几种情况。

（1）若药物产生共熔后，药理作用要比单独混合的好，则可采用共熔法。

例如灰黄霉素与聚乙二醇6000，氯霉素与尿素等，形成的共熔混合物比单独成分吸收快、疗效高。

（2）某些药物产生共熔后，其药理作用几乎没变化，而当处方中固体组分较多时，可以将共熔组分先共熔，然后再以其他组分吸收混合，使分散均匀。

（3）若在处方中含有挥发油或其他足以溶解共熔组分的液体时，可以先将共熔组分溶解，然后再喷雾加入混合。

例1：痱子粉

【处方】樟脑　6g　　　　薄荷脑　6g　　　　麝香草酚　6g

　　　　薄荷油　6ml　　　硼酸　85g　　　　水杨酸　11.4g

　　　　氧化锌　60g　　　升华硫　40g　　　淀粉　100g

　　　　滑石粉加至1000g

【制法】先将麝香草酚、樟脑、薄荷脑研磨至全部液化，即形成低共熔物，与薄荷油混合均匀。另将升华硫、水杨酸、氧化锌、硼酸、淀粉、滑石粉研磨混匀，过100～120目筛。然后将共熔混合物与混合的细粉研磨混匀，或将共熔混合物喷入细粉中，过筛，即得。

【作用与用途】本品有吸湿、止痒、消炎及收敛作用，用于治疗痱子、汗疹等。洗净患处，直接撒布患处。

例2：脚气粉

【处方】樟脑　2g　　　　薄荷脑　1g

　　　　硼酸　10g　　　　水杨酸　5g

　　　　氧化锌　10g　　　滑石粉加至　100g

【制法】先将樟脑、薄荷脑研磨至全部液化，即形成低共熔物，加入少量滑石粉研磨混合均匀，再分次将水杨酸、氧化锌、硼酸加入研磨混匀，最后逐渐加入滑石粉至100g，过筛，即得。

【作用与用途】本品有止痒、吸湿、消炎、收敛及抑制真菌的作用，用于治疗足癣等症。洗净患处，直接撒布患处。

四、中药散剂的制备

中药散剂多为复方药物，其制备方法与上述各类型散剂制备方法相同，只是在粉碎时应考虑药物的性质以确定粉碎方法。对于处方中药物的色泽不同时，原则是先加色泽深的组分，再加入色泽浅的药物或其他组分，按等量递加法混合至色泽均匀一致，即得。

例1：玉面桃花粉

【处方】杏仁、面粉9g，轻粉、白芷3g，麝香、冰片0.6g。

【制法】将上述各药物研成极细末，混合即成。

【作用与用途】本品有增白、润肤之效。用后可使皮肤如玉，似桃花样红润、滑爽。每日洗净脸后，将玉面桃花粉少许用鸡蛋清调匀敷面约 1 小时后洗净。

例2：经验玉容散

【处方】白僵蚕、白附子、白芷、山柰各 3g，石膏、滑石各 15g，白丁香3g，冰片 1g，硼砂 6g。

【制法】将上述各药物研成极细末，混合即成。

【作用与用途】本品有增白、润肤之效。用于黄褐斑、雀斑等损容性疾病。每日洗净脸后，将经验玉容散少许用鸡蛋清调匀敷面约 1 小时后洗净。

五、美容用粉饼和粉剂的制备

胭脂、美容粉饼、粉底和美容粉的主要组分是包括钙、镁的碳酸盐、钙、镁、铝、锌的硬脂酸盐、锌、钛的氧化物、云母、高岭土的粉料以及颜料、油脂剂和胶黏剂等，辅助组分是香料、防腐剂和抗氧化剂等。

例1：胭脂

【处方】	滑石粉 80%	高岭土 9%
	肉豆蔻酸锌 5%	颜料 3%
	液状石蜡 3%	香精 适量
	防腐剂 适量	

【制法】将香精、黏合剂（液状石蜡）以外的成分用混合机充分混合，将黏合剂和香精以喷雾方式加入，用粉碎机处理后，压缩成型。

【作用与用途】本品主要用于面部化妆，涂抹后可使面部显得红润光泽，富有青春活力。

例2：美容粉饼

【处方】	A.	钛白粉 6%	滑石粉 52%
		云母粉 4%	高岭土 12%
	B.	硅油 4%	
	C.	米淀粉 4.7%	甘油 0.3%
	D.	苯甲酸钠 0.1%	香精、色素 适量
	E.	硬脂酸锌 7%	氧化锌 8%

【制法】将 A 混合均匀，送至粉碎机中粉碎成粒度小于 76um，所得微细粉末放入另一混合器中，加入硅油，对粉体进行表面处理，使之成为增水性粉体。将 C 组分混合均匀，加 D。将 C、D 混合物加入 A 中，再加入 E，使之充分混合

均匀。放置 1 小时后，压制成型。

【作用与用途】本品主要用于面部化妆，可以干法涂抹，亦可湿法涂抹，涂抹后可遮盖面部色斑、瑕疵，使面部显得白嫩细腻。

例 3：眼影粉

【处方】A. 滑石粉　57%　　　　云母粉　18%

　　　　　　钛白粉　8%　　　　　硬脂酸锌　8%

　　　　　　碳酸镁　1%

　　　　B. 颜料　8%

【制法】将 A 置于混合机中混合均匀，添加 B 后继续混合均匀即可。

【作用与用途】本品主要用于眼部化妆，涂抹后可美化眼部，使眼目显得妩媚动人。

【思考与实践】

1. 散剂的定义、特点、类型如何？

2. 试述散剂的制备要点。

3. 在实验室中选择一般性固体药物的散剂、液体药物的散剂、含共熔药物的散剂、中药散剂、美容用粉饼和粉剂，选其中任何一个散剂，配制出实物。

第二十六章
软膏剂与面膜剂

第一节 软膏剂

一、概述

1. 定义 软膏剂是用药物、药材细粉、药材提取物与适宜基质混合制成的半固体外用剂型。

软膏由两部分组成,即药物与基质,药物起治疗作用,基质是赋形剂。根据其基质组成不同,可分为油脂性基质、乳剂性基质和水溶性基质软膏。

2. 作用 软膏剂对皮肤具有:

(1)保护和润滑作用。

(2)药物渗透作用。

(3)软化鳞屑和痂皮作用。

(4)促进肉芽和上皮生长作用。

(5)所含主要药物的治疗作用。

3. 质量要求 理想的软膏剂应具备:

(1)膏体均匀细腻,涂布在皮肤上无粗糙感。

(2)具有适当的黏稠性,易涂布于皮肤或黏膜上。

(3)性质稳定,无酸败、异臭、变色、变硬、分层或油水分离等变质现象,能保持药物的固有疗效。

(4)无刺激性、过敏性及其它不良反应。

(5)用于创面的软膏还应无菌。

二、常用基质

基质是软膏剂形成和发挥药效的重要组成部分,对软膏剂的质量及药物的释放、吸收有重要影响。软膏剂基质应具备的质量要求：①具有适当的稠度，润滑、无刺激性，易于涂布。②性质稳定，能与多种药物配伍，不发生配伍变化。③具有吸水性，能吸收伤口分泌物。④不妨碍皮肤的正常功能，有利于药物的释放吸收。⑤易清洗，不污染衣物。但实际应用时，没有一种基质能同时具备上述要求。因此，常将各种基质混合使用，以保证制剂的质量和治疗要求。常用的基质主要有油脂性基质、乳剂型基质和水溶性基质

三、软膏剂的制备及举例

（一）制备方法

软膏剂的制备常采用研和法、熔和法和乳化法。

1. 研和法　基质为油脂性的半固体时，可直接采用研和法，一般在常温下将药物与基质等量递加混合均匀。小剂量制备时，用软膏刀在陶瓷或玻璃的软膏板上调制，或在乳钵中研制，大量生产时可用电动研钵进行。

2. 熔和法　由熔点较高的组分组成的软膏基质，常温下不能均匀混合，制备时先将熔点高的固体基质加热熔化，再加入熔点低的基质熔合，然后依次加入药物，不断搅拌，直至均匀、冷凝。若药物不能溶于基质，则须先研成细粉，筛入熔化或软化的基质中，搅拌混合均匀。如不够细腻，可通过三滚筒软膏研磨机进一步研磨，使其均匀无颗粒感。

油脂性基质的软膏多采用以上两法。

3. 乳化法　多用于乳剂型软膏的制备。将处方中油脂性和油溶性组分一起加热至80℃左右成油溶液（油相），另将水溶性组分溶于水后一起加热至80℃左右成水溶液（水相），并使温度略高于油相温度，然后将水相慢慢加入油相中，边加边搅拌至冷凝，水、油均不溶解的组分最后再加入，必要时再加入香精，搅匀即得。

（二）软膏中药物加入法

1. 不溶性固体药物必须先将药物粉碎成细粉，过六号筛，再用少量基质研匀，或用处方中液体组分如液状石蜡、植物油、甘油等研匀成糊状，再与其余基质混匀。

2. 可溶于基质的药物，用基质组分溶解。一般油溶性药物溶于油相或用少量有机溶剂溶解，再与油脂性基质混合。水溶性药物，先用少量水溶解，以羊毛脂吸收，再与油脂性基质混合，或直接溶解于水相，再与水溶性基质混合。

3. 挥发性药物或受热易被破坏的药物，需将基质冷却至40℃以下时再加

入。含共熔性组分（如樟脑、薄荷脑）时，应先共熔，再与冷至40℃左右的基质混合。

4. 中药浸出物为液体（如煎剂、流浸膏）时，可先浓缩至稠膏状再与基质混合；固体浸膏可加少量水或稀醇等研成糊状，再与基质混合。

（三）举例

1. 紫草软膏

【处方】紫草15g、丹参15g、凡士林70g、蜂蜡15g、羊毛脂15g。

【制法】先将凡士林入锅内加热，再加入紫草、丹参炸至枯黄后过滤，加入蜂蜡、羊毛脂溶化调匀成膏。

【功能主治】润肤止痒，活血生肌。用于皮肤枯燥皲裂，溃疡创面。

【用量用法】外用，涂敷于患处或制成药膏纱布条外敷创面。

2. 蛋白营养蜜

【处方】

水解蛋白	0.3 g	石蜡	9.0 g
白油	12 g	硬脂酸	2.0 g
羊毛脂	1.5 g	乳化剂	2.5 g
丙二醇	2.0 g	三乙醇胺	0.5 g
香精	适量	防腐剂	适量
蒸馏水	适量	制成	100ml

【制法】将水解蛋白、乳化剂、丙二醇、三乙醇胺加入水中组成水相，将硬脂酸、石蜡、白油、羊毛脂混合成油相，分别将水相、油相加热到75℃，然后将水相缓慢注入到油相中，搅拌至乳化，待冷至45℃时加入香精和防腐剂搅匀后，冷至室温，分装即可。

【功能主治】滋润、营养皮肤。用于皮肤保养。

【用量用法】外涂皮肤，略加按摩，每日2～3次。

3. 冷霜的制备

【处方】

液状石蜡	430 g	白凡士林	180 g
鲸蜡醇	80 g	白蜡	70 g
司盘－80	30 g	羊毛脂	20 g
硼砂	7 g	香精	适量
蒸馏水	220ml		

【制法】取液状石蜡、白凡士林、鲸蜡醇、白蜡、司盘－80、羊毛脂置水浴上加热熔化，控制温度在70℃～80℃（油相）；另取硼砂、水加热至70℃～80℃（水相）；将水相缓慢加入油相中，沿同一方向边加边搅拌至完全乳化，待温度

降至40℃左右，加入适量香精，搅至冷凝，分装即得。

【功能主治】润滑、保护皮肤。用于皮肤皲裂、干燥等。

【用量用法】外涂皮肤，每日2~3次。

四、软膏剂的临床应用

软膏剂临床应用时，常随基质种类的不同及皮肤病症的深浅、部位的不同，应用范围亦不相同。

1. 疏水性软膏 疏水性软膏是以油脂类物质为基质制成的软膏。主要适应于浸润肥厚、苔藓样变、角化过度、皲裂和干燥性慢性皮损。此类软膏使用时需注意：①忌用于急性糜烂性渗出较多的皮损。②皮损泛发者，主药浓度不宜过高，以防吸收中毒。③不可长期连续使用，以防皮肤被浸润而引起继发感染。

2. 亲水性软膏 亲水性软膏是以亲水性基质制成的软膏。主要适用于急性、亚急性皮损，如非渗液性斑丘疹、小疱等皮损。此类软膏使用时需注意：①不宜大面积用于破溃创面，以防吸收中毒。②渗出液较多者应先湿敷，待无渗液后再使用为宜。③有显著增生肥厚的皮损，宜先用其它剂型。

3. 乳剂型软膏 乳剂型软膏是以乳剂基质制成的软膏。主要适用于主药需渗透到皮肤深部发挥作用者，如痤疮、酒渣鼻等皮损。

4. 美容化妆品 软膏类美容化妆品多为乳剂类型，如营养霜、防晒霜、雪花膏、冷霜、洗面奶等，有保护、润滑皮肤，增强组织细胞活力，减少皮肤细小皱纹，防止皮肤皲裂，保持表皮角质层的含水量，抵御风寒、烈日、紫外线辐射等作用。又如护发素能营养毛发，是促进毛发生长。此外，美容化妆品还有唇膏、睫毛膏等，唇膏是以油、蜡、脂为基料，加上颜料和香料等制成；睫毛膏中最为流行的是膏霜型，以硬脂酸三乙醇胺和蜡为主要成分，加上颜料制成。

第二节　面膜剂

一、概述

1. 定义 面膜剂是指一类涂敷于皮肤上能形成薄膜的物质。它是将面膜料以适宜的厚度涂于面部，经一定时间变干并揭剥，能对皮肤起保养、清洁、美容和治疗作用的外用剂型。

2. 作用

（1）营养滋润皮肤：面膜的主要作用就是供给皮肤充足的营养。由于面膜覆盖在皮肤表面，将皮肤与外界空气隔绝，抑制了水分的蒸发，从而膨润、软化表皮的角质层，扩张毛孔与汗腺口，使皮肤表面温度上升，血液循环加快，有效地吸收面膜中的营养物质，如维生素、水解蛋白或药物成分等，从而使皮肤变得美白滋润。

（2）减轻皮肤皱纹：随着面膜的形成与干燥，所产生的张力能使皮肤紧张度增加，致使松弛的皮肤绷紧，有助于消除和减少面部的皱纹。

（3）柔软皮肤：由于面膜的包封作用，阻止了表皮水分的散失，同时面膜又为表皮角质层提供了充足的水分，使得表皮变得柔软而润泽。

（4）清洁皮肤：由于面膜对皮肤具有吸附作用，可使皮肤的分泌活动旺盛，当剥离或洗去面膜时，就能使皮肤上的分泌物、皮屑和污垢等一起随面膜被揭去，从而起到清洁皮肤作用。

3. 质量要求　理想的面膜剂应具备：

（1）对正常皮肤无刺激性。

（2）黏度适宜，能和皮肤密合，且使用时容易涂抹。

（3）能在短时间内干燥和固化，并有适度的紧肤感，敷面后便于去除。

（4）敷面后应具有清洁、营养和治疗作用，有舒爽、愉快感。

二、面膜的种类及使用方法

面膜的种类很多，按其功效可分为漂白面膜、祛斑面膜、祛暗疮面膜、除皱面膜、营养面膜等；按其原料可分为矿物泥面膜、海藻面膜、果蔬面膜、中草药面膜等，中药面膜又有多种，如珍珠面膜、当归面膜、人参面膜等；按其所提取的主要成分又分为果酸面膜、蛋白质面膜等；按其使用方式及基质又分为石膏面膜、胶状面膜、膏状面膜、黏土面膜、蜡膜、薄纱布面膜、电子面膜等。现介绍临床常用的几类面膜：

1. 硬膜　呈粉末状，其主要成分是医用石膏粉及添加物，用水调和敷面后，能很快凝固，形成坚硬的石膏假面具罩，故又称为硬模。依据硬模添加成分的不同，可分为热模与冷模两种。

（1）热膜：常添加一些矿物质、活性元素、骨胶原及营养成分，倒膜后能放出大量的热能，对皮肤进行热渗透，促使局部血液循环加快，毛孔扩张，表皮细胞兴奋，汗腺和皮脂腺分泌量增加，促使皮肤吸收足够的水分和营养，具有增白和减少色斑作用。适用于干性、中性、衰老性皮肤及色斑皮肤，一般冬季多用。

（2）冷膜：常添加薄荷、冰片、樟脑等具有收敛、消炎、杀菌作用的清凉成分，对皮肤进行冷渗透，能抑制皮脂的过盛分泌，收缩粗大的毛孔，使皮肤收缩绷紧，具有清热消炎及收敛作用，适用于暗疮性皮肤和油性皮肤，一般夏季多用。

硬膜通常是在美容院进行皮肤护理或治疗时使用。首先清洁面部皮肤，用离子喷雾机蒸气喷雾 10~15 分钟后进行皮肤按摩，然后根据不同情况涂上营养霜或中药。倒膜时先用脱脂棉遮盖眉毛、眼部及口唇，取 300g 左右的倒膜粉，加清水约 200ml 左右，调成糊状后立即向额、鼻根、面颊、下颌直至整个面部依次均匀地推开倒膜，厚约 0.5~1cm，约 5 分钟即可塑型，15 分钟温度达到最高。好的热膜温度可高达 38℃，10 分钟后温度逐渐下降并变硬，30 分钟后可完整地从额头往下取掉倒膜。皮肤护理可每 2 周倒膜 1 次，治疗时可每周 1 次。

2. **软膜**　呈粉末状，主要成分是淀粉、白陶土、高岭土、滑石粉、氧化锌、硅酸铝镁等粉末。使用时用水调成糊状，涂抹于面部，凝固成膜。软膜柔软细腻，性质温和，滋润性强，敷面后没有硬膜那种压迫感。使用时皮肤自身分泌物被膜体阻隔，能使表皮补充足够的水分，皮肤明显舒展，细碎皱纹消失，可用于各种皮肤。软膜中可添加各种营养成分、药物、香料等，如具有漂白祛皱的珍珠面膜、可消炎祛粉刺的薄荷面膜等。

3. **胶状面膜**　又称剥离面膜，呈透明、半透明胶状或黏稠性液体凝胶。主要由聚乙烯醇、聚维酮、羧甲基纤维素钠等成膜材料，配伍活性物质、油性成分、保湿剂、乙醇、精制水等组成。使用时，用手指或小毛刷蘸取并将其涂于面部，约 10 分钟成膜，成膜后保留 20~30 分钟，便可成片或整个从面部剥离。

胶状面膜膜体与皮肤具有极强的亲和力，由于面膜的包封作用，使局部体温升高，促进了药物的经皮吸收，保持了皮肤的湿润；面膜干燥收缩时，能对皮肤产生张力，达到舒展皮纹、减缓衰老的目的；面膜被揭下时会对皮肤有较大的牵拉，皮肤上的污垢、皮屑也因黏附在面膜上而被一同清除，面部皮肤便会显得干净、光滑，故亦称清洁面膜。一般每周使用 1 次，治疗时可隔日 1 次。

4. **蜡状面膜**　是一种外观呈蜡状的固体面膜，主要基质是由蜂蜡、石蜡或矿物油等混合而成。使用时，首先在面部涂上营养物质或治疗药物，然后将固体蜡加热至 30℃ 左右成液状蜡，刷到面部，加盖一层毛巾以保温，约 5 分钟凝固成膜后，保留 20~30 分钟除去蜡膜。蜡状面膜具有非常好的补充水分、保湿祛皱作用，适用于干性和缺水性皮肤，但不宜于敏感及油性皮肤。寒冷干燥的冬季多使用蜡状面膜。

5. **薄纱布面膜**　是将适当大小的医用纱布浸染或涂敷营养剂或药物敷于面部。使用时可先将薄纱布固定于面部，然后用汤勺将配好的原料均匀地涂抹在纱布上，脱膜时将纱布掀开即可。使用薄纱布的原因主要是因为有些中草药原料和自制面膜原料不容易黏附在皮肤上，故用纱布固定；而对另一些成分过于黏糊的面膜，使用薄纱布也有利于脱膜。

6. **中草药面膜** 呈粉末状，是由单味或多种具有美容作用的中药配制而成。使用时可用水、鸡蛋清或蜂蜜调成糊状，涂敷于面部，保留 20～30 分钟，清水洗去即可。中草药面膜取材广泛，简单易行，针对性强，具有滋润皮肤、增白抗皱、养颜祛斑、祛痘消痤等多种功效，如当归面膜、肉桂面膜等。中草药不仅可以做成软膜，也可掺入倒模粉中制成硬膜，或经提取后配入胶状面膜中，或使用薄纱布制成薄纱布面膜等，在美容中具有独特疗效和广阔前景。

7. **果蔬面膜** 主要适合家庭自制，方便、新鲜、纯天然，是物美价廉的护肤品。如香蕉泥面膜，适用于干性皮肤；西红柿面膜，适用于油性及色斑性皮肤；大米面膜，适用于油性皮肤及粗黑皮肤；丝瓜面膜，能使皮肤光滑细嫩；鸡蛋清面膜，能去皮肤皱纹；马铃薯面膜，能消除眼部浮肿等等。

8. **膏状面膜** 呈膏状，是已配制好的可直接涂敷于面部的一种面膜。主要由高岭土、硅藻土等黏土类成分，添加保湿剂、油性滋润剂及海藻胶、甲壳素等营养成分所组成。膏状面膜使用、携带方便，但用后须用水清洗，无法直接剥离完整的膜。常用的膏状面膜有矿物泥面膜、漂白面膜、消炎面膜及各种眼膜等。

9. **成型面膜** 大多是将无纺布类纤维织物剪成面具形状，放入包装袋中，再将配制好的面膜液灌入包装袋内密封，这时无纺布类的面具浸透了面膜液，故称其为成型面膜。使用时，剪开密封包装物，取出一张成型面膜贴在面部，轻轻按压，使其与皮肤紧密相贴，保留 15～20 分钟，面膜液逐渐被吸收及风干后，取下即可。目前还有一种由胶原、蛋白等营养物质压制成的极薄的成型面膜，贴敷到面部后随即软化成黏稠液体，极易被皮肤吸收，具有很好的美肤效果。

成型面膜使用方便，克服了前述面膜使用后需清洗的不便，具有很好的市场前景。

10. **电子面膜** 是一种可以发热并可导入治疗用品或营养物质的面膜。通电后面罩会产生适宜的热力，促使营养物质或药物深入毛孔，渗透、软化、美白皮肤。

三、面膜剂制备举例

1. **剥离型养颜祛斑面膜**

【配方】聚乙烯醇　15%　　　　　羧甲基纤维素钠　5%

丙二醇　10%　　　　　　　乙醇　10%

中药提取液（当归、丹参、白芷、益母草等）　20%

防腐剂　适量　　　　　　　蒸馏水　加至100

【制法】中药水煎醇沉后备用，将经过浸泡的聚乙烯醇、羧甲基纤维素钠水浴加热溶解后，依次加入丙二醇、中药提取液、防腐剂等，充分混合，过滤，冷却，充装即可。

【功能与主治】养颜祛斑、增白抗皱。用于面部黄褐斑、雀斑等色素沉着性疾病。

【用量用法】清洁面部后，取适量养颜祛斑面膜自额头、鼻翼、双颊、下巴涂至整个面部（注意避开眉毛、睫毛、口唇，以免黏住），约 10 分钟成膜，成膜后保留 30 分钟揭去即可。

2. 灵芝抗皱面膜

【配方】灵芝提取液　1.0%　　　　蜂王浆　2.0%
　　　　聚氧乙烯脂肪醇醚　1.0%　　硅酸铝镁胶体　8.5%
　　　　米淀粉　12.0%　　　　　　90%乙醇　11.0%
　　　　紫丁香香精　0.5%　　　　　精制水　余量

【制法】将硅酸铝镁胶体用水溶胀，搅拌下依次加入配方中的各部分，香精溶于乙醇中最后加入，搅拌均匀后形成胶体即得成品，冷却后分装即可。

【功能与主治】抗衰防皱，滋润皮肤。适用于皮肤老化、粗糙、粉刺、雀斑等。

3. 七白祛斑面膜

【配方】白芷 4.5g、白及 4.5g、白丁香 4.5g、白蔹 4.5g、白附子 4.5g、白术 4.5g、白茯苓 4.5g、密陀僧 3g。

【制法】将上述药物洗净、烘干，共研细末，过 120 目筛，分装，每包 20g。

【功能与主治】祛斑增白。用于面部黄褐斑、雀斑等色素沉着性疾病。

【用量用法】每次 1 包，用鸡蛋清或白蜜调成糊状，涂敷于面部，保留 20～30 分钟后用清水洗去即可。

4. 三黄消痤面膜

【配方】黄芩、大黄、硫黄各等分。

【制法】将黄芩、大黄洗净、烘干，与硫黄共研细末，过 120 目筛，分装，每包 15g。

【功能与主治】清热解毒，祛痘消痤。用于酒渣鼻、粉刺、脂溢性皮炎等。

【用量用法】每次 1 包，用凉开水调成糊状，涂敷于面部，保留 20～30 分钟后用清水洗去即可。

5. 祛粉刺面膜

【配方】薏米提取液　0.5%　　　　高岭土　22.0%
　　　　滑石粉　6.0%　　　　　　米淀粉　8.0%
　　　　90%乙醇　12.0%　　　　　硅酸盐　4.0%
　　　　香精　0.3%　　　　　　　精制水　余量

【制法】将米淀粉用水浸泡，水浴加热溶解后，依次加入滑石粉、高岭土、薏米提取液、硅酸盐等，充分搅拌，待冷至40℃左右，将经乙醇溶解的香精加入，冷却，充装即可。

【功能与主治】消炎止痒，清洁皮肤。适用于粉刺、皮肤炎症等。

【用量用法】清洁面部后，取适量祛粉刺面膜自额头、鼻翼、双颊、下巴涂至整个面部，约20分钟干后洗去即可。

6. 蛋黄蜂蜜面膜

【配方】鸡蛋1个、蜂蜜1汤匙。

【制法】将鸡蛋去蛋清，留蛋黄，加入蜂蜜，搅拌均匀备用。

【功能与主治】润肤、抗皱、增白。用于干性皮肤及衰老性皮肤的保养。

【用量用法】用软毛刷逐层涂敷于面部，第一层干后涂第二层，连涂3层，保留20～30分钟后用清水洗去即可。

7. 板蓝根薄纱布面膜

【配方】板蓝根30g、薏苡仁30g、白附子20g、香附10g、金银花10g。

【制法】将上述药物洗净、烘干，共研细末，过180目筛，混合均匀，分装，每包20g。

【功能与主治】清热祛疣，消痤祛痘。用于面部扁平疣、痤疮等损容性疾病。

【用量用法】用脱脂棉对眉毛、睫毛、口唇进行保护性遮盖，将医用纱布用蒸馏水湿润后敷于面部。取上述药物1包，用蒸馏水调成糊状，自额头、鼻翼、双颊、下巴均匀地涂抹在纱布上，保留20～30分钟后，将纱布掀开脱膜，清水洗净即可。

四、使用面膜的注意事项

1. 使用面膜之前，必须清洁皮肤。
2. 涂敷面膜时切勿进入眼、鼻、口内。
3. 涂敷蜡膜时，要注意保持腊膜的温度，可加盖毛巾保温。
4. 除去面膜时，操作要轻柔熟练，以免损伤皮肤。

五、使用面膜的禁忌证

1. 石膏硬膜的禁忌证

（1）心脏病患者禁用。

（2）感冒发热，呼吸道感染、鼻塞不通及哮喘患者禁用。

（3）面部急性化脓性感染、病毒感染、霉菌感染者禁用。

（4）敏感性皮肤，不宜使用含有薄荷、樟脑、冰片等成分的硬膜。

2．软膜的禁忌证

（1）皮肤表面有破溃、创面的患者，在治愈之前，不宜使用面膜。

（2）敏感性皮肤或皮炎未愈前不宜使用果酸类软膜。

3．蜡膜的禁忌证

（1）敏感性皮肤、油性皮肤及痤疮患者，禁用蜡膜。

（2）皮肤表面有新鲜创面者，禁用蜡膜。

【思考与实践】

1．软膏剂基质应具备哪些质量要求？

2．软膏剂的制备方法有哪些？其中油脂性基质的软膏多采用什么方法制备？

3．理想的面膜剂应具备哪些质量要求？

4．硬膜分几种？各适用于哪类皮肤？如何使用？

附　　录

附录一　药品卫生标准

一、中药

（一）口服药品

1g 或 1ml 不得检出大肠杆菌，含动物药及脏器的药品同时不得检出沙门氏菌。不得检出活螨。

1．固体制剂

（1）不含生药原粉的制剂，1g 含细菌数不得超过 1000 个，霉菌数不得超过 100 个。

（2）含生药原粉的制剂：

①片剂 1g 含细菌数不得超过 10 000 个，霉菌数不得超过 500 个。

②丸剂 1g 含细菌数不得超过 50 000 个，霉菌数不得超过 500 个。

③散剂 1g 含细菌数不得超过 100 000 个，霉菌数不得超过 500 个。

2．液体制剂　1ml 含细菌数不得超过 100 个，霉菌和酵母菌数不得超过 100 个。

（二）外用药品

1g 或 1ml 不得检出绿脓杆菌、金黄色葡萄球菌。不得检出活螨。

1．眼科用药：1g 或 1ml 含细菌数不得超过 100 个，不得检出霉菌和酵母菌。

2．阴道、创伤、溃疡用制剂不得检出破伤风杆菌，1g 或 1ml 含细菌数不得超过 1000 个，霉菌数不得超过 100 个。

3．用于表皮、黏膜完整的含生药原粉制剂 1g 含细菌数不得超过 50 000 个，霉菌数不得超过 500 个。

（三）暂不进行限度要求的药品

1. 不含生药原粉的膏剂，如狗皮膏、拔毒膏等。
2. 以豆豉、神曲等发酵类药材为生药原粉制成的中药制剂。

二、化学药及生化药

（一）口服药品

1g 或 1ml 不得检出大肠杆菌，含脏器的生化制剂同时不得检出沙门菌。不得检出活螨。

1. 化学药制剂

1g 含细菌不得超过 1000 个，霉菌数不得超过 100 个。

2. 生化药制剂

1g 含细菌数不得超过 1000 个，霉菌数不得超过 100 个。

（1）胃酶片、肝精片、酵母片、胎盘片、力勃隆片含细菌数不得超过 5000 个，霉菌数不得超过 100 个。

（2）胰酶片、胖得生片、胃得宁片、甲状腺粉 1g 含细菌数不得超过 10 000 个，霉菌数不得超过 100 个。

（3）多酶片（含淀粉酶），1g 含细菌数不得超过 50 000 个，霉菌数不得超过 100 个。

（4）淀粉酶、复合膦酸酯酶、胃膜素、菠萝酶制剂 1g 含细菌数不得超过 100 000 个，霉菌数不得超过 100 个。

3. 液体制剂

1ml 含细菌数不得超过 100 个，霉菌数和酵母菌数不得超过 100 个。

（二）外用药品

1g 或 1ml 不得检出绿脓杆菌、金黄色葡萄球菌。

1. 眼科手术、创伤、溃疡及止血药应无菌。

2. 一般滴眼剂、眼膏剂，1g 或 1ml 含细菌不得超过 100 个，不得检出霉菌和酵母菌。

（三）暂不进行限度要求的药品

1. 消毒剂、防腐剂，如碘酊、紫药水、红汞水等。
2. 口服抗生素制剂。

检测说明：

1. 各类制剂检出大肠杆菌或其他致病菌时，按一次检出结果为准，不再抽样复验，该产品作不合格论。

2. 细菌数、霉菌数不合格者，应从同一批产品中随机抽样复验两次；以三次检验结果的平均值报告。细菌数、霉菌数任一项不合格时，均作不合格论。

3. 未列入标准的其他剂型，根据其用药途径，参照同类剂型的染菌限度执行；药用原料、敷料等原则上参照中药、化学药制剂的有关标准执行。

4. 进口药品的染菌限度，按出口国卫生标准和本标准执行；出口药品按合同规定执行。

5. 对黄曲霉菌素的检查方法及限量标准待定。

附录二　药品卫生标准补充规定和说明

一、补充规定

（一）中药

1. 胶囊剂：全含生药原粉者，细菌数每克不得超过 50 000 个，霉菌数每克不得超过 500 个。部分含生药原粉者，细菌数每克不得超过 10 000 个，霉菌数每克不得超过 500 个。

2. 茶剂：含生药原粉者，细菌数每克不得超过 10 000 个，霉菌数每克不得超过 500 个。

3. 冲剂：含生药原粉者，细菌数每克不得超过 10 000 个，霉菌数每克不得超过 500 个。

4. 胶剂：细菌数每克不得超过 1000 个，霉菌数每克不得超过 100 个。

5. 煎膏剂：细菌数每克不得超过 100 个，霉菌数和酵母菌数每克均不得超过 100 个。

6. 膜剂：细菌数及霉菌数每 $10cm^2$ 不得超过 100 个。

7. 气雾剂：细菌数及霉菌数每毫升不得超过 500 个，霉菌数每毫升均不得超过 100 个。

8. 药酒：细菌数每毫升不得超过 500 个，霉菌数每毫升不得超过 100 个。

9. 口服兼外用的制剂：应分别符合口服及外用药品卫生标准的规定。

10. 用于表皮黏膜完整的不含生药原粉的外用制剂：细菌总数每克或每毫升

不得超过 1000 个，霉菌数每克或每毫升不得超过 100 个。

（二）含中药和化学药的复合制剂

1. 含生药原粉的制剂，细菌数每克不得超过 10 000 个，霉菌数每克不得超过 500 个。

2. 不含生药原粉的制剂，细菌数每克不得超过 1000 个，霉菌数每克不得超过 100 个。

二、补充说明

1. 标准中提到的"生药原粉"是指中药的植物药、动物药、矿物药等药材（包括炮制品）经粉碎而成的粉末。

2. 暂不进行限度要求的药品

（1）"不含生药原粉的膏剂"，是指外用膏药，如狗皮膏、拔毒膏、伤湿止痛膏等。

（2）"以豆豉、神曲等发酵类药材为生药原粉的制剂"暂不进行限度要求，是指细菌数、霉菌数暂不控制。但不包括处方以煎煮的豆豉、神曲等为原料的制剂，其规定的控制菌应符合该剂型的卫生标准要求。

3. 几点说明中"各类制剂检出大肠杆菌或其它致病菌"是采用《药品卫生检验方法》的检验结论。

4. 凡外观发霉、生虫、生活螨的药品，作不合格处理。液体制剂瓶盖周围有发霉或活螨者，作不合格处理。不合格品无需再抽样复验。

附录三　处方的管理

一、处方的概念

处方是由注册的执业医师和执业助理医师（以下简称"医师"）在诊疗活动中为患者开具的由药学专业技术人员审核、调配、核对，并作为发药凭证的医疗用药的医疗文书。处方药必须凭医师处方销售、调剂和使用。医师处方和药学专业技术人员调剂处方应当遵循安全、有效、经济的原则，并注意保护患者的隐私权。

二、处方权限规定

1. 凡医院的在职执业医师均有处方权；进修的执业医师和执业助理医师须经医务处或院领导审查同意后方有处方权；同时应将签字式样（和印章）送交药房备案。

2. 无处方权的进修、助理和实习医师须在执业医师指导下开方，经审查同意后在处方上签章后生效。

3. 处方必须由执业医师亲自填写、不得先签好空白处方，再由他人临时填上药品及数量等；严禁任何人模仿执业医师签字。

4. 执业医师应凭医院统一印制并发给的处方笔开方。

三、处方书写规定

1. 处方按规定格式用钢笔（蓝黑墨水）或毛笔书写，要求字迹清晰，不得涂改。处方如有改动，应由执业医师在修改处另行签字或盖章始有效。

2. 处方内容填写完整，包括姓名、性别、年龄、日期、门诊号、药名、规定、数量、用法等，剂量准确。

3. 药品名称应以《中国药典》规定的中外文名书写；采用其通用名或商品名书写，不得任意简写、缩写或以化学分子式书写；更不得自造简化字，字迹潦草，形成误解。

4. 门诊处方有效期 1~3 天；急诊处方应在处方右上角注明"急"字，当天有效。过期处方必须经原开方医师重新签章，方可调配。

5. 药剂人员不得擅自修改处方；如发现错误可与执业医师联系，经更改签章后再配。对错误处方应加以登记，定期报告院部并通知各医疗科室吸取教训。

6. 药剂人员配发处方，需仔细核对，并经两人签字。对不合理的处方，药剂人员有权提出意见或拒绝配发。

四、处方限量规定

1. 急诊处方限量 3 天；门诊处方普通药最多不超过 7 日量。如确有慢性病或特殊情况，经研究请示最多不超过 1 个月。

2. 特殊管理药品：医疗用毒性药品每张处方不得超过 2 日极量；第一类精神药品处方每次不得超过 3 日常用量，第二类精神药品每次不超过 7 日常用量；麻醉药品注射剂每次不得超过 2 日常用量，片剂、酊剂、糖浆剂等不得超过 3 日常用量，连续使用不得超过 7 天，再次开处方必须至少间隔 10 天。

晚期癌症病人持由科主任申请、院领导批准的特殊证明，允许超限量和连续使用麻醉性镇痛药。

五、处方保管规定

1. 每日处方应按普通药及控制药品分类装订成册，并加封面，妥善保存，便于查阅。

2. 普通药品的处方笺保存1年；毒性药品、精神药品的处方笺保存2年；麻醉药品处方笺保存3年备查。

3. 处方签保存期满后，由药剂科报请院领导批准后登记并销毁。

六、处方内容

1. 前记：包括医疗、预防、保健机构名称、处方编号、类别、患者姓名、性别、年龄、门诊或住院病历号，科别或病室和床位号、临床诊断、开具日期等，并可添列专科要求的项目。

2. 正文：以 Rp 或 R（拉丁文 Recipe "请取"的缩写）标示，分列药品名称、规格、数量、用法用量。

3. 后记：医师签名和/或加盖专用签章，药品金额以及审核、调配、核对、发药的药学专业技术人员签名。

七、处方书写示例

示例处方1

R

 胃蛋白酶合剂 100ml

  用法： 10ml   3 次/日 饭前

示例处方2

R

 注射用青霉素钠 40 万 u×12 支

  用法：80 万 u 肌注 2 次/日 皮试（－）

示例处方3

R

 5% 葡萄糖注射液 500ml ⎫

 10% 氯化钾注射液 10ml ⎬×2 次

 维生素 B_6 注射液 0.1g ⎭

  用法：静滴 1 次/日

主 要 参 考 文 献

1. 杨彤等. 美容药物学. 北京：人民卫生出版社，2002：
2. 梁秉文. 经皮给药制剂. 北京：中国医药科技出版社. 1996
3. 陆彬. 药物新型与新技术. 北京：中国医药科技出版社. 1998：
4. 梁文权. 生物药剂学与药物动力学. 北京：人民卫生出版社. 2000：
5. 饶淑华. 美容应用药学. 江西高校出版社，2001
6. 李春生. 现代肥胖病学. 第1版. 北京：科学技术文献出版社. 2004
7. 顾汉卿 徐国风. 生物医学材料学. 天津：天津科技翻译出版公司，1993
8. 李世普. 生物医用材料导论. 武汉：武汉工业大学出版社，2000
9. 陈治清. 口腔材料学第二版. 北京：人民卫生出版社，2001
10. 高宏等. 美容药剂学. 北京：人民军医出版社，2002，
11. 张兆旺. 中药药剂学. 北京：中国中医药出版社，2003
12. 刘大有，贡济宇. 实用美容中药. 北京：人民卫生出版社，1998
13. 周建平主编. 药剂学. 北京：化学工业出版社，第一版. 2004年
14. John K, et al. Drug Metabolism Review. 1990：22（4）：363－410
15. Wang Y, Thakur R, Fan Q, et al. Transdermal iontophoresis：Combination strategies to improve transdermal iontophoretic drug delivery. Eur J Pharm Biopharm. 2005；60（2）：179